"十二五"国家重点图书出版规划

现代精神医学丛书

精神科

评定量表手册

主　编◎张明园　何燕玲

编　者◎何燕玲　张明园　吴文源　陈彦方　朱昌明
　　　　邹义壮　赵　敏　薛海波　陆　峥　李春波
　　　　张新凯　杜亚松　李华芳　杨蕴萍　谢　斌
　　　　张大荣　宋立升　杜　江　孙海明　连　智
　　　　刘志民　时　杰　王　君　朱俊娟　沈东郁

湖南科学技术出版社·长沙

图书在版编目（CIP）数据

精神科评定量表手册 / 张明园，何燕玲主编. -- 长沙：湖南科学
技术出版社，2015.3 （2024.8 重印）
（现代精神医学丛书）
ISBN 978-7-5357-8652-4
Ⅰ．①精… Ⅱ．①张… ②何… Ⅲ．①精神病－心理量表－手册
Ⅳ．①R749-62
中国版本图书馆 CIP 数据核字 (2015) 第 044925 号

现代精神医学丛书

JINGSHEN KE PINGDING LIANGBIAO SHOUCE

精神科评定量表手册

主　　编：张明园　何燕玲
出 版 人：潘晓山
责任编辑：邹海心
出版发行：湖南科学技术出版社
社　　址：长沙市湘雅路 276 号
　　　　　http://www.hnstp.com
湖南科学技术出版社天猫旗舰店网址：
　　　　　http://hnkjcbs.tmall.com
邮购联系：本社直销科 0731-84375808
印　　刷：长沙鸣翔印务有限公司
　　　　　（印装质量问题请直接与本厂联系）
厂　　址：长沙县黄花镇黄花工业园扬帆路 8 号
邮　　编：410137
版　　次：2015 年 9 月第 1 版第 1 次
印　　次：2024 年 8 月第 11 次印刷
开　　本：710mm×1020mm　1/16
印　　张：32
字　　数：600000
书　　号：ISBN 978-7-5357-8652-4
定　　价：78.00 元

前 言

　　《精神科评定量表手册》，成书于1993年，出版后不久便售罄。1998年再次印刷，不久又售罄。作为作者，看到自己的作品能够得到读者的喜爱，我们自然感到高兴。于是，我们便有了编写第二版的打算，由于种种原因一直拖到今天。对此，我们只想说，我们的心头一直挂着这件事，一直有一种"负债感"，直到今天，交稿了，出书了，我们才放下了这块压在我们心头的沉沉的石头。

　　本书定名为《精神科评定量表手册》（第二版），介绍的是精神科临床、研究、教学中常用的评定量表，特别是临床用量表。临床工作者，如精神科（或从事类似性质工作的心理科、心身科等）医师和护士，经过合适的培训，便可应用。而那些需要由心理测量师操作的、需要特定培训的以及主要用于心理学研究较少用于临床的"心理测验"，则不属本书范围。

　　本书收录的多数是经过国内实践、且有国内信度、效度检验的量表，有版权纠纷的量表一般不纳入。与第一版相比，删去了一些过时的或不太常用的量表，增添了一些近年较为常用的量表。在编写时，我们秉承第一版的宗旨，强调手册的实用性和可操作性。

　　近年，量表在精神科的应用，愈来愈广泛，说明大家对量表评定的重视。现在已经很少看到不应用量表的精神科机构，也很少见到没有量表资料的科研论文。这应该是一大进步，但有两点需加说明。第一，量表有它的局限性，其作用大致相当于实验室检查，其结果供临床医师参考，它不能替代临床医师的工作和判断。其二，量表评定，特别是他评（检查）量表，有赖于合格的评定员的正确操作。评定员的培训，督导和质控，是本手册无法取代的。

　　本手册第一版的作者，多数是原量表协作组的成员；第一版的

1

内容，相当部分来源于协作组的研究。虽然，有些第一版的作者不再参与第二版的编写，我们还是由衷地对他们表示感谢，我们不会忘记他们对精神科评定量表的引入、推广和发展所作的贡献。在编写过程中，也勾起我们对量表协作组多年愉快而富有成效的活动的美好回忆。

现在，手册第二版已经问世。我们殷切期望，有更多人会阅读本书，应用本书，喜欢本书。我们更期待着读者诸君的宝贵意见。

张明园　何燕玲
2015 年 3 月

目　　录

第一章　概　　述

第一节　量化评估在精神科临床实践中的作用

　　1950 年代，精神科首次有了治疗药物——抗精神病药氯丙嗪。在随后的药物使用和研究中发现医师们所报道的药物疗效差异巨大，有的患者焕然一新，有的患者反而病情更重。这里有所治疗对象的不同，也有医师的观察和判断的差异，很多因素影响着药物治疗的疗效及对疗效的判断，亟须一个通用的标准来客观评价。在此背景下，精神科量表应运而生。我们现在所熟知的简明精神病量表（the Brief Psychiatric Rating Scale，BPRS）、汉密顿抑郁量表（Hamilton Rating Scale for Depression，HAMD）、汉密顿焦虑量表（Hamilton Rating Scale for Anxiety，HAMA）等一批经典量表便是那个年代的产物。此后，随着精神药理学和临床研究的发展，精神科量表的研发也进入了第一个高潮。很快，研究者们认识到了量表的局限性。精神活动是那么丰富多变，精神病理因人因时因地而异，固定的量表条目内容和分级很难满足临床需要，于是，研制了很多量表来反映不同的临床特征，量表的体量即条目数也越来越多，增加了维度，以期获得更多的信息，使评估更全面。但这样一来，完成一个量表评定的工作量大大增加，也要求被评定者有更好的配合。随着精神科量表应用的日趋广泛，在精神科临床和研究中的重要性日渐提升，忙碌的医疗和研究人员迫切需要精简易用但性能同样良好的量化评估工具。进入 1990 年代后，精神科量表进入短小精干的年代，和自评、非专业人员评估年代相比较，不难发现，好多现在常用的工具都有不同的版本以适应不同情况下的评估需求，如健康结局问卷 SF‑36，源自医学结局调查（Medical Outcome Study）中的 100 个条目，SF‑36 是在此基础上提炼的 36 个条目的短表（MOS short form，SF‑36），后来又研究了更短的有同样因子结构和维度指标的 SF‑12。研究世界卫生组织的生活质量量表（WHO Quality of Life，WHOQOL）就有 100 个条目的原版和 26 个条目的简版 WHOQOL-BREF；功能缺陷评定量表（WHO Disability Assessment Schedule，WHODAS)有专业人员评估的 36 个条目和 12 个条目的完整版，也有相应的自评版。抑郁和焦虑的评估更是研制了许多很大程度上可以替代专业人员评估的自评量表，如 QIDS - SR16，GAD - 7，PHQ - 9，甚至PHQ - 4。这就是精神科量表由简到繁再到简的发展过程。

一、量化评估，势在必行

在神经精神领域的分子生物学、神经影像学、脑电生理学、神经生化学等实验室和特殊检查技术快速发展的今天，依然缺乏可用于可靠的直接生物学指标来指导临床，绝大多数精神科疾病还是依据现象学来诊断，量化评估是精神科临床和研究中诊断和评估的主要方式，根据症状的严重程度和对功能的损害程度来判断病情，指导治疗。精神科量表具有客观化、细致化、标准化和量化的特点，已成为临床、教学和研究必不可少的工具。

量表在临床和研究中的应用颇为广泛，以症状量表为例，主要是 3 个方面。①作为病例的一般资料：例如，报道一组抑郁患者，HAMD 的平均总分为 31±3.5，那就是一组较为严重的抑郁患者。②作为患者的入组标准：例如，一般关于抑郁症研究的入组标准之一，为 HAMD 总分为 16 分以上，这样可增加样本的同源性。③评定疗效：这是最通常的用途，可以观察症状随治疗进展而发生的变化，进而指导治疗，便于及时调整治疗方案。基于评估的治疗是近年国际学界所倡导的。诊断量表，则主要用来帮助建立诊断或为诊断提供参考。如 SADS 可以做出 RDC 诊断，CIDI 可提供 ICD - 10 或 DSM 诊断。其他量表则各有其特殊用途，详见具体章节。

量表还具有临床教学的功能。通常一个量表的研制，需要大量的实践经验和实验数据做支撑，是对某个评估目标，如某种症状群的内涵、外延的提炼。因此，它可以作为初学者掌握该目标的简捷途径。例如，如果我们面对一个躁狂症患者，不知该观察什么，检查些什么的时候，一个躁狂量表进行会是一个很好的指引，遵循它的条目和评价标准进行检查，便能覆盖躁狂症状群的主要表现。此外，临床实践中，定性的比较多，而通过量表培训，可以训练我们量化的概念，更可以帮助临床思维的全面化和细致化。如临床判断一个患者有无幻觉，通常得知患者听到有人评论他是非、指使他做事，而实际并不存在的声音，便可认定。但在一个精神病性症状量表，如阳性和阴性症状量表（PANSS）中，不仅要判断是否存在幻觉，还要知道存在几种幻觉，幻觉出现的频度，是否影响患者对现实的判断进而影响其行为，是否完全受幻觉所支配，判断其严重程度，才能完成 1~7 级评分。这就要求医师不能点到为止，抓到就算，而是要仔细检查其病理特征。这样的训练，有助于提高临床技能和分析鉴别能力。

精神科医师必须了解和掌握这些评估工具的原因有很多，主要有 3 个方面。首先，也是最关键的，是许多量表已作为临床常规，用于监测患者病情随时间的变化，提供更全面、更细致的信息。此外，管理上有时候也需要使用量表来判断需要何种服务以及照护质量。第三，就是精神科研究中，量表是必不可少的工具，它用来反映精神科临床信息，熟悉并应用量表，可以更好更深入地理解研究结果及其在临床中的适用性。

二、量表的长处和局限性

（一）精神科量表的长处

量表的长处首先是标准化。信息采集的标准化，评价标准的标准化，使不同时间和不同评定者的评定结果有可比性。标准化评估的结果，有助于建立正确的诊断和制订合适的治疗计划。全面系统的评估，有助于鉴别诊断、识别共患情况和可能会影响治疗效果的因素。此外，评估可以建立基线，随访病情进展或对干预的反应。在由多位医师参与管理和治疗而不是一个医师从头到尾负责全部事务的情况下，标准化的评估特别重要，而现代医疗的门诊、住院和研究中的大多数情况都不是只有一个人管。

其次是细致化。从量表的内容和项目来看，要比多数临床医师一般的临床观察或描述要丰富，特别是诊断量表，其项目覆盖特定诊断系统的主要内容。实践也证明，应用这类量表，常能检出临床上很易忽视的轻性抑郁、酒精依赖和人格障碍等。各国报道，应用相应量表后，调查所得患病率比以往报道要高很多，而且各地报告数字也接近得多，其原因之一便是量表的规定较为全面细致，等级划分，比有/无的二级评估，或轻、中、重的三级评估，都要细致。

第三是客观化。精神科的临床评估，常带主观性和经验性，疗效判断便是一例。以量表结果为依据，至少是向较客观地评估前进了一大步。

第四是数量化。量表的最大优点在于它能以数量形式（主要是等级及等级和）表示精神病症状或有关情况。而数量化是当代科学的发展方向之一。也使发展甚快的现代统计方法，英雄有用武之地。

评估量表还有一些很实际的好处。它可以提高医师的效率，自评量表可以在候诊时完成，或者由护士或技术员在医师看患者前先做好量表检查；其次，量表可以比较容易地获得一些敏感信息，譬如认知功能衰退，或性功能方面的不良反应，这些问题直接问有时患者会感觉不舒服。

（二）精神科量表的局限性

在使用量表时也必须意识到量表不是万能的，存在自身的局限性，主要有下述方面。

1. 机械性　量表规定了检查项目、检查方法、等级划分，在评定时不能逾越这些规定。然而，量表项目毕竟有限，不能包括所有可能出现的临床症状。诊断量表之类，则更进一步规定询问方式，程序先后，甚至是规定了具体问句，要求"照本宣科"。但精神科的临床检查是一门艺术，应具体情况具体对待，可以说是一种创造性劳动，而且需要长期日积月累的临床经验。因此，量表不能取代临床检查，记分单也不能代替病程记录。

2. 横断性　许多量表，特别是检查量表，只是根据检查当时所得加以评估，但患者的情况常常是千变万化。有时检查当时的情况并不能真正代表患者的病情。

3. 量表各项目的等阶性　多数量表，特别是症状量表，各单项在总分中占相同的比例，即对各项症状在具体疾病中一视同仁。例如，以 BPRS 评定分裂症，躯体主诉和思维联想障碍的重要性相同；以 HAMD 评定抑郁症时，消极症状的量表评定绝对价值（最高 4 分）甚至不如失眠（共 3 项最高值为 6 分）。换言之，量表未能区分特异性症状与非特异性症状，也没有对那些提示疾病严重性或预后的重要临床症状和普通症状加以区分。有时，其判别或结论和临床不一定一致。曾有人尝试采用加权法，对不同项目赋以不同权重，然而哪些项目应加权和如何加权，导致更多的异议，尝试并未成功。

上述量表的局限性，都是量表的固有缺陷，说明量表本身还有待发展和提高。此外，由于实施困难或隐伏的结构限制，可能会得出错误评价结果。此类错误与医师临床评估会出错的性质是一样的，但因为量表呈现的信息更明确具体，容易产生可靠的假象。

这里没有包括那些不负责任凭主观臆测的胡编乱造，不经训练、不按手册随意乱评，不明量表原理将症状量表用作诊断工具之类，因为这些都是人为因素，属于"滥用"之列，不是量表本身的问题。

在临床或研究中，我们要用量表，同时又必须清醒地注意到它的局限性。有人这样比喻，精神科量表的作用相当于一张精神的化验单，如果其结果支持临床印象，它便具有重要的参考价值；假如与临床相悖，那就应慎重斟酌。量表作为一种工具，主要是为临床服务的，它应该服从于临床。量表评定员不能代替临床工作者，但能给临床工作者提供帮助。以上原则，同样适合于研究工作。

第二节　精神科医师需要掌握的量表

精神科的临床、研究和管理中，已有大量不同的问卷、检查、清单、结果评估和其他工具。这些工具在本书中统称为精神科量化评估工具，大致分为3类（表1-1），即心理测验、评定量表和诊断性访谈工具。

心理测验多为心理学家研制，用于测量人类的心理特征，所以是用于普通人群的，当然可用于精神科服务群体。其中的智力和人格测试，神经心理测验与精神科的关系最为密切。

表1-1   三类心理评估工具

名　称	英文名	举　例	英文名
心理测验	psychological tests	韦氏成人智力量表-Ⅲ	Wechsler Adult Intelligence Scale -Ⅲ
		明尼苏达多相人格调查表-2	Minnesota Multiphasic Personality Inventory-2
评定量表	rating scales	简明精神病评定量表	Brief Psychiatric Rating Scale
半定式访谈	semi-structured interviews	DSM-Ⅳ轴Ⅰ障碍定式临床检查	Structured Clinical Interview for DSM-Ⅳ Axis Ⅰ Disorders
		国际人格障碍检查	International Personality Disorder Examination

评定量表是精神科最常用的量化评估工具。数量最多的是症状量表，主要用来评估精神活动，特别是精神病理症状的严重程度。除此之外，是用于各种评估目标的工具，如评估疾病造成功能损害程度的各种功能量表、生活质量量表、生活能力量表，评估精神病理相关因素的生活事件量表，评价治疗影响的各种不良反应量表，等等。

精神疾病的诊断标准及其配套的定式或半定式诊断工具，也是一种量化评估工具，有明确的标准，规定了符合条数，病程时间和严重程度指标。结构式诊断工具甚至还规定了访谈顺序和流程。

本书收录的量表，以精神科临床工作需要为重点，以成熟应用，有信度和效度报告为标准，兼顾少量虽然不太成熟或国内尚无很好的品质报告，但应用已经比较多了，或研究中用得比较多的量表。其中最基本而必须掌握的，列于表1-2，都可以在本书中找到。心理测验因在众多的心理学测量书籍中有详细阐述，且需要购买工具和专门训练才能使用，本书就不纳入了。

表1-3是美国精神病学会推荐精神科医师应该掌握和使用的量表。其中部分已经在国内广泛使用，如贝克抑郁量表和贝克焦虑量表，汉密尔顿抑郁量表等；有些是本次再版时增加的，如进食障碍问卷-2；有些因为还没有汉化，尚不具备临床应用条件，就没有收录。

表 1-2　　　　　　　　　　　精神科基本量表

量表名称	英文缩写	作者及编制年份	适用范围
90 项症状清单	SCL-90	Derogatis，1973	各类精神疾患
流调用抑郁自评量表	CES-D	美 NIMH，1976	抑郁症
抑郁自评量表	SDS	Zung，1965	抑郁症
焦虑自评量表	SAS	Zung，1971	焦虑症
状态-特质焦虑问卷	STAI	Spielberger，1977	焦虑症
简明精神病量表	BPRS	Overall，1962	精神病性障碍
阳性和阴性症状量表	PANSS	Kay 等，1987	精神分裂症
Beck-Rafaelsen 躁狂量表	BRMS	Bech 等，1978	躁狂症
护士用住院患者观察量表	NOSIE	Honigfeld，1965	各类精神疾患
Hamilton 抑郁量表	HAMD	Hamilton，1960	抑郁症
Hamilton 焦虑量表	HAMA	Hamilton，1959	焦虑症
大体评定量表	GAS	Spitzer，1976	各类精神疾患
临床疗效总评量表	CGI	WHO（美 NIMH1976 修订）	各类精神疾患
多动指数	CIH	Conners，1978	儿童多动症
Achenbach 儿童行为量表	CBCL	Achenbach，1983	儿童行为问题
简易智力状态检查	MMSE	Folstein，1975	老年痴呆
痴呆简易筛查量表	BSSD	张明园，1987	老年痴呆
老年临床评定量表	SCAG	Shader，1974	老年精神病
治疗时出现的症状量表	TESS	美 NIMH，1973	精神药物治疗
锥体外系副反应量表	RSESE	Simpson，1970	精神药物治疗

表 1-3　　　　　　　　用于评估特定症状学内容的工具

名称	英文名	类型	描述	评分要素
物质滥用				
饮酒问卷	Alcohol Use Inventory	自评量表	228 个项目，2 分或 6 分法评定	4 个领域的 17 个基本分量表和 7 个衍生的因子量表
成瘾严重度指数	Addiction Severity Index	半定式访谈	142 个项目的 5 分法主观评估量表和 10 分法严重程度评定	与物质滥用有关的 7 个功能方面问题

续表1

名称	英文名	类型	描　述	评分要素
罗德岛大学改变评估量表	University of Rhode Island Change Assessment	自评或访谈	32 个项目，5 分法评定	分别对改变意愿的 4 个阶段进行评分
进食障碍问卷-2	Eating Disorders Inventory-2	自评量表	91 个必选题，基于频率的 6 分法评定	关于进食障碍的 8 个分量表和 3 个临时量表

情感

名称	英文名	类型	描　述	评分要素
状态-特质焦虑问卷	State-Trait Anxiety Inventory	自评量表	两个 20 个项目的量表，基于频率的 4 分法评定	焦虑状态和特质的总分
S-R 焦虑问卷	S-R Inventory of Anxiousness	自评量表	14 个项目，基于 11 种情景反应的严重程度 5 分法评定	关注于引起焦虑的情景的强度和质量
恐惧问卷	Fear Questionnaire	自评量表	17 个反映特定恐惧的项目，9 分法评定	广场恐惧、社交恐惧和对血、伤口的恐惧总分
贝克焦虑量表	Beck Anxiety Scale	自评量表	21 个项目，4 分法评定	总分
惊恐障碍严重度评定量表	Panic Disorder Sevenity Scale	临床访谈	7 个项目，5 分法评定	总分
贝克抑郁问卷	Beck Depression Inventory	自评量表	20 个项目，基于强度的 4 分法评定	总分
汉密尔顿抑郁量表	Hamilton Rating Scale for Depression	临床访谈	17~24 个项目，基于严重程度的 3 分法或 5 分法评定	总分
躁狂状态评定量表	Manic-State Rating Scale	观察者评定	26 个项目，基于频率和强度的评定	总分
状态特质愤怒问卷	State-Trait Anger Inventory	自评量表		状态和特质的各自总分

续表 2

名称	英文名	类型	描　述	评分要素
愤怒、易激惹以及攻击性问卷	Anger, Irritabi-lity, and Ass-ault Question-naire	自评量表	42 个问题，5 个时间段，210 个项目	5 个分量表，3 个全局量表
自杀行为				
自杀意向量表	Suicide Intent Scale	自评量表	15 个项目，3 分法评定	总分
自杀潜质指数	Index of Poten-tial Suicide	自评量表或半定式访谈	50 个项目，基于严重程度的 5 分法评定	总分和 6 项分量表分
生存理由问卷	Reasons for Liv-ing Inventory	自评量表	6 个因子	总分
思维障碍				
思维障碍指数	Thought Disor-der Index	内容评定	22 个类别的 4 分法严重度评定	总分
阳性和阴性症状评定量表	Positive and Ne-gative Syndro-me Scale	半定式访谈	30 个项目，7 分法评定	3 个分量表，可进行复合评分或转化为 T 分
阳性症状评定量表	Scale for Asse-ssment of Posit-ive Symptoms	观察者评定	30 个项目，6 分法评定	4 个分量表，各项总分，综合评价总分

第三节　量表的基本原理和概念

一、量表的基本原理

没有比较，就没有研究。研究工作的最基本一条，就是进行比较。例如，把新药物和标准药物进行比较，把某一疾病和其他疾病或正常群体作比较，或者是把某个病种的各个类型作比较，如此等等。这类比较，可以是绝对的，就是谁高谁低，孰优孰劣，那是定性的比较；也可以是相对的，如几种疗法中，哪一种最优，哪一种次之，哪一种较逊，哪一种最差。这里便涉及一个概念，便是"等级"，这是量表中最基本的概念之一。

在日常生活中，我们经常应用各种表示等级的词汇。例如，我们在评价一个人好坏时，我们会把这个具体的人，和一般的人比较，并分成若干等级：最好、很好、比较好、一般、较差、很差和最差等。这便是好-差系列的7级评定法。把这样的方法规范化，应用于精神症状或其他精神科情况的评定，便成为精神科的评定量表。

评定量表中量表一词的原文是"scale"。这个词，可以用作"尺度""标度""刻度""等级"和"比例尺"等。换句话说，是表示数量的概念。那么，这里就有一个十分基本的问题，人的正常或异常心理活动，能不能正确地测量或估计，开始时人们对此是有怀疑的。然而，近十几年来的实践证明，人的心理活动是可以评估的。例如，人的智力或智能的测验，不但已被普遍接受，而且已被广泛应用。同样，精神症状也是可以评定的，特别是近40年，未使用量化评估工具的定量研究结果常因为不够严谨而受到质疑。

评定量表的分类，就其内容来分，可以分为诊断量表、症状量表和其他量表；就其评定方式而言，可以分为大体评定量表和症状（分项）评定量表，或自评量表和他评量表，或观察量表和检查量表等。当然，还可根据对象的年龄分为成人用量表和儿童或老人用量表；根据病种分为抑郁量表、焦虑量表和躁狂量表等。现在，世界上常用的精神科量表有数百种，单是症状量表，便有上百种。还有许多研究者，根据自己的研究需要，不断编制出新的量表。

二、量表的内容

由于精神活动通常是复杂的，不能直接测量的，因此，精神科量表也会有不同的结构，有的很简单，一个症状一个条目，有的就比较全面，从多个角度去评价一个症状，譬如阳性和阴性症状量表，评估妄想相关的条目有5条；有的含有多个维度，譬如精神分裂症的阳性症状和阴性症状，有的含有不同的方面，如DSM的轴Ⅰ，轴Ⅱ。量表共同的基本内容有下面几个。

（一）名称

量表名称一般标明其所评定的目标或量表的种类，例如简明精神病量表（BPRS），综合精神科量表（CPRS）；也有的标明量表的作者或编制单位，如汉密顿抑郁量表（HAMD、HRSD）、抑郁自评量表（SDS、Zung）等；特别要注意的是版本问题，如汉密顿抑郁量表先后有24项、21项和17项3个版本，如果不注明，那么同样一个HAMD 17分，在不同版本中的含义是不同的。因此，在报道中，要写明所使用量表的名称及其版本。

（二）条目

每个量表均包括若干条目，例如：BPRS包括18个条目（症状），CESD包括20个条目。

这些条目，都是量表的编制者根据他（们）的理论和经验参考其他量表加以规定。以症状量表为例，包括的项目应该是该类疾病的主要和重要症状，特别是常见的症状。这样量表的得分，才能反映病情的严重程度。量表条目多的上百条，最少的可以只有 1 条，如总评量表。多数量表在 10~30 条。过少，则不能充分反映病情；过多，则检查及评定的时间太长，不符合经济原则。条目的内容，应该是能反映疾病的特征。但又不能过于绝对，因为每一个患者的疾病，都是由特异性症状和非特异性症状组成的，而且，非特异性症状在疾病中占有相当重要的地位。若某个量表只包括非常特异但十分罕见的症状，那就不能良好地反映多数患者的病情。

（三）条目定义

在量表的手册，或者是量表的记分单上每一个症状条目，都必须有明确的定义，即这个条目评定何种病理心理现象。例如 HAMA 的第 2 条——紧张，定义为紧张感、容易疲倦、易于惊吓、易动感情、易于哭泣、肢体颤抖、坐立不安感或不能放松。而在 BPRS 的第 6 条，条目名称也是"紧张"，但它的定义则不同，仅指焦虑的运动表现。在具体应用时必须注意，不能混淆。

（四）分级

有些工具是分类的，判断某种现象或症状的有或无，以定性为主；而有些则是连续测量的数据，为定量评估，具有连续性的特点。但两者之间并不能截然分开，分等级评定就是介于两者之间的一种评估，在精神科量表中使用很广泛。

量表中的每个条目均分成若干等级。例如 BPRS 为 1~7 的 7 级评分；HAMD 为 0~4 的 5 级法；SDS 为 1~4 的 4 级法。

一般而言，分级以 5~7 级最为合适。如果分级太少，则量表的敏感性便降低；如果分级太多，分级标准不易掌握，较难得到评定者间的一致性。

分级的多少，还取决于是自评或是他评，以及选用什么样的评定者。自评量表的分级不宜过多，一般为 3~5 级；如果是由精神科医师或者有经验的护士担任评定者，事先又经过良好训练，那么分级便可细些。一般 7 级的评定是没有什么困难的。

（五）评定标准

评分的标准主要有两种，一是严重度，另一是症状的持续时间或出现频率，也可以是两者结合。例如 HAMD 主要是根据严重度，而 SDS 则根据症状出现的频度。

按照持续时间或频度分级比较明确，容易操作，但有时不一定与症状的严重程度成比例。直接按症状严重程度的分级，有的量表有明确的操作性评分标准，如汉密尔顿抑郁量表的第一条心境抑郁，当只有在问及时才诉述抑郁评 1 分；主动报告的抑郁，评 2 分；不用言语，也能觉察到患者的抑郁，评 3 分；整个检查过程中，患者一直处于明显的抑郁状态，评 4 分。这样的标准十分明确，评分不会有多大出入。类似的还有阳性和阴性症状量表（PANSS）。然而，有些量表应用的只有笼统的非操作性标准，例如 HAMA 的条目，症状不存在，评 0 分；轻度为 1 分；中度为 2 分；重度为 3 分；严重为 4 分。评定时是与同类一般患者相比来判断，这就要求评定者有一定的临床经验。

三、结果指标

量表结果的意义及分析方法，按量表种类、性质及其具体应用而异。本节主要介绍最常用的症状量表的结果指标及其意义，其他具体量表的结果指标请参见各有关章节。

症状量表的常用统计量为总分、单项分和因子分。

(一) 总分

1. 量表总分能较好地反映病情严重程度 这是设计精神科评定量表的最基本假设。多数量表设计是总分越高，病情越重，反之则越低；也有部分量表设计为低分严重，高分轻。因此在报道结果时，需要说明分数的"方向性"一个较好的量表，应该能正确地反映病情严重程度；两者的相关程度，可以作为检验量表效度的重要标志之一。

由于总分是反映病情严重程度的指标，因而是一项十分重要的一般资料。在具体研究中，或者把量表总分作为一项入组标准，如规定符合某种诊断标准的抑郁症患者，同时 HAMD 总分在 16 分以上者方可入组，或者是在一般资料中写明本研究（或各组）患者的量表总分范围和均值。例如某项研究的病例 HAMD 总分（17 项版本）为 21.5 ± 2.3（16～25），那么，也就是说研究对象为一组中等偏重的抑郁症。这样就便于研究结果的类比和重复。

2. 总分也可作为代表病情严重程度的研究变量 例如，某研究把重性精神分裂症分两组，一组有家族史，BPRS 总分为 45.3 ± 5.6；而另一组为无家族史，BPRS 总分为 56.5 ± 7.3，假如 t 检验，$P < 0.001$，那就提示无家族史者的病情比有家族史者为重。

3. 以总分变化反映病情演变 如观察治疗前后量表总分的改变反映疗效。临床上常用总分的时间－效应动态变化来反映病情演变或治疗效果。

就具体患者而言，其疗效判断可以用总分的变化率评估。

变化率（增分或减分，视评分的方向性而定）= 治疗前后总分之差/治疗前总分

一般认为得分改善率≥50%为显效，≥25%为有效。如某例抑郁症，治疗前 HAMD 总分 25，疗程结束时为 11 分，减分率 = (25－11)/25 = 56%，属显效。

（二）单项分

1. 以单项分反映具体症状的分布　症状评定量表是评定临床症状的工具，量表的单项分能反映具体临床症状的分布，勾勒出主要症状表现方面及其程度。

2. 以单项分变化反映靶症状的治疗效果　量表中各项症状治疗前后的评分的变化，还能反映各靶症状的改善情况。

（三）因子分析和廓图

1. 因子分的计算　如果把所有单项条目的结果都作为统计量，不但数据处理繁复，而且由于有些量表的条目数过多，反而不能给人以清晰的印象。因此，在用量表分析不同精神疾患的症状分布特点，或者比较治疗前后的症状变化时，量表的编制者们针对上述单项症状分析法的缺点，提出了因子分析法。这也是从心理测验的分析方法中借鉴而来的。其基本原理就是以数理统计法将同类的或意义相近的项目归纳在一起，以便得出综合的简明扼要的同时又能反映受检者特点的结论。

例如：HAMD 的因子分析，便把 24 项症状归纳成：焦虑/躯体化、体重、认知障碍、日夜变化、阻滞、睡眠障碍及绝望感等 7 个因子，这样更为简捷清晰地反映患者的实际特点。

量表因子分有多种计算方法。有的是组成该因子的单项分总和；有的如下面这个公式，相当于因子条目的均分；有的需加权以便类比。这些特殊例子详见具体量表节。

$$因子分=\frac{组成该因子的单项评分的总和}{组成该因子的项目数}$$

2. 用因子分析和廓图反映具体患者的精神病理学特点　以 SCL‑90 为例，它含有 9 个因子：躯体化、强迫症状、人际关系敏感、抑郁、焦虑、敌对、惊恐、偏执和精神病性。表 1‑4 和图 1‑1 显示了病例 A、B、C 3 名患者的 SCL‑90 的因子分和廓图。可以看出，3 个病例的症状分布是各有特点的：病例 A 的临床诊断是强迫症，他的突出症状为强迫症状，伴有焦虑以及轻度的抑郁、惊恐和人际关系问题。病例 B 的诊断是偏执型精神分裂症，他的突出征象是偏执、人际关系、敌对和精神病性症状，伴轻度焦虑及躯体诉述。病例 C 是一个抑郁症，他的主要症状是抑郁、躯体化和焦虑，有些轻度的人际关系问题。上述患者的症状分布，与临床诊断相符，因而量表的结果可作为临床分析的参考。

表 1‑4　　　　　　　3 例患者 SCL‑90 的因子分析

项目	躯体化	强迫	人际关系	抑郁	焦虑	敌对	惊恐	偏执	精神病性
病例 A	1.2	3.4	1.4	1.8	2.0	0.8	1.5	0.6	0.6
病例 B	1.5	0.2	3.0	1.0	1.6	2.8	0.5	3.2	2.5
病例 C	2.8	0.8	1.4	3.2	2.4	0.6	0.4	0.3	0.4

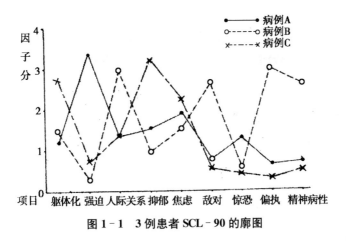

图 1-1　3 例患者 SCL-90 的廓图

3. 以因子分析反映靶症状群的治疗结果　与单项分类似，因子分的变化可反映靶症状群的治疗效果。如常用的 PANSS 量表，除了本身有的 5 个因子外，又有研究者在大量应用后分析的基础上，提出了 MARDER 指标，认为更能反映治疗后的病情变化。

四、量表的品质

量表的种类很多，它们有的较好，有的较差，如何来评定量表的质量呢？主要是从信度及效度两个方面来衡量。

（一）信度（reliability）

信度又称可靠性，是指量表本身的稳定性及可重复性。常用的检验方法是应用联合检查法和检查-再检查法。

联合检查法，又称检查者-观察者法。即由两位或更多的评定员，同时检查患者，其中一人作为检查者，其余为观察者。然后，分别独立评分，最后比较评分结果，统计分析各检查者间评分的一致性和相关性。如果量表评定的结果是可以重复的，那么，在同一场合，观察到相同的情况，应该得到相同的评分。在症状量表中，联合检查法是最常用的检验信度的方法，这也是训练评定员的重要方法之一。

检查-再检查法，又称重测法，用于检查量表的稳定性。即在相隔不长的时间内，由同一评定员或两名评定员，分别作评定，然后比较评分结果的相关情况。这一方法，有局限性。如果相隔时间太长，患者的症状已经起了变化；若间隔时间过短，由同一评定者评定可能有意无意地受上一次评定的影响，若由不同的评定员评定，则存在评定者间差异的变数。被评定者也可能因为间隔时间过短而存在记忆效应，受到上次评估的影响。

（二）效度（validity）

效度又称真实性，指量表的评定结果能否符合编制的目的，以及符合的良好程度。就症状量表而言，主要是指评分结果能否反映病情的严重程度及其变化。

常用的效度检验有：内容效度和平行效度两种。

所谓内容效度，即从其内容来看，是否符合量表所试图检测的要求。例如，以焦虑量表而言，它是否包括了精神性，运动性及躯体性焦虑这样 3 个方面。在每一方面中，是否包括了常见的和重要的症状。每个条目的定义是否合理，是否符合通行的学术观点。

测量平行效度，有两种方法，一是和临床判断相比较，又称检验效度；另一是和公认的其他同类量表的评定结果相比。以某种抑郁量表为例，可比较临床医生对抑郁程度的评价和量表评分的一致性；临床判断的疗效和治疗前后量表评分差值的相关性；也可以同时为患者作 HAMD 评定，比较两种量表得分的相关性。

如果是诊断量表，则以敏感性和特异性作为效度指标。若与所谓"金标准"相比，所得结果称为标准效度或校标效度。

还有些较复杂的有关量表信度和效度的指标和统计方法，如项目的内容一致性、结构效度等。这些主要用于新编量表及量表本身的研究和分析，就临床应用而言，上述信度和效度概念已经足够。

此外，还要考虑量表及其内容的可接受性。特别是引入国外量表时，由于文化背景的不同，必须考虑评定者和被评定者是否接受和采纳，有时需做必要的修改、删削和补充，以适合我国的国情。

第四节　量表使用中应考虑的问题

本节主要讨论三方面的问题：量表的选择，标准化使用和正确解释结果。

一、量表的选择

临床研究中，通常我们要使用量表以保证结果的可比性，可解释性和将来结果的外推，希望有一个好的量表；使用中，又希望量表的长度和评定时间适当，使用方便，代价合理，一定的培训就能操作。那么，面对这么多的量表，如何选择我们所需要并且合适的量表呢？这里有几个原则。

（一）目的选择

之所以放在第一位，是因为这是我们使用量表的始因。精神科量表在研究和临床中用于各种各样的目的，涉及的内容、过程与形式也有很大的不同。归纳起来，其评估目标无非其中的一种或几种。

1. 筛查　在一个群体中识别存在某种情况的个体，用于后续的检查、诊断、监测、治疗及其他干预等，如酒精依赖筛查表（MAST）。

2. 诊断　根据某个诊断标准或类似的识别规则，评估患者的状况并纳入相应类别，如用于DSM-Ⅳ-TR诊断的定式临床检查（SCID），或简式神经精神科访谈（MINI）。

3. 描述临床特征　主要是评估靶症状存在与否，其严重程度并追踪特定症状的变化，除了用于诊断外，还用于指导制定治疗和护理方案，用于这里目的主要是症状量表和功能量表，如简易精神状态检查（MMSE），个人和社会功能评估量表（PSP）。

4. 权衡治疗利弊，监测治疗进展　通常通过动态评估来实现，根据治疗或干预技术或目标不同，涉及的量表范围较广，常用的症状量表、功能量表、不良反应量表和生活质量量表等结局评估工具都可用于此类目的。

5. 其他不直接影响治疗决策但可能具有临床意义的目标，譬如预后估计。

根据评估目的选择，看似再明白不过，却是容易犯方向性失误的地方。最常见的问题就是把症状评估量表当作诊断工具使用，用于诊断目的。譬如汉密尔顿抑郁量表是一个评价症状严重程度的量表，分数高于分界值表示存在抑郁症状，分数越高，抑郁症状越严重，但不能下结论把总分大于分界值认定为抑郁症。要知道，有抑郁症状不等于就是抑郁症，双相障碍、创伤后应激障碍、精神分裂症后，都可以有抑郁症状，有的还比较严重。要通过量表诊断抑郁障碍（抑郁症），就需要使用诊断工具/量表，如前面提到的MINI、SCID等。又如，如果用于评估疗效，监测治疗过程，那么，一个主要用于筛查的量表可能就有点力不从心，除了少数几个筛查量表专门研究过并证明用于追踪治疗变化时仍然有很好的性能（治疗效度）外，多数筛查量表对有无症状敏感而对症状严重程度变化不是很敏感。

（二）品质选择

前面介绍了衡量量表品质的主要指标：信度和效度的概念。虽然量表的信度和效度更多的是在研制的时候测量，但它的表现会直接影响到应用时的可靠性和有效性。在同样可以达到使用目的的同类量表中，当然应该选择心理测量品质好的量表。

通常有实用的操作性标准的量表信度比没有的要好，条目定义明确的要不含糊的好。但在考虑量表信度时，需要注意多数研究报告的信度通常是偏高估计的，因为研究中的测试条件譬如环境和时间宽裕度通常比临床实际好些，评定者通常接受了很多的该量表的使用培训。如果研究样本量较小，其结果也是不太可信的。

由于很多精神科的问题没有"标准答案"，因此，有些量表的效度评价很困难。在看效度指标时，不仅要看整个量表的，有时还需要看某个特定的维度。譬如做有关精神分裂症Ⅰ型和Ⅱ型研究时，恐怕不仅要看总分的可靠性，还要分别看阳性和阴性症状群/分量表/维度的效度。

还有与筛查和诊断密切相关的量表的敏感性和特异性。两者间有此消彼长的关系，即提高敏感度通常是以牺牲特异性为代价的，反之依然。通常用作筛查目的时，选择敏感性高的量表；用于诊断时，相对更看重特异性。

（三）使用合适性选择

1. 评定对象 不同的量表适合于不同的对象，除了病种以外，还有年龄、住院还是门诊患者等条件的限制。例如，要评定一个躁狂症患者的兴奋程度，理论上含有兴奋条目内容的精神病量表和躁狂量表都可以，但是因为精神分裂症患者的兴奋与躁狂症患者的兴奋症状特征是不同的，你会发现，尽管可以用，但精神病量表如 BPRS 评出来的分数往往不能很好反映这个躁狂患者的兴奋程度，此时，一个躁狂量表就比较合适。同理，焦虑症状和抑郁症状常你中有我，我中有你，有些症状如失眠两者都有，无论用焦虑量表还是抑郁量表，都可以发现分值的升高，焦虑抑郁通用量表更是如此。但当比较专门用于抑郁的和专门用于焦虑的量表的评估结果时，还是可以发现有所不同。又如，HAMD 适用于有抑郁症状的成人，如果用于筛查，就不如筛查工具如 PHQ-9 来得敏感；而且 PHQ-9 是自评量表，比需要经过培训的专业人员评定的 HAMD 要容易实施得多。适用于老年人的简易智力状态检查（MMSE）就不适合于年轻人。通过观察来评估的如护士用观察量表（NOSIE），就只能用于住院患者而不适合门诊患者。

2. 评估需要的时间 完成一个量表测评的时间有长有短，通常与量表的长度和评定方式有关，这就需要在选择时考虑评测双方的时间是否允许，包括评定员的时间和患者的时间。譬如在大规模的现场调研中，就不适合选择长而费时的量表，样本量大，评定者来不及做，被测评对象会因等候而不耐烦。而临床试验入组对象，经过知情同意而预约而来，有相对安静的环境和充裕的时间，就可以从容不迫地完成比较详细、全面的检查。

3. 对评定者的要求 量表的评定者有自评和他评之分。自评量表通常要求完成者有一定文化程度，能够理解量表内容的含义，领会评估要求。他评量表则通常对评估者的资质和培训时间有一定要求。如是否需要专门训练及多少时间的训练，是否需要有专门执照？必须是专业人员如护士或医师评，还是经过培训的人员都可以担任？是否需要临床经验等等。临床要结合人员条件选用量表。

（四）量表组合

每个量表都有它特定的评估角度和内容，但临床应用却要复杂得多，因此，根据评估目标和条件，选择合适量表组合应用，可以达到较好的互补效果。譬如，评估一个抑郁症患者的抑郁症状严重程度，可选用一个总评量表（如 CGI，GAS），加一个专业人员评估的分项症状量表（如 HAMD，MADS），再加一个抑郁自评量表（如 SDS，PHQ-9）组合。总评量表使我们对患者病情有一个整体估计，好比鸟瞰；分项的症状量表则可以很好地描述临床特征，即突出的症状是什么，好比变焦拉近细看；而鉴于抑郁症的负性认知，观察到症状往往与患者自我感受的症状程度有差异，增加一个自评量表，从患者的角度去看，可以立体地反映病情，好比内镜从里往外看。此外，还可以有总评和分项、自评和他评、症状量表与功能量表等；两两组合。

二、量表的使用

一个完整的量表，不仅仅有一张含量表条目和分级的记录单，还应该有关于该量表评测目标、适用对象、测量方法和要求、对使用者的要求和结果指标、常模等说明以指导使用。在实施量表测量时，需要注意几点。

（一）评定者

各量表对评定员的要求不一，多数要求为精神科医师。然而有些量表也可由精神科护士及其他研究人员执行。原则上，评定员一定要受过有关量表评定的训练，熟悉所要评定的量表，掌握其评估方法和评价标准，严格遵照执行。要遵守心理测量道德，保护患者隐私。

（二）评定的时间范围

一般量表评定都有一定的时间范围，如症状量表多数为评定检查当时或过去1~2周内的情况，生活事件量表则可以按测量目的分别规定如最近半年或1年，或终身。有点量表规定评估某个时间段内的平均情况，也有的规定按某个时间段内最严重的情况评。评定时一定要按量表手册或临床/研究方案的规定执行。

（三）实施过程

要注意评定环境，避免受到周围因素的影响。标准化操作。即便是自评量表，也不意味着发出去，收回来就可以，或者电子版的打开，告知如何按键就行，而是应该有规范的指导语阐述评估的目的、要求和操作要点；要观察评测中的情况，避免其他因素影响被测的判断；完成后要当场检查完整性，有问题及时澄清，避免错漏。及时完成计分，保管好原始资料。

三、量表评定结果的解释

心理测量具有间接性和相对性，也存在测量误差和变化因素，因此解释量表评估结果时应谨慎、客观，要考虑可能会影响测量结果的各种因素。

首先要判断信息的可靠性。通常，直接观察得到的信息比较可靠，但常常比较肤浅，或不够全面。如果可能，应深入探究行为后面的精神病理以保证测量的准确性。譬如看到患者在自言自语，那么患者有可能是在与幻听对话，也有可能确实在想心事而有自语的习惯，拟或在模拟操练一段讲话。如果经精神检查确实是幻听引起的自言自语，那么，患者的幻听伴有所产生的行为，是比较严重的表现。要注意甄别和澄清知情者如家属提供的信息，因为它常带有知情者的个人观点和观察侧重点，因而可能会片面或经过加工，非患者情况的本来面目。专业评定者完成量表检查过程中，常存在时间的局限性和观察的片段性，有时还有背景信息来源缺乏的问题。对仅靠检查当时获取的信息来完成的评估结果，应谨慎解释。自评量表则完全依赖于患者的自我判断和表述，毫无疑问，患者的精神状态，特别是认知功能、自知力和心理防御机制，会影响患者自评评估能力和已经评估结果的可靠性。一般认为，完成自评量表需要小学以上文化程度，无认知功能缺损，存在一定的自知力。

量表评估一般限定时间范围，一次测评某一个时间段内的情况，通常规定为评定当时、1 周、2 周、1 个月、3 个月，少数定为 3 个月或半年的。因此，测评的结果，只能反映这个时间段内的状况，避免过度延伸。可以通过间隔一定时间的连续多次评估来弥补这个"横断面"局限。譬如，生活事件量表，由于设定的时间段不同，结果可以相去甚远。最近 3 个月的生活事件，可能不过两三个，甚至一个都没有，但如果把评定的时间范围规定为终身，也就是有记忆起，那每个人或多或少，肯定会有几个生活事件，多的乃至几十个，不可能一个也没有。

解释测量结果，要注意客观，要充分理解所测量表的长处和短处，内涵和外延。避免产生歧义。譬如，90 项症状清单（SCL - 90）中的某个因子（如精神病性因子）得分高于常模，只能解释该患者可能存在某些精神病性症状，但不能判断他一定存在精神病性症状或其症状的严重程度。研究中，有的研究组量表得分与常模比仅差 1 分不到，因为样本量大，统计学检验有显著性，但对于临床而言，相差 1 分，并无临床显著性（意义），也不足以指导治疗。

（何燕玲　张明园）

参考文献

［1］ Rush AJ Jr，First MB，Blacker D. Handbook of psychiatric measures-second edition. American Psychiatric Publishing，Inc. VA，USA. 2008

［2］ Sederer LI，Dickey Brarbara. Outcomes assessment in clinical practice. Williams and Wilkins. Maryland，USA，1996

［3］ 张明园，肖泽萍. 美国精神病学. 第5版. 中文版. 北京：人民卫生出版社. 2010

第二章 一般心理健康量表

第一节 概 述

一般心理健康（General Mental Health）量表是用以评定被试心理健康状况或心理健康的完好状态（Psychological Wellbeing）的工具。它们与诊断量表或症状量表不同，并不针对特定的精神障碍或其症状组合。其实，许多被归于他处的量表，也可纳入本章范围，例如本书第十五章"生命质量评定量表"的内容，便与一般心理健康有相当程度的重叠。

本组量表的最简单的形式为总评法。即询问被试："和平时相比，您的心理健康是好得多、好一些、差不多、差一些，还是差得多？"或者是："和大多数人相比，您的心理健康状况是好得多、好一些、差不多、差一些还是差得多？"这类属于一般心理健康状况的 5 级总体评定，常用于许多流行病学调查。也有应用 0～100 分或 0～10 分的视拟合评定法，由一开放的直线标尺图，一端为 0，另一端为 10 或 100，中间分隔成 10 个刻度，告诉被试者："0为您的心理状态最差的时候，10 分或 100 分为最好的时候，请您标出您目前的心理健康状况。"

最受临床医师青睐的是"90 项症状清单"（SCL‐90）之类的工具。量表作者，从众多的就诊的精神障碍患者中，找出一组常见问题或症状，组成这类量表。通过评定，既可以了解被试者心理（不）健康的总体状况，而且还能了解被试者可能存在的主要问题，为临床检查和诊断提供线索。许多研究者，还将之用于评估人群的心理健康状况。

本组量表的另一重要用途是用作精神障碍流行病学的筛查工具。鉴于诊断用量表费时费力，如果用于大样本的调查，从卫生经济学角度很不合算，因而发展了一组简捷的工具，先作筛查，筛出可疑或高危对象，然后再用诊断量表确诊。一般心理健康状况较差的对象，有精神障碍的可能性大，这是一个合理的解释。WHO 在多国合作的基层保健中的精神障碍研究，便选用一般健康问卷（GHQ‐12）作为筛查工具，取得了满意的结果。我国的冀、浙、鲁、青等省的精神障碍流行病学调查，也选用 GHQ‐12 及其增补版，作为筛查工具。

绝大多数的常见精神障碍患者在全科医师诊所或医院的普通内科就诊，这是全球共同的普遍现象。而且，WHO 也提倡这类重心下移的精神卫生服务方式。然而，全科医师和普通内科医师毕竟和精神科专科医师不同，他们对精神障碍的识别和检出能力不高，适应上述需求，发展了一组供他们应用的一般心理健康量表。如 Spitzer 的患者健康问卷（Patient Health Questionnaire，PHQ）和 WHO 编制的症状自评问卷（Self-Reporting Questionnaire，SRQ）等。在 PHQ 的实际应用中，还发展出 PHQ‐2 和 PHQ‐9 筛查抑郁症，由 7 项 PHQ 项目组成的 GAD‐7 筛查广泛性焦虑障碍等，相关内容参见本书的相关章节。

近年，许多国家对国民的健康监测项目，也包括了心理健康指标。由于，健康监测涉及范围广，指标众多，于是发展了更多简捷的一般心理健康评定工具。如 Kessler 的心理不适（痛苦）量表 6 项和 10 项版本（Kessler Psychological Distress Scale，K6，K10），便是应美国国家健康调查项目而设计的，已用于美国、澳大利亚等国。其目的是评估普通居民的心理健康水平，估计需要提供的精神卫生服务。我国威海市也曾应用 K10 评估居民的心理健康，发现 K10 总分可以预测居民的住院和门诊的卫生服务需求。我国台湾李聪财等编制的精神健康指数（MHI），也属这一范畴。

本章将重点介绍 SCL‐90 和 GHQ。

第二节　90 项症状清单（SCL‐90）及其简本

90 项症状清单（Symptom Checklist 90，SCL‐90），又称症状自评量表（Self‐reporting Inventory），有时也叫做 Hopkin's 症状清单（HSCL）。本书介绍的版本由 Derogatis 编制于 1977 年。HSCL 的最早版本编于 1954 年，称为"不适感量表"（Discomfort Scale）；至 1965 年，发展为 64 项的 HSCL；20 世纪 70 年代初，Derogatis 编制了 58 项版本，HSCL‐58，这是在 SCL‐90 问世前应用和研究得最广泛的版本，至今仍有人应用。以后发现，HSCL‐58 中恐怖性焦虑、愤怒敌对的症状项目不足，而且缺乏反映更严重的精神病理症状偏执观念和精神病性的项目，因此诞生了 SCL‐90。近年，Derogatis 又编制了一个 51 项的文本，称为"简易症状问卷"（Brief Symptom Inventory，BSI）。

SCL‐90 在国外应用甚广，20 世纪 80 年代引入我国，随即广泛应用，在各种自评量表中是较受欢迎的一种。以下中译文本参考王征宇（1984）译稿。

【项目和评定标准】

本量表（量表 2 - 1）共 90 个项目，包含有较广泛的精神症状学内容，从感觉、情感、思维、意识、行为直至生活习惯、人际关系、饮食睡眠等，均有涉及。内容繁多（参见记分单），在此不一一列举。

它的每一个项目均采取 5 级评分制，具体说明如下：

1　没有　自觉并无该项症状（问题）。

2　很轻　自觉有该项症状，但对受检者并无实际影响，或影响轻微。

3　中等　自觉有该项症状，对受检者有一定影响。

4　偏重　自觉常有该项症状，对受检者有相当程度的影响。

5　严重　自觉该症状的频度和强度都十分严重，对受检者的影响严重。

这里所指的"影响"，包括症状所致的痛苦和烦恼，也包括症状造成的心理社会功能损害。"轻"、"中"、"重"的具体定义，则应该由自评者自己去体会，不必做硬性规定。

SCL - 90 没有反向评分项目。

【评定注意事项】

在开始评定前，先由工作人员把总的评分方法和要求向受检者交代清楚。然后让他作出独立的、不受任何人影响的自我评定，最好用铅笔（便于改正）填写。对于文化程度低的自评者，可由工作人员逐项念给他听，并以中性的、不带任何暗示和偏向方式把问题本身的意思告诉他。一次评定一般约 20 分钟。

还应注意，评定的时间范围是"现在"或者是"最近一个星期"。评定结束时，工作人员应仔细检查自评表，凡有漏评或者重复评定时，均应提请自评者再考虑评定，以免影响分析的准确性。

SCL - 90 的适用范围颇广。主要为成年人的神经症、适应障碍及其他轻性精神障碍患者。不适合于躁狂症和精神分裂症。

【统计指标】

SCL - 90 的统计指标主要有以下各项，其中最常用的是总分与因子分。

1. 单项分　90 个项目的个别评分值。

2. 总分　90 个单项分相加之和。

3. 总均分　总分除以 90。

4. 阳性项目数　单项分≥2 的项目数。表示患者在多少项目中呈现"有症状"。

5. 阴性项目数 单项分＝1的项目数，即90－阳性项目数。表示患者"无症状"的项目有多少。

6. 阳性症状均分 阳性项目总分除以阳性项目数；另一计算方法为（总分－阴性项目数）除以阳性项目数。表示患者在所谓阳性项目，即"有症状"项目中的平均得分，反映该患者自我感觉不佳的项目其严重程度究竟介于哪个范围。

7. 因子分 共包括9个因子，其因子名称及所包含项目如下。

（1）躯体化：包括1、4、12、27、40、42、48、49、52、53、56和58项，共12项。该因子主要反映主观的身体不适感。

（2）强迫症状：包括3、9、10、28、38、45、46、51、55和65项，共10项。反映临床上的强迫症状群。

（3）人际关系敏感：包括6、21、34、36、37、41、61、69和73项，共9项。主要指某些个人不自在感和自卑感，尤其是在与他人相比较时更突出。

（4）抑郁：包括5、14、15、20、22、26、29、30、31、32、54、71和79项，共13项。反映与临床上抑郁症状群相联系的广泛的概念。

（5）焦虑：包括2、17、23、33、39、57、72、78、80和86项，共10项。指在临床上明显与焦虑症状相联系的精神症状及体验。

（6）敌对：包括11、24、63、67、74和81项，共6项。主要从思维、情感及行为3个方面来反映患者的敌对表现。

（7）恐怖：包括13、25、47、50、70、75和82项，共7项。它与传统的恐怖状态或广场恐怖所反映的内容基本一致。

（8）偏执：包括8、18、43、68、76和83项，共6项。主要是指猜疑和关系妄想等。

（9）精神病性：包括7、16、35、62、77、84、85、87、88和90项，共10项。其中有幻听、思维播散、被洞悉感等反映精神分裂样症状项目。

19、44、59、60、64、66及89项，共7个项目，未能归入上述因子，它们主要反映睡眠及饮食情况。我们在有些资料分析中，将之归为因子10"其他"。

【常模和分界值】

量表协作组曾对全国13个地区1388名正常成人的SCL－90进行了分析，主要结果见表2-1。

男（724例）女（664例）间总体而言并无显著差异。仅发现强迫和精神病性两因子，男略高于女，恐怖因子女略高于男，但差别甚微，在实际工作中可忽略性别因素。年龄因素的影响较性别大些，主要是青年组（18～29岁）各项因子分除躯体化项外，均较其他年龄组高。

表 2 - 1 　　　　　　　　1388 名中国正常成人 SCL - 90 统计指标结果

统计指标	均分±标准差	因子分	均分±标准差
总分	129.96±38.76	躯体化	1.37±0.48
总均分	1.44±0.43	强迫	1.62±0.58
阳性项目数	24.92±18.41	人际关系	1.65±0.51
阴性项目数	65.08±18.33	抑郁	1.50±0.59
阳性项目均分	2.60±0.59	焦虑	1.39±0.43
		敌对	1.48±0.56
		恐怖	1.23±0.41
		偏执	1.43±0.57
		精神病性	1.29±0.42

　　量表作者并未提出分界值，按上述常模结果，总分超过 160 分，或阳性项目数超过 43 项，或任一因子分超过 2 分，可考虑筛查阳性，需进一步检查。

【结果分析】

　　1. 总分　　能反映病情严重程度，总分变化能反映其病情演变。反映自我感觉不佳项目范围及其程度的阳性项目及阳性均分，也可在一定程度上代表其疾病严重性。

　　量表协作组曾对 245 例神经症患者进行评定，经 4 周治疗后，总分、阳性项目数等的改变，反映了病情的演变，见表 2 - 2。

表 2 - 2 　　　　　　　　245 例神经症患者治疗前后的 SCL - 90

项目数	治疗前 $X\pm SD$	治疗后 $X\pm SD$	T 值	P 值
总分	197.24±51.96	162.22±52.15	11.45	<0.001
阳性总分	155.82±66.98	110.34±70.75	11.03	<0.001
阳性均数	3.16±0.55	2.66±0.58	12.01	<0.001
阳性项目数	48.58±17.07	39.12±20.02	8.51	<0.001

　　2. 因子分及廓图　　可反映症状群特点。表 2 - 3 示 4 种神经症的因子分析结果。焦虑症的症状主要是焦虑，其次为抑郁。抑郁性神经症（按现用分类系统，多数可归类于心境恶劣障碍），突出症状为抑郁。神经衰弱组中各因

24

子分较接近，无突出症状；而未分类组中各因子分布也类似神经衰弱。方差分析结果表明，在上述神经症各型别中的除因子 7（恐怖）无差异（$P>0.05$）外，其余各因子均有不同程度的差异。以上结果支持临床诊断。如据此画出廓图更可给人以直观印象。

因子分还可用以反映靶症状群的治疗结果。上述 245 例神经症患者经 4 周药物治疗后的结果见表 2-4 及图 2-1。显示就全组而言，治疗前的主要症状为抑郁、强迫、睡眠障碍和焦虑。治疗前后各因子变化经统计学处理均有显著意义。其中以睡眠障碍、抑郁、焦虑因子尤为显著。

表 2-3　　　　　　　4 种神经症 SCL-90 因子评定结果（$\bar{x}\pm s$）

项　　目	焦虑症 (N＝39 例)	抑郁性神经症 (N＝87 例)	神经衰弱 (N＝89 例)	未分类 (N＝30 例)	F 值 P
1. 躯体化	2.32±0.7	2.16±0.76	2.1±0.67	1.84±0.61	2.72<0.05
2. 强迫症状	2.42±0.65	2.76±0.76	2.4±0.790	2.19±0.84	5.81<0.001
3. 人际关系	2.08±0.61	2.42±0.84	2.11±0.74	1.99±0.77	3.95<0.01
4. 抑郁	2.55±0.65	2.92±0.80	2.25±0.72	2.16±0.81	14.31<0.001
5. 焦虑	2.61±0.72	2.43±0.89	2.07±0.73	2.13±0.78	5.43<0.001
6. 敌对	1.96±0.55	2.16±0.89	1.84±0.74	1.88±0.7	2.91<0.05
7. 恐怖	1.82±0.72	1.92±0.86	1.64±0.68	1.66±0.59	3.31>0.05
8. 偏执	1.88±0.59	2.02±0.68	1.81±0.73	1.65±0.67	2.67<0.05
9. 精神病性	1.94±0.44	2.14±0.63	1.82±0.58	1.72±0.6	6.23<0.001
10. 其他	2.38±0.57	2.13±0.67	2.21±0.65	2.15±0.72	4.48<0.01

表 2-4　　　　　　245 例神经症治疗前后的 SCL-90 各因子评定结果

评定项目	治疗前 $X\pm$SD	治疗后 $X\pm$SD	T 值	P 值
1. 躯体化	2.12±0.71	1.77±0.66	8.78	<0.001
2. 强迫症状	2.50±0.76	2.06±0.77	9.07	<0.001
3. 人际关系	2.72±0.78	1.80±0.7	9.28	<0.001
4. 抑郁	2.13±0.81	1.96±0.71	10.66	<0.001
5. 焦虑	2.29±0.83	1.83±0.72	9.88	<0.001
6. 敌对	1.97±0.77	1.65±0.71	7.54	<0.001
7. 恐怖	1.77±0.76	1.48±0.64	7.28	<0.001
8. 偏执	1.88±0.69	1.61±0.67	6.87	<0.001

续表

评定项目	治疗前 $X \pm SD$	治疗后 $X \pm SD$	T 值	P 值
9. 精神病性	1.94 ± 0.64	1.64 ± 0.53	8.14	<0.001
10. 其他	2.34 ± 0.67	1.88 ± 0.65	11.19	<0.001

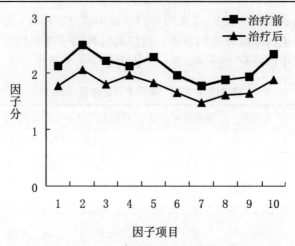

图 2-1 245 例神经症治疗后的因子变化廓图

【应用评价】

1. 品质 根据 Derogatis 报道其各症状效度系数为 $0.77 \sim 0.99$，$P<0.01$。我们量表协作组则应用 GAS 和 SI 对 SCL-90 做平行效度检验，发现 SCL-90 总分和 GAS 呈负相关（$P<0.01$），与 SI 呈正相关（$P<0.01$）。表明该量表是行之有效的。

2. 由于该量表内容量大，反映症状丰富，较能准确评估患者自觉症状特点。故可广泛应用于精神科和心理咨询门诊中，作为了解就诊者或受咨询者心理卫生问题的一种评定工具。

3. 国外在综合性医院中，常以 SCL-90 了解躯体疾病患者的精神症状，国内也有类似报道，并认为结果满意。

4. 近年，我国心理卫生工作者应用 SCL-90 调查不同职业群体心理卫生问题，对此，有许多尚有争议。争议的焦点有二，一是 SCL-90 作为症状自评量表，设计者并未考虑用作群体评估；二是各群体的人口学特征不一，不宜与常模比较。研究者应考虑 SCL-90 的局限性。

5. 国内外均发展了人机对话式的电脑 SCL-90 检测和分析系统，应用更为简便。

6. 本节介绍的常模数据，来源于 1986 年量表协作组的调查。近年，陈树林等和曹婧媛等分别于杭州市和江苏省建立常模，与原常模结果相比，主要有两点区别：一是现省市常模的评分结果高一些；二是年轻组的得分更高。

【量表表格】

量表 2 - 1 90 项症状清单（SCL - 90）

注意：以下表格中列出了有些人可能会有的问题，请仔细地阅读每一条，然后根据最近一星期以内下述情况影响您的实际感觉，在 5 个方格中选择一格，画一个钩"√"。

	没有	很轻	中等	偏重	严重
	1	2	3	4	5
1. 头痛	□	□	□	□	□
2. 神经过敏，心中不踏实	□	□	□	□	□
3. 头脑中有不必要的想法或字句盘旋	□	□	□	□	□
4. 头昏或昏倒	□	□	□	□	□
5. 对异性的兴趣减退	□	□	□	□	□
6. 对旁人责备求全	□	□	□	□	□
7. 感到别人能控制您的思想	□	□	□	□	□
8. 责怪别人制造麻烦	□	□	□	□	□
9. 忘记性大	□	□	□	□	□
10. 担心自己的衣饰整齐及仪态的端正	□	□	□	□	□
11. 容易烦恼和激动	□	□	□	□	□
12. 胸痛	□	□	□	□	□
13. 害怕空旷的场所和街道	□	□	□	□	□
14. 感到自己的精力下降，活动减慢	□	□	□	□	□
15. 想结束自己的生命	□	□	□	□	□
16. 听到旁人听不到的声音	□	□	□	□	□
17. 发抖	□	□	□	□	□
18. 感到大多数人都不可信任	□	□	□	□	□
19. 胃口不好	□	□	□	□	□
20. 容易哭泣	□	□	□	□	□
21. 同异性相处时感到害羞不自在	□	□	□	□	□
22. 感到受骗、中了圈套或有人想抓住您	□	□	□	□	□

续表1

	没有	很轻	中等	偏重	严重
	1	2	3	4	5
23. 无缘无故地突然感到害怕	☐	☐	☐	☐	☐
24. 自己不能控制地发脾气	☐	☐	☐	☐	☐
25. 怕单独出门	☐	☐	☐	☐	☐
26. 经常责怪自己	☐	☐	☐	☐	☐
27. 腰痛	☐	☐	☐	☐	☐
28. 感到难以完成任务	☐	☐	☐	☐	☐
29. 感到孤独	☐	☐	☐	☐	☐
30. 感到苦闷	☐	☐	☐	☐	☐
31. 过分担忧	☐	☐	☐	☐	☐
32. 对事物不感兴趣	☐	☐	☐	☐	☐
33. 感到害怕	☐	☐	☐	☐	☐
34. 您的感情容易受到伤害	☐	☐	☐	☐	☐
35. 旁人能知道您的私下想法	☐	☐	☐	☐	☐
36. 感到别人不理解您、不同情您	☐	☐	☐	☐	☐
37. 感到人们对您不友好，不喜欢您	☐	☐	☐	☐	☐
38. 做事必须做得很慢以保证做得正确	☐	☐	☐	☐	☐
39. 心跳得很厉害	☐	☐	☐	☐	☐
40. 恶心或胃部不舒服	☐	☐	☐	☐	☐
41. 感到比不上他人	☐	☐	☐	☐	☐
42. 肌肉酸痛	☐	☐	☐	☐	☐
43. 感到有人在监视您、谈论您	☐	☐	☐	☐	☐
44. 难以入睡	☐	☐	☐	☐	☐
45. 做事必须反复检查	☐	☐	☐	☐	☐
46. 难以作出决定	☐	☐	☐	☐	☐
47. 怕乘电车、公共汽车、地铁或火车	☐	☐	☐	☐	☐
48. 呼吸有困难	☐	☐	☐	☐	☐
49. 一阵阵发冷或发热	☐	☐	☐	☐	☐
50. 因为感到害怕而避开某些东西、场合或活动	☐	☐	☐	☐	☐
51. 脑子变空了	☐	☐	☐	☐	☐
52. 身体发麻或刺痛	☐	☐	☐	☐	☐

	没有	很轻	中等	偏重	严重
	1	2	3	4	5
53. 喉咙有梗塞感	□	□	□	□	□
54. 感到没有前途没有希望	□	□	□	□	□
55. 不能集中注意力	□	□	□	□	□
56. 感到身体的某一部分软弱无力	□	□	□	□	□
57. 感到紧张或容易紧张	□	□	□	□	□
58. 感到手或脚发重	□	□	□	□	□
59. 想到死亡的事	□	□	□	□	□
60. 吃得太多	□	□	□	□	□
61. 当别人看着您或谈论您时感到不自在	□	□	□	□	□
62. 有一些不属于您自己的想法	□	□	□	□	□
63. 有想打人或伤害他人的冲动	□	□	□	□	□
64. 醒得太早	□	□	□	□	□
65. 必须反复洗手、点数目或触摸某些东西	□	□	□	□	□
66. 睡得不稳不深	□	□	□	□	□
67. 有想摔坏或破坏东西的冲动	□	□	□	□	□
68. 有一些别人没有的想法或念头	□	□	□	□	□
69. 感到对别人神经过敏	□	□	□	□	□
70. 在商店或电影院等人多的地方感到不自在	□	□	□	□	□
71. 感到任何事情都很困难	□	□	□	□	□
72. 一阵阵恐惧或惊恐	□	□	□	□	□
73. 感到在公共场合吃东西很不舒服	□	□	□	□	□
74. 经常与人争论	□	□	□	□	□
75. 单独一人时神经很紧张	□	□	□	□	□
76. 别人对您的成绩没有作出恰当的评价	□	□	□	□	□
77. 即使和别人在一起也感到孤单	□	□	□	□	□
78. 感到坐立不安心神不定	□	□	□	□	□
79. 感到自己没有什么价值	□	□	□	□	□
80. 感到熟悉的东西变成陌生或不像是真的	□	□	□	□	□
81. 大叫或摔东西	□	□	□	□	□
82. 害怕会在公共场合昏倒	□	□	□	□	□

	没有	很轻	中等	偏重	严重
	1	2	3	4	5
83. 感到别人想占您的便宜	☐	☐	☐	☐	☐
84. 为一些有关"性"的想法而很苦恼	☐	☐	☐	☐	☐
85. 您认为应该因为自己的过错而受到惩罚	☐	☐	☐	☐	☐
86. 感到要赶快把事情做完	☐	☐	☐	☐	☐
87. 感到自己的身体有严重问题	☐	☐	☐	☐	☐
88. 从未感到和其他人很亲近	☐	☐	☐	☐	☐
89. 感到自己有罪	☐	☐	☐	☐	☐
90. 感到自己的脑子有毛病	☐	☐	☐	☐	☐

总分：　　　　　　阳性项目数：　　　　　　阴性项目数：

总均分：　　　　　阳性症状均分：

因子分：(1) 躯体化：　　　(2) 强迫：　　　(3) 人际关系：

　　　　(4) 抑郁：　　　　(5) 焦虑：　　　(6) 敌对：

　　　　(7) 恐怖：　　　　(8) 偏执：　　　(9) 精神病性：

　　　　(10) 其他：

第三节　一般健康问卷（GHQ）

一般健康问卷（General Health Questionnair，GHQ）是 David Goldberg 于 1972 年编制的自评量表。作者的本意是发展一种精神卫生筛查量表，可以供全科医师或普通内科医师应用，让他们在日常诊疗中发现有精神卫生问题的疑似病例。以后被许多研究者，用作社区居民精神疾病流行病学调查的筛查工具。为同类量表中，应用最为广泛的工具之一。有多种文字的译本。

GHQ 有长短不一的文本。其原型为 60 项（GHQ-60），嗣后，发展的若干精简文本，有 30 项（GHQ-30）、28 项（GHQ-28）、20 项（GHQ-20）和 12 项（GHQ-12）。由于其主要用途为筛查，自然是愈精简愈好，故本节着重介绍 GHQ-12。

【项目和评定标准】

GHQ-12 共包括 12 个条目，各单项分别评定以下症状：①睡眠减少。

②精神紧张。③注意不能集中。④无用感。⑤不能面对问题。⑥决定困难。⑦不能克服困难。⑧愉快感丧失。⑨兴趣丧失。⑩抑郁。⑪自信心丧失。⑫无价值感。

各单项的定义，详见自评问卷（量表2-2）。问卷中，有的是正向问题，如第2项精神紧张，问题的表述为"总是感到精神紧张"；有的是反向问题，如第3项注意集中困难，问题的表述为"做事情能够集中注意力"。但量表在设计时，已经把应答方式作了相应调整，自我评定部分已按症状的严重程度由低到高排列。

量表的评分，原设计为0～3分的4级评分，即：

0分表示无症状。

1分表示轻度。

2分表示中度。

3分表示重度。

近期均采用WHO研究推荐的0-0-1-1评分：即0分为无具临床意义的症状，1分为症状具临床意义。用作筛查时，更为简洁明了。

【评定注意事项】

1. GHQ为自评量表，由被试者独立进行评定。在被试者填写量表前，一定要让他搞清楚量表的填写方法，以及每一条目的含义。如果被试者教育程度太低或因其他原因，无法阅读或不能理解量表文字，可由检查者逐字逐条念给他听，然后由被试者独立评定。

2. 评定的依据为"和平时相比"（即有了什么样的变化）。某一条目所述情况，和平时相比较，是"差不多"、"差一些"，还是"差得多"，或者是"多一些"或"多得多"。

3. 评定的时间范围，可根据需要决定。一般为过去1周或过去1个月。

4. 一次评定，一般可在5分钟内完成。

【统计指标和结果分析】

1. 单项分　按0-0-1-1计分法，其结果为0分和1分两级。0分为无具临床意义的症状，1分为有症状。

2. 总分　为GHQ的最主要的统计指标。总分愈高，心理健康水平愈差。按0-0-1-1计分法，总分的范围为0～12分。其分界值，原作者推荐为3分。

3. 因子分　GHQ-12虽然也可分为3个因子：缺乏愉快感和睡眠障碍、社会角色和信心丧失，但很少应用。

【应用评价】

1. GHQ 的信度良好。总分的 Cronbach α 为 0.85，重测信度 0.90，分半信度 0.85。国内张杨等报道，500 名社区居民，相隔 2 天的重测信度为 0.82。

2. GHQ 的主要用途为筛查，即在流行病学调查的二阶段法中，用作第一阶段的病例检出；如果筛查阳性，再作第二阶段的病例确诊。量表编制的初衷，是在基层保健机构或医院普通内科的就诊患者中，检出可能罹患抑郁障碍、焦虑障碍等常见精神疾病的对象。作为筛查工具，其主要效度为以临床诊断为金标准的敏感性和特异性，量表作者，在著名的 WHO 基层保健中的精神障碍研究中，测试了一批基层诊所和医院门诊患者，比较了不同版本的 GHQ 的诊断效度，结果大同小异，均属可接受范围（表2-5）。

表 2-5　　　　　　4 种 GHQ 版本的敏感性和特异性（%）

版本	基层患者		门诊患者	
	敏感性	特异性	敏感性	特异性
GHQ - 60	95.7	87.8	80.6	93.3
GHQ - 30	91.4	87.0	64.5	91.6
GHQ - 20	88.2	86.0	64.5	96.7
GHQ - 12	93.5	78.5	74.2	95.0

3. 近年，GHQ 也开始用于社区居民的精神障碍的流行病学调查。章健民等对 1449 名社区居民的 GHQ-12 评定与 DSM-IV 轴 I 精神障碍定式检查（SCID）诊断结果比较，以 ≥3 分为分界值，敏感性为 57.9%，特异性为 80.4%。张杨的另一项社区研究，以 ≥4 分为界，敏感性仅 48.4%，特异性为 85.4%。为了弥补 GHQ-12 筛查的敏感性不足，有些研究在社区居民调查中，采用了根据 GHQ-12 总分分层加权抽样，如 ≥4 分 100%，2～3 分抽取 40%，0～1 分抽 10% 的方法；也有增补条目以提高调查实际效果的。

4. GHQ 总分，也可作为心理健康状况的总体指标，分数愈高，心理健康状况愈差。

【量表表格】

量表 2 - 2   一般健康问卷（GHQ - 12）

指导语：这是一份用来了解人们一般心理健康状况的问卷。共有 12 条文字，请仔细地阅读每一条，把意思弄明白。然后，根据您最近 1 个月的实际情况，和您平时的状况相比，圈出最合适的回答。每一条只能圈一个回答，不要多圈，也不要漏圈

1. 因为担忧而睡眠太少	毫不	与平时差不多	比平时少些	比平时少很多
2. 总是感到精神紧张	毫不	与平时差不多	比平时多些	比平时多很多
3. 做事情时能够集中注意力	比平时好	与平时一样	比平时差	比平时差很多
4. 感到您在各方面起着有用的作用	比平时有用	与平时一样	比平时少	比平时少很多
5. 能够敢于面对您的问题	比平时多一些	与平时一样	比平时差	比平时差很多
6. 感到对一些事情能够做出决定	比平时容易	与平时一样	比平时难	比平时难很多
7. 感到无法克服您的困难	毫不	与平时差不多	比平时多些	比平时多很多
8. 碰到事情有合情合理的高兴	比平时多一些	与平时一样	比平时少些	比平时少很多
9. 喜爱您的日常活动	比平时喜爱	与平时一样	不如平时喜爱	比平时差很多
10. 感到不高兴和压抑	毫不	与平时差不多	比平时多些	比平时多很多
11. 对自己失去信心	毫不	与平时差不多	比平时多些	比平时多很多
12. 想到自己是一个没用的人	毫不	与平时差不多	比平时多些	比平时多很多

（吴文源　张明园）

参考文献

[1] Mc Dowell I，Newell C eds. Measuring Health：Psychological Wellbeing. New York：Oxford Univ Press，1996

[2] Spitzer RL，Williams JBW，Gibbon M，et al. Utility of new procedure for diagnosis mental disorders in primary care：the PRIME-MD 1000 Study. JAMA 1994，272：1749 -1756

[3] WHO. A User's Guide to the Self Reporting Questionnaire. Geneva：WHO，1994

[4] Kessler RC，Andrews G，Colpe LH，et al. Short screening scale to monitor population and trends in non-specific psychological distress. Psychol Med, 2002, 32：959 - 976

[5] 何红红，徐凌忠，孙辉，等. 心理因素与门诊利用的关系. 中国心理卫生杂志，2007，21：647-649，660

[6] 李聪财，李宇宙，林乔祥，等. 台湾精神健康指数调查. 台湾精神医学，2006，20：105-115

[7] Derogatis LR. The SCL-90-R, Baltimore：Clinical Psychological Research，1977

[8] 金华，吴文源，张明园，等. 中国正常人 SCL-90 评定结果的初步分析. 中国神经精神疾病杂志，1986，12：260-262

[9] 吴文源，金华，张明园，等. 症状自评量表在神经症症状评定的应用. 中华神经精神科杂志，1986，19：921-923

[10] 王征宇. 症状自评量表（SCL-90）. 上海精神医学，1984，2：69-70，93-95

[11] 陈树林，李凌江. SCL-90 信度效度检验和常模的再比较. 中国神经精神疾病杂志，2003，29：323-327

[12] 曹婧媛，傅文青，吴鹏飞，等. 江苏省 SCL-90-R 常模的建立. 中国临床心理学杂志，2009，17：681-683

[13] 唐秋萍，程灶火，袁爱华，等. SCL-90 在中国的应用与分析. 中国临床心理学杂志，1999，7：16-18

[14] Goldberg DP, Williams P. A User's Guide to the General Health Questionnaire. Basingstoke：NFER-Nelson，1988

[15] Goldberg DP, Gater R, Sartorius N, et al. The validity of two version of the WHO study of mental illness in general health care. Psychol Med，1997，27：191-197

[16] 章健民，石其昌，徐方中，等. 12 项一般健康问卷假阳性和假阴性率及其相关因素. 中国心理卫生杂志，2010，24：116-121

[17] 张杨，崔利军，栗克清，等. 增补后的一般健康问卷在精神疾病流行病学调查中的应用. 中国心理卫生杂志，2008，22：189-192

第三章　诊断量表

第一节　概　　述

精神医学中的诊断量表是与一定的诊断标准系统相配合，用于诊断各种类型精神疾病的工具，即根据诊断量表的检测结果，可以从相应诊断系统中得出精神疾病的诊断。至于那些为检出某种疾病的筛查量表或用作某种具体情况的鉴别诊断量表，均不属本章范围。

目前国际上常用的诊断标准系统有世界卫生组织（WHO）编制的"国际疾病分类第 10 版（ICD‐10）"内容包括精神疾病的分类与描述性定义，美国精神医学会（APA）编制的"精神障碍的诊断与统计手册第 4 版（DSM‐Ⅳ）"。在我国，有中华医学会精神科分会编制的"中国精神障碍分类与诊断标准第 3 版（CCMD‐3）。

上述诊断系统，多数有工作用诊断标准，即包括诊断某种疾病具体的症状学标准、病程标准、严重程度标准和排除标准。只有均符合以上规定的标准，方能做出具体疾病诊断。这些诊断标准原先是为研究工作的需要而编制，但在有些国家和地区已逐渐走向临床服务。

然而，单有工作用诊断标准，还不能保证做出合适的诊断。因为病史资料或精神检查中，不一定具有诊断标准要求的肯定或否定某一诊断的足够信息。传统的经验式的诊断过程，其资料收集尽管有教科书予以规范，但很大程度上取决于临床医师的学术倾向和风格，采集的资料常与诊断标准所要求的相去甚远，因此才发展了与诊断标准配套的诊断量表。

WHO 的 ICD‐10 配套编制了半定式检查诊断量表"神经精神病学临床评定表（SCAN）"和定式检查诊断量表"复合性国际诊断用检查（CIDI）"。这两个量表的编制过程也注意到适用美国的 DSM‐Ⅳ，因此具有通用性。美国 First 等（1996）编制的诊断量表"用于 DSM‐Ⅳ 轴Ⅰ障碍的临床定式检查"（SCID）专与 DSM‐Ⅳ 配套。在我国，陈彦方等（1992）编制的诊断量表"用于精神障碍的诊断量表"（DSMD）专与我国的"中国精神障碍分类与诊断标准第 2 版（CCMD - 2）和第 2 版修订本（CCMD - 2R）配套。经过 DSMD 协作组和 CCMD - 3 工作组在现场测试工作中的应用，已经发展成为"用于健康问题与疾病的定量测试法"（RTHD），既注意到适用于 CCMD - 3，也注意适用于 WHO 的 ICD - 10 和美国的 DSM - Ⅳ，因此也具有通用性。早年，还有一些颇有影响的诊断量表，如 Wing 等的现症检查（Present State Examination，PSE）和 ICD - 9 配套，我国 12 地区精神疾病流行病学调查，曾用作诊断工具；Robins 等的诊断用检查提纲（Diagnostic Interview Schedule，DIS），和 DSM - Ⅲ配套，曾用于美国著名的 ECA 研究；Spitzer 等的情感障碍和精神分裂症检查提纲（Schedule for Affective Disorders and Schizophrenia，SADS）和更早的研究用诊断标准（RDC）配套等，由于诊断标准系统的变更，均已淡出。除了 SADS 的儿童版本（K-SADS）外，已很少有人应用。本章不拟介绍。

诊断量表的特点：①规定精神检查的范围，主要包括症状及其强度、频度和持续时间。②规定检测症状的询问方法。③规定评估症状强度、频度、持续时间及临床意义的方法。④规定精神检查的顺序和过程。

总之，诊断量表对资料采集和精神检查作出了一系列的规定，因此可称为"标准化精神检查"，或"定式精神检查"（Structured Interview）。各类诊断量表根据"定式"程度，分为定式与半定式。例如，SCAN、SCID、RTHD 对检查方式的规定相对较为宽松，为评定者留下一定的灵活运用的余地，称为"半定式检查"；而 CIDI 则规定严格，不但对检查顺序明确规定，而且连提问的词和句都一一规定，要求评定者照本宣科，属于"定式"之列。

诊断量表的应用，需要经过充分的培训，一般为 7～14 天，而且应在指定的培训中心中进行。国内对上述诊断量表举办过几次全国性的讲习班。就我国的具体情况而言，目前诊断量表的应用主要是研究工作，因为它们都很费时费力。我国的专业人员/服务对象之比甚低，恐怕在多数单位还不可能推向临床服务。即使在国外的研究工作中，为了节省人力和时间，也常按具体研究任务选用某种诊断量表中的一种或几种分量表。

近年，发展了若干诊断量表的计算机版本，其出发点也是出于卫生经济学的考虑。WHO 的世界精神卫生调查（WMHS）参与的发达国家多数应用了 CIDI 的计算机版本。陈彦方等的 RTHD 也有计算机版本。另一发展方向为编制更为简便的诊断量表，如本章要介绍的由 Sheehan 等的国际简明神经精神访谈（MINI），因其突出的简便性，更受临床医师欢迎，愈来愈多的临床研究，将之作为诊断工具。

另外需加说明，临床上有许多不典型的患者，用诊断量表不一定能做出诊断，对研究需要相对同源的患者而言，不将他们入组是合适的。但就临床服务而言，不能因为他们不典型就不给诊断，他们仍然需要合适的服务。

更多的批评是针对检查的"定式"，因为精神检查是一门艺术，既需专业培训和知识，又需技巧和经验，对于那些认为非专业人员应用定式检查其诊断正确性不逊于有经验的专科医师之类的报道，我们不予苟同。

一般而言，诊断量表的内容都相当多。本书只能对它们作简要介绍，使读者对各种主要诊断量表的特点、适用范围、结果及其意义和应用评价有概括性了解。这些对于精神科临床工作者而言都是必要的，如同内科医师不一定需要掌握 ALT 的检验技术，但必须了解 ALT 的适用范围和结果解释。本章介绍的 CIDI 和 RTHD 诊断量表还附有记录单，由此可窥全貌。

第二节　用于 DSM－Ⅳ轴Ⅰ障碍的临床定式检查（SCID）

用于 DSM－Ⅳ轴Ⅰ障碍的临床定式检查（Structured Clinical Interview for DSM－Ⅳ，SCID），又称临床诊断用检查量表，是 First 等为和 DSM－Ⅳ配套而设计的半定式诊断量表。包括使用指南和执行手册两部分，并附有记录单，供记录患者情况和症状评分用。其效度、信度均良好。其研究版比较广泛用于欧美各国的精神医学科研工作，国内量表协作组曾组织过专门讲习班。SCID-Ⅱ是用来评定 DSM－Ⅳ轴Ⅱ人格障碍的工具。其中有 10 种诊断见于 DSM－Ⅳ人格障碍部分，作为一种独立诊断工具出版（First 等，1996），本节只介绍 SCID-Ⅰ。

【组成】

SCID-Ⅰ有两种版本，即 SCID-Ⅰ研究版（SCID-Ⅰ/P）和 SCID-临床版（SCID-CV）。前者又分为用于检查患者的 SCID-Ⅰ/P、用于筛查患者的 SCID-Ⅰ/P 删节版（SCID-Ⅰ/P/PSYCOTIC SCREEN），以及用于检查非患者的 SCID-Ⅰ-NP 3 种。SCID-CV 只包含临床实践中最常见的 DSM－Ⅳ轴Ⅰ障碍的评定，删除了研究版中多数亚型和特殊诊断。SCID-Ⅰ/P/PSYCOTIC SCREEN 删除了长篇幅逐步诊断精神障碍的内容，其删改过的总分表，不包括精神障碍评分。SCID-Ⅰ-NP（非患者版）是对尚未确定研究对象是否患有精神病的研究设计的（如社区调查，家庭研究，初级卫生保健研究）。SCID-Ⅰ-NP 的诊断内容与 SCID-Ⅰ/P/PSYCHOTIC SCREEN 相同。两种版式唯一的区别在整体回顾部分，SCID-Ⅰ-NP 中的整体回顾没有假设的主诉，而是采用一些提问来获取精神病理学的症状。本节主要介绍 SCID-Ⅰ/P（研究版的患者版）。使各位读者由此也可了解 SCID 其他版本的梗概。

【项目和评定标准】

1. SCID I /P 的评定流程　在开始检查是否符合某种特殊的 DSM - IV 诊断前，SCID - I /P 先对现有疾病和过去精神症状发作进行整体回顾。这可让受检者用自己的话描述当前存在的问题，也可收集一些有关信息（如治疗史，社会和职业功能，精神症状发展的前后关系）。SCID - I /P 设计的提问，便于有经验的医师进行鉴别诊断。评定者进行检查的过程就是一个不断验证诊断假设的过程。一般而言，评定需要费时 1.5～2 小时。在 SCID 轴 I 诊断完成后，也可进行轴 II 诊断。对某些患者，SCID 评定可能要分几次进行。

2. SCID 评定的时间框架　SCID 可以确定轴 I 诊断是否曾经存在（曾患病），如果用 SCID 判断现患疾病，其时间界定为 1 个月。例如，在本月中如果符合某种障碍的全部诊断标准则为现患该障碍。但下面这些疾病则不然，SCID 仅能确定是否为现患疾病，包括心境恶劣障碍、厂泛性焦虑障碍、躯体形式障碍以及适应障碍。

3. 总分表　当检查结束后，临床医师用总分表进行记录。总分表包括：①受检者的一生中是否曾患有 SCID 中所包括的任何一种轴 I 疾病（或仅以亚临床水平存在），以及受检者现在的表现是否符合诊断标准的评分。②关于目前存在的特殊疾病或亚型的评分。③主要诊断。④DSM - IV 心理社会及环境问题检查表（轴 IV）以及总体功能评定表（轴 V），供临床医师记录过去 1 个月中受检者社会功能最差时的状况。

4. SCID - I /P 的评分　SCID - I /P 评分的每条标准均记录为"?"、"1"、"2"或"3"。等级解释如下：

? 表示没有获得足够的信息，不能评为"1"、"2"或"3"。

1 分表示阴性或缺乏证据（显然不存在标准所描述的症状，如没有明显的体重和食欲增减）。

2 分表示亚标准状态指几乎达到诊断标准的要求，但距完全符合仍有差距（如对某些活动不感兴趣，而不是标准所要求的"几乎所有活动"。

3 分表示达到标准或确定存在（例如受检者报告抑郁时间达 2 周）。

SCID 鼓励评定者向受检者询问一些特殊的细节，并加以描述，目的是为了增加评定效度。当所问的问题特别容易引起曲解时，更要求这样做。SCID对全部症状均有定义与评分操作标准，因此经过训练后评定没有困难。

5. 对单个障碍的评分　DSM - IV 的轴 I 大多数诊断，用终生患病和现患两种表达方式列出。在受检者的一生中如果有任何时期完全符合某种障碍的所有标准则评为 3 分，如果有一部分而非全部符合则评为 2 分，如果从未有符合标准的评为 1 分。对于任何评为 3 分的障碍，对于现患者需写明在过去 1 个月中的任何时候均符合标准。

6. DSM-Ⅳ轴Ⅳ部分评分　轴Ⅳ是用于记录在受检者的治疗措施中也许起重要作用的目前存在的心理社会和环境问题。这方面的问题以检查表的形式记录，以确保综合性的评定。评定者应记录任何有问题的方面，然后归纳成特征性的问题（如失业、离异）。

7. DSM-Ⅳ轴Ⅴ部分评分　DSM-Ⅳ轴Ⅴ部分评分是由功能大体评定量表（GAF）来进行。评定时，评定者应该选择一个最能反映受检者整体功能水平的指标。GAF看起来很像是将两个量表合二为一，一个量表是评定症状严重程度，另一个量表是评定功能水平，可进一步细分为10个大等级。评定有两个时间的规定，即目前（过去1个月中）的最低水平，和在一个特定时间段内的最高水平（这有助于显示受检者潜在的功能水平）。例如第一部分中41～50范围内的描述是指"严重的症状"（如自杀观念，严重的强迫性仪式动作，频繁的商场扒窃行为），而第二部分是指"社会，职业或学习功能方面的任何严重损害"（如无朋友，不能胜任工作）。

8. SCID的其他部分　SCID另有使用者手册、培训手册、计算机程序等，各司其责。在应用SCID前后应遵循有关手册进行培训方能正确使用。

【评定注意事项】

1. 在使用SCID之前，评定者应熟悉说明手册及分散在整个提纲中的全部说明和定义。尽管SCID有检查指南，但是在作判断时应该根据各种合适资料来源，如同亲属交谈，阅读病历记录，而且这些都应在检查患者之前完成。SCID评定大多数情况下，应在临床工作初步完成之后进行。

2. 在检查开始时要对受检者简要解释检查目的，并应包含在知情同意的内容中。应当注意SCID是对诊断条目的评定而不是简单地回答问题。虽然SCID为所要获得的信息提供了专门设计的问题，但是要记住事实上SCID的作用是对诊断标准的评定而不是追求对问题的回答。尽管SCID的大多数问题可以用"是"或"否"来回答，但更多的时候仅仅靠简单回答"是"或"否"并不能获得足够信息以判断是否符合诊断标准，而需要受检者提供特殊的事实证据。例如，有一个关于抑郁症的问题询问受检者是否感到"思考困难或难以集中注意力"，在与相应的诊断标准对照评分之前（如"丧失思考或集中注意的能力"），评定者应该问些别的问题（如"什么事让您难以集中注意力?"），只有当评定者觉得症状与诊断标准的符合程度令人满意后，才能做阳性评分。

3. 要使用受检者易懂的言语，不要使用受检者不能理解的询问。在某些病例，评定者可能会遇到受检者的叙述与从其他渠道得来的信息相矛盾的情况。要用评定者自己对症状的判断，考虑所有获得的信息。并且要进一步与受检者对质（当然，态度要温和），澄清所供信息中奇怪的地方。如果受检者的反应与其他信息相矛盾或者评定者已有理由相信其反应不可靠，则不要相信受检者的反应。不要把可接受的亚文化宗教观或对某种观念的过分重视当成是妄想。

4. 在开始检查患者之前，评定者应先复习病历。对需要详细评定的 SCID 相关部分，要对患者的症状作简要回顾性描述。SCID 毕竟只是个检查指南，与已有的住院记录相比，它并不是一种可系统记录患者症状的文件。如果受检者供史不清（如有急性精神病性症状伴激越行为的住院患者，有认知功能损害的慢性患者），大部分资料可能需要从病历记录中获取。

5. 要用整体回顾获取对受检者所存在问题的总体印象，以及目前疾病的信息，以便了解疾病进展程度。要确定目前所记录的每条症状均有诊断意义。例如，如果受检者说他一直以来睡眠均有问题，那么在 SCID 中抑郁发作章节该症状就不能记录为现患（除非睡眠障碍在近段时间明显加重）。当一种发作性状态与一种慢性疾病状态重叠时，这点特别重要（如抑郁发作和心境恶劣障碍）。

6. 以上指出的 SCID 评定注意事项也适用于多数其他诊断量表。

【结果分析和应用评价】

1. SCID 的主要用途是用以作出 DSM-Ⅳ 诊断　可以通过专门的 SCID/DSM-Ⅳ诊断软盘，由计算机做出诊断。也可以手工操作，根据 SCID 评分记录，对照 DSM-Ⅳ 文本给出诊断。

2. SCID-Ⅰ/P 覆盖的 DSM-Ⅳ轴Ⅰ障碍病种　SCID 研究版可对大多数轴Ⅰ障碍做出诊断，SCID-Ⅰ/P（患者版）是为确定患有精神疾病的患者设计的，它包括下列症状群、发作状态和障碍：

SCID-Ⅰ/P 总分表

SCID-Ⅰ/P 整体回顾

A. 情感发作；

B. 精神病及相关症状；

C. 精神病性障碍；

D. 情感障碍；

E. 物质使用障碍；

F. 焦虑障碍；

G. 躯体形式障碍；

H. 进食障碍；

I. 适应障碍；

J. 供选择性评定的障碍。

3. SCID-Ⅰ/P 的信度与效度均较好　除了国外相关报道均予以肯定。

中国香港 Kam 等曾就本量表的信效度做过系列研究。141 例住院的情感障碍和精神分裂症患者，检查者诊断一致性达 89.6%，$K=0.84$；以临床诊断为金标准，$K=0.77$。77 例门诊的焦虑障碍、适应障碍和"无诊断"患者，SCID 诊断与临床医师诊断的一致性，$K=0.71$。

4. 在目前应用的诊断量表中，SCID 的公认度最高。在检验其他诊断量表的平行效度时，常以 SCID 作为金标准。

5. 对该量表的主要负性评价是量表编制不符合临床检查习惯，不易记忆，评定费时较长，使用比较麻烦，必须由经培训的专业人员实施。

第三节　复合性国际诊断用检查（CIDI）

复合性国际诊断用检查（Composite International Diagnostic Interview，CIDI）也有译为复合性国际诊断用访（唔）谈，是由美国 Robins 等编制。由诊断用检查提纲（DIS）发展而成，可与 ICD-10 或 DSM-Ⅳ 配套使用。主要用于精神疾病流行学研究，也能用于临床研究。CIDI 有若干版本，第一版为 CIDI 核心本（CIDI-C），用得最广，世界精神卫生调查（WMH）用的是 CIDI WMH 版本，有可能成为 CIDI Ⅳ；有些研究，根据需要，只取 CIDI 中的相关部分。国内外学者在 WHO 组织下，对 1989 年 CIDI 修订本中大部分分类疾病进行了现场测试。

【项目和评定标准】

本节简要介绍由北京医科大学精神卫生研究所翻译的 CIDI 核心本（CIDI-C）1990 版（量表 3-1）。CIDI 按英文字母顺序分为 15 节：A 节人口学资料，B 节使用烟草所致障碍（F17，ICD-10 分类编码，下同）；C 节躯体化（F45）和分离（转换）障碍（F44）；D 节恐惧（F40）和其他焦虑障碍（F41）；E 节抑郁障碍（F32/F33）和心境恶劣障碍（F33）；F 节躁狂（F30）和双相情感障碍（F31）；G 节精神分裂症和其他精神病性障碍（F20，F22，F23，F25）；H 节饮食障碍（F50）；I 节饮用酒精所致障碍（F10）；K 节强迫性障碍（F42）；L 节使用精神活性物质所致障碍（F11～F16，F18、F19）；M 节器质性包括症状性精神障碍（F0）；N 节性功能减退（F52）；P 节评定者观察；X 节评定者评定。除 CIDI-C 外，CIDI 另有使用者手册、培训手册、计算机程序等，各司其职。在用 CIDI 前应遵循有关手册进行培训方能使用。

CIDI 的评分项目多数通过直接向受检者提问的方式评分，仅少数项目通过评定者观察评价（P 节与 X 节）作出评分。评分方式大致有 3 种。

1. 是/否问题　对所提问题应做出是或否，有或无等定性回答。这类问题多数是用来询问组合症状的，如用以确定焦虑是否伴有某些自主神经系症状，药物滥用项是否伴有某戒断症状等。

2. PRB 编码的问题　对大多数的重要的或诊断性症状不但要作出有无的评定，还要进一步寻找原因与进行定量评分。一般分 6 级，具体为：

1 表示无症状。

2 表示有症状但轻微。

3 表示药物、酒精所致。

4 表示与躯体疾病密切相关。

5 表示确系典型精神症状。

6 表示特殊情况。

而且根据各项目具体要求 PRB 编码有不同组合。如 1、2、5；1、2、3、5；1、2、3、4、5、6 等。

3. 始/近问题　指对重要的疾病发作或症状项目，做出时间久暂，起讫年龄的评定以适合若干病种诊断标准的具体要求。如症状最近的呈现时间，也分 6 级：

1 表示最近 2 周内。

2 表示从 2 周到 1 个月。

3 表示从 1 个月到 6 个月。

4 表示从 6 个月到<1 年。

5 表示最近 1 年内，但不知何时。

6 表示 1 年以前。

【评定注意事项】

1. 评定者可由精神科医师、高年级医学生或心理及社会工作者，甚至训练合格的非专业人员担任。CIDI 的原作者主张非专业人员，更为合适。但均需经过训练能熟练地使用检查手册。一次检查需 1.5～2 小时。检查时间的长短与评定者的熟练程度及患者的文化水平、理解能力等有关。对问题中专业性强不易理解的词汇可用简单通俗的语言对受检者略加解释，应避免暗示，以免影响评分的准确性。

2. CIDI 的症状检出和评定，有一相当复杂的询问流程，非经严格培训很难掌握和正确应用。例如询问躯体化症状中的背痛的问题是"你常常背痛吗"？答案为"否"，那就简单地评分 1。如回答为"是"，则接着问："你曾因为背痛去看过医师吗"？若回答"是"，再问医师的诊断是什么，有诊断应该记录，若诊断为"椎间盘突出"之类，评分 4，即躯体疾病；若诊断为功

42

能性，评分 5，即精神症状。如果没有找过医师，再问"你曾因为背痛而多次自行购药吗？"若答"是"则进一步追问，区分 3、4、5；若答"否"，再问"你曾因为背痛而苦恼，或者背痛影响了你的活动吗"若答"是"，再进一步区分 3、4、5。只是在有症状，但从未找过医师（或其他治疗者）又从未自行服药，又不明显影响功能，也不造成身心痛苦，方可评分 2，即症状轻微和无临床意义。以上只是扼要地介绍其询问流程的一部分。评分 3、4、5 的区分也相当繁复，只有经过合格的培训和反复实践，方能胜任。

【结果分析和应用评价】

1. CIDI 的评分输入计算机后，可做出 DSM-Ⅳ 或 ICD-10 相应诊断。也可利用人工通过记录单，从 DSM-Ⅳ/R 或 ICD-10 诊断标准中查出相应诊断。CIDI 为定式检查。CIDI 通过评定症状和最近一次出现症状的时间，可以确定受检者现状。通过询问首次出现症状的时间，也可了解既往状况，确定病期和对疾病的严重程度。此外，通过 CIDI 的询问流程图使受检者的每一个阳性回答，经过追问系统，能搞清一些重要的相关因素，因此提高了评定的信息质量。

2. WHO 推荐 CIDI 作为标准化的诊断量表之一，当代几项最有影响的流行病学研究（如世界精神卫生调查（WMHS）、美国的共病复核研究（NCS-R）等，都是用 CIDI 作为工具。

3. 原作者经过 18 个精神科中心对 575 例患者的检查，评定者间一致性颇高，Kappa 为 0.67～0.90，与临床医师应用 DSM-Ⅳ 诊断做平行效度检验，一致率高达 97.4%～98.7%。我国作者在社区样本中，对其信效度也作了评估。黄悦勤等在大连的 202 例社区居民中，包括 102 例诊断阳性 100 例诊断阴性的测评中，检查者间的一致性 $K = 0.79$；重测信度，$K \geq 0.74$；以 SCID 为标准的校标效度：心境障碍、焦虑障碍、精神病性障碍的敏感性分别为 70%，33% 和 40%；特异性分别为 99%，97% 和 99%。胡赤怡等在深圳的 400 例样本中，心境、焦虑和精神病性障碍的敏感性分别为 78%，56%，50%；特异性分别为 76%，76% 和 96%。

4. CIDI 的重要缺点之一，是询问流程图复杂，应用麻烦，评定时间长，询问程序刻板。像其原型 DIS 那样，CIDI 是为非专业人员设计的，主要目的是用于流行学调查。较多精神科医师对之不太赞赏，事实上也不必劳驾精神科医师来操作。当然对不合作患者根本不适用。

【量表表格】

量表 3－1　　　　　　　　　　　CIDI 记录单

(B～D 节)	C_2 背痛	C_{41} 尿频
B 节　　烟草	C_3 关节痛	C_{42} 麻木刺痛
B_1 吸烟（量/日）	C_4 四肢痛	C_{43} 咽异物感
B_2 严重吸烟（量/日）	C_5 胸痛	C_{44} 健康状况
B_3 过度吸烟	C_6 头痛	C_{45} 月经不规律
B_4 规律吸烟	C_7 痛经	C_{46} 经血过多
B_5 想戒烟	C_8 尿痛	C_{47} 症状≥5 项
B_6 试戒烟	C_9 排尿困难	C_{48} 医师诊断≥3 项
B_7 戒烟次数	C_{10} 阴部痛	C_{49} 医师处理
B_8 戒烟症状	C_{11} 其他痛	C_{50} 不同意诊断
1）特别想吸	C_{12} 疼痛＞6 月	C_{51} 首次/最近发病
2）愤怒	C_{13} 影响工作社交	C_{52} 担心得病＞6 月
3）神经过敏	C_{14} 首次疼痛最近疾病	C_{53} 首次/最近担心
4）自觉不安	C_{15} 呕吐	C_{54} 忧虑影响生活
5）注意涣散	C_{16} 孕吐	C_{55} 多次求医
6）头痛	a）孕吐住院	C_{56} 多次诊断检查
7）发困	C_{17} 恶心	C_{57} 不满意处理
8）胃部不适	C_{18} 腹泻	C_{58} 怀疑诊断
9）心跳变慢	C_{19} 腹胀	D 节（惊恐发作）
10）食欲好、体重增	C_{20} 挑食	D_1 害怕
11）手抖	C_{21} 失眠	D_2 恐惧发作
12）抑郁感	C_{22} 视力模糊	D_3 诊断
B_9 症状持续	C_{23} 失聪	D_4 惊恐发作时
B_{10}、B_8 多次出现	C_{24} 走路困难	1）气短
B_{11} 重又吸烟	C_{25} 肢体麻痹	2）心悸
B_{12} 继续吸烟	a）其他部位	3）头晕
B_{13} 影响健康	C_{26} 瘫痪	4）腹部不适
a）继续吸烟	C_{27} 失眠≥30 分钟	5）手脚麻木
B_{14} 致心理问题	C_{28} 抽风	6）噎食
a）继续吸烟	C_{35} 气短	7）昏倒
B_{15} 吸烟依赖	C_{36} 心悸	8）出汗
B_{16} 影响重要活动	C_{37} 头晕	9）发抖
B_{17} 首次/最近严重吸烟	C_{38} 虚弱	10）冷热感
C 节（健康）	C_{39} 皮肤色斑	11）不真实感
C_1 腹痛	C_{40} 口腔异味	12）怕死

44

13）担心发疯

14）恶心

15）腹痛

16）窒息感

17）口干

D_5 惊恐症状（5）＞1

D_6 首次/最近发作

D_7 每周发作，4次＞1月

D_8 4周发作4次

D_9 担心发作＞1月

D_{10} 突然发作伴抑郁广泛性焦虑

D_{11} 焦虑＞1月

D_{12} 焦虑月数

D_{13} 过分担心

D_{14} 担心琐事

D_{15} 多种担心

D_{16} 为别人担心

D_{17} 担心类别

D_{18} 焦虑伴随症状

1）易疲劳

2）易受惊

3）发抖

4）坐立不安

5）肌紧张

6）注意力涣散

7）易怒

8）易激惹

9）大汗

10）心悸

11）双手发凉

12）头晕

13）口干

14）恶心

15）尿频

16）发冷发热

17）气短

18）噎食

19）入睡难

20）胃难受

21）晕倒感

22）不能自控

23）烦恼注意涣散

D_{19} 首次/最近焦虑恐惧症

D_{20} 强烈恐惧

a）恐惧处境

1）人群

2）离家

3）公共场合

4）乘车

5）过桥

D_{21} 害怕处境

D_{22} 遇恐惧处境

1）头晕

2）出汗

3）发抖

4）口干

5）心悸

a）合并其他症状

D_{23} 恐惧时担心垮掉

D_{24} 回避

D_{25} 首次/最近 D_{26}，D_{22}，D_{24} ＝（5）

D_{27} 求医

1）对其他人谈

2）服药

3）影响生活

D_{28} 无法出门

D_{29} 整天不出门

D_{30} D_2＝（2～5）

D_{31} 发生环境

D_{32} 处境恐惧

1）公共场合讲话

2）公共厕所

3）公共场合吃喝

4）怕与人交谈

5）受注视书写

6）众人前讲话

D_{33} D_{32}＝（5）

D_{34} D_{32} 持久

D_{35} 求医

1）对其他人谈

2）服药

3）回避

D_{36} 因恐惧烦恼

D_{37} 首次/最近

D_{32} 1～6（岁）

D_{38} 影响工作

D_{39} 影响社交

D_{40} 预期性紧张

D_{41} 恐惧时

1）脸红发抖

2）呕吐

3）怕出丑事

D_{42} 害怕

1）高处

2）乘飞机

3）看见血

4）雷电

5）蛇、昆虫等

6）密闭场所

7）打针

8）怕水

9）独处

10）其他（生病等）

D_{43} D_{42}＝（5）

D_{44} D_{42} 持久

D_{45} 求医

1）对他人谈

2）服药

3）影响生活

续表2

D₄₆因恐惧烦恼 D₄₇首次/最近	D₄₈影响工作 D₄₉影响社交	D₅₀紧张

第四节　神经精神病学临床评定量表（SCAN）

神经精神病学临床评定量表（Schedules for Clinical Assessment in Neuropsychiatry，SCAN）是 J. K. Wing 在精神状态现状检查第 9 版（PSE - 9）的基础上编制而成的半定式诊断量表，是目前 WHO 推荐供精神科医师使用与 ICD - 10 配套使用的诊断量表，国内已有北京大学精神卫生研究所翻译的中译本，本书介绍的 SCAN 为 1992 年版本。

【组成】

SCAN 由下列 4 部分组成：第一部分为非精神病性症状的评定，第二部分为精神病性症状的评定，第三部分为项目组清单（IGCLLST），第四部分为病史资料以及 SCAN 的症状定义（沿用 PSE - 9 的症状定义汇编）。

第一部分为非精神病性症状的评定（SCAN - Ⅰ），包括 SCAN 导言和引入检查：①躯体健康。②烦恼，紧张等。③伴自主神经症状的焦虑、恐惧等。④强迫症状。⑤抑郁心境和情感丧失。⑥思维、注意、精力、兴趣的损害。⑦躯体功能（睡眠、性功能、厌食、贪食等）。⑧高涨的心情和思维。⑨A 酒精使用障碍。⑩B 非酒精类精神活性物质使用障碍。在第一部分末还列出了可以独立应用的第二部分项目筛选表，如受检者主要有焦虑、恐惧、强迫症状，先通过筛选表检查，再决定是否需要进行第二部分检查；如果受检者主要为精神病性症状，则可直接进入第二部分检查。

第二部分为精神病性症状的评定（SCAN - Ⅱ），包括影响精神病性症状的言语缺损、非幻觉性知觉障碍、主观描述的思维障碍、被控制感、幻觉、妄想、文化和社会决定的信念、认知缺损、运动和行为项目、观察到的情感障碍、言语异常。

第三部分为项目组清单（IGCLLST），将 SCAN 症状项目归纳为 59 个项目组，进而归为 13 个症状类型（ST-LIST）具体为：ST1 神经紧张和肌肉紧张；ST2 神经症症状；ST3 精神功能减退；ST4 精神功能亢进；ST5 知觉异常；ST6 不协调的妄想/幻听；ST7 偏执性妄想；ST8 社会性窘迫；ST9 阳性症状；ST10 与孤独症谱有关的异常；ST11 认知缺损（包括分离/转换症状）；ST12 物质滥用；ST13 饮食障碍，以及与 IGCLIST 评定期症状有关的可能病因病理。

第四部分为 SCAN 临床病史资料清单（SCAN-CIX），需记录与病程、病情有关的各种内容。项目涉及生长发育、智能、病程、发作情况、社会功能和临床诊断。

【项目和评定标准】

根据现场询问情况、住院观察、病历及知情人提供的资料，分别对主要评定期和次要评定期的情况作为评定。主要评定期包括现状（PS）与本次发作（PE）；次要评定期则包括过去的代表性发作（RE）和首次发病到本次发作前（LB）。

第一部分为第 2～8 节的项目，用评分表 SCAN-Ⅰ；第二部分为第 9～12 节，用 SCAN-Ⅱ；第 14～16 节用 SCAN-Ⅲ。

SCAN-Ⅰ：根据症状的严重性按 0～3 级评分。具体为：

0 表示无症状。

1 表示评定期内仅有轻度症状，但未达到符合症状标准的程度。

2 表示症状肯定存在，为中等程度，或虽为严重但时间不足一半。

3 表示评定期内超过一半以上时间症状严重。

4 另外，设置定性评分。

5 表示存在精神病性症状，难以进行主观症状的评分。

6 表示症状存在但有已知的躯体原因。

7 表示持续性症状，受检者一向如此，近无加重。

8 表示经充分检查，仍不能确定症状是否存在。

9 表示由于有关检查不完整，不能评分，如由于言语障碍、拒绝检查、遗漏等。

SCAN-Ⅱ：主要评定症状频度或持续时间。具体为：

0 表示无症状。

1 表示评定期内出现过症状，但不常见或短暂存在。

2 表示评定期内症状肯定存在，多次出现或持续一段时间。

3 表示整个发病过程症状几乎持续存在。

8 与 9 的评分标准同 SCAN-Ⅰ。

SCAN-Ⅲ：根据受检者在检查过程中表现症状的强度和频度，按 0～2 级评分。具体为：

0 表示无症状。

1 表示在评定期内症状肯定存在，中度或重度，但重度情况不多。

2 表示症状以重度形式存在。另外，设置说明性评分。

6表示症状存在，但可能系某种原因所致（如特发性帕金森病）或症状存在，但可能是药物副作用所致（加药源性帕金森病）。

评分6时，必须标明原因。8或9的评分标准同SCAN-Ⅰ。

【评定注意事项】

评定者由经过训练的精神科医师担任。一次评定需1.5～2小时。评定者应熟记SCAN规定，并在评定前熟悉医疗记录（病历等）或询问知情人，尽可能多掌握有关资料。评定时可从与受检者关系最密切的章节开始，如对严重的行为障碍或不合作的受检者，可先完成SCAN-Ⅱ的第14～16节（观察到的）行为、情感、言语；对酒精或药物滥用者先进行SA或SB节；对分离障碍者先用ICD-10专用量表的有关节段SCAN-SF。在询问时，应根据具体情况，很自然地用临床精神检查方式与受检者交谈。有些项目经充分检查后，可以跳跃到规定的书段。必要时检查可分次进行，但各次评分应记在同一记录单上。

【结果分析和应用评价】

应用SCAN的计算机诊断程序CATEGO，首先可将SCAN-Ⅰ、SCAN-Ⅱ部分的阳性评分项目归并成项目组，再归成症状类型，然后作出ICD-10的诊断。项目组与症状类型评分反映了不同疾病症状特点与严重程度。有经验的精神科医师可以凭借SCAN-Ⅰ、SCAN-Ⅱ评分记录单，按ICD-10或DSM-Ⅳ诊断标准得出相应诊断。

SCAN是目前应用较广的半定式诊断量表之一。该量表的1988年版本和1992年版均已先后在英、美、法、德等国家进行过现场测试，结果显示其信度与效度均较满意。在我国于1989年由14个单位协作对1988年版本也进行了测试。SCAN的评定时期包括主要评定期（PS与PE）和次要评定期（RE与IH）因此注意到疾病不同时期的纵向评定。加之，项目覆盖面广，并注意识别有关症状的病因病理，这无疑提高了量表的效度与适用性。因此，有理由能得到一个有全面参考价值的疾病诊断。SCAN不包括ICD-10分类中的某些障碍，如F0器质性（包括症状性）精神障碍，F6成人的人格和行为异常，F7精神发育迟滞，F8发育障碍，F9儿童和少年期行为情绪障碍等。

SCAN也像其他诊断量表一样，由于涉及各种可能的诊断，并且是成套量表，因此项目多，费时长，需经过专门培训后才能使用，故较少作为临床常规应用，更多用于研究。

第五节 健康问题和疾病定量测试法 (RTHD)

健康问题和疾病定量测试法 (RTHD) 由陈彦方等编制，作为 CCMD-3 的配套诊断量表，由于编制过程也注意兼顾与 ICD-10，DSM-Ⅳ等诊断标准配套，因此是适用性很广的诊断量表。原先是用于精神障碍的诊断量表，称精神障碍诊断量表 (DSMD)。近年来经过修订和拓展，成为适用于神经与精神科的脑部疾病诊断量表。

【组成】

RTHD 共有 3 个版本，即供普通大众应用的 RTHD 大众版 (RTHD-P)，是内容类似 CIDI 的自评量表。普通大众通过自我测评，能够得到易于理解的诊断、治疗、护理等有关建议。RTHD 的临床版 (RTHD-C) 和科研版 (RTHD-R) 编排顺序类似于精神科病历，具体分为有机联系的两部分，即第一部分的描述部分，及第二部分的量表。门诊医师应用 RTHD 临床版 (RTHD-C)，其描述部分为详细的精神科门诊病历，在用计算机书写病历后，进行量表评定。通过对门诊患者的测评，可得到满足临床实践要求的精神障碍诊断及相应的治疗、护理建议。住院医师应用 RTHD 科研版 (RTHD-R)，其描述部分为精神科住院大病历。在用计算机书写病历后，进行量表评定，有关项目紧扣 CCMD-3、ICD-10，或 DSM-Ⅳ。只有满足 3 个诊断系统中，任一精神障碍的诊断标准时，才能得出相应诊断。RTHD 3 个版本书写的病历内容和评分数据可导入共用数据库，共同使用，因此明显提高了工作效率。有关资料也可导入统计软件进行统计分析。本节主要介绍 RTHD-R，该项目分 18 节，具体如下：

第 1 节　健康问题和疾病定量测试法 (RTHD) 指导语

第 2 节　一般资料

第 3 节　主诉症状与病程

第 4 节　家庭史

第 5 节　个人史、人格特征与人格障碍

　　一、幼年情况

　　二、人格特征

　　三、人格障碍和人格改变

第 6 节　疾病有关因素

第 7 节　烟

RTHD 的组成已经考虑到适应医学的生物心理社会模式。通过 RTHD 测试，临床医师应能做出轴Ⅰ精神障碍、轴Ⅱ人格特征与人格障碍/改变、轴Ⅲ躯体健康情况与疾病、轴Ⅳ应激源、轴Ⅴ社会功能、轴Ⅵ现状总评、轴Ⅶ诊断轴间关系等 7 轴诊断。

RTHD 附有计算机软件，可供医师诊断参考。医师在完成 RTHD 后，导入逻辑判别系统（LVS），可得到相应疾病的诊断、治疗和护理建议，简称 RTHD-LVS。其诊断可根据使用者需要，分别作出 ICD-10、CCMD-3 或者 DSM-Ⅳ的相应诊断和编码。

需要指出，RTHD-LVS 的诊断是严格按诊断标准的逻辑思路而建立的，每种疾病的诊断需考虑症状标准、严重标准、病程标准和排除标准。RTHD-

LVS应用规范的计算机语言，将以上4种标准分别编织成4个程序模块，然后汇总，经过逻辑判断得出有关诊断。然后再根据诊断，提出相应的治疗、护理建议。

【项目和评定标准】

1. 项目构成　RTHD每一项均由项目编号、名称、定义、提问、评分、评分标准和有关类型等部分组成（量表3-2）。在描述项目定义时，如有必要，将先说明症状的主观感受、体验或经历，受检者和知情人口述的，或是评定者在现场见到受评定者的有关表现。评定者应根据项目描述性定义和分级标准，得到最恰当的评分。

2. 定性评分　在评定症状存在与否的定性概念时应用。按0～3级评分，具体为：

0表示无资料或不适用。

1表示无异常或无症状。

2表示可疑。

3表示肯定。

RTHD在评估躯体体征时一般均用定性评分。

3. 定量评分　症状严重性评估，在评定症状严重性时应根据强度、频度、持续时间与影响功能情况进行评分。按0～7级评分，具体为：

0表示无资料或不适用。

1表示无症状。

2表示可疑，症状似有迹象，但临床意义不肯定。

3表示轻，偶出现，不影响功能，但临床意义可肯定。

4表示中，有时出现（指所评症状在本次发作中最近1年最明显的1周中约25%的时间），稍影响功能，已有临床诊断意义。

5表示偏重，经常出现（约50%的时间），影响功能达到一定程度，成为主要临床症状之一（可能是患者的主诉）。

6表示严重，很经常出现（约75%的时间），严重影响功能，为突出的主要临床症状（是患者的主诉）。

7表示极重，持续出现，无法行使功能。

症状持续时间评估：

0表示无资料或不适用。

1表示<2周（急性）。

2表示<1个月。

3表示<3个月（亚急性）。

4表示<6个月。

5 表示<1年。

6 表示<2年（亚慢性）。

7 表示>2年（慢性）。

症状频度评估：

0 表示无。

1 表示1天/月。

2 表示2天/月。

3 表示3天/月。

4 表示4天/月。

5 表示1~2天/周。

6 表示3~4天/周。

7 表示几乎每天。

状况评估：当8级评分用于评定一种状况，如F（3）家庭经济时，按0~7级评分，具体为：

0 表示无资料或不适用。

1 表示极好。

2 表示好。

3 表示稍好。

4 表示一般。

5 表示稍差。

6 表示差。

7 表示极差。

【评定注意事项】

1. 评定者由经过训练的精神科医师担任，一次评定需1.5~2小时。评定者应熟记RTHD规定，并在评定前熟悉医疗记录（病历等）或询问知情人，尽可能多掌握有关资料。评定一开始就可以从受检者最关心的章节开始。例如，对酒精或药物滥用者先进行第8节酒或第9节物质滥用或乱用。又如对严重的行为障碍或不合作的受检者，可先完成第10节躯体健康，第11节外表与一般状态，第12节感知觉，第13节思维，第14节情感，第15节行为等观察项目。在体格检查与询问时，应根据具体情况，很自然地用临床躯体检查和精神检查方式与受检者交谈。有些项目经充分检查后，可以跳跃到规定的节段。必要时检查可分次进行，但各次评分应记在同一记录单上。

2. 在RTHD评定时，如果各种资料有所矛盾，评定者应独立判断，运用医学知识和临床经验作出适当评分。评定时既要详细了解受检者的现病史，也要了解既往史，应熟悉分散在整个RTHD的全部说明和定义；医师应熟悉

CCMD-3 或者 ICD-10、DSM-Ⅳ，并与 RTHD 联合应用，以便在检查完成之后立即进行诊断。

3. 开始检查前，评定者应先向受检者作自我介绍，并说明检查主要是要了解受检者目前的情况，一些标准化了的问题都要被问及，然后获得足够的基本人口学资料，诸如年龄、婚姻情况，这样可使评定者和受检者初步互相了解。接着，评定者要求受检者简要说明本次患病的情况，可不拘格式，一般只用 10~15 分钟，除应了解受检者一直存在的苦恼之外，评定者也能初步得到为评定所必需的前几项资料（主要症状、病程、现状总评和病情严重性）。谈话应注意方式方法，使之自然地进行。必要时可选择受检者认为最迫切要谈的问题、最明显的症状先行交谈。由于 RTHD 编排顺序与临床医师最为熟悉的临床病历一样，因此在评定时应让受检者感到医师正在为他进行一次全面详细的健康检查，评定者应能熟记全部躯体检查和精神检查项目，不应查阅 RTHD 文本，以免破坏检查气氛。

【结果分析和应用评价】

RTHD 经全国量表协作组现场测试结果较满意。我们在现场测试中，系统地比较了 RTHD 与 WHO 的 SCAN。SCAN 比较全面地涵盖了受检者的精神障碍的有关症状和问题，但我们在实际应用中感到不足的是 SCAN 各种分量表的编排不符临床工作习惯，因此难以为临床医师接受，在交谈检查时，需不断查阅 SCAN 的记录单或文本，往往影响检查交谈的气氛，受检者常提出以后不再希望进行这类检查和交谈。RTHD 较好地解决了上述问题（表 3-1）。

表 3-1　　　　　　　　　　RTHD 与 SCAN 比较

	RTHD	SCAN
使用者	经培训的各科医师和护师	精神科医师
项目数	580 余项（必查 165 项）	540 余项
项目定义	多源性	PSE
项目编排	按临床习惯，易背诵	心理学测试难记
交谈方式	临床检查，气氛自然	难记忆，易间断
体格检查	有	无
涵盖病症	多，如既可测试精神障碍 也可评定躯体疾病	较少
评分	简，等级分明	繁，较难掌握
评定时间	大众版约需 30 分钟	无
	临床版约需 20 分钟	无
	科研版 2~3 小时	2~3 小时

续表

	RTHD	SCAN
用途	大众导医、临床、科研	科研
诊断标准	CCMD-3，ICD-10，DSM-Ⅳ	ICD-10
诊断	7轴诊断	3轴诊断
治疗建议	有	无
护理建议	有	无

【量表表格】

量表 3-2   RTHD 记录单（节选）

（一）一般资料

G（1）姓名   G（2）性别

G（3）年龄 岁（生日 年月日）   G（4）民族

G（5）接受教育 年 0＿＿7   G（6）毕业

G（7）现上学   0＿＿3   G（8）婚姻

G（9）婚姻现状   0＿＿3   G（10）子 人   G（11）女 人

G（12）工作单位   G（13）职务与工种

G（14）工作时间   G（15）宗教信仰

G（16）现住址与电话

G（17）联系人   G（18）与受评定者关系

G（19）联系人电话与住址

G（20）住院号

G（21）入院日期   G（22）检查日期

G（23）检查单位   G（24）评定者姓名

主诉：

家族史（阳性者家系图画在末页）：

个人史：

疾病有关因素：

烟酒精神活性物质：

躯体健康：

外表与一般状态：

感知觉障碍：

思维障碍：

情感障碍：

行为障碍：

社会功能：

病历摘要：

（三）主诉与病程

G（30）主诉症状（编号）

G（31）总病程　月　　0 ___ 7

G（32）本次病程　月　　0 ___ 7　　　　　病期　　月　　0 ___ 7

G（33）本次起病　月　　0 ___ 7　G（34）病程类型　　　0 ___ 7

G（35）检查可行性　0 ___ 7　G 36　类型　　　　　0 ___ 7

G（37）本次（发作开始）岁 0 ___ 7　G（38）最重　　岁　　0 ___ 7

G（39）首次　岁　　0 ___ 7

（七）烟

S（1）烟（名）　　岁　　平均　/日　　最高　/日

　　　耐量增加　　　　0 ___ 7　　　　　持续　月　　　　0 ___ 7

S 2　类型　　　　　0 ___ 7

S（6）烟瘾　　　　0 ___ 7　S 7　规律吸烟　　　0 ___ 7

S 10　戒烟 次　岁　　　　　　　　持续　月　　　0 ___ 7

S 11　想戒未成　次　　　　　　　　　　　　　　0 ___ 7

S 12　戒烟神经精神症状　　0 ___ 7　S 13　类型　　　0 ___ 7

S 14　戒烟躯体症状　　0 ___ 7　S 15　类型　　　0 ___ 7

S 16　症状与戒烟　　0 ___ 7

S 18　重又吸烟（名）　　次　平均　/日　　最高　/日持续 月　0 ___ 7

S 19　吸烟影响健康　　0 ___ 7　S 20　类型　　　0 ___ 7

S 21　病时仍吸（名）　　次　平均　/日　　最高　/日

　　　持续　月　　　0 ___ 7

S 24　吸烟遭反对　　　0 ___ 7　S 25　反对者　　　0 ___ 7

S 26～28 总评

S 26　过去 1 周　　　　平均　/日　　最高　/日

S 27　最重（名）　岁　　平均　/日　　最高　/日持续 月　0 ___ 7

S 28　首次（名）　岁　　平均　/日　　最高　/日持续 月　0 ___ 7

（八）酒

I（1）酒（名）　　岁　　平均　U/日　　最高　U/日频度　0 ___ 7

　　　持续　月　　　0 ___ 7　　　　　耐量增加　　　0 ___ 7

I 2　类型　　　　　0 ___ 7

I（6）酒瘾　　　　0 ___ 7　I 7　规律饮酒　　　0 ___ 7

续表2

I 8	酒后兴奋	0 ___ 7	I（9）	醉酒　次/近1年	0 ___ 7
I 10	戒酒　次　岁持续　　　月	0 ___ 7	I 11	想戒未成　次	0 ___ 7
I 12	戒酒神经精神症状	0 ___ 7	I 13	类型	0 ___ 7
I 14	戒酒躯体症状	0 ___ 7	I 15	类型	0 ___ 7
I 16	症状与戒酒	0 ___ 7			

I 18　重又饮酒（名）　次　岁　平均　U/日　最高　U/日频度　0 ___ 7
　　　持续　月　　　　0 ___ 7

I 19　饮酒影响健康　0 ___ 7　I 20　类型　0 ___ 7

I 21　病时仍饮（名）　次　岁　平均　U/日　最高　U/日频度　0 ___ 7
　　　持续　月　　　　0 ___ 7

I 22　饮酒神经精神症状　0 ___ 7　I 23　类型　0 ___ 7

I 24　饮酒遭反对　0 ___ 7　I 25　反对者　0 ___ 7

I 26　饮酒肇事　次　0 ___ 7　I 27　类型　0 ___ 7

I 28　肇事仍喝（名）　平均　U/日　最高　U/日频度　0 ___ 7
　　　持续　月　　　　0 ___ 7

I 29　急性酒精中毒（名）　次　岁量　U/日　严重度　0 ___ 7

I 35～38 总评

I 35　饮酒影响活动　0 ___ 7

I 36　过去1周　平均　U/日　最高　U/日频度　0 ___ 7

I 37　最重（名）　岁　平均　U/日　最高　U/日频度　0 ___ 7
　　　持续　月　　　　0 ___ 7

I 38　首次（名）　岁　平均　U/日　最高　U/日频度　0 ___ 7
　　　持续　月　　　　0 ___ 7

（九）精神活性物质与非成瘾物质

D（1）药（名）　　岁　平均　/日　最高　/日频度　0 ___ 7
　　　持续　月　　0 ___ 7　　　　耐量增加　0 ___ 7

D 2　类型　0 ___ 7

D（3）超量用药（名）　岁　平均　/日　最高　/日频度　0 ___ 7
　　　持续　月　　0 ___ 7　　　　耐量增加　0 ___ 7

D 4　类型　0 ___ 7　　D 5　用药途径　0 ___ 7

D（6）药瘾　0 ___ 7　　D 7　规律用药　0 ___ 7

D 8　药后兴奋　0 ___ 7　　D 9　醉药　0 ___ 7

D 10　戒药　次　　　岁　　　　　　　持续　月　0 ___ 7

D 11　想戒未成　　次

D 12　戒药神经精神症状　0 ___ 7　　D 13　类型　0 ___ 7

D 14　戒药躯体症状　0 ___ 7　　D 15　类型　0 ___ 7

D 16　症状与戒药　0 ___ 7　　D 17　戒药症状　持续　月　0 ___ 7

续表 3

D 18　重又用药（名）　　次　岁　平均　　　/日　　最高　　　/日频度　　　　　0 ＿＿ 7
　　　　持续　月　　　　　　　0 ＿＿ 7
D 19　用药影响健康　　　　　0 ＿＿ 7　　D 20　类型　　　　　　　　　0 ＿＿ 7
D 21　病时仍用（名）　　次　岁　平均　　　/日　　最高　　　/日频度　　　　　0 ＿＿ 7
　　　　持续　月　　　　　　　0 ＿＿ 7
D 22　用药神经精神症状　　　0 ＿＿ 7　　D 23　类型　　　　　　　　　0 ＿＿ 7
D 24　用药遭反对　　　　　　0 ＿＿ 7　　D 25　反对者　　　　　　　　0 ＿＿ 7
D 26　用药肇事　　　次　岁　0 ＿＿ 7　　D 27　类型　　　　　　　　　0 ＿＿ 7
D 28　肇事仍用（名）　次　岁　平均　　　/日　　最高　　　/日频度　　　　　0 ＿＿ 7
　　　　持续　月　　　　　　　0 ＿＿ 7
D 29　急性药物中毒（名）　　次　岁　量　　/日　　严重度　　　　　　　　0 ＿＿ 7
D 30　目前用药状况　　　　　0 ＿＿ 7　　D 31　治疗　　　　　　　　　0 ＿＿ 7
D 35～38　总评
D 35　药物影响活动　　　　　0 ＿＿ 7
D 36　过去 1 周　　　　　　平均　　　/日　　最高　　　/日频度　　　　　0 ＿＿ 7
D 37　最重（名）　岁　　　平均　　　/日　　最高　　　/日频度　　　　　0 ＿＿ 7
　　　　持续　月　　　　　　　0 ＿＿ 7
D 38　首次（名）　岁　　　平均　　　/日　　最高　　　/日频度　　　　　0 ＿＿ 7
　　　　持续　月　　　　　　　0 ＿＿ 7

（十）躯体健康

C（1）呼吸循环症状　0 ＿＿ 7 目前 0 ＿＿ 7　C2　类型　　　　0 ＿＿ 7 目前 0 ＿＿ 7
C（3）消化症状　　　0 ＿＿ 7 目前 0 ＿＿ 7　C4　类型　　　　0 ＿＿ 7 目前 0 ＿＿ 7
C（5）泌尿生殖症状　0 ＿＿ 7 目前 0 ＿＿ 7　C6　类型　　　　0 ＿＿ 7 目前 0 ＿＿ 7
C（7）血液系症状　　0 ＿＿ 7 目前 0 ＿＿ 7　C8　类型　　　　0 ＿＿ 7 目前 0 ＿＿ 7
C（9）五官症状　　　0 ＿＿ 7 目前 0 ＿＿ 7　C10　类型　　　0 ＿＿ 7 目前 0 ＿＿ 7
C（11）神经内泌症状Ⅰ 0 ＿＿ 7 目前 0 ＿＿ 7　C12　类型　　0 ＿＿ 7 目前 0 ＿＿ 7
C（13）神经内泌症状Ⅱ 0 ＿＿ 7 目前 0 ＿＿ 7　C14　类型　　0 ＿＿ 7 目前 0 ＿＿ 7
C（15）运动症状或其他 0 ＿＿ 7 目前 0 ＿＿ 7　C16　类型　　0 ＿＿ 7 目前 0 ＿＿ 7
C（17）各种疼痛　　　0 ＿＿ 7 目前 0 ＿＿ 7　C18　部位

C 19　头部或肌肉紧　　　　　0 ＿＿ 7　C 20　噪声过敏　　　　　　　0 ＿＿ 7
C 21　孕吐　次　岁　第　次　0 ＿＿ 7　C 22　担心太胖　　　　　　　0 ＿＿ 7
C 23　别人评价　　　　　　　0 ＿＿ 7　C 24　减重程度　　　　　　　0 ＿＿ 7
C 25　措施　　　　　　　　　0 ＿＿ 7　C 26　减重与措施　　　　　　0 ＿＿ 7
C 27　体重最低史　岁　千克　　厘米　C 28　连续闭经　次　岁
C 29　有关因素　　　　　　　0 ＿＿ 7　C 30　食欲增加　　　　　　　0 ＿＿ 7
C 31　暴饮暴食持续　月　　　0 ＿＿ 7　C 32　措施　　　　　　　　　0 ＿＿ 7

续表 4

C 33	体重增加	0 ___ 7	C（34）	食欲降低	0 ___ 7
C 35	体重降低	0 ___ 7	C（36）	早段失眠	0 ___ 7
C 37	中段失眠	0 ___ 7	C 38	末段失眠	0 ___ 7
C（39）	睡眠过多	0 ___ 7	C 40	夜惊	0 ___ 7
C 41	夜游	0 ___ 7	C 42	神游	0 ___ 7
C 43	性欲亢进	0 ___ 7			
C 44	异常性行为	0 ___ 7	C 45	类型	
C（46）	性欲减退	0 ___ 7	C 47	性功能障碍	0 ___ 7
C 48	经前紧张	0 ___ 7	C 49	类型	
C 50	症状易变性	0 ___ 7	C 51	解剖基础	0 ___ 7
C 52	自我怜悯	0 ___ 7	C 53	转换症状	0 ___ 7
C 54	躯体症状汇总				
C 55	诊断满意度	0 ___ 7	C 56	处理满意度	0 ___ 7
C 57	客观躯体异常	0 ___ 7	C 58	躯体征类型	0 ___ 7

C 65～69 总评

C 65	影响社会功能	0 ___ 7	C 66	过去 1 周	0 ___ 7
C 67	最重　岁	0 ___ 7		持续　月	
C 68	首次　岁	0 ___ 7		持续　月	0 ___ 7

C 69　1 年前躯体或躯体化症状简述

C（70）	本次门诊治疗	0 ___ 7	C 71	住精神病医院　次	
C 72	住院总时间　月	0 ___ 7	C 73	本次治疗类型	0 ___ 7
C 74	过去治疗类型	0 ___ 7	C 75	上次住院治疗类型	0 ___ 7
C 76	上次疗效	0 ___ 7			

（十一）外表与一般状态

A（1）	外貌与年龄	0 ___ 3	A（2）	性别特征	0 ___ 3
A（3）	兴奋表现	0 ___ 7	A（4）	抑郁表现	0 ___ 7
A（5）	焦虑运动表现	0 ___ 7	A（6）	怪异外表与行为	0 ___ 7
A（7）	情感不协调表现	0 ___ 7	A（8）	表演样行为	0 ___ 7
A（9）	个人卫生差	0 ___ 7	A（10）	不礼貌表现	0 ___ 7
A（11）	情感交流障碍表现	0 ___ 7	A（12）	不合作表现	0 ___ 7
A（13）	周围意识	0 ___ 7	A 14	可能原因	
A（15）	分离障碍	0 ___ 7	A（16）	注意集中困难	0 ___ 7
A（17）	随境转移表现	0 ___ 7			

（十二）感知觉障碍

§12-1　幻觉以外的感知障碍

H（1）	内感性不适等	0 ___ 7	H（2）	躯体感知障碍	0 ___ 7

续表5

H 3	物体形态感知障碍	0 ___ 7	H 4	空间感知障碍	0 ___ 7
H 5	似曾相识	0 ___ 7	H 6	旧事如新	0 ___ 7
H 7	错觉	0 ___ 7	H 8	类型	0 ___ 7

§12-2 幻觉

H (10)	幻觉	0 ___ 7		持续 月	0 ___ 7
H 11	非言语性幻听	0 ___ 7	H (12)	言语性幻听	0 ___ 7
H 13	幻视	0 ___ 7	H 14	幻嗅	0 ___ 7
H 15	幻味	0 ___ 7	H 16	躯体或触幻觉	0 ___ 7
H 17	性幻觉	0 ___ 7	H 18	其他幻觉	0 ___ 7

§12-3 幻觉特征

H 19	真假幻听	0 ___ 3	H 20	幻觉时意识	0 ___ 7
H 21	幻觉情感性质	0 ___ 3	H 14	与情感一致性	0 ___ 7
H 23	幻觉片断性	0 ___ 3	H 16	幻觉荒谬性	0 ___ 7

H 25～29 总评

H 25	影响社会功能	0 ___ 7	H 26	过去1周	0 ___ 7
H 27	最重 岁	0 ___ 7		持续 月	0 ___ 7
H 28	首次 岁	0 ___ 7		持续 月	0 ___ 7

H 29 1年前感知症状简述:

(十三)思维障碍

§13-1 思维形式障碍

T (1)	思维奔逸表现	0 ___ 7	T (2)	思维奔逸	0 ___ 7
T (3)	思维松弛等表现	0 ___ 7	T (4)	思维内容贫乏表现	0 ___ 7
T (5)	缄默表现	0 ___ 7	T (6)	回避/误解言语表现	0 ___ 7
T (7)	非社交言语表现	0 ___ 7	T (8)	思维迟缓表现	0 ___ 7
T 9	思维迟缓	0 ___ 7			

§13-2 思维内容障碍

T (10)	妄想观念	0 ___ 7		持续 月	0 ___ 7
T (11)	关系妄想	0 ___ 7	T (12)	被害妄想	0 ___ 7
T (13)	影响妄想等	0 ___ 7	T 14	附体妄想	0 ___ 7
T (15)	嫉妒妄想	0 ___ 7	T 16	被钟情妄想	0 ___ 7
T (17)	被洞悉妄想	0 ___ 7	T 18	思想广播等	0 ___ 7
T 19	思想被夺	0 ___ 3	T 20	思想被插入	0 ___ 7
T (21)	夸大妄想	0 ___ 3	T (22)	罪恶妄想	0 ___ 7
T 23	疑病妄想等	0 ___ 3	T 24	解体妄想	0 ___ 7

T 25　其他妄想　　　　　　　　0 ＿＿ 7

§13-3　妄想障碍特征

T 29　原发性妄想　　　0 ＿＿ 3　　T 30　妄想时意识　　　0 ＿＿ 7
T 31　妄想情感性质　　0 ＿＿ 3　　T 32　与情感一致性　　0 ＿＿ 3
T 33　妄想片断性　　　0 ＿＿ 3　　T 34　妄想荒谬性　　　0 ＿＿ 7

§13-4　其他思维障碍

T（35）不合逻辑的思想　0 ＿＿ 7　　T（36）忧虑等　　　　0 ＿＿ 7
T 37　强迫观念或行为　0 ＿＿ 7　　T 38　类型　　　　　　0 ＿＿ 7
T 39　自卑感　　　　　0 ＿＿ 7　　T 40　绝望感　　　　　0 ＿＿ 7
T（41）自杀想法　　　0 ＿＿ 7　　T 42　自杀　次　　　　0 ＿＿ 7
T（43）自杀致死性　　0 ＿＿ 7　　T 44　其他思维障碍　　0 ＿＿ 7

T 45～49　总评

T 45　影响社会功能　　0 ＿＿ 7　　T 46　过去1周　　　　0 ＿＿ 7
T 47　最重　岁　　　　0 ＿＿ 7　　　　持续　月　　　　0 ＿＿ 7
T 48　首次　岁　　　　0 ＿＿ 7　　　　持续　月　　　　0 ＿＿ 7
T 49　一年前思维症状简述:

§13-5　MIFE

M（1）年份　　　　　0 ＿＿ 1　　M（2）　季节　　　　0 ＿＿ 1
M（3）几号　　　　　0 ＿＿ 1　　M（4）　星期几　　　0 ＿＿ 1
M（5）几月份　　　　0 ＿＿ 1　　M（6）　省（市）　　0 ＿＿ 1
M（7）县区　　　　　0 ＿＿ 1　　M（8）　乡镇（路）　0 ＿＿ 1
M（9）在几楼　　　　0 ＿＿ 1　　M（10）这是什么地方　0 ＿＿ 1
M（11）复述: 皮球　　0 ＿＿ 1　　M（12）红旗　　　　0 ＿＿ 1
M（13）小麦　　　　　0 ＿＿ 1　　M（14）100-7　　　0 ＿＿ 1
M（15）93-7　　　　0 ＿＿ 1　　M（16）86-7　　　　0 ＿＿ 1
M（17）79-7　　　　0 ＿＿ 1　　M（18）72-7　　　　0 ＿＿ 1
M（19）回忆: 皮球　　0 ＿＿ 1　　M（20）红旗　　　　0 ＿＿ 1
M（21）小麦　　　　　0 ＿＿ 1　　M（22）辨认: 手表　0 ＿＿ 1
M（23）铅笔　　　　　0 ＿＿ 1　　M（24）硬币　　　　0 ＿＿ 1
M（25）复述绕口令　　0 ＿＿ 1　　M（26）执行"请站起来"　0 ＿＿ 1
M（27）做"用右手拿纸"　0 ＿＿ 1　　M（28）"将纸对折"　0 ＿＿ 1
M（29）"放到大腿上"　0 ＿＿ 1　　M（30）说句完整的话　0 ＿＿ 1
M（31）按样画图　　　0 ＿＿ 1　　M（32）回忆: 手表　0 ＿＿ 1
M（33）铅笔　　　　　0 ＿＿ 1　　M（34）5分硬币　　0 ＿＿ 1
M（35）MIFE 得分　　　　　　　M 36　顺行性遗忘　0 ＿＿ 1

M 37 逆行性遗忘	0 ___ 1	M 38 选择性遗忘	0 ___ 1
M（39）记忆减退等	0 ___ 1	M（40）智能总评	0 ___ 1
M（41）自知力障碍	0 ___ 1	M 42 其他智能障碍	0 ___ 1

（十四）情感障碍

E（1）情感平淡表现	0 ___ 7	E（2） 情感不协调	0 ___ 7
E（3）情绪高涨	0 ___ 7	E（4） 易激惹	0 ___ 7
E 5 睡眠需要减少	0 ___ 7	E 6 E3，E4 伴有症状	0 ___ 7
E（7）敌意	0 ___ 7	E 8 情绪不稳	0 ___ 7
E（9）抑郁	0 ___ 7	E（10）丧失兴趣	0 ___ 7
E 11 缺乏精力等	0 ___ 7	E 12 犹豫不决	0 ___ 7
E 13 抑郁伴有症状	0 ___ 7	E（14）精神性焦虑	0 ___ 7
E 15 自主神经症状	0 ___ 7	E 16 类型	0 ___ 7
E（17）自主神经症状表现	0 ___ 7	E 18 类型	0 ___ 7
E 19 伴有症状	0 ___ 7	E 20 植物性焦虑	0 ___ 7
E 21 惊恐发作	0 ___ 7	E 22 频度	0 ___ 7
E 23 害怕发作	0 ___ 7	E 24 恐惧症	0 ___ 7
E 25 类型	0 ___ 7	E 26 回避恐惧处境	0 ___ 7
E 27 恶劣情绪伴有症状	0 ___ 7	E 28 情绪昼重夜轻	0 ___ 7
E 29 情绪昼轻夜重	0 ___ 7	E 30 情感反应	0 ___ 7
E 31 其他情绪障碍	0 ___ 7		

E 35～39 总评

E 35 影响社会功能	0 ___ 7	E 36 过去 1 周	0 ___ 7
E 37 最重 岁	0 ___ 7	持续 月	0 ___ 7
E 38 首次 岁	0 ___ 7	持续 月	0 ___ 7

E 39 1 年前情感症状简述：

（十五）行为障碍

B（1）精力过盛	0 ___ 7		
B 2 鲁莽行为	0 ___ 7	B 3 类型	0 ___ 7
B 4 表演样行为	0 ___ 7	B 5 窥镜症	0 ___ 7
B 6 运动迟缓	0 ___ 7	B（7）运动迟缓表现	0 ___ 7
B 8 紧张综合征	0 ___ 7	B 9 类型	0 ___ 7
B（10）刻板言行表现	0 ___ 7	B 11 怪异行为	0 ___ 7
B 12 意志减退	0 ___ 7	B 13 其他行为障碍	0 ___ 7

B 15～19 总评

B 15 影响社会功能	0 ___ 7	B 16 过去 1 周	0 ___ 7

续表8

B 17 最重 岁	0 ___ 7	持续 月	0 ___ 7
B 18 首次 岁	0 ___ 7	持续 月	0 ___ 7

B 19 1 年前行为症状简述

（十六）社会功能

F（21）穿衣	0 ___ 7	F（22）梳洗	0 ___ 7
F（23）吃饭	0 ___ 7	F（24）吃药	0 ___ 7
F（25）家务	0 ___ 7	F（26）行走	0 ___ 7
F（27）听从家人	0 ___ 7	F（28）自己上厕所	0 ___ 7
F（29）处理钱物	0 ___ 7	F（30）上街购物	0 ___ 7
F（31）职业工作	0 ___ 7	F（32）生活自理	0 ___ 7
F（33）家庭职能	0 ___ 7	F（34）婚姻职能	0 ___ 7
F（35）父母职能	0 ___ 7	F（36）子女职能	0 ___ 7
F（37）家庭内活动	0 ___ 7	F（38）外界社会活动	0 ___ 7
F（39）与人交往	0 ___ 7	F（40）兴趣和关心	0 ___ 7
F（41）责任心计划性	0 ___ 7		
F（42）住院生活自理	0 ___ 7	F（43）住院集体活动	0 ___ 7
F（44）住院人际交往	0 ___ 7	F（45）住院合作性	0 ___ 7
F（46）关心出院	0 ___ 7	F（47）住院时关心婚恋家庭	0 ___ 7
F（48）住院时关心职业工作	0 ___ 7	F（49）住院时关心新闻消息	0 ___ 7
F（50）目前社会功能	0 ___ 7	F（51）最重社会功能	0 ___ 7
F（52）近 2 年无职业工作时间	0 ___ 7	F（53）最佳社会功能	0 ___ 7

（十八）诊断

X（1）神经疾病与精神障碍

1,	0 ___ 3	2,	0 ___ 3

X（2）人格：P12，内向	0 ___ 7	P13，外向	0 ___ 7

人格障碍/改变

X（3）躯体障碍

1,	0 ___ 3	2,	0 ___ 3

X（4）社会心理因素 F10	0 ___ 7	F11，类型	0 ___ 7

X（5）目前社会功能 F50　　0 ___ 7

X（6）现状总评　　0 ___ 7

X（7）诊断轴关系

家系图

62

第六节　简明国际神经精神访谈（MINI）

简明国际神经精神访谈，又译为简式国际神经精神检查表（Mini-International Neuropsychiatric Interview，MINI）（Sheehan et al，1997），是为 DSM-Ⅳ 和 ICD-10 中精神疾病的诊断而设计的一个简短结构式诊断交谈问卷，由美国及欧洲的精神病学家和临床医师联合制定，适用于多中心临床试验和流行病学研究进行简短并准确的结构式精神检查，在非研究性医疗机构中也可作为跟踪患者医疗结局的诊断步骤。该问卷的条目非常明确具体，完成一份普通的 MINI 问卷约需 15 分钟。目前 MINI 有英文、法文、意大利、日文及中文等译本，并越来越多地应用于临床和科研。

【项目和评定标准】

该问卷的条目均用是/否作答。问卷根据诊断分类分成若干个模块，除精神病性障碍外，每个模块均以筛查性问题开始，以核对是否符合诊断标准的诊断方块结束。在测试时，先做筛查性问题，阳性的受试者继续做该模块的其他问题，直到完成诊断方块；阴性的受试者直接进入下一个模块。

目前 MINI 问卷家族除普通 MINI 问卷以外，还发展出其他 3 个问卷。①MINI-Plus：扩展性问卷，可用于筛查 23 种精神障碍（比普通 MINI 多了 6 个模块：躯体化障碍、行为障碍、注意缺陷障碍、适应障碍、经前烦躁障碍、混合焦虑-抑郁障碍），基本上包括了临床或研究中所能遇到的精神障碍，并涉及疾病亚型、时间、共病等方面的资料。②MINI-Screen：筛查量表，适用于初步调查的更简短问卷，设计询问时间不超过 5 分钟。③MINI-Kid：适用于儿童和青少年，描述的语言对于儿童和青少年来说比较容易理解，有用于访谈儿童和访谈家长两种，可分别使用。近年来，为满足临床试验中日益关注的自杀意念和行为的评估需要，在 MINI 基本模块自杀部分访谈内容的基础上，衍生了自杀跟踪量表。

普通 MINI 问卷包含：A 节重性抑郁障碍；B 节恶劣心境；C 节自杀倾向；D 节躁狂状态；E 节惊恐障碍；F 节场所恐惧症；G 节社交恐怖症；H 节强迫症；I 节创伤后应激障碍；J 节酒精滥用和依赖；K 节药物滥用和依赖（非酒精）；L 节精神病性障碍和伴有精神病性症状的心境障碍；M 节神经性厌食症；N 节神经性贪食症；O 节广泛性焦虑障碍；P 节反社会性人格障碍。一共涉及了 19 种精神障碍。各模块完成后，有 3 个诊断树和 1 张诊断清单，完成最后的诊断过程。

【评定注意事项】

MINI 访谈必须由经过专门培训的有临床经验的精神科专业人员担任，主要是精神科医师，有经验的精神科研究护士也可以胜任。

访谈过程并不完成遵循按字母排序的模块顺序。如果有可疑的精神病性症状，则应该从精神病性障碍模块开始。各模块间相对独立，可以根据需要选择相应的模块使用，不一定要用全套的。但是，有些模块间有内在联系，割裂开来可能会导致错误的诊断，如要诊断抑郁症，除了必须要完成的抑郁发作模块外，还需要访谈躁狂发作以排除双相障碍，需要访谈精神病性症状模块及询问病程特点，以鉴别伴精神病性症状的抑郁发作，还是分裂情感障碍，还是未特定的精神分裂症。

【结果分析】

根据各模块最后诊断框的完成情况和诊断树的鉴别过程，得出诊断填写在诊断清单上。如果有一个以上的诊断，则根据访谈医师的判断，标明最主要的诊断。

【应用评价】

1998 年在美国和法国同时进行的两项平行对照研究比较了 MINI 和 SCID-P 及 CIDI（目前应用比较多的同类量表，在美国使用 SCID-P，法国使用 CIDI）的信效度，发现 MINI 的信度 Kappa 值均大于 0.75，其中 70% 的模块在 0.90 以上。除"目前药物依赖"一项小于 0.50 以外，MINI 的效度 Kappa 值均比较理想。研究显示，MINI 的信效度和 SCID-P 及 CIDI 相仿。

2005 年日本版 MINI 研究显示，根据 DSM-Ⅲ-R 诊断标准，MINI 的信效度均较高，并且所花费的测试时间还不足使用 SCID-P 问卷的一半。

MINI 作为国际诊断性问卷，其优点为：①简单明了，容易掌握，在培训之后，精神科医师和非专业人员均能使用。②测试时间短：在受试者合作的情况下，约 15 分钟能完成检查，受试者依从性较好。③诊断效度较满意，使用该量表筛查出精神障碍患者的比例较高，并能把非患者排除在外。④能发现重要的亚症状变化。其不足之处为：需要受试者高度合作。

（陈彦方 张明园 何燕玲）

参考文献

[1] 世界卫生组织. ICD-10 精神与行为障碍分类. 范肖冬，译. 北京：人民卫生出版社，1993

[2] 美国精神病学会. DSM-Ⅳ：精神障碍诊断统计手册. 第4版. 颜文伟，译. 上海精神医学，1994，6（增）：1-63

[3] 张明园，吴文源，周天骅，等. 标准化精神检查和诊断标准的评价. 中国神经精神疾病杂志，1985，11：161-163

[4] Wing JK, et al. Measurement and Classification of Psychiatric Symptoms：An Instruction Manual for the PSE and Catego Program. London：Cambridge Univ Press，1974

[5] 吴文源，张明园，樊彬，等. 精神科计算机诊断——PSE/CATEGO 的应用. 中国神经精神疾病杂志，1987，13：270-273

[6] Robins LN，Helzer JE，Crouqhan J，et al. National Institute of Mental Health Diagnostic Interview Schedule. It's history，characteristics，and validity. Arch Gen Psychiatry，1981，38：381-389

[7] Endicott J，Spitzer RL. A diagnostic interview：the schedule for affective disorders and schizophrenia. Arch Gen Psychiatry，1978，35：837-844

[8] 迟锐，黄悦勤，刘肇瑞. 复合性国际诊断交谈表纸笔版和计算机版的最小成本分析. 中国心理卫生杂志，2010，24：256-260

[9] 关丽征，向应强，马辛，等. 常用诊断检查量表在精神障碍流行病学中的应用. 中国神经精神疾病杂志，2011，37：62-64

[10] First MB，Spitzer RL，Gibbon M，et al. Structured Clinical Interview for DSM-Ⅳ Axis I Disorders-Patient Edition. NY：Biometric Research department，New York：State Psychiatric Institute，1995

[11] First MB，Spitzer RL，Gibbon M，et al. Structured Clinical Interview for DSM-Ⅳ Axis I Disorders-Clinician Version（SCID-CV）. Washington DC，American Psychiatric Press，1997

[12] Kam ESI，Leung CM，Chung D，et al. The Chinese bilingual，SCID I/P Project：stage IReliability for mood disorders and schizophrenia. Hong Kong J Psychiatry，2003；13：7-18

[13] Kam ESI，Leung CM，Chung D，et al. The Chinese bilingual，SCID I/P Project：stage I-Reliability for anxiety，adjustment disorders and no diagnosis. Hong Kong J Psychiatry，2003；13：19-27

[14] WHO. 复合性国际诊断交谈检查——核心本. 北京医科大学精神卫生研究所，译. 日内瓦：WHO 精神卫生处，1991

[15] Robins LN，Wing J，Wittchen HU，et al. The CIDI：An epidemiologic instrument suitable for use in conjunction with different diagnostic systems and in different cultures. Arch Gen Psychiatry，1988，45：1069-1077

[16] Wittchen HU，Robins LN，Cottler LB，et al. Cross-cultural feasibility，reliability and sources of variance of the Composite International Diagnostic Interview（CIDI）. Brit J Phsychiatry，1991，159：645-653

[17] 黄悦勤，谢守付，卢瑾，等. 复合性国际诊断交谈表 3.0 中文版在社区应用的信效度评价. 中国心理卫生杂志，2010，24：21-24

[18] 胡赤怡，胡纪泽，段卫东，等. 复合性国际诊断访谈表的效度研究. 中国神经精神疾病杂志，2008，34：385-389

[19] Wing JK, Babor T, Brugha T, et al. SCAN. Schedules for Clinical Assessment in Neuropsychiatry. Arch Gen Psychiatry, 1990, 47: 589 - 593

[20] 龚绍麟，包锡卿，马登岱，等．复合性国际诊断交谈检查核心本和神经精神病学临床评定表的测试及对比研究．中华精神科杂志，1998，31：16 - 171

[21] Sheehan DV, Lecrubier Y, Harnett-Sheehan K, et al. Reliability and Validity of the MINI International Neuropsychiatric Interview (M. I. N. I.): According to the SCID-P. European Psychiatry. 1997, 12: 232 - 241

[22] Lecrubier Y, Sheehan D, Weiller E, et al. The MINI International Neuropsychiatric Interview (M. I. N. I.) A Short Diagnostic Structured Interview: Reliability and Validity According to the CIDI. European Psychiatry. 1997, 12: 224 - 231

[23] Sheehan DV, Lecrubier Y, Harnett-Sheehan K, et al. The Mini International Neuro-psychiatric Interview (M. I. N. I.): The Development and Validation of a Structured Diagnostic Psychiatric Interview. J. Clin Psychiatry, 1998; 59 (suppl 20): 22 - 33

[24] Amorim P, Lecrubier Y, Weiller E, et al. DSM - Ⅲ - R Psychotic Disorders: procedural validity of the Mini International Neuropsychiatric Interview (M. I. N. I.). Concordance and causes for discordance with the CIDI. European Psychiatry. 1998, 13: 26 - 34

第四章　精神病/分裂症量表

第一节　概　　述

精神病性症状的评定，由于患者自身常缺乏自知力，一般均需由能识别精神病性症状，经过量表使用培训的专业人员进行。因而，此类量表多由经过培训的精神科医师或护士通过检查来评定，常同时需要知情人提供相应的评定所需情况。

精神病性症状量表，主要评定幻觉、妄想、思维形式障碍等精神病性症状。以这类症状为主要临床特征的精神分裂症是主要适用对象。其他具有此类症状的患者都可以用，例如偏执性精神病、分裂情感障碍、伴有精神病性症状的抑郁和躁狂等。如果患者以情感症状为主而精神病性症状不突出，则针对性较差，评定结果不能全面反映患者的精神病理状况。

本类量表近年新出的不多，国内外常规使用的也就几个多年来口碑不错的经典量表，主要的有创制于 20 世纪 60 年代简明精神病量表，80 年代的阳性症状量表、阴性症状量表、阳性和阴性症状量表。经过多年的使用研究和提炼，这些量表用得更为灵活，如通过提取或组合因子或分量表来评定某一方面的精神病理症状。

比较新颖另类的是精神病性症状自评量表的出现。Champman 研究发现精神分裂症患者早在症状明显出现之前和向别人诉说症状之前就能主观体验到自己在注意、感知、思维、言语和能动性等方面的改变。但长期以来，由于精神分裂症患者的不合作和缺乏自知力，忽视了对他们主观体验的研究，也缺乏评估手段。自评量表的出现，主要就是评定患者的主观体验，以期有助于识别精神分裂症的发病和复发。由德国的 Reinhard Mass 于 2000 年新创的 Eppendorf 精神分裂症问卷（Eppendorf Schizophrenia Inventory，ESI）便是这样一个检测精神分裂症认知方面主观体验的自评量表。

本章选择 BPRS，是因为它是这类量表的代表，使用者最多，常作为效度检验的参照工具。Krawiecka 症状量表是因其简单好用，项目数最少。

SANS 和 SAPS 有其特色，也是首个考虑对精神分裂症的阳性/阴性症状分别评估并广为接受的量表。PANSS 是当前国际最通用的精神分裂症患者严重程度评估工具，内容包括较全面。Eppendorf 精神分裂症问卷是唯一的精神分裂症自评量表，虽尚未得到广泛使用和验证，但中文版已有应用报告，除了上述量表以外，也有人用诊断量表 PSE、SADS 中的有关项目或分量表评估精神病性症状。

另外，还有些用于评定精神分裂症特定症状群的量表，例如，Kirkpatrick 等（1989）发展的缺陷症状群量表（Schedule for the deficit syndrome，SDS；有译为缺陷型精神分裂症诊断量表的）；加拿大卡尔加里大学的 Addington 等编（1990）编制的卡尔加里精神分裂症抑郁量表（Calgary depression scale for depression，CDSS）等，已译成中文，并有信效度测试报道。限于篇幅，本章未作介绍。精神病/分裂症主要量表清单见表 4 - 1。

表 4 - 1　　　　　　　　精神病/分裂症主要量表清单

量表名称	英文缩写	作者及编制年份
简明精神病量表	BPRS	Overall，1962
Krawiecka 症状量表		Krawiecka 等，1977
阴性症状量表	SANS	Andreason，1984
阳性症状量表	SAPS	Andreason，1984
阳性和阴性症状量表	PANSS	Kay 等，1987
Eppendorf 精神分裂症问卷	ESI	Reinhard Mass，2000

第二节　简明精神病量表（BPRS）

简明精神病量表（The Brief Psychiatric Rating Scale，BPRS）是一个评定精神病性症状严重程度的他评量表，主要用于精神分裂症患者，及具有精神病性症状的其他精神病患者。可用于精神科临床，作为精神分裂症患者病情严重度和精神病理表现的描述指标。

【项目和评定标准】

BPRS 有 16 项和 18 项两个版本，最常用的为 18 项版本（量表 4 - 1），16 项版本即为 18 项版本的前 16 项。各项目的名称和定义如下：

68

1. 关心身体健康（somatic concern） 指对自身健康的过分关心，不考虑其主诉有无客观基础。

2. 焦虑（anxiety） 指精神性焦虑，即对当前及未来情况的担心，恐惧或过分关注。

3. 情感交流障碍（emotional withdrawal） 指患者在检查交谈时与检查者之间如同存在无形隔膜，无法实现正常的情感交流。

4. 概念紊乱（conceptual disorganization） 指联想散漫、零乱和解体的程度。根据患者的自发性连续语言评定。

5. 罪恶观念（guilt feelings） 指对以往言行的过分关心、内疚或懊悔。根据患者的交谈内容及主观体验评定。

6. 紧张（tension） 指躯体性焦虑，即与焦虑有关的躯体运动表现。

7. 装相和作态（mannerism and posturing） 指不寻常的或不自然的运动性行为。

8. 夸大（grandiosity） 即过分自负，确信具有不寻常的才能和权力等。

9. 心境抑郁（depressive mood） 即心境不佳、悲伤、沮丧或情绪低落的程度。

10. 敌对性（hostility） 指对他人（不包括检查者）的仇恨、敌对和蔑视。

11. 猜疑（suspiciousness） 指检查当时认为有人正在或曾经恶意地对待他。

12. 幻觉（hallucination） 指没有相应外界刺激的感知。

13. 动作迟缓（motor retardation） 指言语，动作和行为的减少和缓慢。

14. 不合作（uncooperativeness） 指会谈时对检查者的对立，不友好，不满意或不合作。

15. 不寻常思维内容（unusual thought content） 即荒谬古怪的思维内容。

16. 情感平淡（blunted affect） 指情感基调低，明显缺乏相应的正常情感反应。

17. 兴奋（excitement） 指情感基调增高，激动，对外界反应增强。

18. 定向障碍（disorientation） 指对人物、地点或时间分辨不清。

此外，我国量表协作研究组曾增加 2 个项目：

1. 自知力障碍 指对自身精神疾病，精神症状或不正常言行缺乏认识。

2. 工作不能 指对日常工作或活动的影响。

所有项目采用 1～7 分的 7 级评分法。根据症状强度、频度、持续时间和影响有关功能的程度进行评定。各级的标准为：

1 分表示无症状。

2分表示可疑或很轻。

3分表示轻度。

4分表示中度。

5分表示偏重。

6分表示重度。

7分表示极重。

如果未测，则记0分，统计时应剔除。也有取0～6分的，即：0表示为无症状，6表示为极重。应用何种评级法，应予注明。

原版本无各分级的评分标准，对初学者可能影响评分者之间的一致性，也会影响具体评分时也会觉得困难。因此，Woerner MG（1988）和我国的量表协作组（1993）分别为其制定了工作用评定标准，附录于后供参考。

【评定注意事项】

1. 评定员须由经过训练的精神科专业人员担任。

2. 量表评定由评定员对患者做量表精神检查后，分别根据患者的口头表述和观察情况，依据症状定义和临床经验进行评分。可参考他人为其补充制定的工作用评分标准。第1，2，4，5，8，9，10，11，12，15，16和18项，根据量表检查时患者的回答评分；第3，6，7，13，14，17项，依据对患者的观察评定。其中第16项"情感平淡"除按原作者"依据口头叙述评分"外，尚需结合观察评分。

3. 一次评定需要20～30分钟的会谈和观察。如无特殊规定，评定的时间范围一般为评定前1周的情况。也可根据需要另行设定评定的时间范围为2周、4周、6周或8周。

【结果分析】

1. 总分（18～126分）　反映疾病严重性，总分越高，病情越重。治疗前后总分值的变化反映疗效的好坏，差值越大疗效越好。一般研究入组标准可定为＞35分。

2. 单项分（1～7分）　反映症状的分布和靶症状的严重度。治疗前后的评分变化可以比较细致地反映对靶症状的治疗效果。

3. 因子分（1～7分）　反映症状群的分布和疾病的临床特点，并可据此画出症状群廓图。一般归纳为5个因子：

（1）焦虑忧郁：包括1，2，5，9等4项。

（2）缺乏活力：包括3，13，16，18等4项。

（3）思维障碍：包括4，8，12，15等4项。

（4）激活性：由6，7，17等3项组成。

（5）敌对猜疑：由 10，11，14 等 3 项组成。

也有人用其中的某些项目组合成观察指标，如第 6 项"紧张"、第 7 项"装相与作态"、第 10 项"敌对性"、第 14 项"不合作"和第 17 项"兴奋"组合成急性期行为紊乱的评估指标。

【应用评价】

1. 该量表是精神科应用得最广泛的评定量表之一。常作为验证新的精神分裂症或精神病性症状评定量表的参照工具。

2. 该量表长度适中，既能比较全面地反映患者的精神状况，又比较简便，容易掌握，为大多数精神科工作者所接受。

3. 项目设置比较合理，主要的精神病性症状，尤其是精神分裂症的主要临床症状基本都能加以评估。欠缺的是对阴性症状反映不足，故以阴性症状为主的慢性精神分裂症或单纯型患者，其 BPRS 评分往往不高，与临床和实际疾病严重程度吻合度欠佳。

4. 为专业人员所设计的 7 级评分，能较敏感、细致地反映精神症状的变化，但由于缺乏分级的操作性标准，评分的准确性和一致性就比较难以把握。

5. 经广泛使用，BPRS 具有良好的信度和效度。中文版的信度和效度检验在 1980 年代初期已有报道。对 36 例住院精神分裂症患者，其中三分之一为首次住院患者的 BPRS 评定，总分分布为：26～76 分。信度：联合检查一致性 Pearson 相关系数为 0.85～0.99；相隔 2 天的检查-再检查总分的一致性相当好（$r=0.52$），但具体项目间还是有些差别的。效度：其总分与临床医师判断的临床严重度的 Spearman 等级相关性 $r=0.8$；与临床疗效判断的相关性 $r=0.6$。因子分析：对不同精神疾病的评定结果做因子分析显示，BPRS 能大体反映精神分裂症、躁狂症、抑郁症和神经症的症状特点：精神分裂症患者各因子分均较高，尤其是敌对猜疑和思维障碍；其余 3 种则只有个别因子高，如躁狂症患者的因子分高值集中在思维障碍和激活性，抑郁症和神经症只有焦虑抑郁因子分高。

【量表表格】

量表 4-1　　　　　　　　　　简明精神病量表（BPRS）

		圈出最适合患者情况的分数							
依据口头叙述	依据检测观察	未测	无	很轻	轻度	中度	偏重	重度	极重
1. 关心身体健康		0	1	2	3	4	5	6	7
2. 焦虑		0	1	2	3	4	5	6	7
	3. 感情交流障碍	0	1	2	3	4	5	6	7

71

圈出最适合患者情况的分数

4. 概念紊乱		0	1	2	3	4	5	6	7
5. 罪恶观念		0	1	2	3	4	5	6	7
	6. 紧张	0	1	2	3	4	5	6	7
	7. 装相和作态	0	1	2	3	4	5	6	7
8. 夸大		0	1	2	3	4	5	6	7
9. 心境抑郁		0	1	2	3	4	5	6	7
10. 敌对性		0	1	2	3	4	5	6	7
11. 猜疑		0	1	2	3	4	5	6	7
12. 幻觉		0	1	2	3	4	5	6	7
	13. 动作迟缓	0	1	2	3	4	5	6	7
	14. 不合作	0	1	2	3	4	5	6	7
15. 不寻常思维内容		0	1	2	3	4	5	6	7
	16. 情感平淡	0	1	2	3	4	5	6	7
	17. 兴奋	0	1	2	3	4	5	6	7
18. 定向障碍		0	1	2	3	4	5	6	7

总分：____

因子分：焦虑忧郁____缺乏活力____思维障碍____激活性____敌对猜疑____

附1　简明精神症状量表（定标）（BPRS-A）

(Woerner MG，1988，颜文伟译)

（以下均提问为"最近1周内你有没有……"）

*1. 关心身体健康　对目前身体健康的关心程度。按患者叙述身体健康问题评分，不论其有无事实根据。不是评价所述躯体症状的性质，而应评价对于身体健康问题（真实的或想象的）关心（或担心）的程度。按照患者主诉的最近1周情况进行评分。

1分表示无。

2分表示很轻，有时会多少提到有关自己身体的情况，症状或躯体疾病。

3分表示轻度，有时较为关心，或时常多少提到这些情况。

4分表示中度，有时很关心，或时常较为关心这些情况。

5分表示较重，时常很关心。

6分表示严重，大部分时间都很关心。

7分表示极重，几乎所有时间都很关心。

*2. 焦虑　对于目前或将来感到忧虑、恐惧或过分担心。只根据患者所述最近一周

内的主观体验进行评分。不应该从躯体体征或心理防卫机制来推断有无焦虑。如果只限于对躯体的关心，不作此评分。

1分表示无。

2分表示很轻，有时感到多少有些焦虑。

3分表示轻度，有时感到中度焦虑或时常感到多少有些焦虑。

4分表示中度，有时感到中度焦虑。

5分表示较重，时常感到很焦虑。

6分表示严重，大部分时间感到都很焦虑。

7分表示极重，几乎所有时间感到很焦虑。

3. 情绪交流障碍　与检查者和会谈场合缺乏联系，表现为眼神接触的缺乏或贫乏，不能面向检查者，以及对会谈漠不关心或不参加会谈；与情感平淡（第16项）不同，后者是指面部表情、躯体姿势和声调方面的欠缺。按会谈时的观察进行评分。

1分表示无。

2分表示很轻，例如：有时眼神接触较差。

3分表示轻度，例如：同"2分"，但较频繁。

4分表示中度，例如：很少眼神接触，但仍参与会谈，对所提问题均作适当应答。

5分表示较重，例如：眼睛看着地板，或不面向检查者，但仍能在一定程度上参与会谈。

6分表示严重，例如：同"5分"，更持久更广泛。

7分表示极重，例如：表现为"两眼凝视不动"或"像局外人"（在感情上毫无关系），漠不关心或不参与会谈。（如有定向障碍，便不作此评分了）。

4. 概念紊乱　言语使人无法理解。包括各种类型的思维形式障碍（例如联想散漫，言语不连贯，意念飘浮，自创新字）。不包括赘述和迫切想讲话（Presural speech），即使非常严重。不按患者的主观感觉评分（例如，"我的思想像赛跑一样，我不能固定思考一个问题"，"我的思想混乱不堪"）。只根据会谈时的观察进行评分。

1分表示无。

2分表示很轻，例如：多少有些含糊，但其临床意义可疑。

3分表示轻度，例如：时常显得含糊，但会谈仍能顺利进行，有时出现联想散漫。

4分表示中度，例如：有时无关的叙述，偶尔应用自创新字，或中度联想散漫。

5分表示较重，同上，但较频繁。

6分表示严重，在会谈大部分时间里出现思维形式障碍，因而会谈受到严重干扰

7分表示极重，极少连贯的言语。

＊5. 罪恶观念　过多考虑以往的行为或表示懊悔，只按患者口述的最近1周内的主观内疚体验进行评分，不要从抑郁、焦虑或心理防卫机制来推断内疚感情。

1分表示无。

2分表示很轻，有时感到多少有些内疚。

3分表示轻度，有时感到中度内疚，或时常感到有些内疚。

4分表示中度，有时感到内疚，或时常感到中度内疚。

5分表示较重，时常感到很内疚。

6分表示严重，大部分时间感到很内疚，或已形成自罪妄想。

7分表示极重，为自罪妄想感到痛苦，或广泛的自罪妄想。

6. **紧张** 按会谈时所观察到的坐立不安进行评分。不按照患者所述的主观体验评分。不论有无病理原因（例如：迟发性运动异常）。

1分表示无。

2分表示很轻，例如：有时手脚不停。

3分表示轻度，例如：时常手脚不停。

4分表示中度，例如：一直手脚不停，或时常手脚不停，并拧手，拉扯衣服等。

5分表示较重，例如：一直手脚不停，拧手以及拉扯衣服。

6分表示严重，例如：不能安坐，不得不起来踱步。

7分表示极重，发狂似的踱来踱去。

7. **装相和作态** 不寻常和不自然的动作。只按动作的异常进行评分，不按单纯的动作增多进行评分。应该考虑到出现次数、时期以及怪异的程度。不论有无病理原因。

1分表示无。

2分表示很轻，有奇特行为，但其临床意义可疑，例如：有时没有原因地发笑，有时嘴唇动作。

3分表示轻度，有奇特行为但不怪异，例如：有时头部向两侧摇晃，或手指有间断性的异常动作。

4分表示中度，例如：有时肢体处于不自然位置，有时伸舌，摇摆，或扮鬼脸。

5分表示较重，在整个会谈过程中都处于不自然位置，在身体不少部位都有不寻常的动作。

6分表示严重，同上，但更频繁、强烈或广泛。

7分表示很重，例如：在会谈大部分时间里显示怪异的姿势，在身体不少部位有持续的异常动作。

*8. **夸大** 自我估价（自信）过高，或过于赞扬自己的才华、权力、能力、成就、知识、身份或重要性。不要按照所说内容性质上的夸张来评分（例如"我是全世界最大的罪人"，"全国人民都想杀我"），除非这种自罪或被害与患者本人声称自己有这种特殊的品质。例如患者自己如果否认能力或权力，即使他说其他人认为他有，也不能据此评分。只按患者自述最近1周内主观体验评分。

1分表示无。

2分表示很轻，例如：比大多数人更有自信，但其临床意义的可能性不大。

3分表示轻度，例如：与实际情况多少不相称的自我估价过高，或能力的夸大。

4分表示中度，例如：与实际情况肯定不相称的自我估价过高，或有可疑的夸大妄想。

5分表示较重，例如：单一、肯定的有限性夸大妄想，或多个肯定的片断性夸大妄想。

6分表示严重，单一的肯定的夸大妄想系统。

7分表示极重，如上，但几乎所有谈话内容都涉及夸大妄想内容。

*9. **心境抑郁** 所述主观上觉得情绪抑郁。只评所报告的程度。不按行动迟缓或躯体诉述来推断有无抑郁。只按患者所述最近1周内主观体验评分。

1分表示无。

2分表示很轻，有时感到多少有些抑郁。

3分表示轻度，有时感到中度抑郁，或时常感到多少有些抑郁。

4分表示中度，有时感到很抑郁，或时常感到中度抑郁。

5分表示较重，时常感到抑郁。

6分表示严重，大部分时间感到很抑郁。

7分表示极重，几乎所有时间都感到很抑郁。

*10. 敌对性　对于检查者和会谈场合以外的人具有憎恨、蔑视、敌对或鄙视。只按患者所述最近1周内的此类情绪或对他人的行动表现进行评分。不应该从心理防卫机制、焦虑或躯体主诉来推断有无敌意。

1分表示无。

2分表示很轻，有时感到有些生气。

3分表示轻度，有时感到有些生气，或时感到愤怒。

4分表示中度，时常感到愤怒，或有时感到很愤怒。

5分表示较重，时常感到很愤怒。

6分表示严重，有1次或2次用咒骂或殴打来表达自己的愤怒。

7分表示极重，多次以上述行为表达愤怒。

*11. 猜疑　相信（妄想性或其他）他人现在（或以前）对患者有恶意或歧视。不论是对现在或过去的情况，只按患者当前所伴有的猜疑态度进行评分。按患者所述最近1周内的主观体验评分。

1分表示无。

2分表示很轻，难得表示不信任，可能有事实根据，也可能没有。

3分表示轻度，有时表示猜疑，肯定没有事实根据。

4分表示中度，较频繁的猜疑，或暂时性关系观念。

5分表示较重，广泛性猜疑，频繁的关系观念或一个有限性妄想。

6分表示严重，肯定的关系妄想或被害妄想，但并不广泛（有限性）。

7分表示极重，如上，但更广泛，更频繁，或更强烈。

*12. 幻觉　并无外界刺激而呈现的知觉。只按最近1周出现的情况进行评分。不包括"头脑里的声音"，或"在脑海里看到的形象"除非患者能把这种体验与他的思想区分开。

1分表示无。

2分表示很轻，只是可疑的幻觉。

3分表示轻度，肯定有幻觉，但无意义，不频繁，或很短暂（例如，有时出现无固定形状的幻觉，或者叫患者名字的幻听）。

4分表示中度，如上，但较频繁或广泛（例如，时常看到妖魔的脸，或有两个人的声音进行长篇谈论）。

5分表示较重，几乎每天都有幻觉，或幻觉引起了极度烦恼或痛苦。

6分表示严重，如上，并对患者行为有中等影响（例如，思想难以集中以致影响工作）。

7分表示极重，如上，并对患者行为有严重影响（例如，受命令性幻听指使企图自杀）。

13. 动作迟缓　精力减退而动作迟缓，只按对患者行为的观察进行评分。不按患者自己精力水平的主观印象评分。

1分表示无。

2分表示很轻,其临床意义可疑。

3分表示轻度,例如:谈话多少比较迟缓,动作有些缓慢。

4分表示中度,例如:谈话显著迟缓,但并非不自然。

5分表示较重,例如:谈话不自然,动作很缓慢。

6分表示严重,例如:谈话难以继续,几乎没有动作。

7分表示极重,例如:几乎不讲话,在会谈整个过程中完全没有动作。

14. 不合作 对检查者不合作,有拒绝、不友好、愤怒的表现。只按患者对检查者和会谈场合的态度和反应进行评分。不按对会谈场合以外的愤怒或不合作的诉述评分。

1分表示无。

2分表示很轻,例如:看来无此动机。

3分表示轻度,例如:看来在某些方面有些回避。

4分表示中度,例如:用单词回答,无主动自发交谈,多少有些不友好。

5分表示较重,例如:在整个会谈过程中显得愤怒及不友好。

6分表示严重,拒绝回答很多问题。

7分表示极重,拒绝回答大多数问题。

*15. 不寻常思维内容 评价任何妄想的严重程度——相信程度及对行动的影响。如患者已将其信念付诸行动,那么可算完全相信。按患者所述最后1周内主观体验进行评分。

1分表示无。

2分表示很轻,可疑妄想或似乎是妄想。

3分表示轻度,患者对他的妄想,时有疑问(部分妄想)。

4分表示中度,对妄想深信不疑,但对行为没有或很少影响。

5分表示较重,对妄想深信不疑,但对行为仅偶有影响。

6分表示严重,妄想对行为有显著影响,例如:因为头脑里充满了自己是上帝的想法而忽视自己的职责。

7分表示极重,妄想对行为有极大影响,如因为相信食物有毒而拒食。

16. 情感平淡 情感反应减弱,其特征为缺乏面部表情、躯体姿势、与语调神态。应与情绪退缩相区分,后者的关键在于人际关系的缺损而不是感情缺失。按缺损的程度与持续性评分。按会谈时的观察进行评分。

1分表示无。

2分表示很轻,例如:有时对该表示情绪反应的事物看起来不关心。

3分表示轻度,例如:面部表情多少有些减弱或声调多少有些单调,或缺乏手势姿态。

4分表示中度,例如:上述面部表情更强烈、更频繁或更持久。

5分表示较重,例如:表情平淡,至少包括下列之二:严重缺乏面部表情,语声单调,或缺乏手势姿态。

6分表示严重,例如:严重表情平淡。

7分表示极重,例如:在会谈整个过程中,完全缺乏表情手势姿态,语声非常单调。

17. 兴奋　情绪基调提高，包括容易激惹和情绪兴奋（轻躁狂情绪）。不应该从夸大妄想来推断这种情绪。按会谈时的观察进行评分。

1分表示无。

2分表示很轻，其临床意义可疑。

3分表示轻度，例如：有时容易激惹或情绪兴奋。

4分表示中度，例如：时常容易激惹或情绪兴奋。

5分表示较重，例如：一直容易激惹或情绪兴奋，或有时激惹或欣快自得。

6分表示严重，例如：在会谈大部分时间显得激惹或欣快自得。

7分表示极重，例如：同上，但严重到会谈不得不提前结束的程度。

18. 定向障碍　缺乏或搞不清人物、地点或时间的关系。按会谈时的观察进行评分。

1分表示无。

2分表示很轻，例如：看来有些搞不清。

3分表示轻度，例如：实际上是1983年，却认为是1982年。

4分表示中度，例如：认为是1978年。

5分表示较重，例如：不能肯定自己在什么地方。

6分表示严重，例如：搞不清自己在什么地方。

7分表示极重，例如：不知道自己是谁。

（*：按患者诉说主观体验进行评分）

附2　BPRS工作用评定标准

（量表协作组，陈彦方修订，1993）

1. 关心身体健康

1分表示无。

2分表示多少提到自身健康情况，但临床意义不肯定。

3分表示过分关心自身健康的情况虽轻，但临床意义已可肯定。

4分表示显然对自身健康过分关心或有疑病观念。

5分表示明显突出的疑病观念或部分性疑病妄想。

6分表示疑病妄想。

7分表示疑病妄想明显影响行为。

2. 焦虑

1分表示无。

2分表示多少有些精神性焦虑体验，但临床意义不肯定。

3分表示精神性焦虑虽轻，但临床意义已可肯定。

4分表示显然有精神性焦虑，但不很突出。

5分表示明显突出的精神性焦虑，如大部分时间存在精神性焦虑或有时存在明显的精神性焦虑，因此感到痛苦。

6分表示比"5"分更严重持久，如大部分时间存在明显的精神性焦虑。

7分表示几乎所有时间都存在精神性焦虑。

3. 情感交流障碍

1分表示无。

2分表示多少观察到一点情感交流障碍，但临床意义不肯定。

3分表示情感交流障碍虽轻，但临床意义已可肯定。

4分表示显然观察到受检者缺乏情感交流和感受到相互间的隔膜感，但情感交流无明显困难。

5分表示明显突出的情感交流障碍，例如交流中应答基本切题，但很少眼神交流，受检者眼睛往往看着地板或面向一侧。

6分表示比"5分"更严重持久，几乎使交谈难以进行。

7分表示情感交流的麻痹状态，例如表现得对交谈漠不关心或不参与交谈，有时"两眼凝视不动"。

4. 概念紊乱

1分表示无。

2分表示似乎有点联想障碍，但不能肯定其临床意义。

3分表示联想障碍虽轻，但临床意义已可肯定。

4分表示显然有联想松弛，但不很突出。

5分表示明显突出的联想松弛或可以查得并有临床意义的思维破裂。

6分表示典型的思维破裂。

7分表示思维破裂导致交谈很困难或言语不连贯。

5. 罪恶观念

1分表示无。

2分表示似乎有点自责自罪，但临床意义不肯定。

3分表示自责自罪虽轻，但临床意义已可肯定。

4分表示显然有自责自罪观念，但不很突出。

5分表示明显突出的自责自罪观念或部分罪恶妄想。

6分表示典型的罪恶妄想。

7分表示极重：罪恶妄想明显影响行为，如引起绝食等。

6. 紧张

1分表示无。

2分表示似乎有点焦虑性运动表现，但临床意义不肯定。

3分表示焦虑性运动表现虽轻，但临床意义可肯定。

4分表示有静坐不能，常有手脚不停的表现，拧手，拉扯衣服和伸屈下肢等。

5分表示较"4分"的频度与强度明显增加，并在交谈中多次站立。

6分表示来回踱步，使交谈明显受到影响。

7分表示焦虑性运动使交谈几乎无法进行。

7. 装相和作态

1分表示无。

2分表示多少有点装相作态，但临床意义不肯定。

3分表示装相作态虽然很轻；但临床意义已可肯定。

4分表示显而易见的装相作态，例如有时肢体置于不自然的位置或伸舌或扮鬼脸或摇摆躯体等。

5分表示明显突出的装相作态。

6分表示比"5分"更频繁更严重的装相作态,例如交谈过程几乎一直可见到怪异动作与姿势。

7分表示突出而且持续的装相作态几乎使交谈无法进行。

8. 夸大

1分表示无。

2分表示多少有点自负,但临床意义不肯定。

3分表示自负夸大虽然很轻,但临床意义已可肯定。

4分表示有夸大观念。

5分表示明显突出的夸大观念或部分性夸大妄想。

6分表示典型的夸大妄想。

7分表示夸大妄想明显影响行为。

9. 心境抑郁

1分表示无。

2分表示似乎有点抑郁,但临床意义不肯定。

3分表示抑郁虽轻,但临床意义已肯定。

4分表示显而易见的抑郁体验,例如自述经常感到心境抑郁,有时哭泣。

5分表示明显突出的心境抑郁,例如较持久的抑郁或有时感到很抑郁为此极为痛苦。

6分表示比"5分"更严重持久,例如几乎一直感到很抑郁,因此极为痛苦。

7分表示严重的心境抑郁体验或表现明显影响行为,例如交谈中抑郁哭泣明显影响交谈。

10. 敌对性

1分表示无。

2分表示似乎对交谈者以外的别人有点敌意,但临床意义不能肯定。

3分表示敌意虽轻,但临床意义可以肯定。

4分表示交谈内容明显谈到对别人的敌意性并感到愤恨。

5分表示经常对别人感到愤恨并策划过报复计划。

6分表示严重:较"5分"更严重和更经常,或已经有过多次咒骂或一两次斗殴打架,但无需要医学处理的损伤性后果。

7分表示敌意性明显影响行为,例如多次殴斗打架,或造成需要医学处理的损伤性后果。

11. 猜疑

1分表示无。

2分表示多少有点猜疑,但临床意义不肯定。

3分表示猜疑体验虽轻,但临床意义已可肯定。

4分表示有牵连观念或被害观念。

5分表示明显突出的牵连观念或被害观念或关系妄想,或部分性被害妄想。

6分表示典型的关系妄想或被害妄想。

7分表示关系妄想或被害妄想明显影响行为。

12. 幻觉

1分表示无。

2 分表示可疑的幻觉，但临床意义不肯定。

3 分表示幻觉虽少，但临床意义已可肯定。

4 分表示幻觉体验清晰，且 1 周内至少有过 3 天曾出现幻觉。

5 分表示 1 周内至少有过 4 天出现清晰的幻觉。

6 分表示 1 周内至少有 5 天曾出现清晰的幻觉，并对其行为有相当影响，例如难以集中思想以致影响工作。

7 分表示频繁幻觉明显影响其行为，例如受命令性幻听支配产生自杀行为或攻击别人。

13. 动作迟缓

1 分表示无。

2 分表示多少有点动作迟缓，但临床意义不肯定。

3 分表示动作迟缓虽轻，但临床意义已可肯定。

4 分表示显而易见的动作迟缓，例如语流减慢，动作减少较明显，但并非很不自然。

5 分表示明显突出的动作迟缓，言语迟缓，使交谈发生困难。

6 分表示比"5 分"更为严重和持久，使交谈很困难。

7 分表示缄默木僵，使交谈几乎无法进行或不能进行。

14. 不合作

1 分表示无。

2 分表示多少有点不合作，但临床意义不肯定。

3 分表示不合作的表现虽轻，但临床意义已可肯定。

4 分表示显而易见的不合作，如交谈中不愿做自发的交谈，应答显得勉强简单，易感到对交谈者和交谈场合的不友好。

5 分表示明显突出的不合作，在整个交谈中都显得不友好，使交谈发生困难。

6 分表示比"5 分"更为严重，使交谈很困难，例如拒绝回答很多问题，不但表现不友好，而且公然抗拒和表现针锋相对的愤恨。

7 分表示不合作使交谈几乎无法进行。

15. 异常思维内容

1 分表示无。

2 分表示多少有点异常思维内容，但临床意义不肯定。

3 分表示异常思维内容程度虽轻，但临床意义已可肯定。

4 分表示显然存在观念性异常思维内容，但不很突出。

5 分表示明显突出的观念性异常思维内容或部分妄想。

6 分表示典型的妄想。

7 分表示妄想明显支配行为。

16. 情感平淡

1 分表示无。

2 分表示多少有点情感平淡，但临床意义不肯定。

3 分表示情感平淡虽轻，但临床意义已可肯定。

4 分表示显而易见的情感平淡，如面部表情减弱，语调较低平，手势较少。

5 分表示明显突出的情感平淡，如表情呆板，语声单调和手势少。

6分表示交谈中对大部分事情均漠不关心，无动于衷。

7分表示为情感流露的麻痹状态，例如整个交谈中，完全缺乏表情姿势，语声极为单调，对任何事物漠不关心，无动于衷。

17. 兴奋

1分表示无。

2分表示多少有点兴奋，但临床意义不肯定。

3分表示兴奋虽轻，但临床意义已可肯定。

4分表示显而易见的兴奋，但不很突出。

5分表示明显突出的兴奋，如情绪高涨，语声高，手势增多，有时易激惹，使交谈发生困难。

6分表示比"5分"更严重持久，使交谈很困难。

7分表示情况激怒或欣快自得，言行明显增多，使交谈不得不终止。

18. 定向障碍

1分表示无。

2分表示似有定向错误，但临床意义不太肯定。

3分表示定向障碍虽轻，但临床意义已可肯定。

4分表示显而易见的定向错误，但不很突出。

5分表示明显突出的定向错误。

6分表示严重：比"5分"更严重持久的定向错误，如交谈发现时间，地点，人物定向几乎无一正确。

7分表示定向障碍而无法进行交谈。

19. 自知力障碍

1分表示无。

2分表示似乎有点自知力障碍，但临床意义不肯定。

3分表示自知力障碍虽轻，但临床意义已可肯定。

4分表示显然有自知力障碍，但不很突出。

5分表示大部分自知力丧失。

6分表示自知力基本丧失。

7分表示完全无自知力。

20. 工作不能

1分：无。

2分表示多少有点工作不能，但临床意义不肯定。

3分表示工作不能虽轻，但临床意义已可肯定。

4分表示工作学习兴趣丧失，不能坚持正常工作学习，住院时参加活动比其他患者少。

5分表示明显突出的工作不能，如工作学习时间减少，成效明显降低，住院者活动明显减少。

6分表示比"5分"更严重持久，例如基本停止工作学习，住院者大部分时间不参加活动。

7分表示停止工作学习，住院者不参加所有活动。

第三节　阴性症状量表（SANS）

阴性症状量表（Scale for Assessment of Negative Symptoms，SANS）和下节将介绍的阳性症状量表（SAPS），由同一作者专门为研究精神分裂症的阴性和阳性症状的需要而编制。其中SANS弥补了以往精神病评定量表对阴性症状注意不足的缺点，因此特别受到青睐，是20世纪八九十年代国际上评定精神分裂症阴性症状的主要工具。

国内于1990年引进该量表，有两个版本。一是费立鹏组织我国4所精神科机构修订的，系统研究结果发表于专著《精神病阴性和阳性症状评定量表使用有关问题》。这里介绍的是由夏梅兰按原作者的24项版本的中译本。项目内容，评分等级和评分标准基本上均按英文原版本，未作任何更动。

本量表适用于以精神活动缺失性症状即阴性症状为主的精神分裂症患者的症状严重度评定。

【项目和评定标准】

SANS共有24个项目（量表4-2），分成5个分量表，按6级评分。0表示无，正常或增加。1表示可疑。2表示轻度，程度虽轻但肯定存在。3表示中度。4表示显著。5表示严重。每条项目的检测内容均有具体的描述，相当于项目定义，每级评分有具体的评定标准。下文中有些项目的评分标准较简单，不再一一列出，省略部分可按上述6级予以评定。

（一）分量表一：情感平淡或迟钝

情感平淡或迟钝的表现是，特征性表情、感受和反应的贫乏。可以在常规精神检查时观察患者的行为和应答情况后进行评估。本项评分可能受到药物的影响，因为抗精神病药不良反应可以导致面具状脸以及有关表情动作的减少或消失。然而情感的其他方面如应答反应与适切性应不受影响。

1. 面部表情很少变化　面部表情呆板、机械、冷漠、情绪不随谈话内容而变化或变化少。由于抗精神病药可部分造成这种表现，所以在评分时要注意服药与否，但不要自行"更改"分值。

0分表示无，正常或多变。

1分表示可疑减少。

2分表示轻度，面部反应有些减少。

3分表示中度，面部表情确实减少。

4分表示显著，面部表情显著减少。

5分表示严重，面部表情基本不变。

2. 自发动作减少　在整个交谈过程中静坐着，很少或完全没有自发动作，坐位、姿势或手势都很少变动。

0分～2分表示略。

3分表示中度，自发动作确实减少。

4分表示显著，动作显著减少。

5分表示严重，整个交谈过程中患者纹丝不动地坐着。

3. 姿势表情贫乏　在表达自己的思想时不借助手势或躯体的位置变换，例如谈及主要话题时身体不向前倾，在松弛时也不向后靠。

0分～2分表示略。

3分表示中度，表情姿势确实减少。

4分表示显著，表情姿势显著减少。

5分表示严重，患者从不利用姿势来协助表情。

4. 眼神接触差　避免与他人目光接触，也不用眼神以辅助表情。即使在讲话时眼睛也茫然凝视前方。

0分～4分表示略。

4分表示显著，很少有眼神接触。

5分表示严重，患者几乎从不看交谈对象。

5. 无情感反应　在说笑话或开玩笑时都不能引出笑容。

0分～4分表示略。

5分表示严重，即使在逗引时也基本没有反应。

6. 语调缺乏波动　语声常很单调，缺乏正常的抑扬顿挫，不用音调或音量的变化来强调重要词汇，在谈到私事时也不减轻声音，在谈到令人兴奋的事情也不提高声调。

0分～4分表示略。

5分表示严重，几乎所有言语都用单一语调。

7. 情感平淡总评　全面评定症状的严重性。重点在于无反应、不适切以及情感强度的全面减低。

0分～5分表示略。

（二）分量表二：思维贫乏

8. 语量贫乏　自发言语的语量有限，因而在回答问题时往往很简单，很肤浅，没有发挥。很少有自发的补充说明。回答的话可能是单词，有时干脆不回答。此时检查者往往感到自己必须时时督促启发患者，鼓励他回答得详细一些。为了了解此项表现，检查者应让患者有足够时间回答和发挥。

0分表示无。

1分表示可疑。

2 分表示轻度，回答适切，但不能发挥。

3 分表示中度，有些回答没有适当的发挥，许多回答为单词或很简单（"是"，"不"，"可能"，"我不知道"，"上星期"）。

4 分表示显著，回答字数很少。

5 分表示严重，患者讲得较少，有时不回答问题。

9. 言语内容贫乏　对问题回答的语言量虽够，但不能提供充分信息，其内容含糊，过于抽象或过于具体、重复或刻板。检查者会发现患者的话不少，但并没有回答问题，或者，他虽能提供足够信息，但却用了太多的词汇，实际上只需一二句便能表达清楚，有时可以把这种话称为"空洞的哲学"。

排除：与赘述之不同在于后者可提供不少细节。

0 分表示无。

1 分表示可疑。

2 分表示轻度，偶尔有些回答太含糊而难以理解或显然可以浓缩。

3 分表示中度，在会谈时的 1/4 时间，回答常常含糊不清或显然可以浓缩。

4 分表示显著，患者的回答至少有一半含糊不清或无法理解的。

5 分表示严重，几乎所有的言语含糊不清，无法理解或显然应予浓缩。

10. 言语中断　在一种思维或一个概念结束之前，语流中断。在持续数秒至数分钟的沉默期之后，患者表示她/他不能回忆起他讲了些什么或打算讲什么。如果患者主动描述表示了自己的思维，或者当检查问及他时，患者表示那正是停顿的原因，这样才可评为言语中断。

0 分表示无。

1 分表示可疑。

2 分表示轻度，15 分钟内出现过 1 次。

3 分表示中度，15 分钟内出现过 2 次。

4 分表示显著，15 分钟内出现过 3 次。

5 分表示严重，出现过 3 次以上。

11. 应答迟缓　患者要比平常化更多时间来回答问题。他看上去"冷淡"。有检查者会怀疑他是否听见了这个问题，但可发现他实际上知道所提的问题，只是难以形成自己的思维来作出适切的回答。

0 分表示无。

1 分表示可疑。

2 分表示轻度，回答之前偶有短的停顿。

3 分表示中度，反应期确实延长。

4 分表示显著，反应期显著延长。

5 分表示严重，几乎所有的回答均需长时间的停顿。

12. 言语障碍总评　由于思维贫乏的核心症状是语量贫乏和言语内容贫

乏，总评重点主要在此两项。

0分表示无。

1分表示可疑。

2分表示轻度，轻度而肯定思维贫乏。

3分表示中度，思维确实贫乏。

4分表示显著，大多数时间思维贫乏。

5分表示严重，几乎所有时间思维贫乏。

（三）分量表三：意志缺乏

意志缺乏的特征是缺少精力和兴趣。患者不能主动发起或坚持完成各项任务。

13. 衣着及个人卫生差　患者比常人不注意衣着及个人卫生。衣服邋遢，肮脏或污秽。可能很少洗澡，也不注意头发、指甲或口腔的卫生，以致蓬头垢面，手脏，体臭，或牙齿不洁及口臭。总之，外观不整洁或脏乱不堪，甚至不注意大小便卫生。

0分表示无。

1分表示可疑。

2分表示轻度，稍微有些不注意外表。

3分表示中度，外表有些杂乱。

4分表示显著，外表明显杂乱。

5分表示严重，外表极其杂乱。

14. 工作或学习不能持久　患者难以找到或维持一个与其年龄、性别相适应的职业（或学业）。学生不做家庭作业，甚至不去上课，或者从学习成绩上反映出来，如果是大学生，尽管已注册不少选修课程，但在学期结束前就不得不放弃几门或全部放弃。如果已达工作年龄，患者往往不能坚持工作和明显地不负责任，上班迟到早退，不能完成所指派的任务（如购物或清洗），或者很粗心和三心二意。

0分表示无。

1分表示可疑。

2分表示轻度，工作或学习稍微不能持久。

3分表示中度，肯定不能持久。

4分表示显著，明显不能持久。

5分表示严重，一直不能维持工作或学习。

15. 躯体少动　患者懒于动弹，可能坐在椅子上一连几小时而没有任何自发活动，即使被邀参加集体活动也是暂时性的，不一会就自行走开，仍独自回到座位上。也可能花不少时间在一些相对地不需要脑力或体力的事情，如看电视或一个人玩纸牌。家属可能反映患者大多数时间呆在家里，"除了坐着便无所事事"。不管是在家里或在住院患者活动室，患者大多数时间都坐在房间里。

评分略。

16. 意志缺乏总评　全面评定意志缺乏的严重度，并要考虑患者的年龄和社会地位或出身。重点可放在一两个特别引人注意的症状。

评分略。

（四）分量表四：兴趣/社交缺乏

17. 娱乐的兴致和活动减少：患者极少或没有任何兴趣或爱好。尽管这一症状可能隐匿地或缓慢地发生，但在原来的兴趣和活动的水平上确有明显下降。轻度兴趣丧失的患者多表现为被动或无所需求，例如仅偶尔有兴趣看看电视。最严重的表现是完全不参加或拒绝参加活动。评定时对娱乐兴趣的质和量均要考虑。

评分略。

18. 性活动减少　就患者的年龄和婚姻状况而言，其性兴趣和性活动减少。已婚者可能表现为对性生活没有兴趣或只是被动地进行性交。严重者根本就不参加性活动。单身者可能长期不介入有关性的活动，也不想去满足这种欲望。无论是已婚或未婚，主观上都感到没有什么性欲，即使在性交或手淫时也没有什么快感。

评分略。

19. 亲密感缺乏　感到难以与人建立起亲密的感情。

评分略。

20. 交友兴趣下降　患者与朋友和同龄人之间交往范围狭小。不管是同性或异性，他们很少或没有朋友，也不努力去发展这种关系，几乎所有时间都独自一人。

评分略。

21. 兴趣/社交缺乏总评　应全面评定兴趣缺乏/社交缺乏的严重度。并考虑患者的年龄、性别和家庭状况。

评分略。

（五）分量表五：注意障碍

22. 不注意社交　患者表现为不注意社会工作或活动，在交谈过程中眼望他处，在讨论过程中不接话题，或者表现为不介入或不参与，他可能毫无任何明显原因地突然中止讨论。他看来有一种"隔阂感"或是"局外人"。在游戏、阅读或看电视时注意力也不能集中。

评分略。

23. 心理测试时注意力不集中　尽管患者有相当的文化和智力水平，但简单的智能测试成绩却较差。可通过100减7（至少念初中）或100减3（至少念过小学）来评定，连续减5次，全错为10分。

0分表示无错。

1分表示无错但艰难或需修正1次错。

2分表示轻度，错1次。

3分表示中度，错2次。

4分表示显著，错3次。

5分表示严重，错3次以上。

24. 注意障碍总评　此项评分应评定患者在临床和测试中总的注意力。

评分略。

【评定注意事项】

评定员由经过训练的精神科专业人员担任。

一般采用自然的临床精神检查方式进行交谈。一开始可凭借原来的资料和临床经验确定一个患者最可能进行交谈的话题引入检查。检查结束后，根据患者的回答情况和观察结果，依据评分标准进行评分。

在交谈检查中，往往会出现几个阴性症状同时出现，需同时评分的情况，应根据实际情况一一作出适当评分。例如①面部表情很少变化，②自发动作减少，③姿势表情贫乏，④眼神接触差，⑤无情感反应和⑥语调缺乏波动等可同时出现，此时各项应同时评分。

慢性精神分裂症患者由于病情和缺乏自知力等原因，使 SANS 中某些项目评定发生困难，可结合病史和知情者的报告提供信息。例如第 14 项工作或学习不能持久，主要依据病史评定患者的院外情况。对住院时间很长的患者不作评定，统计时可取（16）项意志缺乏总评的得分。

SANS 各分量表代表各阴性症状群，每个分量表的最后一项是总评，必须全面评估该分量表各症状的严重性，而不是通过计算分量表中各单项分的平均分得出总评分。有时即使某一症状群中其余症状并不存在，只有一个症状，如高度言语内容贫乏，便足以使言语障碍总评获得高分。

SANS 评定时间范围一般为最近 1 个月，用于药理学研究可缩短至 1 周。一次评定需 20～30 分钟。

【统计指标和结果分析】

主要有 3 项统计指标：

1. 量表总分　即 24 项单项分的总和。总分反映阴性症状的严重程度，得分越高，症状越严重。得分范围 0～120。

2. 综合评价总分　即 5 个分量表的总评项（7，12，16，21 和 24）单项得分的总和，同样能反映阴性症状的严重程度。范围为 0～25。

3. 分量表综合评价分　即 5 个分量表的总评项（7，12，16，21 和 24）

的单项得分，用以反映5种具体阴性症状的严重程度。范围是0～5。在治疗学研究中，它们的变化反映靶症状的疗效。

按量表作者的建议，可按SANS和SAPS结果，将精神分裂症分为Ⅰ型、Ⅱ型和混合型。凡分量表综合评价分≥3者，称为"突出症状群"，然后根据有关阳性和阴性"突出症状群"的数量及其组合分成3型。

（1）阳性症状为主型：有一个或多个突出的阳性症状群，无突出的阴性症状群。

（2）阴性症状为主型：有两个或多个突出的阴性症状群，无突出的阳性症状群。

（3）混合型：不符合（1）和（2）者。

原作者关于阴/阳性症状为主的分型标准，失之过严。住院的精神分裂症患者，有半数以上被归于混合型，而后者则包括一大组情况迥异的患者，从基本无症状直至阴性、阳性症状均充分存在。

【应用评价】

SANS的定义和评定标准明确，经训练后容易掌握。我国许多有关慢性或缺损症状的精神病患者的研究，多采用本量表。量表项目对阴性症状的描述较全面，但同时也带来症状间重叠和重复评定的问题。

【量表表格】

量表 4-2　　　　　　　　阴性症状评定量表（SANS）

项　目	评　分	项　目	评　分
情感平淡或迟钝		意志缺乏	
1. 面部表情很少变化	0 1 2 3 4 5	13. 衣着及个人卫生差	0 1 2 3 4 5
2. 自发动作减少	0 1 2 3 4 5	14. 工作或学习不能持久	0 1 2 3 4 5
3. 姿势表情贫乏	0 1 2 3 4 5	15. 躯体少动	0 1 2 3 4 5
4. 眼神接触差	0 1 2 3 4 5	16. 意志缺乏总评	0 1 2 3 4 5
5. 无情感反应	0 1 2 3 4 5	兴趣/社交缺乏	
6. 语调缺乏波动	0 1 2 3 4 5	17. 娱乐的兴致和活动减少	0 1 2 3 4 5
7. 情感平淡总评	0 1 2 3 4 5	18. 性活动减少	0 1 2 3 4 5
思维贫乏		19. 亲密感缺乏	0 1 2 3 4 5
8. 语量贫乏	0 1 2 3 4 5	20 交友兴趣下降	0 1 2 3 4 5
9. 言语内容贫乏	0 1 2 3 4 5	21. 兴趣/社交缺乏总评	0 1 2 3 4 5
10. 言语中断	0 1 2 3 4 5	注意障碍	
11. 应答迟缓	0 1 2 3 4 5	22. 不注意社交	0 1 2 3 4 5
12. 言语障碍总评	0 1 2 3 4 5	23. 心理测试时注意力不集中	0 1 2 3 4 5
		24. 注意障碍总评	0 1 2 3 4 5

第四节　阳性症状量表（SAPS）

阳性症状量表（Scale for the Assessment of Positive Symptoms, SAPS）是 SANS 的补充工具，常与 SANS 配套使用。其格式和评定方式均与 SANS 一致，主要用来评定精神分裂症的阳性症状，包括幻觉、妄想、怪异行为和阳性思维形式障碍，因而适用于有阳性精神病性症状的精神分裂症患者。

【项目和评定标准】

SAPS 共有 34 项（量表 4-3），分成 4 个分量表，按 6 级评分：0 分，无症状。1 分，可疑。2 分，轻度，程度虽轻但肯定存在。3 分，中度。4 分，显著。5 分，严重。每条项目均有具体的评定标准，下文中有些项目的评分标准较简单，不再一一列出，省略部分可按上述 6 级予以评定。

（一）幻觉

幻觉指知觉方面的异常，是在没有相应外界刺激的情况下发生的虚幻的知觉。可以有各种形式，如听、触、味、嗅和视等知觉。真正的幻觉应与错觉（对外界刺激的错误感知）、入睡前和醒前的体验（在正要入睡或醒来时发生）或极其生动的正常思维过程相区分。如果幻觉带有宗教色彩，则应按照社会和文化背景鉴别是否正常。在酒精、药物或严重躯体疾病的直接影响下发生的幻觉，不应列入本表。应请患者详述幻觉的细节。

1. 听幻觉　患者声称听到语声、杂音或其他声音，最常见的听幻觉包括听到对患者讲话或叫他名字的声音。语声可分为男性和女性，熟悉或不熟悉，批评性的或恭维性的。典型精神分裂症患者的幻听往往是不愉快的、否定的语声。除语声以外的杂音或音乐等声音，其特征性较差，严重程度也较轻。

0 分表示无。

1 分表示可疑。

2 分表示患者仅偶尔听到杂音或单个的词。

3 分表示中度，清楚的语音声，至少每星期都出现。

4 分表示显著，常常听到清楚的语音声。

5 分表示严重，几乎每天都听到有言语声。

2. 评论性幻听　指患者听到一种语音声对其当时的行为或思想进行实况评述。如果患者只有这一种幻听，那就不作前一项评分，而只评此项。评论性幻听常与其他形式幻听同时存在。

0分表示无。

1分表示可疑。

2分表示轻度，出现1次或2次。

3分表示中度，至少每星期都出现。

4分表示显著，常常出现。

5分表示严重，几乎天天都出现。

3. 对话性幻听　指患者听到两人或更多人的声音在对话，通常是讨论有关患者的事情。与评论性幻听一样，本项需要独立评分。

评定标准同第2项。

4. 躯体或触幻觉　患者体验到特殊的躯体感觉，包括烧灼感、刺痛感，以及感到身体的形状或大小发生变化。

评分标准同第2项。

5. 嗅幻觉　患者体验到令其极不愉快的气味。患者如确实认为只有他自己才能嗅到这种气味，便可予以评分；但如患者认为其他人能嗅到气味，则应在妄想项予以评分。

评分标准同第2项。

6. 视幻觉　患者看见实际上并不存在的人或事物。有时是一些简单的形状或颜色，但大多为人或人样的对象，也可带有宗教色彩，如魔鬼或耶稣，视幻觉若带有宗教色彩，评定时则应考虑患者的文化背景。正常人常有的入睡前和醒前视幻觉，不予评分。同样，服用致幻药而产生的视幻觉也应排除在外。

评分标准同第2项。

7. 幻觉总评　评分应依据幻觉的持续时间和严重程度，沉湎于幻觉和相信的程度，以及对其行为影响进行评定，也要考虑幻觉的荒谬性。未曾提及的如味幻觉，也可在此评分。

0分表示无。

1分表示可疑。

2分表示轻度，幻觉肯定存在，但很少出现，有时患者会怀疑它们是存在。

3分表示中度，幻觉很清楚，但偶尔出现，对患者生活有一定程度的影响。

4分表示显著，幻觉非常清楚，常常出现，并影响其生活。

5分表示严重，幻觉几乎天天出现，并且有时显得奇特、生动，明显干扰患者生活。

(二) 妄想

妄想是思维内容的异常，是不能以患者的文化背景来解释的错误信念。一般认为妄想是"固定的错误信念"，但最轻的妄想可只持续数周至数月，患者可能对自己的信念有所疑问。患者的行为可受到或不受妄想的影响。对每种妄想之严重程度的评分以及妄想总评分均应考虑其持续性、复杂性、患者按照妄想采取行动与否、患者对妄想是否怀疑，以及妄想信念偏离正常的程度。如作妄想评分，应附注具体实例。

8. 被害妄想　患者认为他人正以某种方式，在阴谋迫害他。最常见的有被人跟踪，信笺被拆，房间或办公室装有窃听器，电话被录音，或警察、政府官员、邻居或同事与其作对等等。被害妄想有时相对的较孤立或片断，但有时患者可具有一个复杂的妄想体系，认为被害形式多样，范围广泛，在其背后有一个精心策划的阴谋诡计。这种妄想可能很复杂，几乎对所有事情都作如此妄想性解释。应根据病情和复杂性来评定妄想的严重程度。

0分表示无。

1分表示可疑。

2分表示轻度，妄想简单，可有几种不同的形式，患者有时可能会对妄想有怀疑。

3分表示中度，妄想清楚、持续、患者坚信不疑。

4分表示显著，妄想持续存在，患者坚信不疑，并影响其行为。

5分表示严重，妄想内容复杂而完整，并影响患者行为，患者大多数时间都沉湎于妄想之中，妄想的某些方面或患者的反应可能相当怪异。

9. 嫉妒妄想　患者认为其配偶与某人有不正当的男女关系，将各方面的蛛丝马迹都作为"证据"，患者往往竭尽全力以求证实；搜寻睡衣上的头发，剃须膏残留的气味，衣服上的烟味，或者为情人买礼物的收据等等。有时还设下计谋企图捉奸捉双。

评分标准同第8项。

10. 罪恶或过失妄想　患者自认犯有某些可怕的罪行或做了一些不可饶恕的事情。有时患者过分地或不适当地沉湎于童年时所做的错事，如手淫。有时患者自认为对造成某些灾祸负有责任，如失火或意外事故，而实际上他与这些事毫无关系。有时这些妄想带有宗教色彩，例如认为所犯罪行不可饶恕，终将受到上帝的惩罚，有时患者简单地认为他应受到社会的惩罚，患者会花费大量时间向任何愿意倾听的人忏悔。

评分标准同第8项。

11. 夸大妄想　患者认为他自己有特殊的权利或能力。他可能认为，他事实上是某个著名的人物，如歌坛明星，某国总统，或耶稣。他可能认为他正在写一本权威著作，或创造一部伟大的音乐作品，或正在进行某项令人钦佩的崭新发明。有时患者怀疑有人想要窃取他的发明。如果人们对他的想法抱怀疑态度，他就可能激惹发怒。

评分标准同第8项。

12. 宗教妄想　患者沉湎于带宗教色彩的错误信念中，有时这些信念在传统的宗教系统范围之内，例如关于基督再临、假基督或魔鬼附身。有时则完全是一种新的宗教系统。宗教妄想可与夸大妄想（如果患者认为自己是一个宗教领袖）、罪恶妄想或被控制妄想同时存在。一般说，宗教妄想超出了患者文化和宗教背景的正常范围。

评分标准同第8项。

13. 躯体妄想　患者认为其身体有病、不正常或有变化。例如：他的胃或大脑正在腐烂，他的手或阴茎变大，或他的面部形状不同往常（变形恐怖）。有时躯体妄想伴有幻触或其他幻觉，此时均应予评分。例如，患者认为在脑袋里有滚珠轴承在到处滚动，这是一位牙医在替他补牙时放进去的，而且他还能听到滚珠相互碰撞时的叮当声。

评分标准同第8项。

14. 关系观念和关系妄想　患者认为那些无关紧要的谈话、评述或事件都与他有关，或者对他有特殊意义。例如，患者走进一个房间，看见人们在笑，就怀疑他们刚才正在谈论并取笑他。有时，报纸、电台或电视里的新闻被患者认为是特殊信息。如果患者有猜疑，却知道这种想法是错误的，那就叫做关系观念。如果患者确实相信那些评述或事件是针对他的，则称关系妄想。

0分表示无。

1分表示可疑。

2分表示轻度，偶尔出现。

3分表示中度，出现过几次。

4分表示显著，至少每星期都出现。

5分表示严重，频繁出现。

15. 被控制妄想　患者主观体验到他的感情或行动被某种外界力量所控制。这种妄想的关键在于一种真正而强烈的受到控制的主观体验，不是指简单的信念或想法：例如，患者认为自己是上帝的代理人，或者认为朋友或父母要强迫他作某件事；而是指这种情况：例如患者描述他的身体被外来力量所占据，以致其身体以特殊的方式移动，或无线电波将某种信息送入他的大脑，使他体验到一种并不属于他自己的特殊感情。

0分表示无。

1分表示可疑。

2分表示轻度，患者有受控制的体验，但有时怀疑。

3分表示中度，受控制的体验清楚，出现过两次或三次。

4分表示显著，受控制的体验清楚，频繁出现，行为可能受影响。

5分表示受控制的体验清楚，频繁出现，渗入患者的生活，并常常影响其行为。

16. 读心妄想　患者认为人们能读出他的心理或知道他的思想。这不同于思想被广播（见下），患者主观上体验并认识到别人都知道他的思想，但他并不认为自己的思想能被人们清楚地听到。

评分类似第15项。

17. 思想被广播　患者相信其思想被电台广播，因而他自己或其他人都能听到。有时患者体验到他的思想成为一种外界的语声，这既是一种幻听又是一种妄想。（笔者注：在评论性幻听中也作相应评分），有时患者感到他的思想正在被广播，尽管他自己听不见。有时患者相信自己的思想通过扩音器、电台或电视播出去。

评分类似第15项。

18. 思想插入　患者相信有一种并不属于他自己的思想插进他的脑中。例如，患者相信邻居正在施行巫术，把坏思想种植到他心里。这个症状不应与患者体验到的一些令人不愉快的自己的思想相混淆，例如被害或罪恶妄想。

评分类似第15项。

19. 思想被夺　患者相信其思想被抽走。他开始思考不久，在主观上体验到，思想突然被某种外界力量抽掉。这种症状不包括思维贫乏的主观认识。

评分类似第15项。

20. 妄想总评　此项评分应根据妄想持续的时间、是否沉湎于妄想、相信的程度、以及妄想对患者行动的影响来进行评分。也要考虑妄想的荒谬性质。未曾提及的妄想也应在此评分。

0分表示无。

1分表示可疑。

2分表示轻度，妄想肯定存在，但患者常常对此有怀疑。

3分表示中度，患者对妄想坚信不疑，但可能偶尔出现并且对其行为影响甚小。

4分表示显著，妄想牢固，频繁出现并影响患者行为。

5分表示严重，妄想复杂，完整并泛化，妄想牢固并严重影响患者行为，妄想可能有些奇特或不寻常。

(三) 怪异行为

患者的行为很不寻常，怪异或带幻想性。例如，患者在糖罐里小便，将自己的身体左右两半涂上不同颜色，或将一窝猪在墙上撞死。有时根据患者自己的述说，有时可依靠别的信息来源，有时可自己观察到。应排除酒精或药物直接引起的怪异行为。一般在评定时还要考虑到社会和文化准则，并应每例注明详情。

21. 衣着和外表　患者衣着奇特或以其他稀奇古怪的方式来改变其外观。例如：他可能将头发都剃光，或将身体涂成不同颜色。他的衣着很不一般，例如他的装扮往往很不适宜或令人难以接受。他可能穿着幻想性的服装，代表历史上某个名人或天外来客。他的衣着可能完全不合当时气候，如盛夏时穿着棉袄。

0分表示无。

1分表示可疑。

2分表示轻度，衣着和外表偶尔表现古怪。

3分表示中度，外表或外观显然与众不同并吸引他人注意。

4分表示显著，外表或外观特别古怪。

5分表示严重，患者的外表或外观非常古怪或奇特。

22. 社会行为和性行为　患者可能做出一些与社会一般规范不相称的事。例如，当众手淫，在不适当的地方大小便或暴露自己的外生殖器。他可能在街上喃喃自语，或对一个他从未见过的人谈起自己的私人生活（如在公共汽车里或其他公共场合）。他可能在人群中跪在地上祈祷喊叫，或突然盘腿坐在地上。他可能对陌生异性做出不适当的性挑逗行为或言语。

0分表示无。

1分表示可疑。

2分表示轻度，偶尔出现某些特殊的行为。

3分表示中度，常常出现古怪行为。

4分表示显著，行为非常古怪，如当众手淫。

5分表示严重，行为极其古怪奇特。

23. 攻击性和激越性行为　患者行为方式具有攻击性和激越性，常常难以预料。他可能不合时宜地同朋友或家人进行争论，或在街上同陌生人攀谈并愤怒地斥责他们。他可能给政府官员或其他与之有过争吵的人写恐吓信。有时，患者可能以暴力伤害或折磨动物或企图伤人或杀人。

0分表示无。

1分表示可疑。

2分表示轻度，偶尔出现。

3分表示中度，如给陌生人写恐吓信。

4分表示显著，如恐吓别人，当众高谈阔论地长篇演说。

5分表示严重，如虐待残害动物。

24. 重复或刻板行为　患者搞出一套重复性或仪式性的动作，反复地做个不停。他往往认为这些动作具有象征性意义，或者可以影响别人，或者可以使自己免受影响。例如，他可能每晚都吃水果软糖，认为水果软糖的不同颜色会产生各个不同结果。他可能以一种特殊的顺序进食、穿衣或按某种方式摆置物品。他可能反复地给自己或别人写信，有时甚至使用一些不同寻常的或玄奥的语言。

0分表示无。

1分表示可疑。

2分表示轻度，偶尔出现重复或刻板行为。

3分表示中度，如缺乏象征意义的吃或穿衣的仪式性动作。

4分表示显著，如具有象征意义的吃穿衣的仪式性动作。

5分表示严重，如以一种令人不能理解的语言写日记。

25. 怪异行为总评　评定时应考虑怪异行为的类型，偏离社会规范的程度，患者对其行为偏离正常的认识，以及行为明显怪异的程度。

0分表示无。

1分表示可疑。

2分表示轻度，偶尔出现与众不同或明显古怪的行为，通常有些自知力。

3分表示中度，行为明显偏离社会规范并有些怪异，可能有些自知力。

4分表示显著，行为显著偏离社会规范和怪异，患者可能有些自知力。

5分表示严重，行为极其奇特或怪异，可能包括某些偏激的行为如谋杀，缺乏自知力。

（四）阳性思维形式障碍

阳性思维形式障碍为讲话虽然流利，但因多种原因，患者常突然从一个话题滑到另一个话题，易为周围环境的事情而分心，将那些意义或音韵相似的词联在一起，或者忽略到别人问的或自己提的问题。这类言语可以很快，并常常显得毫无联系，有时称之为"联想散漫"。与思维贫乏（阴性思维形式障碍）不同，它提供了不少细节，言语质量并不缺乏。

为了评价思维障碍，应让患者就某个话题讲上5～10分钟，尤其是与其精神病情无关的话题。检查者应密切观察概念的前后关系。另外，如果概念模糊或令人难以理解，检查者应该让患者解释清楚或进一步发挥。还应密切观察患者如何回答各种不同类型问题，从简单（你出生在什么地方?）到复杂（你怎么看待当今政府所做的一切?）。应该与患者交谈45分钟左右，如果时间较短，评分应作相应调整。

26. 出轨（联想散漫）　自发性言语从一个主体脱离原先轨道滑到另一

个间接有关或完全无关的主题上去，常将一些并无明显关系的事情联起来，或从一个观点突然转到另一个观点。概念之间的联系常很模糊，有时竟毫无关系。这种类型的语言给人一种"缺乏联系"的印象。也许最常见的表现并不是某一个特别严重的出轨，而是一连串较不明显的出轨，以致讲话内容离原题越来越远，使人竟然意识不到他的回答与问题之间有什么联系。在主句与从句之间往往缺乏联系，代词关系也很不明确。

0分表示无。

1分表示可疑。

2分表示轻度，偶尔出现出轨，话题仅仅稍有变化。

3分表示中度，严重脱轨，患者有时难以继续。

4分表示显著，出轨频繁出现，患者常常难以继续。

5分表示严重，出轨频繁而严重，患者的言语几乎令人不可理解。

27. 言语不切题　对问题的回答显得含糊、不切题，甚至无关，可能与所问的内容有一段距离或完全无关，过去有时将不切题与联想散漫或出轨笼统地等同起来，近年来对不切题的概念已重新下了定义，专指回答问题时的表现，而不是自发性言语中的话题转移。

0分表示无。

1分表示可疑。

2分表示轻度，1或2次不切题。

3分表示中度，偶而不切题。

4分表示显著，频繁不切题。

5分表示严重，不切题以致与患者交谈极其困难。

28. 言语不连贯（语词杂拌）　这种言语常使人根本无法理解。言语不连贯常伴有出轨，但与出轨不同，是指每句句子里的词或短语之间没有联系，而出轨指句子与句子间的联系模糊混乱。这种语言障碍相对较少，一般均较严重，轻者少见，有时看起来很像 Wernick 失语症，但如病史或实验室检查能排除脑卒中史，失语症检查也属阴性，则应考虑言语不连贯。应排除：轻度不合语法结构或特殊文化或宗教所有的习惯用语，缺少教育或智力低下。

0分表示无。

1分表示可疑。

2分表示轻度，偶尔不能理解。

3分表示中度，频繁突然出现不连贯。

4分表示显著，患者的许多言语不可理解。

5分表示严重，患者的大多数言语不可理解。

29. 逻辑障碍　这种言语的推理结论明显不合逻辑，在上句与下句之间没有逻辑关系。可能是错误的归纳推理，也可以是按照错误前提所获得的结论，但并非妄想。逻辑障碍可导致妄想，也可能是妄想的结果，因此在妄想系统中呈现的非逻辑性思维应包括在妄想下，不予单独评分。因文化、宗教信仰或智力缺损所引起的非逻辑性思维也不在此评分。

0分表示无。

1分表示可疑。

2分表示轻度，偶尔出现逻辑障碍。

3分表示中度，频繁出现逻辑障碍。

4分表示显著，患者的许多言语不合逻辑。

5分表示严重，患者的大多数逻辑不合逻辑。

30. 赘述　患者表达主题时极其迂回曲折，迟迟才达到目标。在解释某事的过程中，患者有时会讲出冗长乏味的细节，有时会作出附加说明。如果不打断他或督促他突出要点，这种赘述性回答或叙述会长达几十分钟。检查者往往不得不打断他的讲话以便在指定的时间内完成病史询问。这种情况常常是赘述，也可称之为"绕圈子"。

排除：赘述可与语言内容贫乏或丢失谈话目标同时存在，但它与言语内容贫乏不同，含有过多细节，也不同于失去谈话目标。如果给患者足够的时间讲话，最终仍能达到中心话题。它也不同于出轨，其所述细节与某特定目标关系密切，或者最终仍能达到这种特定的中心思想。

0分表示无。

1分表示可疑。

2分表示轻度，偶尔出现赘述。

3分表示中度，频繁出现赘述。

4分表示显著，患者的许多言语表现为赘述。

5分表示严重，患者的大多数言语表现为赘述。

31. 言语云集　与日常习惯相比，自发性的语量明显较多，患者讲得很快，并难以打断。有时为了急于表达一个新概念，有些句子往往未能讲完。有些只需几个词或几句话就能回答的简单问题，患者却要讲很长时间，几分钟而不是几秒钟，如果不打断他的话就根本不会停止，即使打断他，患者也常会继续讲下去，语声较大而且有力。有时严重者会在毫无外界刺激或者无人听的情况下讲个没完。服用了吩噻嗪类或锂盐的患者常因药物作用讲话会慢下来，那么只有根据语量、音量以及与环境的协调来进行评定。若要定量评定，讲话速度超过每分钟150个词，通常就认为言语云集（笔者注：不适用于汉语）。言语云集可伴有出轨，不切题或不连贯，但并不等同。

0分表示无。

1分表示可疑。

2分表示轻度，言语稍有云集，语量稍有增加或语声稍大。

3分表示中度，对一个简单的问题常要回答数分钟，即使无人听也会讲，讲话快而声大。

4分表示显著，对一个简单问题通常要回答3分钟，有时在没有外界刺激的情况下，也会开始谈话，难以打断。

5分表示严重，患者几乎一直在讲话，根本不能打断，或者声音很大，盖没了别人的讲话声。

32. 言语随境转移　在讨论或交谈的过程中，患者的话讲到一半就停下来，转移到有关周围事物的主题上去，如书桌上的东西，检查者的衣着或外表等等。

0分表示无。

1分表示可疑。

2分表示轻度，出现过1次。

3分表示中度，出现过2～4次。

4分表示显著，出现过5～10次。

5分表示严重，出现过10次以上。

33. 音联　是一种根据词音而不是词意来选用词汇的言语方式，因此言语显得含糊，难以理解，或引进不少多余的词汇。除了同韵外，还可以同音，于是一个发音相似的词会引出完全不同的概念。

0分表示无。

1分表示可疑。

2分表示轻度，出现过1次。

3分表示中度，出现过2～4次。

4分表示显著，出现过5～10次。

5分表示严重，出现过10次以上或频繁出现，以致谈话令人不能理解。

34. 阳性思维形式障碍总评　评定时应考虑异常类型、对患者交流能力的影响、异常频度和严重程度。

0分表示无。

1分表示可疑。

2分表示轻度，偶尔出现，患者的言语可以理解。

3分表示中度，频繁出现，有时令人难以理解。

4分表示显著，常常令人难以理解。

5分表示严重，不能理解。

【评定注意事项】

评定员必须是经过训练的精神科专业人员。

SAPS与SANS一样，评定的时间范围为最近1个月的表现。如应用于药理学研究，每周评定 1 次，以观察治疗效应。

应该采用标准的临床精神检查来评定症状。一次检查约需时 45 分钟。在评定阳性思维形式障碍时，可先就一个比较中性的题目与患者交谈 5～10 分钟，以便观察患者讲话和回答的方式。然后在针对各种阳性症状提出具体问题，除了临床精神检查外，还应从其他方面收集资料，如患者家属的反映，护士的报告。一般说，就幻觉和妄想而言，如果他能够合作交谈的话，患者自己的申述是比较可靠的资料来源，但是，我们必须依据观察和他人的报告来评定怪异行为和阳性思维形式障碍。

评定时只根据症状具体表现，而不考虑是否药物所致进行评分。

各症状群的最后一项是总评，必须全面评定各症状群的性质和严重度。在有些情况下，即使该症状群中的其他症状并不存在，单单一个症状（如极其严重的被害妄想），总评项也可得高分。

【结果分析】

SAPS 的统计指标和结果分析与 SANS 相仿。

1. 量表总分　即 34 项单项分的总和。

2. 分量表综合评价分　即项目 7，20，25，34 的评分。

3. 综合评价总分　即上述 4 项得分之和。

根据量表作者的建议，可按 SANS 和 SAPS 的结果，将精神分裂症分为Ⅰ型、Ⅱ型和混合型。分型方法见 SANS 节。

【应用评价】

具有良好的信度和效度。SAPS 的使用不如 BPRS 普遍，一则是因为比较新，且项目多，接受起来比较慢；二则过于偏重精神病性症状，精神病理学覆盖面不广。

【量表表格】

量表 4-3　　　　　　　　阳性症状评定量表（SAPS）

项　　目	评　分	项　　目	评　分
幻觉		6. 视幻觉	0 1 2 3 4 5
1. 听幻觉	0 1 2 3 4 5	妄想	
2. 评论性幻听	0 1 2 3 4 5	7. 幻觉总评	0 1 2 3 4 5
3. 对话性幻听	0 1 2 3 4 5	8. 被害妄想	0 1 2 3 4 5
4. 躯体或触幻觉	0 1 2 3 4 5	9. 嫉妒妄想	0 1 2 3 4 5
5. 嗅幻觉	0 1 2 3 4 5	10. 罪恶或过失妄想	0 1 2 3 4 5

项　目	评　分	项　目	评　分
11. 夸大妄想	0　1　2　3　4　5	23. 攻击和激越行为	0　1　2　3　4　5
12. 宗教妄想	0　1　2　3　4　5	24. 重复或刻板行为	0　1　2　3　4　5
13. 躯体妄想	0　1　2　3　4　5	25. 怪异行为总评	0　1　2　3　4　5
14. 关系妄想	0　1　2　3　4　5	阳性思维形式障碍	
15. 被控制妄想	0　1　2　3　4　5	26. 出轨（联想散漫）	0　1　2　3　4　5
16. 读心妄想	0　1　2　3　4　5	27. 言语不切题	0　1　2　3　4　5
17. 思想被广播	0　1　2　3　4　5	28. 言语不连贯	0　1　2　3　4　5
18. 思想被插入	0　1　2　3　4　5	29. 逻辑障碍	0　1　2　3　4　5
19. 思维被夺	0　1　2　3　4　5	30. 赘述	0　1　2　3　4　5
20. 妄想评分	0　1　2　3　4　5	31. 言语云集	0　1　2　3　4　5
怪异行为		32. 言语随境转移	0　1　2　3　4　5
21. 衣着和外表	0　1　2　3　4　5	33. 音联	0　1　2　3　4　5
22. 社交行为和性行为	0　1　2　3　4　5	34. 阳性思维形式障碍总评	0　1　2　3　4　5

总分表示　　　　　综合评价总分表示

第五节　阳性和阴性症状量表（PANSS）

阳性与阴性症状量表（PANSS）是为评定不同类型精神分裂症症状的严重程度而设计和标准化的评定量表，由简明精神病量表和精神病理评定量表合并改编而成。PANSS 主要用于成年人，评定精神症状的有无及各项症状的严重程度；区分以阳性症状为主的Ⅰ型和以阴性症状为主的Ⅱ型精神分裂症。本量表是近年有关精神分裂症研究中应用的最广者。

整套的 PANSS 评定工具包括量表使用手册、项目和评分标准、快速记分单、检查提纲（SCI-PANSS）和知情者问卷（IQ-PANSS）。可供检查者参考使用。本节主要介绍其项目和评分标准。

【项目和评定标准】

PANSS 的组成有阳性量表 7 项、阴性量表 7 项和一般精神病理量表 16 项，共 30 项，及 3 个补充项目评定攻击危险性（量表 4 - 4）。PANSS 的每个项目都有定义和具体的 7 级操作性评分标准。其按精神病理水平递增的 7 级评分为：1 表示无，患者不存在项目所定义的症状。2 表示很轻，指正常范围的极端，或可表示微妙的或可疑的病理状态。3 表示轻度，程度虽轻但肯定存在，对日常功能没有明确的干扰或几乎没有干扰。4 表示中度，所代表的症状已成为一个严重问题，但仅偶尔存在，或对患者的日常生活仅有中等程度的损害。5 表示偏重，明确表现的症状对患者功能造成明显影响，但尚没有完全受损，通常能受意志控制。6 表示重度，其病理症状表现相当频繁并导致患者功能的高度损害，也常因此需要直接监护。7 表示极重度，指极度的精神病理状态，症状的行为表现彻底干扰了大多数或所有主要的生活功能，必须给予密切监护和多方面的帮助。下面逐项介绍。因各项的 1 分均定义为无症状或定义不适用于该患者；2 分均定义为症状可疑，可能是正常范围的上限。故不再赘述。

P1 妄想（Delusions） 指无事实根据，与现实不符，特异的信念。依据会谈中思维自然的表达，及由基层保健工作者或家属提供的其思维对社会交往和行为造成的影响评定。

3 分表示轻度，存在一个或两个不明确、不具体、并非顽固坚持的妄想，妄想不妨碍思考，社会交往或行为。

4 分表示中度，存在一个多变的，未完全成型的不稳定的妄想组合，或几个完全成型的妄想，偶尔妨碍思考、社会交往或行为。

5 分表示偏重，存在许多完全成型的且顽固坚持的妄想，偶尔妨碍思考、社会交往或行为。

6 分表示重度，存在一系列稳定的、具体的妄想，可能系统化，顽固坚持，且明显妨碍思考、社会交往和行为。

7 分表示极重度，存在一系列高度系统化或数量众多的稳定的妄想，并支配患者生活的主要方面，以至常引起不恰当和不负责任的行动，甚至可能因此危及患者或他人的安全。

P2 概念紊乱（联想散漫，Conceptual disorganization） 指思维过程紊乱，其特征为思维的目的性、连贯性破坏，如赘述、离题、联想散漫、不连贯、显著的不合逻辑或思维阻隔。依据会谈中对认知语言表达过程的观察评定。

3 分表示轻度，思维显赘述，离题或逻辑障碍。思维的目的性有些障碍，在压力下显得有些联想散漫。

4 分表示中度，当交谈短暂和有序时尚可集中思维，当交谈较复杂或有轻微压力时就变得散漫或离题。

5 分表示偏重，普遍存在构思困难，在无压力时也经常显得离题、不连贯或联想散漫。

6 分表示重度，思维严重出轨及自相矛盾，导致明显的离题和思维中断，几乎是持续出现。

7分表示极重度，思维中断到支离破碎的程度，明显的联想散漫，导致完全无法交谈，如"语词杂拌"或缄默。

P3 幻觉行为（Hallucinatory behavior） 指语言表达或行为表明其知觉并非通过客观刺激产生，可以听觉、视觉、嗅觉或躯体感觉的形式出现。依据会谈中语言表达和躯体表现评定，也可由基层保健工作者或家属提供。

3分表示轻度，一种或两种清晰但不经常出现的幻觉，或若干模糊异常的知觉，不引起思维或行为的扭曲。

4分表示中度，幻觉频繁出现但并不持续，患者的思维和行为仅受轻微的影响。

5分表示偏重，幻觉频繁出现，可能涉及一种以上感觉系统，导致思维扭曲和/或妨碍行为，患者可能对这些体验给予妄想性的解释并出现情绪反应，偶尔也出现语言反应。

6分表示重度，幻觉几乎持续存在，以致严重妨碍思维和行为，患者对这些幻觉信以为真，频繁地情绪和语言反应导致功能障碍。

7分表示极重度，患者对幻觉几乎全神贯注，幻觉实质上支配患者的思维和行为，幻觉被赋予固定的妄想性解释，并引起语言和行为反应，包括对命令性幻听的服从。

P4 兴奋（Excitement） 指活动过度，表现在动作行为加速，对刺激的反应增强，高度警觉或过度的情绪不稳。依据会谈中动作行为的表现评定，也可由基层保健工作者或家属提供。

3分表示轻度，会谈中轻度的激越，警觉增高，或轻度的激动，但没有明显兴奋或情绪不稳的发作，讲话有轻微的紧迫感。

4分表示中度，会谈中表现出明显的激越或激动，影响语言和一般动作或偶有短暂爆发。

5分表示偏重，观察到明显的活动过度或频繁的动作行为爆发，造成患者在任何时候都难以保持坐姿超过数分钟。

6分表示重度，会谈中明显兴奋，注意力受限，在某种程度上影响个人功能，诸如饮食和睡眠。

7分表示极重度，明显的兴奋严重妨碍饮食和睡眠，无法进行人际交往，言语和动作行为的加速可能导致言语不连贯和衰竭。

P5 夸大（Grandiosity） 指夸张己见及不现实的优势信念，包括一些妄想，如非凡的能力、财富、知识、名望、权力和道德正义。依据会谈中思维的自然表达，及由基层保健工作者或家属提供的这些想法对其行为的影响评定。

3分表示轻度，显出有些自大或自夸，但没有明确的夸大妄想。

4分表示中度，明确地和不切实际地感到自己比他人优越，有一些尚未定型的关于特殊地位或能力的妄想，但并未照此行动。

5分表示偏重，表达出有明确的关于非凡能力、地位或权力的妄想，影响患者的态度，但不影响行为。

6分表示重度，表达出有明确的优势妄想，涉及一个以上的项目（财富、知识、名望等），显著影响人际交往，并可能付诸行动。

7分表示极重度，思维、人际交往和行为受多重妄想的支配，这些妄想包括惊人的能力、财富、知识、名望、权力和道德水平，可能具有古怪的性质。

P6 猜疑/被害（Suspiciousness/persecution） 指不现实或夸大的被害观念，表现在防卫、不信任态度、多疑的高度戒备，或是认为他人对其有伤害的非常明显的妄想。依据会谈中思维的自然表达，及由基层保健工作者或家属提供的这些想法对患者行为的影响评定。

3分表示轻度，表现出防卫或甚至公开的不信任态度，但思维，交往和行为很少受到影响。

4分表示中度，明确地显示出不信任感，并妨碍会谈和/或行为，但没有被害妄想的证据，或者，可能存在结构松散的被害妄想，但这些似乎不影响患者的态度或人际关系。

5分表示偏重，患者表现出明显的不信任感，以致严重影响人际关系，或者还存在明确的被害妄想，对人际关系和行为造成一定程度的影响。

6分表示重度，明确的泛化的被害妄想，可能是系统化的，显著地妨碍人际关系。

7分表示极重度，一整套系统性被害妄想支配患者的思维，社会交往和行为。

P7 敌对性（Hostility） 指语言或非语言表达出愤怒和怨恨，包括讥讽、被动攻击行为、辱骂和袭击。依据会谈中观察其人际行为，及由基层保健工作者或家属提供情况评定。

3分表示轻度，间接地或有限地表示愤怒，如讥讽，不尊敬，表达敌意及偶尔易激怒。

4分表示中度，存在明显敌对态度，经常表现易激惹及直接表达愤怒和怨恨。

5分表示偏重，患者高度易激惹，偶尔有辱骂或威胁。

6分表示重度，不合作和辱骂或威胁显著地影响会谈，且严重影响社会交往，患者可能具有暴力和破坏性，但没有对他人进行人身攻击。

7分表示极重度，明显地愤怒造成极度不合作，无法与他人交往或对他人进行人身攻击。

N1 情感迟钝（Blunted affect） 指情绪反应减弱，以面部表情、感觉调节及体态语言的减少为特征。依据会谈中观察情感基调和情绪反应的躯体表现评定。

3分表示轻度，面部表情和体态语言似乎显得呆板、勉强、做作，或缺少变化。

4分表示中度，面部表情和体态语言的减少使患者看上去迟钝。

5分表示偏重，情感总体上显得"平淡"，面部表情仅偶尔有所变化，缺乏体态语言。

6分表示重度，大部分时间表现明显的情感平淡和缺乏情绪表达，可能存在无法调控的极端情感发泄，如兴奋、愤怒或不恰当的无法控制的发笑。

7分表示极重度，完全缺乏面部的表情和体态语言，患者似乎持续地显示出木讷的表情或毫无表情。

N2 情绪退缩（Emotional withdrawal） 指对生活事件缺乏兴趣、参与和情感投入。依据基层保健工作者或家属提供情况，及会谈中观察到的人际行为评定。

3分表示轻度，常缺乏主动性，偶尔显得对周围事件缺乏兴趣。

4分表示中度，患者总体上对环境和环境变化有情绪隔阂，但给予鼓励仍可参与。

5分表示偏重，患者对环境中的人和事件有明显的情绪疏远，抵抗任何参与的努力，患者显得疏远、温顺和漫无目的，但至少可进行短暂的交谈，注意个人需求，有时需要帮助。

6分表示重度，明显地缺乏兴趣和情绪投入，导致与他人只能进行有限的交谈，常常忽略个人功能，因此患者需要协助和监督。

7分表示极重度，极度的兴趣和情绪投入的缺乏导致患者几乎完全退缩，无法交谈，并忽略个人需求。

N3 （情感）交流障碍（Poor rapport） 指缺乏人际交往中的感情投入、交谈时的坦率及亲密感、兴趣或对会谈者的投入，表现在人际关系疏远及语言和非语言交流的减少。依据会谈中的人际行为评定。

3分表示轻度，交谈以呆板、紧张或音调不自然为特征，可能缺乏情绪深度或停留在非个人的、理智性的水平。

4分表示中度，患者显出典型的冷淡，人际关系相当疏远、患者可能机械地回答问题，表现不耐烦或表示无兴趣。

5分表示偏重，明显地不投入并妨碍到会谈的词汇表达量，患者可能避开眼神的接触或面部表情的交流。

6分表示重度，患者显得高度冷漠，有明显的人际疏远，回答问题敷衍，很少有投入会谈的非语言迹象，常常避开眼神的接触和面部表情的交流。

7分表示极重度，患者完全不投入会谈，显得完全冷漠，会谈中始终回避语言和非语言交流。

N4 被动/淡漠的社交退缩（Passive/apathetic social withdrawal） 指因被动、淡漠、缺乏精力或意志力使社会交往的兴趣和主动性下降，这导致人际投入的减少及对日常活动的忽视。依据基层保健工作者或家属提供的患者社会行为的情况评定。

3 分表示轻度，显示对社会活动偶有兴趣，但主动性较差，通常只有在他人先主动表示时才会参与。

4 分表示中度，被动地参与大部分的社会活动，但以无兴趣或机械的方式出现，倾向于退缩到不显眼的地方。

5 分表示偏重，仅被动参与少数社会活动，且显得毫无兴趣或主动性，通常只花很少时间与他人相处。

6 分表示重度，趋于淡漠和孤立，极少参与社会活动，偶尔忽视个人需求，很少有自发的社会接触。

7 分表示极重度，极度的淡漠，与世隔绝，忽视个人需求。

N5 抽象思维困难（Difficulty in abstract thinking） 指抽象-象征性思维模式受损，表现在分类、概括及解决问题时超越具体自我中心的过程出现困难。依据会谈中回答相似性问题和谚语解释类问题，及使用具体抽象模式的情况。

3 分表示轻度，对较难的谚语倾向于照字面或给予个人化的解释，对极抽象和关联偏远的概念有些困难。

4 分表示中度，经常使用具体化的思维模式，对大多数谚语和某些分类有困难，倾向于被功能性方面和显著特征所迷惑。

5 分表示偏重，以具体化的思维模式为主，对大多数谚语和许多分类有困难。

6 分表示重度，无法领会任何谚语或比喻的抽象意义，仅能对最简单的相似事例作公式化的分类，思维空洞贫乏，或固定在功能性方面、显著特征和个人特质的解释。

7 分表示极重度，只会使用具体化的思维模式，显示对谚语、一般隐喻或明喻及简单的分类无法理解，甚至不会用显著的和功能性的特征作为分类的依据。本分级可适用于因显著认知功能缺损而无法与主试者进行最低限度交流的情况。

N6 交谈缺乏自发性和流畅性（Lack of spontaneity and flow of conversation） 指交谈的正常流畅性下降，伴有淡漠，缺乏意志，防卫或认知缺损，表现在交流过程的流畅性和创造性下降。依据会谈中观察认知语言过程评定。

3 分表示轻度，交谈显示很少有主动性，患者的回答简短且不加修饰。需要会谈者给予直接的和引导性的问题。

4 分表示中度，交谈缺乏自然流畅，显得不顺畅或停顿，经常需要引导性的问题以诱导出充分的反应和交谈的进程。

5 分表示偏重，患者表现明显的缺乏自发性及坦率，回答会谈者提问时仅用 1 个或 2 个简短的句子。

6 分表示重度，患者的反应仅局限于几个单字或短语，以回避或缩短交谈（如"我不知道"，"我没空说"），使交谈发生严重困难，且毫无效果。

7 分表示极重度，语言的流出最多局限于偶然的呓语，使交谈无法进行。

N7 刻板思维（Stereotyped thinking） 指思维的流畅性、自发性和灵活性下降，表现在刻板、重复或思维内容空洞。依据会谈中观察认知语言过程评定。

3 分表示轻度，态度或信念有些僵化，患者可能拒绝考虑另一种见解，或难以从一种观点改变成另一种观点。

4 分表示中度，交谈围绕着一个重复的主题，导致改变话题困难。

5 分表示偏重，思维刻板及重复，尽管会谈者努力，交谈仍仅局限于两三个受限的主题。

6 分表示重度，无法控制地重复要求、声明、观点或问题，严重地妨碍交谈。

7 分表示极重度，思维、行为和交谈被不断重复的牢固的观点或有限的短语所支配，导致患者的交流明显刻板、不恰当并受到限制。

G1 关注身体健康（Somatic concern） 指诉说躯体不适或坚信有躯体疾病或机能失常，其范围从模糊的病感到身患重病的明确的妄想。依据会谈中表达的思维内容评定。

3 分表示轻度，明显关心健康或身体问题，偶尔会提出问题并希望得到保证。

4 分表示中度，主诉健康不佳或身体功能失常，但没有达到妄想的确信无疑，过度关心可通过保证而减轻。

5 分表示偏重，患者大量或频繁地主诉患躯体疾病或身体功能失常，或显示 1～2 个关于这些主题的妄想，但尚未被其占据。

6 分表示重度，患者被一个或几个明确的关于躯体疾病或器质性功能失常的妄想所占据，但情感尚未陷入其中，其思维经会谈者的努力能有所转移。

7 分表示极重度，大量而频繁地诉说躯体妄想，或是一些灾难性的躯体妄想，完全支配患者的思维和情感。

G2 焦虑（Anxiety） 指主观体验到神经紧张，担忧、恐惧或坐立不安，其范围从对现在或将来的过分关心到惊恐的感觉。依据会谈中的语言表达和相应的躯体表现评定。

3 分表示轻度，表示有些担忧、过度关心或主观的坐立不安，但没有诉说或表现出相应的躯体症状和行为。

4 分表示中度，患者诉说有明显的神经紧张症状，并反映出轻微的躯体症状，如手的震颤和过度出汗。

5 分表示偏重，患者诉说有严重的焦虑问题，具有显著的躯体症状和行为表现。如明显的肌肉紧张，注意力下降，心悸或睡眠障碍。

6 分表示重度，几乎持续感受到害怕并伴有恐惧，明显的坐立不安，或有许多躯体症状。

7 分表示极重度，患者的生活严重地被焦虑困扰，焦虑几乎持续存在，有时达到惊恐的程度或表现为惊恐发作。

G3 自罪感（Guilt feelings） 指为过去真实或想象的过失而后悔或自责的感觉。依据会谈中语言表达的罪恶观念及其对态度和思维的影响评定。

3 分表示轻度，询问时引出患者对微小事件的模糊的内疚或自责，但患者显然并不过分在意。

4 分表示中度，患者明确表示在意他对过去发生的一件真实事件的责任，但并未被其占据，态度和行为基本未受影响。

5 分表示偏重，患者表示出强烈的罪恶感，伴有自我责难或认为自己应受惩罚，罪恶感可能有妄想基础，可能自发形成，可能来源于某种先占观念或抑郁心境。且不易被会谈者缓解。

6 分表示重度，带有妄想性质的强烈的罪恶观念，导致出现绝望感或无价值感，患者认为应该为其过失受到严厉惩罚，甚至认为他现在的生活处境就是这种惩罚。

7 分表示极重度，患者的生活被不可动摇的罪恶妄想所支配，感到自己应受严厉的惩罚，如终身监禁、酷刑或处死，可能伴有自杀念头，或将他人的问题归咎于自己过去的过失。

G4 紧张（Tension） 指因恐惧、焦虑和激越而表现出明显的躯体症状，如僵直、震颤、大量出汗和坐立不安。依据会谈中语言表达的焦虑及紧张的躯体表现的严重程度评定。

3 分表示轻度，姿势和动作表现出轻微担忧，如轻度僵硬，偶尔坐立不安，变换姿势或手部轻微快速震颤。

4 分表示中度，明显的紧张表现出多种症状，如局促不安，明显的手部震颤，过度出汗或紧张性作态。

5 分表示偏重，显著的紧张表现为许多症状，如紧张性颤抖，大量出汗和坐立不安，但会谈的进行并未受到明显的影响。

6 分表示重度，显著的紧张妨碍人际交往，如持续的局促不安，无法静坐或过度换气。

7 分表示极重度，明显的紧张表现为惊恐症状或显著的动作加速，如快速地来回走动和无法静坐超过 1 分钟，使会谈无法进行。

G5 装相和作态（Mannerisms and posturing） 指不自然的动作或姿势，以笨拙、夸张、紊乱或古怪表现为特征。依据会谈中观察躯体表现评定，也可由基层保健工作者或家属提供。

3 分表示轻度，动作轻度不自然（awkward）或轻微的姿势僵硬。

4 分表示中度，动作明显不自然（awkward）或不连贯，或短时间保持一种不自然的姿势。

5 分表示偏重，观察到偶有古怪的仪式动作或扭曲的姿势，或长时间保持一种异常的姿势。

6 分表示重度，经常重复出现古怪的仪式动作、作态或刻板动作，或长时间保持一种扭曲的姿势。

7 分表示极重度，持续不断的仪式动作、作态或刻板动作导致功能严重受损，或几乎一直保持一种不自然的固定姿势。

G6 抑郁（Depression） 指悲伤、沮丧、无助和悲观厌世的感觉。依据会谈中抑郁心境的语言表达，及其对患者态度和行为的影响评定。也可由基层保健工作者或家属提供。

3 分表示轻度，只在被问及时表示有些悲伤或失去信心，但总的态度或行为举止没有抑郁表现。

4 分表示中度，明显地感到悲伤或无望，可能自发地流露，但抑郁心境未对行为或社会功能造成很大损害，患者通常还能高兴起来。

5 分表示偏重，明显的抑郁心境伴有明显的悲伤、悲观厌世，丧失社会兴趣，精神运动迟滞和食欲、睡眠障碍，患者不易高兴起来。

6 分表示重度，明显的抑郁心境伴有持续的痛苦感，偶尔哭泣，无望和无价值感。另外，对食欲和/或睡眠以及正常动作和社会功能有严重影响，可能有自我忽视的症状。

7 分表示极重度，抑郁感觉严重妨碍大多数主要功能，症状包括经常哭泣，明显的躯体症状，注意力损害，精神运动迟滞，丧失社会兴趣，自我忽视，可能的抑郁或虚无妄想，和/或可能有自杀意念或行为。

G7 动作迟缓（Motor retardation） 指动作的能动性减退，表现在动作和言语的减慢或减少，对刺激的反应减退及身体（肌肉）的张力降低。依据会谈中的表现评定，也可由基层保健工作者或家属提供。

3 分表示轻度，轻微的但可观察到的动作或讲话速度减慢，患者的谈话内容和姿势有点不足。

4 分表示中度，患者的动作明显减慢，讲话的特点是词汇量不足，包括反应期延长，停顿延长或语速缓慢。

5 分表示偏重，动作的能动性明显减退，导致会谈内容非常不足，或影响社会和职业功能，常常发现患者呆坐或卧床。

6 分表示重度，动作极其缓慢，导致极少活动和讲话，患者基本上整天呆坐或卧床。

7 分表示极重度，患者几乎完全不动，对外界刺激毫无反应。

G8 不合作（Uncooperativeness） 指主动拒绝按照重要人物的意愿行事，包括会谈者、医院工作人员或家属，可能伴有不信任、防御、顽固、否定、抵制权威、敌对或好斗。依据会谈中观察到的人际行动评定，也可由基层保健工作者或家属提供。

3 分表示轻度，以一种愤恨、不耐烦或讥讽的态度服从。会谈中可能婉转地反对敏感问题。

4 分表示中度，偶尔直率地拒绝服从正常的社会要求，如整理自己的床铺，参加安排好的活动等。患者可能表现敌对、防御或否定的态度，但通常仍可共事。

5 分表示偏重，患者经常不服从周围环境的要求，可能被他人认为是一个"流浪者"或有"严重的态度问题"，不合作表现为对会谈者明显的防御或易激惹，可能对许多问题不愿回答。

6 分表示重度，患者高度不合作，否定，甚至可能好斗，拒绝服从大部分社会要求，可能不愿开始或完成整个会谈。

7 分表示极重度，主动地抗拒严重影响日常功能的大多数方面，患者可能拒绝任何社交活动、个人卫生、与家属或工作人员谈话，甚至拒绝简短的会谈。

G9 不寻常思维内容（Unusual thought content） 指奇怪、幻想式或荒诞的念头，其范围从离谱或不典型到歪曲的、不合逻辑的和明显荒谬的想法。依据会谈中思维内容的表达评定。

3 分表示轻度，思维内容有些奇怪或特异，或熟悉的观念，却用在古怪的上下文中。

4 分表示中度，观念经常被歪曲，偶尔显得非常古怪。

5 分表示偏重，患者表达许多奇怪的幻想的思维内容（如：是国王的养子，是死亡名单的逃脱者）或一些明显荒谬的想法（如：有 100 个子女，通过牙齿填充物收到来自外太空的无线电信息）。

6 分表示重度，患者表达许多不合逻辑的或荒谬的观念，有些具有非常古怪的性质（如：有 3 个脑袋，是外星人）。

7 分表示极重度，思维充满荒谬、古怪和怪诞的想法。

G10 定向障碍（Disorientation） 指与环境联系的意识丧失，包括人物、地点和时间，可能由意识混乱或戒断引起。依据会谈中对定向问题的反应评定。

3 分表示轻度，一般的定向尚可，但精确的定向有些困难，如患者知道他在何地，但不知道确切地址；知道医院工作人员的名字，但不知道他们的职能；知道月份，但星期几搞错1天，或日期相差2天以上，可能有兴趣范围狭窄，表现为熟悉身边的环境但不知道外围的环境，如认识工作人员，但不认识市长或总统。

4分表示中度，只能对时间、地点、人物部分定向，如患者知道他在医院里，但不知道医院的名称；知道他所在城市的名称，但不知道村镇或行政区的名称；知道他主治人员的名字，但不知道其他直接照料者的名字；知道年份和季节，但不知道确切的月份。

5分表示偏重，人物、时间、地点的定向力大部分受损，患者只有一些模糊的概念，如他在何处，似乎对环境中的大多数人都感觉陌生，可能会正确或接近地说出年份，但月份、星期几，或甚至季节都不知道。

6分表示重度，人物、地点、时间定向力明显丧失，如：患者不知道身在何处，对日期的误差超过1年；仅能说出当前生活中一两个人名。

7分表示极重度，患者完全丧失人物、地点、时间定向力，严重混乱，完全忽视自己身在何处，现在的年份，甚至最熟悉的人，如父母、配偶、朋友和主治人员。

G11 注意障碍（Poor attention） 指警觉集中障碍，表现为注意力不集中，受内外刺激而分散注意力，以及驾驭、维持或转移注意力到新刺激时存在困难。依据会谈中的表现评定。

3分表示轻度，注意力集中受限，偶尔容易分心或在会谈将结束时显得注意力不集中。

4分表示中度，会谈因注意力容易分散的倾向而受影响，难以长时间将注意力集中在一个主题上，或难以将注意力转向新的主题。

5分表示偏重，会谈因为注意力不集中，分散和难以适当地转换注意点而受到严重影响。

6分表示重度，患者的注意力由于受内在的或外部的刺激而明显分散，注意仅能维持片刻或需作很大努力。

7分表示极重度，注意力严重障碍，以致简短的交谈都无法进行。

G12 判断和自知力缺乏（Lack of judgment and insight） 指对自身精神状况和生活处境的认识或理解力受损，表现在不能认识过去或现在的精神疾病或症状，否认需要在精神科住院治疗，所做决定的特点是对后果错误的预期，及不切实际的短期和长期计划。依据会谈中思维内容的表达评定。

3分表示轻度，认识到有某种精神障碍，但明显低估其严重性，治疗的意义或采取措施以避免复发的重要性，可能对未来计划的构想力差。

4分表示中度，患者表现为对疾病只有模糊或肤浅的认识，对于承认患病动摇不定，或对存在的主要症状很少认识，如妄想、思维混乱、猜疑和社会退缩，患者可能将需要治疗理解为减轻一些较轻的症状，如焦虑、紧张和睡眠困难。

5分表示偏重，认识到过去但不是现在有精神障碍，如提出质疑，患者可能勉强承认一些无关的或不重要的症状，并倾向于以完全错误的解释或妄想性思维来加以开脱，同样，认为不需要精神治疗。

6分表示重度，患者否认曾患精神障碍，患者否认过去或现在存在任何精神症状，尽管尚能顺从，但否认需要治疗和住院。

7分表示极重度，断然否认过去或现在存在精神疾病，对目前的住院和治疗给予妄想性的解释（如因过失而受惩罚，被人迫害等），患者因此拒绝配合治疗者、药物或其他治疗。

G13 意志障碍（Disturbance of volition） 指意志的产生、维持及对思维、行为、动作、语言的控制障碍。依据会谈中的思维内容和行为表现评定。

3分表示轻度，患者的谈话和思维有些犹豫不决，轻度妨碍言语和认知过程。

4分表示中度，患者经常出现矛盾症状，做决定有明显的困难，交谈可因思维的变化不定而受影响，言语和认知功能明显受损。

5分表示偏重，意志障碍妨碍思维及行为，患者表现严重的犹豫不决，妨碍社会和动作活动的产生和持续，也可能表现为言语停顿。

6分表示重度，意志障碍妨碍简单的、自主的动作功能，如穿衣和梳理，明显地影响言语功能。

7分表示极重度，意志几乎完全丧失，表现为严重的运动和语言抑制，导致不动和/或缄默。

G14 冲动控制障碍（Poor impulse control） 指对内在冲动反应的调节和控制障碍，导致不顾后果的、突然的、无法调节的、武断的或误导的紧张和情绪的宣泄。依据会谈中观察到的行为及由基层保健工作者或家属提供的信息评定。

3分表示轻度，当面对应激或不如意时，患者容易出现愤怒和挫折感，但很少有冲动行为。

4分表示中度，患者对轻微的挑衅就会愤怒和谩骂，可能偶尔出现威胁、破坏或一两次身体冲突或程度较轻的打架。

5分表示偏重，患者反复出现冲动，包括谩骂、毁物或身体威胁，可能有一两次严重地攻击，以致患者需要隔离、身体约束或必要时给予镇静。

6分表示重度，患者经常不计后果地出现攻击行为、威胁、强人所难和毁物，可能有性攻击，可能为对幻听命令的行为反应。

7分表示极重度，患者出现致命的攻击，性侵犯，反复的残暴行为或自

残行为。需要不断地直接监护或约束以控制其危险性冲动

G15 先占观念（Preoccupation） 指专注于内在产生的思维和感觉。因内向体验而损害现实定向和适应性行为。依据会谈中对人际行为的观察评定。

3分表示轻度，过分关注个人需要和问题，使会谈转向自我中心的主题，对他人缺乏关心。

4分表示中度，患者偶尔表现自我专注，好像在做白日梦或关注内在体验，轻度妨碍交往。

5分表示偏重，患者常表现为专注于内向体验，明显影响社交和会谈功能，如出现目光呆滞、喃喃自语或自言自语，或出现刻板的动作模式。

6分表示重度，明显的内向性思维伴孤独性体验，使注意力、交谈能力及对环境的定向力严重受限，患者经常一个人微笑、大笑、喃喃自语、自言自语或大叫。

7分表示极重度，严重地专注于内向体验，极度影响所有重要的行为，患者不断地对幻觉做出语言和行为反应，很少注意他人或外部环境。

G16 主动回避社交（Active social avoidance） 指社交减少伴有不当的恐惧、敌对或不信任。依据基层保健工作者或家属提供的社交功能状况评定。

3分表示轻度，患者与他人相处时似乎显得不自在，喜欢独自消磨时光，虽然在要求下仍在参加社会活动。

4分表示中度，患者非常勉强地参加所有或大部分社交活动，但可能需要劝说，或可能因焦虑、猜疑或敌对而提早退出。

5分表示偏重，尽管他人努力邀请他，患者仍恐惧或愤怒地回避许多社会交往，倾向于独自消磨空闲时间。

6分表示重度，患者因恐惧、敌对或不信任而极少参加社交活动，当他人接近时，患者表现出强烈的中止交往的倾向。总的来说，他将自己与他人隔离。

7分表示极重度，患者因极恐惧、敌对或被害妄想而不参加社交活动，最严重时患者回避所有的交往而与世隔绝。

3个补充项目是 S1 愤怒；S2 延迟满足困难；S3 情感不稳。由于不作为常规评定项目，也不计入总分，所以本节不作介绍。

【评定注意事项】

由经量表使用训练的精神科医师对患者做精神检查后，全面综合检查中患者的言语表达、检查者的观察和知情人提供的有关信息进行评定。会谈开始应有一段开放式的交谈，以便观察患者的语言量和流畅性、主动性等。其配套的临床检查提纲（SCI-PANSS）是一个很好地辅助完成整个量表检查的工具，对初用者尤其有帮助，也有助于提高检查的一致性。

同一评分等级内的症状是并列关系，不要求所有描述要点都必须观察到

才能评此级。如果同时符合几个评分等级，原则取高分。

评定的时间范围通常指定为评定前 1 周内的全部信息。整个评定需时30～50 分钟。

【结果分析】

1. 阳性量表分　组成阳性量表的 7 项得分总和。可能得分范围是 7～49 分。

2. 阴性量表分　组成阴性量表的 7 项得分总和。可能得分范围是 7～49 分。

3. 一般精神病理量表分　组成一般精神病理量表的 16 项得分总和。可能得分范围是 16～112 分。

4. 复合量表分　阳性量表分减去阴性量表分。可能得分范围从－42 到＋42。

5. 总分（粗分）　30 项得分总和。3 个补充项目一般不计入总分。

6. 标准分（T 分）　根据粗分查常模表获得。量表作者提供的常模样本为 240 例 DSM－Ⅲ诊断明确的精神分裂症患者。年龄 18 岁～68 岁，平均（33.1±10.21）岁。总病程（10.7±8.9）年。男性 179 例，女性 61 例，黑人 106 例，白人 60 例，西班牙裔 74 例。

7. 症状群分　为组成症状群的项目得分之和。量表作者归纳了有 6 组症状群：

(1) 反应缺乏：由 N1，N2，G7，G10 组成。

(2) 思维障碍：由 P2，P3，P5，G9 组成。

(3) 激活性：P4，G4，G5 组成。

(4) 偏执：由 P6，P7，G8 组成。

(5) 抑郁：由 G1，G2，G3，G6 组成。

(6) 补充（攻击性）：由 P4，P7，G6，S1，S2，S3 组成。

8. 因子分　为组成各因子项目的得分之和。因各常模的因子分析结果不尽相同，各因子的组成和计算也有所不同。

9. 分型　量表作者提出，根据阳性量表和阴性量表的得分情况，可将精神分裂症分为以阳性症状为主的Ⅰ型和以阴性症状为主的Ⅱ型。分型标准主要有两种，一种是计算阳性量表/阴性量表中评为 4 分以上的项目数，达到 3 项或以上即为Ⅰ型/Ⅱ型；另一种是看复合量表分，正值为Ⅰ型，负值为Ⅱ型。

其中常用的公认指标为阳性量表分，阴性量表分，一般精神病理量表分和总分。

【应用评价】

与经典的简明精神病量表 BPRS 相比，PANSS 不仅涵盖了 BPRS 的 18 个条目，具有很好的可比性，而且兼顾了精神分裂症的阳性症状和阴性症状及一般精神病理症状，较全面地反映了精神病理全貌。明确的项目定义和分级评定标准，大大提高了量表评定的可操作性和一致性。若能应用它的半定式检查提纲，更能进一步提高评定的效率和一致性。

因 PANSS 的项目数较多，评分标准规定详细，在提高量表品质的同时，影响了临床应用的便利性，不如 BPRS 来得方便，但用于研究中的优越性是毋庸置疑的。

经测试，PANSS 的 4 个量表均呈正态分布，没有重大偏移或峰态出现。各量表 α 系数为 0.73～0.83，精简任何一项均不再进一步提高。一般精神病理量表的分半信度为 0.80。各量表重测信度指数为 0.77～0.89。阳性量表与阴性量表间互为负相关，它们的相互排斥，支持了量表的结构效度。

我国的 PANSS 合作研究小组测试了 190 例符合 CCMD-2-R 精神分裂症诊断标准的患者，平均总分 83.67，阳性量表分 22.84，阴性量表分 22.18，一般精神病理量表分 38.66。总分与标准分转换常模如表 4-2 所列。其 25，50，75 百分位的 PANSS 原始评分值分别为：总分 73，81，92 分；阳性分量表 19，22，26 分；阴性分量表 16，21，27 分；一般精神病理量表 33，37，43 分；复合量表－6，2，7 分。与 BPRS 的相关系数为 0.8879。因子分析得出 5 个因子：

1. 阴性因子　包括 N1 情感迟钝，N2 情绪退缩，N3 情感交流障碍，N4 被动淡漠社会退缩，N6 言谈缺乏主动性，G7 动作迟缓，G13 意志障碍，G16 主动回避社交，P5 夸大等 9 项。

2. 认知因子　包括 P2 概念紊乱，N5 抽象思维困难，N7 刻板思维，G5 装相和作态，G10 定向障碍，G11 注意障碍，G15 先占观念等 7 项。

3. 阳性因子　包括 P1 妄想，P3 幻觉，P6 猜疑/被害，G9 不寻常思维内容等 4 项。

4. 兴奋因子　包括 P4 兴奋，P7 敌意，G8 不合作，G14 冲动控制障碍等 4 项。

5. 焦虑抑郁因子　包括 G1 关注身体健康，G2 焦虑，G4 紧张，G6 抑郁，G3 自罪感，G12 判断和自知力障碍等 6 项。

有一点需要说明，PANSS 包括了 BPRS 的所有项目，因此也有人以 PANSS 中的相关项目，给出 BPRS 分值。但需注意，两者的项目定义及分级标准，虽大致相同，但还是有所区别的。因此，如以 PANSS 评定推算 BPRS 时应予注明。

表 4‑2　190 例精神分裂症 PANSS 评分的分布：原始分与百分位数的转换

百分位	PANSS 原始分							
	阳性		阴性		复合		一般精神病理	
	中国	Kay	中国	Kay	中国	Kay	中国	Kay
99.9	40	37	41	40	25	21	75	67
99	38	33	40	36	23	15	65	60
98	37	31	39	34	20	13	60	58
95	33	29	37	32	17	10	54	54
90	30	26	33	29	14	7	48	50
85	29	25	31	28	12	5	46	48
80	28	24	29	27	11	4	45	46
72	27	23	27	26	8	3	44	44
70	26	22	26	25	7	2	43	43
65	25	21	25	24	6	1	41	42
60	24	20	24	23	4	0	39	40
55	23	19	22	22	3	—1	38	39
50	—	18	21	21	2	—2	37	38
45	22	—	20	—	0	—4	36	36
40	—	17	—	20	—2	—5	35	35
35	21	16	19	19	—3	—6	34	34
30	20	15	17	18	—4	—7	—	33
25	19	14	16	17	—5	—8	33	31
20	18	13	15	16	—9	—9	32	30
15	17	12	13	15	—10	—11	31	28
10	15	11	11	14	—15	—13	30	26
5	12	8	—	11	—20	—15	28	22
3	9	7	10	8	—25	—18	27	18
1	7	—	8	7	—29	—20	26	16
0.5	—	—	7	—	—31	—25	25	—

【量表表格】

量表 4‑4　　　　　阳性和阴性症状量表评分表

	无	很轻	轻度	中度	偏重	重度	极重
P1　妄想	☐	☐	☐	☐	☐	☐	☐
P2　联想散漫	☐	☐	☐	☐	☐	☐	☐
P3　幻觉行为	☐	☐	☐	☐	☐	☐	☐
P4　兴奋	☐	☐	☐	☐	☐	☐	☐

续表1

	无	很轻	轻度	中度	偏重	重度	极重
P5 夸大	☐	☐	☐	☐	☐	☐	☐
P6 猜疑/被害	☐	☐	☐	☐	☐	☐	☐
P7 敌对性	☐	☐	☐	☐	☐	☐	☐
阳性量表分							
N1 情感迟钝	☐	☐	☐	☐	☐	☐	☐
N2 情绪退缩	☐	☐	☐	☐	☐	☐	☐
N3 情感交流障碍	☐	☐	☐	☐	☐	☐	☐
N4 被动/淡漠社交退缩	☐	☐	☐	☐	☐	☐	☐
N5 抽象思维困难	☐	☐	☐	☐	☐	☐	☐
N6 交谈缺乏自发性和流畅性	☐	☐	☐	☐	☐	☐	☐
N7 刻板思维	☐	☐	☐	☐	☐	☐	☐
阴性量表分							
G1 关注身体健康	☐	☐	☐	☐	☐	☐	☐
G2 焦虑	☐	☐	☐	☐	☐	☐	☐
G3 自罪感	☐	☐	☐	☐	☐	☐	☐
G4 紧张	☐	☐	☐	☐	☐	☐	☐
G5 装相和作态	☐	☐	☐	☐	☐	☐	☐
G6 抑郁	☐	☐	☐	☐	☐	☐	☐
G7 动作迟缓							
C8 不合作	☐	☐	☐	☐	☐	☐	☐
G9 不寻常思维内容	☐	☐	☐	☐	☐	☐	☐
G10 定向障碍	☐	☐	☐	☐	☐	☐	☐
G11 注意障碍	☐	☐	☐	☐	☐	☐	☐
G12 判断和自知力缺乏	☐	☐	☐	☐	☐	☐	☐
G13 意志障碍	☐	☐	☐	☐	☐	☐	☐
G14 冲动控制缺乏	☐	☐	☐	☐	☐	☐	☐
G15 先占观念	☐	☐	☐	☐	☐	☐	☐
G16 主动回避社交	☐	☐	☐	☐	☐	☐	☐
一般精神病理量表分							

	无	很轻	轻度	中度	偏重	重度	极重
S1 愤怒	☐	☐	☐	☐	☐	☐	☐
S2 延迟满足困难	☐	☐	☐	☐	☐	☐	☐
S3 情感不稳	☐	☐	☐	☐	☐	☐	☐

第六节 Krawiecka 症状量表

这是一个简短实用的精神病性症状量表，也称 Manchester 量表，比较适用于慢性精神病患者，受到专家的推荐。有颜文伟的中译本，但国内应用得不多。

【项目和评定标准】

Krawiecka 量表共有 8 项（量表 4 - 5），主要包括 3 方面的内容：阳性症状，包括第 5 项妄想、第 6 项幻觉和第 7 项言语散漫或不连贯，共 3 项；阴性症状，包括第 3 项情感平淡或不协调、第 4 项精神运动性迟缓、第 8 项言语贫乏与缄默；情感症状，包括第 1 项抑郁和第 2 项焦虑。评分分为 5 级：0 表示无；1 表示轻度，虽有某些迹象，但很难考虑属于病态；2 表示中度，刚够得上称为病态的程度；3 表示显著；4 表示严重。具体项目和评分标准如下：

1. 抑郁　不仅包括交谈时所观察到的实际表现，如沮丧的神态、悲伤的面容或心灰意懒的模样，而且应该确定这种抑郁情绪是整个精神异常表现的一部分，即应对抑郁作出全面的临床评价。如果交谈时发现的抑郁程度与最近一周内的抑郁不相一致时，应按较重的状态评。

0 分表示无，在检查交谈时行为表现正常，未见抑郁。

1 分表示轻度，虽有某些抑郁迹象，如有时有些忧愁、缺乏热情等，但检查者不认为这是病态表现，或者可以认为这是患者的习惯表现，并不具有临床意义。

2 分表示中度，抑郁程度虽轻但临床意义已可肯定，或者在过去 1 周内有时感到抑郁苦闷，或感到自己平素表现迥然不同。

3 分表示显著，明显抑郁，或者在过去 1 周内常常有抑郁感觉，或有时抑郁使患者极感痛苦。

4 分表示严重，极重的抑郁，表现出重症抑郁的症状，强烈的自杀观念，控制不住的哭泣等，或者在过去 1 周内常常因抑郁而极度痛苦。

2. 焦虑　除了在检查交谈时直接观察到焦虑迹象外，应明确这种焦虑与整个精神异常现象有关（可能出现某些交感神经活动亢进的生理体征如手掌出汗、轻度颤抖、皮肤发红等）。如伴有运动性激越时，焦虑评分至少在 3 分或以上。如果交谈时的焦虑程度与最近 1 周中的焦虑不相一致时，应按较重的状态评。

0 分表示无，会谈检查时情绪正常。

1 分表示轻度，患者表现的紧张，看来是习惯非病态，或者可认为是对交谈场合的合理反应。

2 分表示中度，焦虑虽轻但临床意义已可肯定，或在过去 1 周内有时发生焦虑使患者感到苦恼。

3 分表示显著，显著的焦虑，如对交谈表示忧虑，需要安慰，但还不会因此中断谈话。可能伴有轻度运动性激越，或者在过去 1 周内常常发生焦虑并使患者感到苦恼，或者有时发生焦虑，导致极度痛苦。

4 分表示严重，极度的焦虑，使患者感到无法松弛，或者因焦虑而中断交谈。可伴有显著的运动性激越，或在头脑里盘踞着将会遇到令人可怕事情的想法，或者在过去 1 周中常有焦虑并引起极度痛苦。

3. 情感平淡或不协调　指应该有的情感反应在幅度和范围上有所缺损，患者在谈到自己情况时并不表达出客观事件对他的心理影响，如在谈到亲近的人们时没有热情。

0 分表示无，在会谈检查时情绪正常。

1 分表示轻度，患者在讨论能激起感情的主题时却显得言语简短，说话不多，或没有反应，但可认为这是他的习惯表现而不是病态。

2 分表示中度，情感反应缺损虽轻，但临床意义已可肯定，例如讨论重大问题时，比较肯定地缺乏情感基调；或者有时在会谈中会出现不协调情感反应。

3 分表示显著，显著的情感反应缺损，缺乏热情，例如在谈到自己的情况时不能表达出客观事件对他的心理影响，对将来也没有什么表示；或者常有轻度的不协调情感反应，或有时出现明显的情感不协调。

4 分表示严重，极显著的情感反应缺损。任凭怎样进行启发，也没有什么情感反应；或者常有明显的情感不协调，如毫无道理地盛气凌人或咯咯傻笑，以致明显干扰交谈。

4. 精神运动性迟缓

0 分表示无，检查中言语与姿态均属正常，对问题能迅速回答，显示出主动性及表情变化。

1 分表示轻度，虽有缓慢或主动性较差的迹象，但看来是习惯所致或还不能视为病态。

2分表示中度，可以觉察到缓慢或缺乏主动性，程度虽轻，但临床意义已可肯定，例如回答问题时有些延迟，但看来不是习惯而是病态。

3分表示显著，显而易见的精神运动性迟缓，肯定的病态。

4分表示严重，精神运动性迟缓极为严重。

5. 连续表达的妄想

0分表示无，检查时无异常。

1分表示轻度，离奇的想法和轻微的误解，例如认为核试验会造成坏天气，包括迷信和宗教观念等。

2分表示中度，超阶观念及牵连观念，或无疑是错误的解释，或特殊意义的异常解释。

3分表示显著，在数月前发生的肯定的妄想，而患者至今否认其存在，或对现有妄想不十分坚信。

4分表示严重，目前仍然坚信的肯定的妄想。

6. 幻觉　检查者应该确定在过去1周中是否有幻觉，如果有的话，是真性还是假性？是否正常？

0分表示无，无幻觉迹象。

1分表示轻度，虽有幻觉体验，但临床意义不肯定，或者是入睡前幻觉，或者是保留于记忆中的视觉印象或错觉。

2分表示中度，假性幻听或幻视，或患者能自知的幻觉，例如在生离死别后出现的幻觉。

3分表示显著，过去1周中曾有真性幻觉，但不常出现。

4分表示严重，过去1周中经常出现真性幻觉。

7. 言语散漫或不连贯

0分表示无。

1分表示轻度，虽然有时回答显得离奇古怪，但还够不上联想障碍，一般总能理解概念之间的联系，临床意义不肯定。

2分表示中度，有时表现出思维障碍的迹象（如联想松弛），但其余时间仍然连贯。

3分表示显著，常有联想障碍的迹象，但仍可与患者做有意义的言语交流；或者数次阵发的不连贯言语。

4分表示严重，由于缺乏词与词之间的直接联系，所回答的言语难以使人理解，言语常常不连贯，辨认不出意义上的前后线索。

8. 言语贫乏，缄默

0分表示无，言语的量与形式皆属正常。

1分表示轻度，患者只在别人与他讲话时才开口，往往只作简单回答。

2分表示中度，有时出现沉默，大部分交谈还比较顺利；或者谈话内容显得空洞、踌躇或简短。

3 分表示显著，以单字回答，常有长时间的停顿或干脆不回答；或者言语的量合理，但回答缓慢，犹豫支吾，缺乏内容，或重复，或离题，几乎不能做有意义的交谈。

4 分表示严重，在会谈时始终缄默，或只说二三个字，或者一直喃喃作声。

此外，Krawiecka 量表还附有治疗副作用 5 项，为震颤、肌强直、肌张力异常、静坐不能和视力模糊等。评为 3 级：0 表示无，1 表示轻度，2 表示为显著。

【评定注意事项】

评定员由经过训练的精神科专业人员担任。

评定时间范围一般为 1 周。1 次评定约需 15 分钟。

评定者应对患者的病史和已有的症状表现做全面了解后进行检查、评分。前 4 项主要根据患者的回答评分，后 4 项主要根据检查和观察评分。例如在作抑郁评分时，应根据患者在检查会谈时的表情和态度，以及在最近 1 周内所曾流露过的抑郁情绪，对比做出抑郁严重程度的全面临床评估。如果在检查中受检者表现的症状与最近 1 周内症状严重程度不一致，则按重的评。

【结果分析】

Krawiecka 量表的主要结果是单项分和总分。

【应用评价】

本量表的特点就是简单易操作。对治疗后的病情变化敏感。

作者报告，本量表信度良好。5 名评定员的联合检查结果 Kendell'W 为 $0.58 \sim 0.87$（$P < 0.01$）。国内已有人应用本量表作为慢性住院患者的评定工具，但无本量表中文版的性能报告。

【量表表格】

量表 4-5   **Krawiecka 量表**

条　目	评　分				
根据回答评					
1. 抑郁	0	1	2	3	4
2. 焦虑	0	1	2	3	4

续表

条　目	评　分				
3. 情感平淡或不协调	0	1	2	3	4
4. 精神运动性迟缓	0	1	2	3	4
根据检查评					
5. 连续的妄想	0	1	2	3	4
6. 幻觉	0	1	2	3	4
7. 言语散漫或不连贯	0	1	2	3	4
8. 言语贫乏与缄默	0	1	2	3	4

不良反应	无	轻度	显著
1. 震颤	0	1	2
2. 肌强直	0	1	2
3. 肌张力异常	0	1	2
4. 静坐不能	0	1	2
5. 视力模糊	0	1	2
6. 其他（注明：　　　）	0	1	2

（何燕玲　陈彦方　朱昌明）

参考文献

[1] Reinhard Mass R. Characteristic subjective experiences of schizophrenia. Schizophrenia Bullitin. 2000, 26 (4)：921-931

[2] 蔺华利，何燕玲. Eppendort 精神分裂症问卷中文版的信度与效度研究. 中国临床心理学杂志, 2003, 13 (1)：17-19

[3] 蔺华利，何燕玲. Eppendort 精神分裂症问卷中文版的因子分析. 上海精神医学, 2003, 15 (3)：156-158

[4] 王湘，姚树桥，樊旭辉，等. 缺陷型精神分裂症诊断量表中文版的信效度研究. 中国临床心理学杂志, 2005, 13 (4)：392-395

[5] 张鸿燕，肖卫东. 评价精神分裂症的抑郁症状——卡尔加里精神分裂症抑郁量表. 国际精神病学杂志, 2006, 33 (1)：8-12

[6] 周平，刘联琦，张斌，等. 卡尔加里精神分裂症抑郁量表（中文版）信效度初步分析. 中国心理卫生杂志, 2009, 23 (9)：638-642

[7] Overall JE, Gorham DR. Brief Psychiatric Rating Scale. Psychology, 1962, 10：799-812

[8] 张明园，汤毓华，梁建华，等. 简明精神病量表中译本的应用（1）信度检验. 中国

神经精神疾病杂志，1983，9：76-80

[9] 张明园，王征宇，汤毓华等. 简明精神病量表中译本的应用（2）效度检验. 中国神经精神疾病杂志，1984，10：74-77

[10] 张明园，王征宇. 简明精神病量表中译本的应用（3）因子分析. 中国神经精神疾病杂志，1984，10：157-160

[11] 颜文伟，译. 简明精神病量表（定标）（BPRS-A）. 上海精神医学，1990，新2（增）：3-7

[12] Andreasen NC. Scale for Assessment of Negative Symptoms. University of IOWA，USA：IOWA City，1984

[13] 费立鹏. 精神病阴性阳性症状量表使用有关问题. 武汉：湖北科学技术出版社，1990

[14] 夏梅兰，译. 阴性症状评定量表（SANS）. 上海精神医学，1990，新2（增）：7-9

[15] 夏梅兰，译：阳性症状评定量表（SANS）. 上海精神医学. 1990，新2（增）：10-15

[16] Kay SR，Fiszbein A & Opler LA. The Positive and Negative Syndrome Scale (PANSS) for schizophrenia. Schizophrenia Bulletin，1987，13，261-276

[17] Kay SR，Opler LA & Lindenmayer JP. Reliability and validity of the Positive and negative Syndrome Scale for schizophrenics. Psychiatry Research，1988，23，99-110

[18] 何燕玲，张明园. 阳性和阴性症状量表的中国常模和因子分析. 中国临床心理学杂志，2000，8（2）：65-69

[19] 司天梅，杨建中，舒良，等. 阳性和阴性症状量表（PANSS，中文版）的信、效度研究. 中国心理卫生杂志，2004，18（1）：45-47

[20] Krawiecka M，et al（颜文伟，译）. Krawiecka 症状量表. 上海精神医学，1990，新（2）增：19

[21] Krewiecka M，et al. A standard psychiatric assessment scaie for rating chronic psychiatric patients. Acta Psychiat Scand，1977，55：299-308

第五章 躁狂量表

第一节 概　　述

　　此类量表用于评定躁狂状态的严重程度，主要适用于处于躁狂发作的情感障碍和分裂情感性精神病患者。也可与精神分裂症量表结合使用来评估以兴奋躁动和行为紊乱为主要临床相的精神分裂症患者，以弥补精神分裂症量表对兴奋行为症状评估的不足。这种情况下，躁狂量表的个别项目可能得分较高，但总分一般不如躁狂发作者高。

　　躁狂状态评定量表的制订起步较晚，出版于 1970 年代以后，数量上不如精神分裂症量表多，应用也相对少些。躁狂症状相对集中，主要为精神运动性兴奋的情感、思维、言语和行为表现，加个别精神病性症状。各量表大同小异，主要量表如表 5-1 所列。这些量表都有良好的信度和效度，并已应用于临床和研究，其中疗效评估用得最多的还是 Young 等编制的躁狂评定量表（MRS），应用数据最丰富，是新编躁狂量表平行效度的参照标准。但在我国却还比较陌生，反而是 Bech 和 Rafaelsen 的躁狂量表自 1980 年作者来我国举办讲习班并经我国量表协作组试用后，长期使用至今，已成为躁狂症状的临床常规评定和研究工具，在我国影响较大。Manchester 护士用躁狂评定量表（MNRS-M），医师用躁狂评定量表（CARS-M）和（Altman）自评躁狂量表（ASRM）制订得迟一些，应用得也相对较少。据报道，CARS-M 有很好的信度和效度，但还需要积累更多的实践应用资料。

　　近年，在临床工作中发现，相当比例的双相情感障碍长期被漏诊，其重要原因为患者和医师未能识别可能存在的躁狂情况，特别是轻躁狂发作，因而开发了一些用以筛查躁狂/轻躁狂量表。用得较多的是 Hirschfeld 的心境障碍问卷（MDQ）和 Angst 的轻躁狂检测清单（HCL-32）。本章拟作介绍。

表 5-1	主要躁狂量表清单	
量表名称	英文缩写	作者及编制年份
Bech-Rafaelsen 躁狂量表	BRMS	Bech & Rafaelsen，1978
躁狂评定量表	MRS	Young 等，1978
Manchester 护士用躁狂评定量表	MNRS-M	Brierley 等，1988
医师用躁狂评定量表	CARS-M	Altman 等，1994
Altman 自评躁狂量表	ASRM	Altman 等，1997
轻躁狂症状清单	HCL-32	Angst 等，2005
心境障碍问卷	MDQ	Hirschfeld 等，2000

第二节 Bech-Rafaelsen 躁狂量表（BRMS）

Bech-Rafaelsen 躁狂量表（Bech-Rafaelsen Mania Rating Scale，BRMS）主要用于评定躁狂发作的患者。可作为临床观察和疗效判断指标。

【项目和评定标准】

BRMS 共有 11 项，每项症状都有工作用评分标准（量表 5-1）。各项目采用 0～4 分的 5 级评分法：0 分表示无该项症状或与患者正常时的水平相仿；1 分表示症状轻微；2 分表示中度；3 分表示较重；4 分表示严重。

1. 动作

1 分表示动作稍多，表情活跃。

2 分表示动作多，姿势活跃。

3 分表示动作极多，会谈时曾起立活动。

4 分表示动个不停，虽予劝说仍坐不安宁。

2. 言语

1 分表示话较多。

2 分表示话多，几无自动停顿。

3 分表示很难打断。

4 分表示无法打断。

3. 意念飘忽

1 分表示描述、修饰或解释的词句过多。

2 分表示内容稍散漫或离题，有意联，音联或双关语。

3分表示思维散漫无序。

4分表示思维不连贯，内容无法理解。

4. 言语/喧闹程度

1分表示说话声音高。

2分表示大声说话，隔开一段距离仍能听到。

3分表示语音极高，夹带歌声或噪音。

4分表示呼喊或尖叫。

5. 敌意/破坏行为

1分表示稍急躁或易激惹，能控制。

2分表示明显急躁、易激惹或易怒。

3分表示有威胁性行为，但能被安抚。

4分表示狂暴、冲动和破坏行为。

6. 情绪

1分表示略高涨，乐观。

2分表示高涨，爱开玩笑，易笑。

3分表示明显高涨，洋洋自得。

4分表示极高涨，和环境不协调。

7. 自我评价

1分表示略高。

2分表示高，常自诩自夸。

3分表示有不合实际的夸大观念。

4分表示有难以纠正的夸大妄想。

8. 接触

1分表示稍有爱管闲事或指手画脚倾向。

2分表示爱管闲事，好争辩。

3分表示爱发号施令，指挥他人。

4分表示专横；与环境不协调。

9. 睡眠

1分表示睡眠时间减少25％。

2分表示睡眠时间减少50％。

3分表示睡眠时间减少75％。

4分表示整夜不眠。

10. 性兴趣

1分表示兴趣稍增强，有些轻浮言行。

2分表示性兴趣增强，有明显轻浮言行。

3分表示性兴趣显著增强，有严重调戏异性或卖弄风情言行。

4分表示整日专注于性活动。

11. 工作　初次评分时:

1分表示工作质量略有下降。

2分表示工作质量明显下降,工作时间争吵。

3分表示无法继续工作,或在医院内尚能参加活动数小时。

4分表示日常活动不能自理,或不能参加病房活动。

再次评定时:

0分表示恢复正常工作,或可恢复正常工作。

1分表示工作质量差,或减轻工作。

2分表示工作质量明显低下,或在监护下工作。

3分表示住院或病休,每天活动数小时。

4分表示不能自理生活,或不能参加任何活动。

量表协作组曾作修改,增加以下两项:

1. 幻觉

1分表示偶有或可疑。

2分表示肯定存在,每天≥3次。

3分表示经常出现。

4分表示行为受幻觉支配。

2. 妄想

1分表示偶有或可疑(不包括夸大妄想,下同)。

2分表示妄想肯定,可用情绪解释。

3分表示妄想肯定,难以用情绪解释。

4分表示出现幻觉的妄想。

【评定注意事项】

1. 评定员须由经过本量表使用培训的精神科专业人员担任。

2. 评定一般采用会谈与观察相结合的方式,由评定员根据量表内容进行精神检查,根据检查中患者的回答和观察情况,结合家属或病房工作人员提供的资料进行评分。第5项敌意/破坏行为,第8项(社会)接触,第10项性兴趣和第11项工作,最好能同时向家属和病房工作人员询问。第9项睡眠,以过去3天内的平均睡眠时间估计。

3. 一次评定约需时20分钟。

4. 如无特殊规定,评定的时间范围一般为评定前1周的情况。若再次评定,则视间隔期的长短,一般为2~6周。

【结果分析】

主要统计指标为总分。得分范围 0~44 分，一般 0~5 分为无明显躁狂症状；6~10 分为有肯定躁狂症状，22 分以上有严重躁狂症状。

总分反映疾病严重性，总分越高，病情越严重；治病前后总分值的变化反映疗效的好坏，差值越大疗效越好。

【应用评价】

1. 该量表有明确的评定标准，长度适中，便于掌握，适合于临床常规应用。

2. 经国内量表协作组 13 个精神病院（科）124 例躁狂症的应用测试，联合检查评定员间的一致性为 $r=0.93~0.99$，信度良好。与大体评定量表 GAS 和疾病严重度指数 SI 间的平行效度系数 r 分别为 0.92 和 0.91。不同的临床疗效，其 BRMS 评分有显著性差异，能反映治疗效果的变化。

【量表表格】

量表 5‑1　　　　　　　**Bech-Rafaelsen 躁狂量表（BRMS）**

圈出最适合患者情况的分数					
项目	无	轻	中	较重	重
1. 动作	0	1	2	3	4
2. 言语	0	1	2	3	4
3. 意念飘忽	0	1	2	3	4
4. 语音/喧闹程度	0	1	2	3	4
5. 敌意/破坏行为	0	1	2	3	4
6. 情绪	0	1	2	3	4
7. 自我批评	0	1	2	3	4
8. 接触	0	1	2	3	4
9. 睡眠	0	1	2	3	4
10. 性兴趣	0	1	2	3	4
11. 工作　　初评	0	1	2	3	4
每周评	0	1	2	3	4
总分					

新加项目					
1. 幻觉	0	1	2	3	4
2. 妄想	0	1	2	3	4

第三节 Young 躁狂评定量表 (YMRS)

由 Young 等编制的躁狂评定量表 (Mania Rating Scale，MRS) 又被称为 Young 氏躁狂量表 (YMRS)。它与 BRMS 类似，亦主要用于评定躁狂发作患者。是常用的研究和临床观察指标和疗效判断指标。

【项目和评定标准】

YMRS 共有 11 项，每项症状都有工作用评分标准，分为 5 级 (量表 5 - 2)。各项目的级别分有所不同，多数是 0~4 分，但其中第 5，6，8，9 项的 5 级则分别评为 0，2，4，6，8 分。

1. 心境高涨

0 分表示无。

1 分表示问及时有轻度或可能的心境高涨。

2 分表示主观感到有肯定的心境高涨；乐观；自信；愉悦；与内容相称。

3 分表示心境高涨，与内容不相称；滑稽可笑。

4 分表示欣快；不适当的发笑；唱歌。

2. 活动/精力增加

0 分表示无。

1 分表示主观感觉增加。

2 分表示活跃；手势增多。

3 分表示精力过剩；时有活动过多；不安宁 (尚可安静下来)。

4 分表示运动性兴奋；持续活动过多 (无法安静下来)。

3. 性兴趣

0 分表示正常；没有增加。

1 分表示轻度或可能增加。

2 分表示问及时主观感到肯定有性兴趣增加。

3 分表示自发性的性内容；详细描述有关性的事。

4 分表示明显的性举动 (针对患者、工作人员或检查者)。

4. 睡眠

0 分表示自述没有睡眠减少。

1 分表示睡眠比平时减少 1 小时或以下。

2 分表示睡眠比平时减少 1 小时以上。

3 分表示自述睡眠需求减少。

4分表示否认需要睡眠。

5. 易激惹

0分表示无。

2分表示主观感到易激惹。

4分表示检查中有时易激惹；近期在病房中有愤怒或恼怒发作。

6分表示检查中经常不耐烦；自始至终回答简短、生硬。

8分表示敌意；不合作；检查无法进行。

6. 言语-语速语量

0分表示无增多。

2分表示感觉话多。

4分表示时有语速语量增加或啰嗦。

6分表示言语紧迫；语速语量持续增加；难以打断。

8分表示急迫；无法打断，说个不停。

7. 语言-思维障碍

0分表示无。

1分表示赘述；轻度分散；思维敏捷。

2分表示分散；缺乏思维目标；经常改变话题；思维加速。

3分表示思想奔逸；离题；难以跟上其思路；音联；模仿言语。

4分表示语无伦次；无法交流。

8. （思维）内容

0分表示正常。

2分表示可疑的计划；新的兴趣。

4分表示特殊的计划；超宗教观念。

6分表示夸大或偏执观念；牵连观念。

8分表示妄想；幻觉。

9. 破坏-攻击行为

0分表示无；合作。

2分表示好讥讽；时常提高嗓门；戒备。

4分表示要求过多；在病房中威胁。

6分表示（检查中）威胁检查者；大声喊叫；检查困难。

8分表示好斗；破坏性；无法检查。

10. 外表

0分表示穿戴修饰得体。

1分表示稍微仪态不整。

2分表示修饰不佳；中度蓬乱；过分穿着。

3分表示穿戴蓬乱；衣冠不整；过分的化妆。

3 分表示极度邋遢；奇装异服。

11. 自知力

0 分表示有，承认有病；同意需要治疗。

1 分表示承认可能有病。

2 分表示承认有行为改变，但否认有病。

3 分表示承认可能有行为改变，但否认有病。

4 分表示否认有任何行为改变。

【评定注意事项】

1. 评定员须由经过本量表使用培训的精神科医师担任。

2. 评定时间范围一般定为最近 48 小时，也可根据需要扩展评定时间范围，但需注明，一般也仅扩展到 1 周。评定应结合 2 天内所观察到的情况和检查当时的情况，更权重后者。

3. 一次 YMRS 检查需时 15～30 分钟。

4. 各条项目的评分范围不完全一样，有的为 0～8，但是只给出了偶数分的选择；而有些评分范围则是直接从 0 到 4。这样分级的原因主要有两个。当 Young 制定该量表时，他意识到必须给那些不一定合作的患者评定分数，第 5、6、8、9 条目比其他条目多一倍的分数等级，就是要保证对于那些有病的不太合作的患者，能够有足够的分数来显示其症状严重程度。这就是为什么这些条目有较大分数的原因。另外一点，从研究的角度特别重要的是，这些条目实际上都可以给予中间评分，如某些条目分数介于 2 和 4 分之间，可以给 3 分。按照就高不就低的评分惯例，如果遇到中间分数，始终应该给予高分。在其他项目中，如果认为分数在 2～3 分之间，就应该给 3 分。

【结果分析】

主要统计指标为总分。得分范围 0～44 分，一般 0～5 分为无明显躁狂症状；6～10 分为有肯定躁狂症状，22 分以上有严重躁狂症状。

【应用评价】

1. 本表是精神科应用得最广泛的评定量表之一。常作为验证新的躁狂症状评定量表的参照工具。

2. 据原作者报告，YMRS 的评定员间有很好的一致性，两评定员评出总分的相关系数达 0.93，各条目的相关系数在 0.66～0.92 之间。总分与同时评定的临床医师病情总评和其他躁狂量表高度相关，并与住院天数成正相关。治疗前与治疗两周后其得分改变有统计学意义，能反映治疗效度。

3. Youngstrom 将之用于 612 名入组情绪与不良行为治疗研究的 5～17 岁

的青少年，发现 5～11 岁低龄组的总分和某些项目得分高于 12～17 岁的高龄组，其内部一致性好（alpha ＝0.91），因子分析得出单一因子结构。验证了 YMRS 也可用于青少年人群。

【量表表格】

量表 5－2 躁狂评定量表（YMRS）

项　目		评　分
1. 心境高涨	0	无
	1	问及时有轻度或可能的心境高涨
	2	主观感到有肯定的心境高涨；乐观；自信；愉悦；与内容相称
	3	心境高涨，与内容不相称；滑稽可笑
	4	欣快；不适当地发笑；唱歌
2. 活动/精力增加	0	无
	1	主观感觉增加
	2	活跃；手势增多
	3	精力过剩；时有活动过多；不安宁（尚可安静下来）
	4	运动性兴奋；持续活动过多（无法安静下来）
3. 性兴趣	0	正常；没有增加
	1	轻度或可能增加
	2	问及时主观感到肯定有性兴趣增加
	3	自发性的性内容；详细描述有关性的事
	4	明显的性举动（针对患者、工作人员或检查者）
4. 睡眠	0	自述没有睡眠减少
	1	睡眠比平时减少 1 小时或以下
	2	睡眠比平时减少 1 小时以上
	3	自述睡眠需求减少
	4	否认需要睡眠
5. 易激惹	0	无
	2	主观感到易激惹
	4	检查中有时易激惹；近期在病房中有愤怒或恼怒发作
	6	检查中经常不耐烦；自始至终回答简短、生硬
	8	敌意；不合作；检查无法进行

续表

项　目		评　分
6. 言语-语速语量	0	无增多
	2	感觉话多
	4	时有语速语量增加或啰唆
	6	言语紧迫；语速语量持续增加；难以打断
	8	急迫；无法打断，说个不停
7. 语言-思维障碍	0	无
	1	赘述；轻度分散；思维敏捷
	2	分散；缺乏思维目标；经常改变话题；思维加速
	3	思想奔逸；离题；难以跟上其思路；音联；模仿言语
	4	语无伦次；无法交流
8. （思维）内容	0	正常
	2	可疑的计划；新的兴趣
	4	特殊的计划；超宗教观念
	6	夸大或偏执观念；牵连观念
	8	妄想；幻觉
9. 破坏-攻击行为	0	无；合作
	2	好讥讽；时常提高嗓门；戒备
	4	要求过多；在病房中威胁
	6	（检查中）威胁检查者；大声喊叫；检查困难
	8	好斗；破坏性；无法检查
10. 外表	0	穿戴修饰得体
	1	稍微仪态不整
	2	修饰不佳；中度蓬乱；过分穿着
	3	穿戴蓬乱；衣冠不整；过分地化妆
	4	极度邋遢；奇装异服
11. 自知力	0	有，承认有病；同意需要治疗
	1	承认可能有病
	2	承认有行为改变，但否认有病
	3	承认可能有行为改变，但否认有病
	4	否认有任何行为改变

量表 5-2 亦可采用下列格式：

项　目	评　分					
1. 心境高涨	0	1	2	3	4	
2. 活动/精力增加	0	1	2	3	4	
3. 性兴趣	0	1	2	3	4	
4. 睡眠	0	1	2	3	4	
5. 易激惹	0		2		4	6	8
6. 言语-语速语量	0		2		4	6	8
7. 语言-思维障碍	0	1	2	3	4	
8. （思维）内容	0		2		4	6	8
9. 破坏-攻击行为	0		2		4	6	8
10. 外表	0	1	2	3	4	
11. 自知力	0	1	2	3	4	

第四节　轻躁狂检测清单（HCL-32）

轻躁狂检测清单（Hypomania Check List，HCL-32）是一个自评问卷，用于筛查抑郁症患者中常常存在而被忽略的轻躁狂成分，帮助医师从抑郁症患者中发现双相 Ⅱ 型的患者。原版研制的是意大利语和瑞典语，首次由 Angst 等人于 2005 年发表在英文杂志上。在欧洲国家研究和应用得较多，有法语、英语、德语、中文等多种语言版本。

【项目和评定标准】

完整的 HCL-32 问卷有 9 个问题（量表 5-3）。开始是两个比较性问题：

第 1 个问题：与平时状态相比，目前的感觉是好是坏。评分从比平时差—不好也不坏—比平时好，分为 7 级。

第 2 个问题：平时状态与他人相比，自己的感觉。分稳定适中、比一般人高、比一般人低和阶段性高或低 4 种回答。

第 3 个问题是 HCL-32 清单，也就是本问卷的主体，包括 32 个可能为轻躁狂症状的条目，询问终身是否有过一段时期有过清单中所述的情况，有，或"我就是那样"评为"是";没有,或者不典型评为"否"。

后面的第 4~9 个问题分别询问 HCL-32 清单中评为"是"的那些情况是否有时或多数时间出现;对生活、工作各方面的影响;他人的反应;持续时间;12 个月内有无这种情况以及出现的天数。

第 4 个问题:请描述一下您的情绪出现"高涨"情况是"有时"、"多数时间"还是"没有"?

第 5 个问题:当您的情绪"高涨"时,对您的生活各方面的影响,包括家庭生活、社会生活、工作和休闲。分别由 4 个回答选项"正面和负面都有"、"正面的"、"负面的"和"都没有"。

第 6 个问题:他人对您情绪"高涨"的反应和评价,回答选项有 5 种,"正面的"、"中立的"、"负面的"、"正面的和负面的都有"、"没有反应"。

第 7 个问题:通常您情绪"高涨"持续的时间(平均),从 1 天到超过 1 个月,分 5 级,最后一个选项是不确定/不知道。

第 8 和第 9 个问题分别问过去的 12 个月中是否有过"情绪高涨"的经历,答"是"或者"否",和估计在过去 12 个月中情绪"高涨"的天数,直接填写天数。

【评定注意事项】

这是一个自评问卷,因此评定方便。除应该遵守自评量表的一般规则外,还需要注意的是它与一般量表常限定评估时间段不同,该轻躁狂症状清单问的是终身的情况,不限于最近某一时间段。

经过培训后的专业人员均可担任评定员。

【结果分析】

只统计第 3 个问题的轻躁狂 32 条目清单。每个答"是"的条目几位 1 分,统计有几个条目回答"是"即为几分。原作者 Angst 等人的以≥14 分为分界值区分单相抑郁和双相障碍。另一作者 Forty 的研究则报告以≥20 分为分界值。

【应用评价】

1. 相关研究几乎都显示 HCL-32 能较好发现有轻躁狂者,以区分单相还是双相。Angst 在意大利和瑞典两地的 266 例双相障碍和 160 例的 MDD 患者中测试,以≥14 分为界区分单相抑郁和双相障碍的敏感性 80%,特异性 51%,阳性预测值和阴性预测值分别为 73% 和 61%。HCL-32 适合作为一个双相障碍的筛查工具,但它不能区分双相 I 型还是双相 II 型。Vieta 等人的西班牙版本和中国台湾 Wu 等人的中文版均以此为分界值,获得类似的结果，敏感度分别为 85%（95%CI 0.78，0.92）和 82%；特异度分别为 79%（95%CI 0.72，0.87）和 67%。Forty 以≥20 分识别双相Ⅰ型和单相抑郁的敏感性是 68%，特异性是 83%。在 Wu 的研究中，还尝试用≥21 分区分双相Ⅰ型和双相Ⅱ型，得出敏感性 64%，特异性 73%。

2. HCL-32 含两个因子在多个研究中得到的结论一致。两个因子分别为"活跃/兴高采烈"因子和"冒险/激惹"因子。在 Angst 的研究中，这两个因子分别有 15 个和 6 个因子跟大于 4 的条目组成，并据此形成两个分量表。他发现，在冒险/激惹分量表的 6 个条目中具备 2 个或以上，从单相抑郁中识别双相Ⅰ型的敏感性就有 76%，特异性 62%，阳性预测值和阴性预测值分别为 76%和 57%。

3. 研究显示，问题一，患者在接受测评时的心境状态对 HCL-32 得分不相关。

4. 马永春和杨海晨分别有 HCL-32 中文版的应用研究。杨海晨报告 32 个条目的阳性回答率在 7.2%～82.6%之间，有较好的内部一致性，全量表和两个因子的 Cronbachs alpha 分别为 0.84，0.85 和 0.66。

【量表表格】

量表 5-3　　　　　　　　　　轻躁狂检测清单（HCL-32）

每个人在人生不同的时期会经历精力、活动或情绪的改变（"高涨"或"低落"）。这项问卷的目的是评估情绪"高涨"时期的行为特征。

（一）首先，与您平时的状态相比，您今天感觉如何？（请选择 1 项）

□ 比平时非常糟糕　□ 比平时糟糕　□ 比平时差点　□ 不好也不坏

□ 比平时好一点　□ 比平时好　□ 比平时显著好

（二）平时您与他人相比感觉如何？

不算今天的感觉，请描述您平时与其他人相比感觉如何

与其他人比较我的活动、精力状态和情绪状态（请选择 1 项）

□ 比较稳定适中　□ 比一般人较高　□ 比一般人较低　□ 阶段性的高或低

（三）请回忆您情绪比较高涨的那一段时期，当时您的感觉如何？　　　有　　　　没有

请回答下列所有条目，不管现在状况如何。在当时情况下：

	有	没有
1. 我需要睡眠的时间比平时少	□	□
2. 我感觉精力充沛或活动增多	□	□
3. 我更加自信	□	□
4. 我更加喜欢我的工作	□	□

135

5. 我更加喜欢交往（打更多电话、外出更加频繁） □ □

6. 我喜欢旅行并且确实旅行了很多 □ □

7. 当时喜欢开快车或驾驶中更加不顾风险 □ □

8. 我会花比较多的钱或很多的钱 □ □

9. 在我的日常生活中更加冒险 □ □

10. 我的活动量会增多（如花较多时间体育运动） □ □

11. 我计划了更多的活动和方案 □ □

12. 我有很多的想法，我更加才思敏捷 □ □

13. 我不再害羞，不再前怕狼后怕虎 □ □

14. 我穿的衣服更加鲜艳/打扮更加时髦 □ □

15. 我希望接触很多人，和/或的确结识了更多的人 □ □

16. 我对性更加感兴趣，和/或性欲明显增加 □ □

17. 我表现得更加轻浮/或性行为比过去多 □ □

18. 我更加健谈 □ □

19. 我思维更加敏捷 □ □

20. 当我讲话时我更喜欢开玩笑或说俏皮话 □ □

21. 我比较容易分心 □ □

22. 我从事很多新奇的事情 □ □

23. 我的思维经常从一个话题跳到另一个话题 □ □

24. 我感到做事更加迅速和/或更加容易 □ □

25. 我更加没有耐心和/或更容易对别人发怒 □ □

26. 我常常令他人疲惫不堪或恼怒 □ □

27. 我经常与人争吵 □ □

28. 我的情绪激昂，更加乐观 □ □

29. 我喝更多的咖啡或茶 □ □

30. 我抽更多的烟 □ □

31. 我喝更多的酒 □ □

32. 我吃更多的药物（镇静药、抗焦虑药、兴奋药） □ □

（四）完成上述回答，请描述一下您的情绪出现"高涨"情况是____（选择 1 项）

有时？　　　　　　□ 请继续回答下述 5～9 问题

多数时间？　　　　□ 请继续回答下述 5～6 问题

没有？　　　　　　□ 请结束回答

（五）当您的情绪"高涨"时，对您的生活各方面的影响

	正面和负面皆有	正面的	负面的	都没有
家庭生活	□	□	□	□
社会生活	□	□	□	□
工　作	□	□	□	□
休　闲	□	□	□	□

（六）他人对您情绪"高涨"的反应和评价

您亲近的人对您情绪"高涨"的反应和评价如何？（请选择 1 项）

□ 正面的（鼓励、支持）　　□ 中立的　□ 负面的（担心、生气、恼怒、批评）

□ 正面和负面皆有　□ 没有反应

（七）通常您情绪"高涨"持续的时间（平均）：（请选择 1 项）

□ 1 天　□ 2～3 天　□ 4～7 天　□ 超过 1 周　□ 超过 1 月　□ 不能确定/不知道

（八）您在过去的 12 个月中有过"情绪高涨"的经历吗？

□ 有　　　　　□　没有

（九）如果有，请估计在过去 12 个月中情绪"高涨"的天数：

总的天数：　　　　大约　□　□　□　天

第五节　心境障碍问卷（MDQ）

双相障碍的症状多样，难以识别，常常被归于各种问题唯独不是双相障碍，为此，R. Hirschfeld 等人研究制定一个简短并容易使用的双相谱系障碍筛查量表，这便是发表于 2000 年的心境障碍问卷（Mood Disorder Questionnaire，MDQ）。

【项目和评定标准】

MDQ 分为 3 个部分（量表 5-4）。第一部分询问终身是否有过躁狂或轻躁狂的症状，有 13 个问题，回答"是"或"否"便可。答"是"便记为 1 分。答"否"则不计分。这些症状均源自 DSM-Ⅳ诊断标准和临床经验。第二部分询问这些症状是否有几个在一个时间段内同时存在，也是回答"是"或"否"。第三部分询问由于这些症状所致的功能损害，从"没有问题"到"严重问题"分为 4 级。

【评定注意事项】

这是一个自评量表，所以操作简单，使用时只要说明评定要求便可，由被评定者自行完成。任何医师、护士或经过培训的医疗助理均可完成评分。

【结果分析】

根据原研究者的评判标准，13 个筛查症状中存在≥7 条，第二部分答"是"即有几条症状同时存在，并且第三部分的严重程度达"中度"或"严重问题"，即为双相障碍筛查阳性。

【应用评价】

这个量表的最大长处是方便使用。简短的 13 条症状"是"或"否"，加上时间上是否同时存在以及严重程度，便构成量表的全部，而且是患者自评，筛查结果的判断简单明了，一目了然。

原作者对 198 例经 SCID 诊断为单相、双相Ⅰ型、双相Ⅱ型的情感障碍患者应用 MDQ 评定，获得很好的区分效度。以具备 7 条或以上症状判断双相障碍的敏感性是 0.73（95％可信区间是 0.65～0.81），特异性是 0.90（95％可信区间 0.84～0.96）。

Twiss 等在 127 例诊断为单相或双相障碍的英国患者样本测试中，获得了非常接近原作者的结果，即已存在 7 条或以上症状，加同时存在和严重程度两个补充问题，判断双相障碍的敏感性是 0.76（双相Ⅰ型 0.83，双相Ⅱ型 0.67），特异性 0.86。继而，Twiss 以≥9 条症状为阳性分界值而不考虑是否同时和严重程度这两个补充问题，获得了更为理想的结果。此时筛查双相Ⅰ型和双相Ⅱ型的敏感性分别上升到 0.90 和 0.88，同时特异性达到 0.90。

杨海晨等用中文版 MDQ 评定 284 例双相障碍和 134 例单相抑郁的患者，测得其内部一致性之 Cronbach α 为 0.77；8～14 天重测相关系数为 0.63（$P < 0.01$）；13 个条目的阳性回答率为 32.4％～78.2％；ROC 曲线分析获得 MDQ 区分单相抑郁和双相障碍的最佳分界值是 7 分，此时的敏感性和特

异性分别为 0.64 和 0.80。

【量表表格】

量表 5 - 4   **心境障碍问卷（MDQ）**

1. 你曾经有一段时期与平常的你不一样。

	是	否
你感到非常好或者非常开心，但其他人认为你与平时不一样，或者因为特别开心，兴奋而给你带来麻烦？	□	□
你特别容易激动，好指责他人，或易斗殴或争吵？	□	□
你比平时更充满自信？	□	□
睡眠比平时明显减少，但你并不感到缺乏睡眠？	□	□
你比平时更健谈或讲话特别快？	□	□
你感到思维迅速、想法特别多，或者难以减慢你的思维？	□	□
你很容易随境转移，注意力很难集中，或很难专心做一件事？	□	□
你比平时更加精力充沛？	□	□
你比平时更加积极主动或忙忙碌碌？	□	□
你比平时更加乐于社交或外出，例如半夜还打电话给朋友？	□	□
你比平时性兴趣更强烈？	□	□
你与平时处事的方式不一样，使得他人感到过分、愚蠢、或者太危险了？	□	□
花钱大方给你或家人带来麻烦？	□	□

2. 如果上述答案中有 1 个以上为是的话，是否有上述几种情况 同时期   是   否
   发生？   □   □

3. 上述这些情况给你造成多大问题——例如工作、家庭、经济或司法问题，争吵或斗殴等？

     □没有问题   □轻度   □中度   □严重问题

（何燕玲　朱昌明　张明园）

参考文献

[1] Brierley CE, Szabadi E, Rix KJ, et al. The Manchester Nurse Rating Scales for the daily simultaneous assessment of depressive and manic ward behaviours. J Affect Disord, 1988, 15 (1): 45-54

[2] Altman EG, Hedeker DR, Janicak PG, et al. The Clinician-Administered Rating Scale for Mania (CARS-M): development, reliability, and validity. Biol Psychiatry, 1994, 15: 36 (2): 124-134

[3] Altman EG, Hedeker D, Peterson JL, et al. The Altman Self-Rating Mania Scale. Biol Psychiatry, 1997, 15: 42 (10): 948-955

[4] Bech P, Rafaelsen OJ, Kramp P, et al. The mania rating scale: scale construction and inter-observer agreement. Neuropharmacology, 1978, 17 (6): 430-431

[5] Bech P, Rafaelsen OJ. Bech-Rafaelsen Mania Scale and Hamilton Depression Scale. Acta Psychiatic Scaninavia, 1979, 59: 420-429

[6] 崔庶. Bech-Rafaelsen 躁狂量表对躁狂患者的评定. 中华神经精神科杂志, 1985, 18: 267-269

[7] Young RC, Biggs JT, Ziegler VE, et al. A rating scale for mania: reliability, validity and sensitivity. Br J Psychiatry, 1978, 133: 429-435

[8] Youngstrom EA, Danielson CK, Findling RL, et al. Factor structure of the Young Mania Rating Scale for use with youths ages 5 to 17 years. J Clin Child Adolesc Psychol, 2002, 31 (4): 567-572

[9] Angst J, Adolfsson R, Benazze F, et al. The HCL - 32: Towards a self-assessment tool for hypomanic symptoms in outpatients. J Affect Dis, 2005, 88: 217-233

[10] Wu YS, Angst J, Ou CS, et al. Validation of the Chinese version of the Hypomania Checklist (HCL - 32) as an instrument for detecting hypo (mania) in patients with mood disorders. J Affect Dis, 2008, 106: 133-143

[11] Forty L, Smith D, Jones L, et al. Identifying hypomanic features in major depressive disorder using the hypomania checklist (HCL - 32). J Affect Dis, 2009, 114: 68-73

[12] Vieta E, Sanchez-Moreno J, Bulbena A, et al. Cross validation with the mood disorder questionnaire (MDQ) of an instrument for the detection of hypomania in Spanish: The 32 item hypomania symptom check list (HCL - 32) J Affect Disord 2007, 101 (1-3): 43-45

[13] 马永春, 陈正昕, 金卫东等. 应用轻躁狂检测清单甄别抑郁症中可能存在的双相障碍. 中华精神科杂志, 2010, 43 (4): 221-224

[14] 杨海晨, 苑成梅, Angst J. 等. 中文版 32 项轻躁狂症状清单在双相 II 型障碍患者中的应用. 临床精神医学杂志, 2010, 20 (3): 152-154

[15] Hirschfeld RM, Williams JB, Spitzer RL, et al. Development and validation of a

screening instrument for bipolar spectrum disorder：the Mood Disorder Questionnaire. Am J Psychiatry，2000，157：1873 - 1875

[16] Twiss J，Jones S，Anderson I. Validation of the Mood Disorder Questionnaire for screening for bipolar disorder in a UK sample. J Affect Dis，2008，110：180 - 184

[17] 杨海晨，苑成梅，刘铁榜，等. 中文版心境障碍问卷的效度与信度. 中华精神科杂志，2010，43（4）：217 - 220

第六章　抑郁量表

第一节　概　　述

抑郁情绪是最常见的负性情绪，抑郁障碍或抑郁症又属最常见的精神障碍；因而，抑郁评定量表在精神科临床和科研领域应用广泛，种类也相当多。大致可以分为 3 大类别。

一是通用的检查量表，适用范围为一般就诊人群，由专业人员检查和评定，有 20 余种。用得最广的是 Hamilton 抑郁量表（HAMD）和 Montgomerty-Asberg 抑郁量表（MADRS）。前者被认为是抑郁量表中的标准量表，常用作新编量表的平行效度检验时的参照标准；而后者则被认为是同类量表中品质最佳者，对治疗的敏感性好，与治疗结果的相关性高，评定员间一致性也较理想。

二是通用的自评量表，适用范围为一般人群和一般就诊人群，其品种超过 30 种。其中流调用抑郁自评量表（CES-D），主要适用于流行病学调查。Beck 抑郁问卷（BDI），尽管也可作为检查量表，但更多地被用来自评，有评论认为它是自评量表中品质最优者，在反映治疗效果方面最为敏感。另一常用的量表为 Zung 编制的抑郁自评量表（SDS）。由 Spitzer 的患者健康问卷（PHQ）的抑郁模块组成的 9 项患者健康问卷（PHQ-9），则为各国政府所青睐，用作标准工具。

最后一个大类是用于特殊人群或特殊目的的抑郁量表。如用于产妇的爱丁堡产后抑郁量表（EPDS），用于老年人的老年抑郁量表（CDS），用于儿童的儿童抑郁障碍自评量表（DSRSC），主要适合于综合医院就诊者兼评焦虑和抑郁的医院焦虑抑郁量表（HAD），用以鉴别所谓"内因性"抑郁症的纽卡斯尔抑郁诊断量表（NDI）等。

本章主要介绍除儿童用量表外的上述常用的抑郁量表。

第二节　汉密顿抑郁量表（HAMD）

汉密顿抑郁量表（Hamilton Depression Scale，HAMD；Hamilton Rating Scale for Depression，HRSD）由 Hamilton 于 1960 年编制，是临床上评定抑郁状态时用得最普遍的量表。本量表共有 17 项、21 项和 24 项等 3 种版本。现介绍的是 24 项版本。

【项目和评定标准】

HAMD 多数项目采用 0～4 分的 5 级评分法（量表 6-1）。各级的标准为：0 分表示无；1 分表示轻度；2 分表示中度；3 分表示重度；4 分表示极重度。少数项目采用 0～2 分的 3 级评分法，分级标准为：0 分表示无；1 分表示轻—中度；2 分表示重度。

1. 抑郁情绪

1 分表示只是在问到时才诉述。

2 分表示在访谈中自然地表达。

3 分表示不用言语也可以从表情、姿势、声音或欲哭中流露出这种情绪。

4 分表示患者的自发言语和非语言表达（表情、动作）几乎完全表现出这种情绪。

2. 有罪感

1 分表示责备自己，感到自己已连累他人。

2 分表示认为自己犯了罪或反复思考以往的过失和错误。

3 分表示认为目前的疾病是对自己的错误的惩罚或有罪恶妄想。

4 分表示罪恶妄想伴有指责或威胁性的幻觉。

3. 自杀

1 分表示感觉活着没有意义。

2 分表示希望自己已经死去，或常想到与死有关的事。

3 分表示消极观念（自杀念头）。

4 分表示有严重的自杀行为。

4. 入睡困难（初段失眠）

1 分表示主诉有入睡困难，上床半小时后仍不能入睡（应注意平时患者入睡的时间）。

2 分表示主诉每晚均有入睡困难。

5. 睡眠不深（中段失眠）

1分表示睡眠浅，多噩梦。

2分表示半夜（晚上12点钟以前）曾醒来（不包括上厕所）。

6. 早醒（末段失眠）

1分表示有早醒，比平时早醒1小时，但能重新入睡（应排除平时的习惯）。

2分表示早醒后无法重新入睡。

7. 工作和兴趣

1分表示提问时才诉述。

2分表示自然地直接或间接表达对活动、工作或学习失去兴趣，如感到无精打采，犹豫不决，不能坚持或需强迫才能工作或活动。

3分表示病室劳动或娱乐不足3小时。

4分表示因目前的疾病而停止工作，住院者不参加任何活动或者没有他人帮助便不能完成病室日常事务（注意不能凡住院就打4分）。

8. 阻滞　指思维和言语缓慢，注意力难以集中，主动性减退。

1分表示精神检查中发生轻度阻滞。

2分表示精神检查中发现明显阻滞。

3分表示精神检查进行困难。

4分表示完全不能回答问题（木僵）。

9. 激越

1分表示检查时有些心神不定。

2分表示明显心神不定或小动作多。

3分表示不能静坐，检查中曾起立。

4分表示搓手，咬手指，扯头发，咬嘴唇。

10. 精神性焦虑

1分表示问及时诉述。

2分表示自然地表达。

3分表示表情和言谈流露出明显忧虑。

4分表示明显惊恐。

11. 躯体性焦虑　按焦虑的生理症状，包括：口干、腹胀、腹泻、打呃、腹绞痛、心悸、头痛、过度换气和叹气，以及尿频和出汗。

1分表示轻度。

2分表示中度，有肯定的上述症状。

3分表示重度，上述症状严重，影响生活或需要处理。

4分表示严重影响生活和活动。

12. 胃肠道症状

1分表示食欲减退，但不需他人鼓励便自行进食。

2分表示进食需他人催促或请求，需要应用泻药或助消化药。

13. 全身症状

1分表示四肢、背部或颈部沉重感，背痛，头痛，肌肉疼痛，全身乏力或疲倦。

2分表示症状明显。

14. 性症状　指性欲减退、月经不调等。

1分表示轻度。

2分表示重度。

3分表示不能肯定，或该项对被评者不适合（不计入总分）。

15. 疑病

1分表示对身体过分关注。

2分表示反复考虑健康问题。

3分表示有疑病妄想。

4分表示伴幻觉的疑病妄想。

16. 体重减轻

（1）按病史评定：

1分表示患者诉述可能有体重减轻。

2分表示肯定有体重减轻。

（2）按体重记录评定：

1分表示1周内体重减轻超过0.5kg。

2分表示1周内体重减轻超过1kg。

17. 自知力

0分表示知道自己有病，表现为抑郁。

1分表示知道自己有病，但归咎于伙食太差，环境问题，工作过忙，病毒感染或需要休息。

2分表示完全否认有病。

18. 日夜变化　如果症状在早晨或傍晚加重，先指出是哪一种，然后按其变化程度评分。

1分表示轻度变化：晨1，晚1。

2分表示重度变化：晨2，晚2。

19. 人格解体或现实解体　指非真实感或虚无妄想。

1分表示问及时才诉述。

2分表示自然诉述。

3分表示有虚无妄想。

4分表示伴幻觉的虚无妄想。

20. 偏执症状

1分表示有猜疑。

2分表示有牵连观念。

3分表示有关系妄想或被害妄想。

4分表示伴有幻觉的关系妄想或被害妄想。

21. 强迫症状　指强迫思维和强迫行为。

1分表示问及时才诉述。

2分表示自觉诉述。

22. 无助感，能力减退感

1分表示仅于提问时方引出主观体验。

2分表示患者主动表述。

3分表示需鼓励、指导和安慰才能完成病室日常事务或个人卫生。

4分表示穿衣、梳洗、进食，铺床或个人卫生均需他人协助。

23. 绝望感

1分表示有时怀疑"情况是否会好转"，但解释后能接受。

2分表示持续感到"没有希望"，但解释后能接受。

3分表示对未来感到灰心，悲观和失望，解释后不能解除。

4分表示自动地反复诉述"我的病好不了啦"诸如此类的情况。

24. 自卑感

1分表示仅在询问时，诉述自卑感（我不如他人）。

2分表示自动地诉述有自卑感。

3分表示患者主动诉述；"我一无是处"或"低人一等"；与评2分者，只是程度上的差别。

4分表示自卑感达妄想的程度，例如："我是废物"或类似情况。

【评定注意事项】

1. 适用于具有抑郁症状的成年患者。

2. 应由经过培训的评定者对患者进行检查。一般采用交谈与观察的方式。

3. 评定的时间范围：一般为前1周的情况，也可按需要另作规定。

4. HAMD中的第8、9及11项，依据对患者的观察进行评定，其余各项则根据患者自己的口头叙述评分，其中第1项需两者兼顾。另外，第7和22项，还需向患者家属或病房工作人员收集相关资料；而第16项最好是根据体重记录，也可依据患者主诉及其家属或病房工作人员所提供的资料评定。

5. 有的版本21项，即比24项量表少3项（第22、23和24项）。最常用的版本是17项，即无第18～24项。

6. 一次评定需15～20分钟。这主要取决于患者的病情严重程度及其合作情况；如患者严重阻滞时，则所需评定时间将更长些。

【结果分析】

1. 总分　能较好地反映病情严重程度的指标，即病情越轻，总分越低；病情愈重，总分越高。总分是一项很重要的资料，在具体研究中，应把量表总分作为一项入组标准。如全国 14 个协作单位提供，确诊为抑郁症住院患者 115 例，HAMD 总分（17 项版本）为 28.45±7.16，表明研究对象为一组病情偏重的抑郁症，这样就便于研究结果的类比和重复。

2. 总分变化评估病情演变　如上述 115 例抑郁症患者的抑郁症状，经治疗 4 周后，对患者再次评定，HAMD 总分（17 版本）下降至 12.68±8.75，显示病情的显著进步，这一结果与临床经验和印象相吻合。

3. 因子分　HAMD 可归纳为 7 类因子结构。

（1）焦虑/躯体化：由精神性焦虑、躯体性焦虑、胃肠道症状、全身症状、疑病和自知力等 6 项组成。

（2）体重：即体重减轻一项。

（3）认知障碍：由自罪感、自杀、激越、人格解体和现实解体、偏执症状和强迫症状等 6 项组成。

（4）日夜变化：仅日夜变化一项。

（5）阻滞：由抑郁情绪、工作和兴趣、阻滞和性症状等 4 项组成。

（6）睡眠障碍：由入睡困难、睡眠不深和早醒等 3 项组成。

（7）绝望感：由能力减退感、绝望感和自卑感等 3 项成。

这 7 类因子更为高捷清晰地反映患者的病情实际特点。

通过因子分析，不仅可以具体反映患者的精神病理学特点，也可以反映靶症状群的临床特征。

4. 按照 Davis JM 的划界分，24 项版本总分超过 35 分，可能为严重抑郁；超过 20 分，可能是轻度或中等度的抑郁；如小于 8 分，患者就没有抑郁症状。一般的划界分，HAMD17 项分别为 24 分，17 分和 7 分。

5. 用于疗效评定时，与基线比较 HAMD 总分减分值≥50%，为有效（response）；HAMD-17 总分≤7 分为临床痊愈或缓解（remission）。

【应用评价】

1. 应用信度　评定者经严格训练后，可取得极好的一致性。Hamilton 本人报告，对 70 例抑郁患者的评定结果，评定者间的信度为 0.90。全国 14 个协作单位，各协作组联合检查，两评定者间的一致性相当好；其总分评定的信度系数 R 为 0.88~0.99，P 值均小于 0.01。

2. 效度　HAMD 总分能较好地反映疾病严重程度，国外报道，与 GAS 相关，R 为 0.94 以上。国内资料报道，对抑郁症的评定，在反映临床症状严重程度的经验真实性系数为 0.92。

3. 实用性　HAMD 评定方法简便，标准明确，便于掌握，可用于抑郁症，躁郁症、神经症等多种疾病的抑郁症状之评定，尤其适用于抑郁症。然而本量表对于抑郁症与焦虑症，却不能很好地进行鉴别，因为两者的总分都有类似的增高。

4. 近年，发展了一些项目数较少的版本。目的是更好地反映抑郁症的核心症状，更敏感真实地反映干预效果。其中，应用较广的是 6 项版本（HAMD-6），包括抑郁情绪、有罪感、工作和兴趣、阻滞、精神性焦虑和全身症状等 6 项。

HAMD 在抑郁量表中，作为最标准者之一。如果需发展新的抑郁量表，往往应以 HAMD 作平行效度检验工具。

【量表表格】

量表 6-1　　　　　　　　　　汉密顿抑郁量表（HAMD）

圈出最适合患者情况的分数											
1. 抑郁情绪	0	1	2	3	4	2. 有罪感	0	1	2	3	4
3. 自杀	0	1	2	3	4	4. 入睡困难	0	1	2		
5. 睡眠不深	0	1	2			6. 早醒	0	1	2		
7. 工作和兴趣	0	1	2	3	4	8. 阻滞	0	1	2	3	4
9. 激越	0	1	2	3	4	10. 精神性焦虑	0	1	2	3	4
11. 躯体性焦虑	0	1	2	3	4	12. 胃肠道症状	0	1	2		
13. 全身症状	0	1	2			14. 性症状	0	1	2		
15. 疑病	0	1	2	3	4	16. 体重减轻	0	1	2		
17. 自知力	0	1	2			18. 日夜变化 A 早 B 晚	0	1	2		
19. 人格或现实解体	0	1	2	3	4	20. 偏执症状	0	1	2	3	4
21. 强迫症状	0	1	2			22. 能力减退感	0	1	2	3	4
23. 绝望	0	1	2	3	4	24. 自卑感	0	1	2	3	4

第三节　Montgomery-Asberg 抑郁量表（MADRS）

Montgomery SA 和 Asberg M 于 1979 年，从综合精神科评定量表（CPRS）中发展出一抑郁分量表 MADRS（Montgomery and Asberg Depression Rating Scale），目的是重组一个能敏感地反映抑郁症状变化，特别是能反映抗抑郁治疗效果的量表。他们便从当时的 CPRS 版本的 65 项症状中，筛选 17 项在抑郁症中实际上最常见的症状项目，然后在一组治疗试验中选出

10 项最为敏感的症状组成 MADRS。此后，许多精神药理学研究均接受了这一量表。使用者日益增多，并已译成法、德等版本。

【项目和评定标准】

MADRS 共 10 项（量表 6 - 2），评分与 CPRS 略有些变动，项目采用 0～6 的 7 级记分法。实际它只是从 CPRS 的 0～3，加上居间的"半级"记分。其工作用评分标准，也只有 1 分、2 分、4 分、6 分 4 种。即介于 0 分与 2 分之间的评 1 分，介于 2 分与 4 分间的评 3 分，而 4 与 6 分间评 5 分。

1. 观察到的抑郁　指反映在言语，表情和姿势方面的悲伤忧郁和沮丧失望。按观察到的抑郁程度和"高兴不起来"的程度评分。

0 分表示无。

2 分表示看起来是悲伤的，但能使之高兴一些。

4 分表示突出的悲伤忧郁但其情绪仍可受外界环境影响。

6 分表示整天抑郁，极度严重。

2. 抑郁诉述　指主观体验到的心境，包括心境抑郁，情绪低落，沮丧失望，感到无助，或其他类似诉述，按其强度，时间及受环境经历影响的程度评定。

0 分表示日常心境中偶有抑郁。

2 分表示有抑郁或情绪低沉，但可使之愉快些。

4 分表示沉湎于抑郁沮丧心境中，而环境仍可对心境有些影响。

6 分表示持久的深度抑郁沮丧。

3. 内心紧张　指讲不清楚的不舒服，紧张不安，内心乱，精神紧张直至苦恼和恐怖。按照对被试需要的安慰保证的程度、频度、时间及范围评定。

0 分表示平静，偶有瞬间的紧张。

2 分表示偶有紧张不安及难以言明的不舒服感。

4 分表示持久的内心紧张，或间歇呈现的恐惧状态，要花费相当努力方能克制。

6 分表示持续的恐惧和苦恼，极度惊恐。

4. 睡眠减少　指与往常相比，主观体验的睡眠深度或持续时间减少。

0 分表示睡眠如常。

2 分表示轻度入睡困难，或睡眠较浅，或时睡时醒。

4 分表示睡眠减少或睡眠中断 2 小时以上。

6 分表示每天睡眠时间不超过 2～3 小时。

5. 食欲减退　指与以往健康时相比，食欲有所减退或丧失。

0 分表示食欲正常或增进。

2 分表示轻度食欲减退。

4分表示没有食欲，食而无味。

6分表示不愿进食，需他人帮助。

6. **注意集中困难** 指难以集中思想，直至完全不能集中思想。

0分表示是。

2分表示偶有思想集中困难。

4分表示思想难以集中，以致干扰阅读或交谈。

6分表示完全不能集中思想，无法阅读。

7. **懒散** 指日常活动的活动困难或缓慢，或可意译为始动困难。

0分表示活动发动并无困难，动作不慢。

2分表示有始动困难。

4分表示即使简单的日常活动也难以发动，需花很大努力。

6分表示完全懒散状态，无人帮助什么也干不了。

8. **感受不能** 指主观上对周围环境或原先感兴趣的活动缺乏兴趣，对周围事物或人们情感反应的能力减退。

0分表示对周围的人和事物的兴趣正常。

2分表示对日常趣事的享受减退。

4分表示对周围不感兴趣，对朋友和熟人缺乏感情。

6分表示呈情感麻木状态，不能体验愤怒，悲痛和愉快，对亲友全无感情。

9. **悲观思想** 指自责、自罪、自卑、悔恨和自我毁灭等想法。

0分表示无。

2分表示时有时无的失败、自责和自卑感。

4分表示持久的自责或肯定的但尚近情理的自罪，对前途悲观。

6分表示自我毁灭，自我悔恨或感罪恶深重的妄想，荒谬绝伦、难以动摇的自我谴责。

10. **自杀观念** 指感到生命无价值，宁可死去，具自杀的意念或准备。

0分表示无。

2分表示对生活厌倦，偶有瞬间即逝的自杀念头。

4分表示感到不如死了的好，常有自杀念头，认为自杀是一种可能的自我解决的方法，但尚无切实的自杀计划。

6分表示已拟适合时机的自杀计划，并积极准备。

【评定注意事项】

应由有经验的专科工作者任评定员。除第1项为观察项外，其余均根据被试的自我报告评定。检查方法为开放式，与一般临床会谈相似，一次评定的需15分钟。

150

【统计指标和结果分析】

MADRS 仅 2 项统计指标，总分和单项分。分别代表抑郁情况和具体症状的严重程度。总分的范围 0～60，一般认为 0～11 分为无临床意义的抑郁症状；12～23 分为轻度；24～34 分为中度；≥35 分为重度。

用作疗效评价时，与基线相比，总分的减分值 ≥50% 为有效（response）；总分 ≤10 分为临床痊愈/缓解（remission）。

【应用评价】

原作者报告，本量表信效度良好，评定员一致性 $R=0.89～0.95$，与 HAMD 的相关系数达 0.94。多篇有关治疗学研究的应用结果均甚满意。且认为在反映疗效方面属最佳抑郁量表之列。

【量表表格】

量表 6 - 2　　　　Montgomery-Asberg 抑郁量表（MADRS）

圈出最适合患者情况的分数							
观察到的抑郁	0	1	2	3	4	5	6
抑郁诉述	0	1	2	3	4	5	6
内心紧张	0	1	2	3	4	5	6
睡眠减少	0	1	2	3	4	5	6
食欲减退	0	1	2	3	4	5	6
注意集中困难	0	1	2	3	4	5	6
懒散	0	1	2	3	4	5	6
感受不能	0	1	2	3	4	5	6
悲观思想	0	1	2	3	4	5	6
自杀观念	0	1	2	3	4	5	6
总分							

第四节　纽卡斯尔抑郁诊断量表（NDI）

纽卡斯尔抑郁诊断量表（Newcastle Depression Inder，NDI）。由英国纽卡斯尔大学 Carney NWP 等人于 1965 年提出。本量表有 35 项和 10 项两种版本，现介绍的是 10 项版本。

【项目和评定标准】

NDI 中，根据各项症状对诊断的价值，按＋1，＋2 和－1 计分（量表 6-3）。其中第 2、4、6、8 等四项对诊断内因性抑郁症有重要意义，如为阳性评＋2 分；1、3、5、10 四项，如为阳性评＋1 分，而 7、9 二项，对排除内因性抑郁有意义，如为阳性，则评－1 分。

1. 恰当的人格
2. 无相应的心因
3. 抑郁独特的性质（持续性悲哀）
4. 体重减轻
5. 既往抑郁发作
6. 精神运动迟滞
7. 焦虑
8. 虚无妄想
9. 责备他人
10. 罪恶感

【评定注意事项】

1. 评定员应为经量表严格训练、有较丰富临床经验的精神科医师。

2. 通过对患者的询问检查结果，作为评定主要依据，并结合病史资料，做 1 次检查，需 10～15 分钟。

3. 评定者对主诉情绪低落持续 1 周以上的患者，可采用本量表进行测试。主要用以区别内因性和非内因性抑郁症。

4. 本量表的资料来源于对患者的检查、病史资料及护士的观察记录。

5. NDI 因其敏感性较低，难以用来筛选病例，但是其特异性高，适用于证实临床诊断以保证样本的同源性。

【结果分析】

北京医科大学精神卫生研究所对具有抑郁症状的患者，进行了该量表的评分试用，20 例躁郁症抑郁相的评分均分 5.95±2.28；20 例反应性抑郁的评分均分 2.40±1.79，差异明显。内因性抑郁组内 6 分以上者占 60%，5 分以上者占 80%；反应性抑郁组 95% 在 5 分以下。量表评定结果与临床诊断一致性比较高。内因性抑郁出现频率高而反应性抑郁少见的项目是："无相应的心因"，"以往抑郁发作"，"抑郁的独特性质"，反之"责备他人"和"焦虑"则多见于反应性抑郁组，而很少出现在内因性抑郁组。两组同样常见的项目是"恰当的人格"和"阻滞"。同样少见的为"虚无妄想"。提示两组出现频率差异较大的项目，对于区别两种抑郁具有一定的意义。其他非内因性抑郁，如（药源性抑郁，药瘾伴发的抑郁及神经症性抑郁等）患者的评分结果，接近反应性抑郁的结果。

根据 Carney 的划界分，总分 6 分为界限分；6 分及以上为内因性抑郁；5 分为可疑内因性抑郁；5 分及以下为非内因性抑郁。

【应用评价】

1. 原作者对 103 例抑郁患者进行了该量表的信度和效度测验。将量表结果与临床诊断，汉密顿抑郁量表及总评量表的结果进行了比较，说明具有很高的一致性。

2. Newcastle 抑郁诊断量表只包含有限的某些项目，不能反映全部临床特点，而且其结论来源于对每个项目的孤立评分的累计，不能代替临床综合分析。在临床研究中，像其他量表一样，作为一种标准化诊断工具供参考，但不能取代临床的分析判断。

3. 近年对抑郁症是否为"内因性"的关注渐趋减退，NDI 仅用于有限的研究。

【量表表格】

量表 6 - 3　　　　　　　　纽卡斯尔抑郁诊断量表（NDI）

圈出最适合患者情况的分数		
1. 恰当的人格	（ ＋	1 ）
2. 无相应的心因	（ ＋	2 ）
3. 抑郁独特的性质，持续性悲哀	（ ＋	1 ）
4. 体重减轻	（ ＋	2 ）
5. 既往抑郁发作	（ －	1 ）
6. 精神运动退滞	（ ＋	2 ）
7. 焦虑	（ －	1 ）
8. 虚无妄想	（ ＋	2 ）
9. 责任他人	（ －	1 ）
10. 罪恶感	（ ＋	1 ）
总分		

第五节 爱丁堡产后抑郁量表（EPDS）

爱丁堡产后抑郁量表（Edinburgh Postnatal Depression Scale，EPDS），由 Cox J 编于 1987 年。该量表主要用于产后抑郁的筛查、辅助诊断和评估。为同类量表中，使用最普遍的一种。国内有香港 Pang 和李德诚的译本。

【项目和评定标准】

EPDS 共 10 项（量表 6 - 4），每条文字及其希望引出的症状如下（括号中为症状名称）：

1. *我能够大笑和看到事物可爱的一面（悲观）。
2. *我看待事物的乐趣和过去一样多（兴趣缺乏）。
3. 当事情做错时我过分责备自己（自责）。
4. *我无缘无故地焦虑和担心（忧虑）。
5. 我感到无原因的害怕和恐惧（恐惧）。
6. 事情压在我头上我能对付（能力减退）。
7. 我很不愉快而睡眠困难（睡眠障碍）。
8. 我感到伤心悲惨（悲伤）。
9. 我不愉快而哭泣（易哭）。
10. 我有伤害自己的想法（自伤/杀观念）。

EPDS 的评定，按照症状出现的频度，由被评定者自行评定。为 0～3 分 4 级评定。症状出现频度愈高，得分愈高。多数项目为：经常（出现）3 分，有时 2 分，偶尔 1 分，无 0 分。量表作者在频度排序时，有些项目稍有变动。作者还安排了第 1、2、4 项（标 * 号）为反向评定；为方便计，我们在记分单中的记分部分已经作了相应变动，不必另作调整。

【评定注意事项】

表格由评定对象自行填写。在自评者评定以前，一定要让她把整个量表的填写方法及每条问题的涵义都弄明白，然后作出独立的、不受任何人影响的自我评定。

在开始评定前，由工作人员指着 EPDS 量表告诉她"由于您最近生了孩子，我们想了解您的感受。下面有 10 道题，每 1 题都有 4 种选择，请圈出近 7 天来您最接近的感觉，而不只是您今天的感觉"。

如果评定对象的教育程度太低，不能理解或看不懂 EPDS 问题的内容，可由工作人员念给她听，逐条念，让评定对象独自作出评定。一次评定，约5分钟便可完成。

【评定注意事项】

1. 评定时间范围，一般为最近 7 天。

2. 评定结束时，工作人员应仔细检查自评结果，应提醒评定对象不要漏评某一项目，也不要在同一道中画上两个圈（重复评定）。

3. 如用以评估治疗或干预的效果，至少需在治疗/干预前后各评定一次。在治疗/干预期间评定，其时间间隔可由研究者自行安排。

【统计指标和结果分析】

EPDS 的主要统计指标是总分，即 10 个单项分的总和。

原作者提出的划界分为 12/13，即 ≥13 时为存在产后抑郁症状群。有作者认为，中国人的划界分为 9/10。

【应用评价】

1. 原作者 Cox 认为本量表的信度和效度均良好。量表的内部一致性 Cronbach α 系数 0.87，分半信度 0.88。以分界值 12/13，与研究用诊断标准的抑郁症诊断比较，敏感性为 86%，特异性为 78%。

2. 李诚等在香港进行研究（Lee，1998）发现，本量表 ROC 法曲线下面积（AUC）为 0.91，说明量表编制相当合理。与大体健康问卷（GHQ）及 Beck 抑郁问卷（BDI）的平行效度，分别为 0.50 和 0.73，可以接受。和以用于 DSM-Ⅳ 轴 Ⅰ 障碍的临床定式检查（SCID）得出的抑郁障碍的诊断比较：分界值取 12/13 时，敏感性为 0.41，特异性为 0.95；取 9/10 时，敏感性为 0.82，特异性为 0.86。鉴于本量表主要用于产后抑郁障碍的筛查，该作者建议，分界值取 9/10 为好，以免造成过多的假阴性。

有人（李诚，1999）用 EPDS 筛查流产后抑郁，结果也相当满意。

【量表表格】

量表 6-4　　　　　　　　**爱丁堡产后抑郁量表（EPDS）**

注意：由于您最近生了孩子，我们想了解您的感受。下面有 10 道题，每一题都有 4 种
　　　选择，请圈出近 7 天来您最接近的感觉，而不只是您今天的感觉。

一、我能够大笑和看到事物可爱的一面　　　0　　像过去一样多

　　　　　　　　　　　　　　　　　　　　1　　不那么多

　　　　　　　　　　　　　　　　　　　　2　　肯定没那么多

续表1

	3	根本没有了
二、我看待事物的乐趣与过去一样多	0	像过去一样多
	1	不那么多
	2	肯定没那么多
	3	几乎没有了
三、当事情做错时，我过分责备自己	3	多数时间是这样
	2	有时是这样
	1	很少是这样
	0	从来不这样
四、我无缘无故地焦虑和担心	0	从来没有
	1	几乎没有
	2	有时是这样
	3	经常是这样
五、我感到无原因的害怕和恐惧	3	经常是这样
	2	有时是这样
	1	很少是这样
	0	从来没有
六、事情压在我头上	3	绝大多数时候我不能应付
	2	有时我不能像平时那样处理好
	1	多数时候能处理好
	0	和平时一样处理得很好
七、我很不愉快而睡眠困难	3	多数时间是这样
	2	有时是这样
	1	很少是这样
	0	从来没有
八、我感到伤心悲惨	3	绝大多数时候
	2	经常
	1	有时
	0	从来没有
九、我不愉快而哭泣	3	绝大多数时候
	2	经常

续表 2

		1	偶然有
		0	从来没有
十、我有伤害自己的想法		3	是的，非常普遍
		2	有时候有
		1	几乎没有
		0	从来没有

第六节　流调用抑郁自评量表 (CES-D)

流调用抑郁自评量表，由美国国立精神卫生研究所 Sirodff 编制于 1977 年，原名为流行学研究中心抑郁量表 (Center for Epidemiological Survey，Depression Scale，CES-D)。较广泛地用于流行学调查，用以筛查出有抑郁症状的对象，以便进一步检查确诊。也有人用作临床检查，评定抑郁症状的严重程度。和其他抑郁自评量表相比，CES-D 更着重于个体的情绪体验，较少涉及抑郁时的躯体症状。以下介绍的量表，参考张明园 (1990) 中译本。

【项目和评定标准】

CES-D 共包括 20 道问题，分别调查 20 项症状，见表 6 - 1、量表 6 - 5。

表 6 - 1　　　　　　　　　CES-D 项目及引出症状

序号	量表中症状项目原文	引出症状
1	我因一些小事而烦恼	烦恼
2	我不大想吃东西	食欲减退
3	即使家属和朋友帮助我，我仍然无法摆脱心中的苦闷	苦闷感
4*	我觉得我和一般人一样好	自卑感
5	我在做事时无法集中自己的注意力	注意障碍
6	我感到情绪低沉	情绪低沉
7	我感到做任何事都很费力	乏力
8*	我觉得前途是有希望的	绝望感
9	我觉得我的生活是失败的	失败感

续表

序号	量表中症状项目原文	引出症状
10	我感到害怕	害怕
11	我的睡眠情况不好	睡眠障碍
12*	我感到高兴	无愉快感
13	我比平时说话要少	言语减少
14	我感到孤单	孤独感
15	我觉得人们对我不大好	敌意感
16*	我觉得生活很有意思	空虚感
17	我曾哭泣	哭泣
18	我感到忧愁	忧愁
19	我觉得人们不喜欢我	被憎恶感
20	我觉得无法继续我的日常工作	能力丧失

注：标 * 为反向评分题。

CES-D 为自评量表，按过去 1 周内出现相应情况或感觉的频度评定：不足 1 天者为"没有或基本没有"，1～2 天为"少有"，3～4 天为"常有"，5～7 天为"几乎一直有"。除下面要提到的反向评分外，均按上述顺序依次评为 3、2、1 和 0 分。4、8、12 和 16 题，为反向评分题，即评分顺序为 0，1，2，3。如题 4："我觉得和别人一样好"，自评为"没有这样的感觉"，应记"3"分。

【评定注意事项】

表格由评定对象自行填写。在填表前必须让他把填表说明、填表方法以及问题内容看明白。文盲或半文盲，一般不宜作为评定对象。如有特殊需要，可由评定员念给他听，然后在表格中注明，供分析时参考，一般 5～7 分钟可以完成。

评定时应该注意：

1. 评定时间范围，应强调是"现在"或"过去 1 周"，需将这一时间范围十分明确地告诉自评者。

2. 如作疗效评定，CES-D 应在开始治疗前（或开始研究前）让自评者评定一次，然后至少应在治疗后（或研究结束时）再让他自评一次，以便通过 CES-D 总分的变化来分析自评者症状的变化。至于时间间隔，可由研究者自行安排。

3. 反向评分项目　要让调查对象理解反向评分题。量表协作组的研究发现，有相当比例的调查对象并未真正明白反向评分题的涵义及填表方法，以及这些项目的得分和总分的相关程度很低。为避免这类理解和填写的错误，曾建议把它们改为正向评分题，结果便好得多，具体改动如下：4 我觉得我比不上一般的人。8 我觉得我的前途没有希望。12 我感到高兴不起来。16 我觉得生活没有意义。

【统计指标和结果分析】

CES-D 分析较简单，主要的统计指标是总分，即 20 个单项分的总和。

总分≤15 分为无抑郁症状，16～19 分为可能有抑郁症状，≥20 分为肯定有抑郁症状。

CES-D 可分为 4 个因子。抑郁情绪因子包括：1、3、6、9、10、14、17 和 18 等 8 项；积极情绪因子包括 4、8、12 和 16 等 4 项；躯体症状/活动阻滞因子包括：2、5、7、11、13 和 20 等 6 项；人际关系因子包括 15 和 19 等 2 项。

【应用评价】

1. CES-D 简单实用，可作为抑郁症状的筛选工具。有份应用 CES-D 对上海两工厂 550 名工人的调查报告，发现在正常人群中，抑郁症状是很常见的。以 CES-D16 项总分来划分（去反向 4 项），有抑郁症状者为 22.5%，肯定有抑郁症状者为 15.1%，有严重抑郁症状者为 7.4%。最常见的症状是烦恼、乏力和睡眠障碍。对 40 例 16 项总分≥20 分者进行进一步检查发现，其中 9 例患有抑郁性疾病，需要接受治疗。在大规模心理卫生调查时，常取二阶段法，第一阶段为初筛，第二阶段对初筛阳性者作进一步诊断。CES-D 便可作为抑郁症状的初筛工具。

2. 近年，国内章婕等建立了更大样本的全国城市常模；陈祉妍等进行了大样本的青少年测试；其结果大致相仿。

3. 有研究者认为，CES-D 作为筛查工具，篇幅偏长，因而发展了若干简本。如 Andresen 的 CES-D-10，仅包括第 1、5、6、7、8、10、11、12、14 和 20 项等 10 项，与全版本的相关性达 0.93，认为特别适用于老年等不耐检查的人群。

4. 美国学者调查 4986 人，CES-D 均数为 7.04～9.25；我国部分地区量表协作组应用 CES-D 对 1150 人作常模研究，均值为 11.52。84 例抑郁性神经症的评定结果，均分为 34.42；而 38 例焦虑性神经症的均分为 25.04，76 例神经衰弱则为 25.04，后两种神经症的 CES-D 总分虽高于正常人，但显著低于抑郁性神经症。另外对 100 例抑郁性神经症，以汉密顿抑郁量表（HAMD）和 CES-D 同时评定，两者结果呈显著正相关，提示 CES-D 有较好的效度。但在治疗前后单项分分析和临床判断比较，CES-D 的结果不如

HAMD，其可能原因为：①CES-D 有反向项目，评定者未能很好理解。②表示抑郁性神经症患者，较为敏感，过高地评定自我感觉。故用作治疗学研究工具时，应结合 HAMD 之类的量表结果，进行分析。

【量表表格】

量表 6－5　　　　　　　　　流调用抑郁自评量表（CES-D）

说明：下面一些是你可能有过或感觉到的情况或想法。请按照过去一星期内你的实际情况或感觉，在适当的格子内画"√"：

　　没有或几乎没有（过去 1 周内，出现这类情况的日子不超过 1 天）
　　少有（过去 1 周内，有 1～2 天有过这类情况）
　　常有（过去 1 周内，有 3～4 天有过这类情况）
　　几乎一直有（过去 1 周内，有 5～7 天有过这类情况）

	没有或几乎没有	少有	常有	几乎一直有
1. 我因一些小事而烦恼	□	□	□	□
2. 我不大想吃东西，我的胃口不好	□	□	□	□
3. 即使家属和朋友帮助我，我仍然无法摆脱心中的苦闷	□	□	□	□
4. 我觉得我和一般人一样好	□	□	□	□
5. 我在做事时无法集中自己的注意力	□	□	□	□
6. 我感到情绪低沉	□	□	□	□
7. 我感到做任何事都很费力	□	□	□	□
8. 我觉得前途是有希望的	□	□	□	□
9. 我觉得我的生活是失败的	□	□	□	□
10. 我感到害怕	□	□	□	□
11. 我的睡眠情况不好	□	□	□	□
12. 我感到高兴	□	□	□	□
13. 我比平时说话要少	□	□	□	□
14. 我感到孤单	□	□	□	□
15. 我觉得人们对我不太友好	□	□	□	□
16. 我觉得生活得很有意思	□	□	□	□

17. 我曾哭泣	☐	☐	☐	☐
18. 我感到忧愁	☐	☐	☐	☐
19. 我觉得人们不喜欢我	☐	☐	☐	☐
20. 我觉得无法继续我的日常工作	☐	☐	☐	☐

第七节 抑郁自评量表（SDS）

抑郁自评量表（Self-Rating Depression Scale，SDS）由 Zung 编制于 1965 年。为美国教育卫生福利部推荐的用于精神药理学研究的量表之一，因使用简便，应用颇广。

【项目和评定标准】

SDS 含有 20 个项目（量表 6-6），每条文字及其所希望引出的症状如下（括号中为症状名称）：

1. 我觉得闷闷不乐，情绪低沉（忧郁）。
2. *我觉得一天中早晨最好（晨重晚轻）。
3. 我一阵阵哭出来或觉得想哭（易哭）。
4. 我晚上睡眠不好（睡眠障碍）。
5. *我吃得跟平常一样多（食欲减退）。
6. *我与异性密切接触时和以往一样感到愉快（性兴趣减退）。
7. 我发觉我的体重在下降（体重减轻）。
8. 我有便秘的苦恼（便秘）。
9. 我心跳比平常快（心悸）。
10. 我无缘无故地感到疲乏（易倦）。
11. *我的头脑跟平常一样清楚（思考困难）。
12. *我觉得经常做的事并没有困难（能力减退）。
13. 我觉得不安而平静不下来（不安）。
14. *我对将来抱有希望（绝望）。
15. 我比平常容易生气激动（易激惹）。
16. *我觉得做出决定是容易的（决断困难）。
17. *我觉得自己是个有用的人，有人需要我（无用感）。

18. * 我的生活过得很有意思（生活空虚感）。

19. 我认为如果我死了，别人会过得好些（无价值感）。

20. * 平常感兴趣的事我仍然感兴趣（兴趣丧失）。

SDS 按症状出现频度评定，分 4 个等级：没有或很少时间，少部分时间，相当多时间，绝大部分或全部时间。若为正向评分题，依次评为粗分 1、2、3、4 分。反向评分题（前文中有 * 号者），则评为 4、3、2、1 分。

【评定注意事项】

表格由评定对象自行填写，在自评者评定以前，一定要让他把整个量表的填写方法及每条问题的涵义都弄明白，然后做出独立的、不受任何人影响的自我评定。

在开始评定之前先由工作人员指着 SDS 量表告诉他："下面有 20 条文字，请仔细阅读每一条，把意思弄明白，然后根据您最近一星期的实际情况，在适当的方格里画钩（√）。每一条文字后有 4 个方格，分别代表没有或很少（发生）、少部分时间、相当多时间或全部时间。"

如果评定者的文化程度太低，不能理解或看不懂 SDS 问题的内容，可由工作人员念给他听，逐条念，让评定者独自作出评定。一次评定可在 10 分钟内填完。

评定时注意：

1. 评定时间范围，强调评定的时间范围为过去 1 周。

2. 评定结束时，工作人员应仔细检查一下自评结果，应提醒自评者不要漏评某一项目，也不要在相同一个项目里打两个钩（重复评定）。

3. 如用以评估疗效，应在开始治疗或研究前让自评者评定一次，然后至少应在治疗后或研究结束时让他再自评一次，以便通过 SDS 总分变化来分析该自评者的症状变化情况。在治疗或研究期间评定，其时间间隔可由研究者自行安排。

4. 要让调查对象理解反向评分的各题，SDS 有 10 项反向项目，如不能理解会直接影响统计结果。为避免这类理解与填写错误，可将这些问题逐项改正为正向评分，具体改动例如：2. 我觉得一天中早晨最差；5. 我吃得比平常少等。

【统计指标和结果分析】

SDS 的主要统计指标是总分，但要经过一次转换。

待自评结束后，把 20 项目中的各项分数相加，即得到总粗分，然后通过公式转换：$Y = \text{In} + (1.25X)$。即用粗分乘以 1.25 后，取其整数部分，就得到标准总分（index score，Y）。也可通过表格作转换，那样更方便。见转换

表 6-2：

表 6-2

SDS 粗分标准分换算表

粗分	标准分	粗分	标准分	粗分	标准分
20	25	40	50	60	75
21	26	41	51	61	76
22	28	42	53	62	78
23	29	43	54	63	79
24	30	44	55	64	80
25	31	45	56	65	81
26	33	46	58	66	83
27	34	47	59	67	84
28	35	48	60	68	85
29	36	49	61	69	86
30	38	50	63	70	88
31	39	51	64	71	89
32	40	52	65	72	90
33	41	53	66	73	91
34	43	54	68	74	92
35	44	55	69	75	94
36	45	56	70	76	95
37	46	57	71	77	96
38	48	58	73	78	98
39	49	59	74	79	99
				80	100

  量表协作组曾对我国正常人 1340 例进行 SDS 评定，其中男 705，女 635。评定结果总粗分 33.46±8.55，标准分为 41.88±10.57，性别和年龄对 SDS 影响不大。按上诉中国常模结果，SDS 总粗分的分界值为 41 分，标准分为 53 分。和国外作者一般意见的 40 分和 50 分甚为接近。

【量表表格】

量表 6 - 6   抑郁自评量表（SDS）

填表注意事项：下面有 20 条文字，请仔细阅读每一条，把意思弄明白。然后根据你最近 1 周的实际情况在适当的方格里画"√"，每一条文字后有四个格，表示：没有或很少时间；少部分时间；相当多时间；绝大部分或全部时间。

		工作人员评定	没有或很少时间	少部分时间	相当多时间	绝大多数时间
1.	我觉得闷闷不乐，情绪低沉	☐	☐	☐	☐	☐
2. *	我觉得一天中早晨最好	☐	☐	☐	☐	☐
3.	我一阵阵哭出来或觉得想哭	☐	☐	☐	☐	☐
4.	我晚上睡眠不好	☐	☐	☐	☐	☐
5. *	我吃得跟平常一样多	☐	☐	☐	☐	☐
6. *	我与异性密切接触时和以往一样感到愉快	☐	☐	☐	☐	☐
7.	我发觉我的体重在下降	☐	☐	☐	☐	☐
8.	我有便秘的苦恼	☐	☐	☐	☐	☐
9.	我心跳比平常快	☐	☐	☐	☐	☐
10.	我无缘无故地感到疲乏	☐	☐	☐	☐	☐
11. *	我的头脑跟平常一样清楚	☐	☐	☐	☐	☐
12. *	我觉得经常做的事并没有困难	☐	☐	☐	☐	☐
13.	我觉得不安而平静不下来	☐	☐	☐	☐	☐
14. *	我对将来抱有希望	☐	☐	☐	☐	☐
15.	我比平常容易生气激动	☐	☐	☐	☐	☐
16. *	我觉得做出决定是容易的	☐	☐	☐	☐	☐
17. *	我觉得自己是个有用的人，有人需要我	☐	☐	☐	☐	☐
18. *	我的生活过得很有意思	☐	☐	☐	☐	☐
19.	我认为如果我死了，别人会过得好些	☐	☐	☐	☐	☐
20. *	平常感兴趣的事我仍然感兴趣	☐	☐	☐	☐	☐

注：＊反向评分题

第八节　贝克抑郁问卷（BDI）

贝克抑郁问卷（Beck Depression Inventory，BDI），又名 Beck 抑郁自评量表（Beck Depression Rating Scale），由美国著名心理学家 A. T. Beck 编制于 1961 年，系美国最早的抑郁自评量表之一，早年应用本量表者甚众，至今仍有相当影响。

BDI 有好几种版本，早年的版本为 21 项，其项目内容源自临床。以后发现，有些抑郁症患者，特别是严重抑郁者，不能很好完成 21 项评定，常常是前半部分完成得还可以，后半部分却草草了事或干脆放弃。因此，Beck 于 1972 年推出了仅 13 项的新版本，经实践认为新版本品质良好，本节介绍 BDI 的 13 项版本。

【项目和评定标准】

BDI 共 13 项（量表 6-7），各项症状分别为：①抑郁。②悲观。③失败感。④满意感缺如。⑤自罪感。⑥自我失望感。⑦消极倾向。⑧社交退缩。⑨犹豫不决。⑩自我形象改变。⑪工作可能。⑫疲乏感。⑬食欲丧失。

各项均为 0~3 分 4 级评分：0 分表示无该项症状，1 分表示轻度，2 分表示中度，3 分表示严重。具体为每一项（问题），均有 4 个短句，让被试选择最符合他当时心情/情况者。例如，项目 1 抑郁的描述性短句分别为：0 分表示我不感到抑郁，1 分表示我感抑郁或沮丧，2 分表示我整天感到抑郁，且无法摆脱，3 分表示我感到十分抑郁，已经忍受不住。请被试从 0~3 中选择一项。

【评定注意事项】

1. 同其他自评量表一样，一定要让被试对评定方法了解清楚后，方可开始评定。

2. 一定要强调评定的时间范围。本量表评定此时刻——今天和现在的情况/心情。

3. 一般而言，本量表不适合于文盲和低教育人群。

4. 原先的 21 项版本，还包括受惩罚感、自责、哭泣、易激惹、睡眠障碍、体重减轻、疑病和性欲减退等 8 项。

【统计指标和结果分析】

BDI 只有单项分和总分两项统计指标。

Beck 提出，可以用总分来区分抑郁症状的有无及其严重程度：0～4 分为（基本上）无抑郁症状，5～7 分为轻度，8～15 分为中度，16 分以上为严重。

如果应用 21 项版本，Beck 认为：0～10 分为抑郁症状无或极轻，11～18 分为轻中度，19～29 分为中度，30 分以上重度。台湾的卢孟良等测试结果与之稍有不同：16 分以下为正常；17～22 分为轻度；23～30 分为中度；30 分以上为重度。

【应用评价】

1. Beck 本人报告，本量表具较好的信度和效度。有人比较包括 Hamilton 抑郁量表和 SCL - 90 在内的 6 种评定抑郁的工具，认为在药瘾患者中检出抑郁症状，以 BDI - 13 最为敏感。

2. 国内郑洪波等报道，BDI - 21 具良好的结构效度，与 HAMD 的总分及相应单项分显著相关。328 例现症抑郁性疾患患者，BDI - 21 的总分为 29.7 ± 10.9，BDI - 13 总分为 17.1 ± 4.9。卢孟良的报道为：内部一致性 a 为 0.94；分半信度 0.91。

3. BDI - 13 和 BDI - 21 的相关系数高达 0.96，和临床医师评定结果相关系数为 0.61。

【量表表格】

量表 6 - 7   Beck 抑郁问卷 （BDI）

注意：下面是一个问卷，由 13 道题组成，每一道题均有 4 句短句，代表 4 个可能的答案。请您仔细阅读每一道题的所有的回答（0～3）。读完后，从中选出一个最能反映你今天即此刻情况的句子，在它前面的数字（0～3）上画个圈。然后，再接着做下一题。

一、   0 我不感到抑郁

　　　 1 我感到抑郁或沮丧

　　　 2 我整天抑郁，无法摆脱

　　　 3 我十分抑郁，已经忍受不住

二、   0 我对未来并不悲观失望

　　　 1 我感到前途不太乐观

　　　 2 我感到我对前途不抱希望

　　　 3 我感到今后毫无希望，不可能有所好转

三、　0 我并无失败的感觉

　　　1 我觉得和大多数人相比我是失败的

　　　2 回顾我的一生，我觉得那是一连串的失败

　　　3 我觉得我是个彻底失败的人

四、　0 我并不觉得有什么不满意

　　　1 我觉得我不能像平时那样享受生活

　　　2 任何事情都不能使我感到满意一些

　　　3 我对所有的事情都不满意

五、　0 我没有特殊的内疚感

　　　1 我有时感到内疚或觉得自己没价值

　　　2 我感到非常内疚

　　　3 我觉得自己非常坏，一文不值

六、　0 我没有对自己感到失望

　　　1 我对自己感到失望

　　　2 我讨厌自己

　　　3 我憎恨自己

七、　0 我没有要伤害自己的想法

　　　1 我感到还是死掉的好

　　　2 我考虑过自杀

　　　3 如果有机会，我还会杀了自己

八、　0 我没失去和他人交往的兴趣

　　　1 和平时相比，我和他人交往的兴趣有所减退

　　　2 我已失去大部分和人交往的兴趣，我对他们没有感情

　　　3 我对他人全无兴趣，也完全不理睬别人

九、　0 我能像平时一样做出决断

　　　1 我尝试避免做决断

　　　2 对我而言，做出决断十分困难

　　　3 我无法做出任何决断

十、　0 我觉得我的形象一点也不比过去糟

　　　1 我担心我看起来老了，不吸引人了

　　　2 我觉得我的外表肯定变了，变得不具吸引力

　　　3 我感到我的形象丑陋且讨人厌

十一、0 我能像平时那样工作

　　　1 我做事时，要花额外的努力才能开始

　　　2 我必须努力强迫自己，我方能干事

　　　3 我完全不能做事情

十二、	0 和以往相比，我并不容易疲倦
	1 我比过去容易觉得疲乏
	2 我做任何事都感到疲乏
	3 我太容易疲乏了，不能干任何事
十三、	0 我的胃口不比过去差
	1 我的胃口没有过去那样好
	2 现在我的胃口比过去差多了
	3 我一点食欲都没有

第九节 医院焦虑抑郁量表（HAD）

医院焦虑抑郁量表（Hospital Anxiety and Depression Scale，HAD）由 Zigmond AS 与 Snaith RP 于 1983 年创制。主要应用于综合医院患者中焦虑和抑郁情绪的筛查。原文为英文，此后被翻译为阿拉伯文、德文、日文、意大利文等多种文字。中文版本有香港 Leung CM 等（1993）的一个和由叶维菲、徐俊冕（1993）翻译的一个，另外还有一个用粤语翻译的版本。

【项目和评定标准】

HAD 共由 14 个条目组成（量表 6-8），其中 7 个条目评定抑郁，7 个条目评定焦虑。共有 6 条反向提问条目，5 条在抑郁分量表，1 条在焦虑分量表。

项目中 A 代表焦虑量表，D 代表抑郁量表。每一项均采用 0～3 分 4 级评分，具体说明如下：

0 分表示无该症状。

1 分表示自觉有轻度该症状，对受检者无影响，或轻度影响。

2 分表示自觉有该项症状，对受检者有一定影响。

3 分表示自觉有该项症状，频度和强度很严重，对受检者有严重影响。

这里所指影响是指症状所致痛苦和烦恼，包括症状所造成心理社会影响，"轻"、"中"、"重"的具体定义，应由自评者自己去体会，不必做硬性规定。

【评定注意事项】

1. 首先检查一下，是否自评量表对所有问题作了回答。

2. 根据患者自评结果，将有关分值相加，即得 A（焦虑）总分及 D（抑郁）总分，分别记录于"医师专用"栏 D 及 A 后的括弧中。

【统计指标】

采用 HAD 的主要目的是进行焦虑、抑郁的筛选检查，因此重要的一点是确定一个公认的临界值。各研究中所采用的临界值不尽相同。

1. 按原作者的标准，焦虑与抑郁两个分量表的分值划分为：0～7 分属无症状；8～10 分属症状可疑；11～21 分属肯定存在症状。

2. Barczak P（1988）用 8 分作为临界值，用 DSM－Ⅲ诊断作为金标准，发现其对抑郁和焦虑的灵敏度分别为 82% 和 70%，特异性各为 94% 和 68%。但 Silverstone PH（1994）发现，采用 8 分作为临界值，HAD 预测 DSM－Ⅲ－R 抑郁症的灵敏度尚能令人满意（在综合医院和精神科中分别为 100% 和 80%），但其特异性却只有 17% 或 29%，因此认为该量表只能用于筛查。

3. 叶维菲等翻译的大陆版本在综合医院进行过测试。采用 CCMD－2 诊断以及 SDS 和 SAS 作为参照，发现以 9 分作为焦虑或抑郁的临界值可以得到较好的敏感性与特异性。

【应用评价】

1. 笔者在综合医院筛选住院患者 292 例，发现焦虑 31.2%，抑郁 34.9%；叶维菲等以该量表筛选门诊患者 957 例，其中焦虑 22.7%，抑郁 17.34%。上述两次研究均发现焦虑抑郁与年龄、性别、文化程度有关，女性、高龄、文化程度低者抑郁、焦虑症状多。

2. HAD 在设计上可区分为 2 个因子，在研究中采用因子分析方法也能较为可靠地划分为两个互相关联的因子，只有香港的中文版本得出 3 个因子的结果。

3. HAD 显然只是一个焦虑和抑郁的筛查量表，最佳用途是作为综合医院医生筛查可疑存在焦虑或抑郁症状的患者，对阳性的患者做进一步的深入检查以明确诊断并给予相应的治疗。该量表不宜作为流行学调查或临床研究中的诊断工具。

【量表表格】

量表 6-8　　　　　　　　　　　　　　**医院焦虑抑郁量表**

1. 我感到紧张（或痛苦）（A）	几乎所有时候	3
	大多数时候	2
	有时	1
	根本没有	0

2. 我对以往感兴趣的事情还是有兴趣（D）	肯定一样	0
	不像以前那样多	1
	只有一点儿	2
	基本上没有了	3
3. 我感到有点害怕，好像预感到有什么可怕事情要发生（A）	非常肯定和十分严重	3
	是有，但并不太严重	2
	有一点，但并不使我苦恼	1
	根本没有	0
4. 我能够哈哈大笑，并看到事物好的一面（D）	我经常这样	0
	现在已经不大这样了	1
	现在肯定是不太多了	2
	根本没有	3
5. 我的心中充满烦恼（A）	大多数时间	3
	常常如此	2
	时有，但并不经常	1
	偶然如此	0
6. 我感到愉快（D）	根本没有	3
	并不经常	2
	有时	1
	大多数	0
7. 我能够安心因而轻松地坐着（A）	肯定	0
	经常	1
	并不经常	2
	根本没有	3
8. 我对自己的仪容（打扮自己）失去兴趣（D）	肯定	3
	并不像我应该做到的那样关心	2
	我可能不是非常关心	1
	我仍像以往一样关心	0

9. 我有点坐立不安，好像感到非要活动不可（A）	确实非常多	3
	是不少	2
	并不很多	1
	根本没有	0
10. 我对一切都是乐观地向前看（D）	差不多是这样做的	0
	并不完全是这样做的	1
	很少这样做	2
	几乎从来不这样做	3
11. 我突然发现恐慌感（A）	确实很经常	3
	时常	2
	并非经常	1
	根本没有	0
12. 我好像感到情绪在渐渐低落（D）	几乎所有的时间	3
	很经常	2
	有时	1
	根本没有	0
13. 我感到有点害怕，好像某个内脏器官变坏了（A）	根本没有	0
	有时	1
	很经常	2
	非常经常	3
14. 我能欣赏一本好书或一个好的广播或电视节目（D）	常常	0
	有时	1
	并非经常	2
	很少	3

注：（A）焦虑条目，（D）抑郁条目

171

第十节　9项患者健康问卷（PHQ-9）

9项患者健康问卷（Patient Health Questionnaire-9 items，PHQ-9），源自 Spitzer（1999）等编制的患者健康问卷（PHQ）中的抑郁模块，又称患者健康问卷抑郁症状群量表。量表的设计原旨，是在基层卫生机构的内科或妇产科的门诊患者中，筛查或辅助诊断抑郁症。本量表为自评量表。使用方便，因而被广泛推荐。

除了9项的 PHQ-9外，还有8项和2项的版本（PHQ-8，PHQ-2）。本节介绍的文本，参考了卞崔冬和李春波引进的 PHQ-9中文版本。

【项目和评定标准】

本量表共10项。包括9项症状量表和1项功能总评。症状量表分别评定：①兴趣减退。②情绪低落。③睡眠障碍。④疲劳感。⑤进食障碍。⑥自卑感。⑦注意集中困难。⑧精神运动迟缓。⑨自杀症状。

第10项为功能总评。

项目定义以短句的方式表达，详见量表记录单（量表6-9）。为0~3分4级评分，按近2周内症状的出现频度评定。

0分表示无症状。

1分表示有过几天出现症状。

2分表示7天以上有症状。

3分表示几乎每天都有症状。

功能总评项，按症状对工作、家庭或社交功能的影响程度评定：

0分表示无。

1分表示有些影响。

2分表示很有影响。

3分表示极有影响。

【评定注意事项】

1. 本量表为自评。在测试前，一定要让被试了解评定目的和方法；然后，请被试仔细阅读每一条文字内容，搞清楚后独立填写。如果被试不能阅读，可由检验者念给他听。

2. 临床医师要仔细检查被试的自填表格，如发现有漏圈或多圈的条目，要让被试补填或改正。

172

3. 一般评定的时间范围是最近 2 周。如有特殊需要，可另作规定。

4. 如果选用 PHQ - 8，则不问第 9 项自杀。如果采用 PHQ - 2，则只问第 1 项兴趣丧失和第 2 项情绪低落。

【统计指标和结果分析】

1. 本量表的主要统计指标为总分，即 1～9 各条目分的总和。PHQ 的总分范围为 0～27。

2. PHQ - 9 的总分，可以用来评估抑郁症状的严重程度：0～4 分无抑郁症状，5～9 分为轻度，10～14 分为中度，15 分以上为重度。

PHQ - 9 也可用来作抑郁症的辅助诊断，以总分≥10 分为可能是抑郁症的分界值。

3. 上述指标，同样适用于 PHQ - 8。

4. 如果应 PHQ - 2，分界值为≥3 分。

【应用评价】

1. PHQ - 9 信效度良好　有一份 meta 分析的报告，样本总量近 18000 例，内部一致性 α 为 0.86～0.89，重测信度为 0.83～0.84；与医师应用初级保健精神障碍（PRI ME-MD）量表诊断是否为抑郁症的结果比较，敏感性 0.77～0.88，特异性 0.92～0.94；与 HAMD - 17 检查量表的相关性为 0.84。国内卞崔冬等，在 600 例综合医院内、外、妇科门诊病例中的测试结果为：内部一致性系数 α 为 0.89，重测信度 0.95，HAMD 评定的平行效度为 0.81。其中，94 例进行了 SCID 诊断检查，诊断抑郁症的敏感性为 0.91，特异度为 0.97，诊断符合程度 Kappa 值为 0.88。

2. PHQ - 2 用以筛查是否抑郁症状群的效度也相当好，分界值为≥3 时，敏感性 0.83，特异性 0.92。

3. PHQ - 2 和 PHQ - 9，主要用于抑郁症的筛查，筛查阳性者应作进一步的临床诊断。

4. PHQ - 9，可以用作临床诊断为抑郁症患者的结果评定。如果以总分减少 5 分以上作为有效，与以 HAMD 总分降低 50% 以上的通用标准比较，结果相近。

5. 本量表简便易行，已广泛用于基层保健的内科、妇科，也在神经疾病患者、产褥期妇女、护理院的老人等不同特殊群体中应用，均取得满意结果。英国公民医疗项目——国家健康服务（NHS），便将本量表定为基层保健抑郁症诊疗的标准项目。美国政府资助的若干大型健康或卫生服务调查项目，如全国健康和营养调查、全国酒和相关物质流行病学调查等，均将 PHQ - 9 纳入作为工具之一。

【量表表格】

量表 6 - 9   **9 项患者健康问卷（PHQ - 9）**

在过去两个星期，有多少时间您被以下问题所困扰？ （在你的选择下打 "√"）	完全不会	几天	一半以上的日子	几乎每天
1. 做什么事都感到没有兴趣或乐趣	0	1	2	3
2. 感到心情低落	0	1	2	3
3. 入睡困难、很难熟睡或睡太多	0	1	2	3
4. 感到疲劳或无精打采	0	1	2	3
5. 胃口不好或吃太多	0	1	2	3
6. 觉得自己很糟，或很失败，或让自己或家人失望	0	1	2	3
7. 注意很难集中，例如阅读报纸或看电视	0	1	2	3
8. 动作或说话速度缓慢到别人可察觉的程度，或正好相反——您烦躁或坐立不安，动来动去的情况比平常更严重	0	1	2	3
9. 有不如死掉或用某种方式伤害自己的念头	0	1	2	3

这些问题在您工作、处理家庭事务，或与他人相处上造成了多大的困难？

毫无困难	有点困难	非常困难	极度困难
☐	☐	☐	☐

第十一节　老年抑郁量表（GDS）

　　老年抑郁量表（Geriatric Depression Scale，GDS），于 1982 年由 Brick TL 等创制，为专用于老年人的抑郁筛查量表，已被各国广泛接受。原量表为 30 项，以后发展了许多较为简短的版本，如仅 15 项的 GDS - 15 等。本节内容参考了刘平等翻译的 GDS - 30 中文版本。

【项目和评定标准】

　　GDS 共 30 项，分别对应以下症状：①低生活满意度。②活动兴趣减退。③生活空虚感。④厌倦感。⑤对未来失去希望。⑥烦恼感。⑦精力减退。⑧不祥预感。⑨不快乐。⑩无助。⑪坐立不安。⑫居家不出。⑬担忧未来。⑭记忆减退。⑮愉快感丧失。⑯忧郁。⑰消极观念。⑱为往事忧愁。⑲无兴奋感。⑳启动困难。㉑活力减退。㉒绝望。㉓自卑。㉔为琐事伤心。㉕易哭泣。㉖注意集中困难。㉗晨重夜轻感。㉘回避社交。㉙决断不能。㉚思考困难。

每一条目，均为一短问句（量表 6 - 10），被试按照有无该症状作出选择。

就症状评分而言，有症状为"1"分；无症状为"0"分。

量表设计了 10 个条目（1，5，7，9，15，19，21，27，29，30）为反向计分，即回答"是"，计"0"分，"否"计"1"分。

【评定注意事项】

1. GDS 主要用作自评量表。在填写量表前，一定要把评定目的和方法讲清楚，让被试仔细阅读项目条文，按照他的实际情况，独立评定。

2. 如果患者阅读有困难，可以由检查者念给他听。

3. 评定的时间范围一般为最近 1 周。

4. 检查者要认真审核被试者填写的量表记录单，如有漏项或重复，应让被试改正或补充。

【统计指标和结果分析】

1. GDS 的主要统计指标为总分；其范围为 0～30 分。

2. 总分反映抑郁症状的程度。0～10 分为无具临床意义的抑郁症状；11～20 分为轻度；21～30 分为中重度。

3. 量表作者认为，分界值为 9～14 分，可根据研究／使用目的设定。台湾的宋立诚等建议的分界值为 15 分。

【应用评价】

1. 本量表的信效度良好。量表作者的测试结果为：内部一致性 Cronbach α 为 0.94；相隔 1 周的重测信度为 0.85；与 Zung 抑郁自评量表（SDS）、Beck 抑郁问卷（BDI）和 Hamilton 抑郁量表（HAMD）的相关性 R 分别为 0.82，0.73 和 0.82。由 GDS 判断的抑郁症状的无／轻／中／重，与临床医师判断的一致性高，结果优于 BDI 评定。

国内何晓燕等，在湖南农村老年居民中应用 GDS 中文版测试结果为：内部一致性 α 为 0.92，相隔 3 周的重测信度为 0.73；GDS 总分与老人的日常生活功能状况相关。香港的 Chiu 等，应用粤语版 GDS 测试，结果雷同。

2. 本量表的主要用途为在老年人中筛出可能为抑郁的对象，以便进一步明确诊断。宋立诚等应用经修订的 30 项台湾版 GDS 进行测试，对应 DSM - Ⅲ抑郁诊断，分界值为 15 分时，敏感性为 94％，特异性 92％，结果相当满意。

3. GDS 最大的优点为评分简单，有无症状的二级评定，对老年人来说尤为合适。

4. 本量表也可应用于痴呆患者，以检出有无抑郁症状的存在，但结果分析时要结合患者的认知功能减退情况综合考虑。

5. 有些研究者认为本量表偏长，影响使用，因而发展了不同的精简版本。其中，15 项版本（GDS-15）也被广泛接受。GDS-15 包括原 GDS 中的第 1、2、3、4、7、8、9、10、12、14、17、21、22 和 23 项，再加上以上一条"感到自己没什么价值"。分界值为 5 分。

6. 有些研究者认为，老人用的量表，要考虑文化适用性，引进时应作相应修订。

【量表表格】

量表 6-10   老年抑郁量表（GDS）

指导语：选择最切合您最近 1 周来的感受的答案。

	是	否
1. 你对生活基本上满意吗？	□	□
2. 你是否已放弃了许多活动与兴趣？	□	□
3. 你是否觉得生活空虚？	□	□
4. 你是否常感到厌倦？	□	□
5. 你觉得未来有希望吗？	□	□
6. 你是否因为脑子里一些想法摆脱不掉而烦恼？	□	□
7. 你是否大部分时间精力充沛？	□	□
8. 你是否害怕会有不幸的事落到你头上？	□	□
9. 你是否大部分时间感到幸福？	□	□
10. 你是否常感到孤立无援？	□	□
11. 你是否经常坐立不安、心烦意乱？	□	□
12. 你是否希望呆在家里而不愿去做些新鲜事？	□	□
13. 你是否常常担心将来？	□	□
14. 你是否觉得记忆力比以前差？	□	□
15. 你觉得现在活着很惬意吗？	□	□
16. 你是否常感到心情沉重、郁闷？	□	□
17. 你是否觉得像现在这样活着毫无意义？	□	□

18. 你是否总为过去的事忧愁?	☐	☐
19. 你觉得生活很令人兴奋吗?	☐	☐
20. 你开始一件新的工作很困难吗?	☐	☐
21. 你觉得生活充满活力吗?	☐	☐
22. 你是否觉得你的处境已毫无希望?	☐	☐
23. 你是否觉得大多数人比你强得多?	☐	☐
24. 你是否常为些小事伤心?	☐	☐
25. 你是否常觉得想哭?	☐	☐
26. 你集中精力有困难吗?	☐	☐
27. 你早晨起来很快活吗?	☐	☐
28. 你希望避开聚会吗?	☐	☐
29. 你做决定很容易吗?	☐	☐
30. 你的头脑像往常一样清晰吗?	☐	☐

（朱昌明　吴文源　张明园）

参考文献

[1] 张明园. 评定量表的选择和比较. 上海精神医学. 1991；3（增）：75-82

[2] 朱紫青，季建林，肖世富. 抑郁障碍诊疗关键. 南京：江苏科学技术出版社，2003

[3] Lam RW, Michelak EE, Swinson RP (eds). Assessment Scale in Depression and Anxiety. Abingdom: Informe Healthcare, 2006, 1-4

[4] Hamilton M. A rating scale for depression. J Neurol. Neurosurg. Psychiat., 1960, 23：56-62

[5] Hamilton M. Development of a rating scale for primary depressive illness. Br J Soc Clin Psychol. 1967, 6 (4)：278-296

[6] 朱昌明，霍克钧，张慧开，等. 抑郁严重程度的评定. 中华神经精神科杂志，1985，18：295-297

[7] 李文波，许明智，贾福军，等. 汉密顿抑郁量表6项版本的临床应用. 中国神经精神疾病杂志，2007，33：119-120

[8] Ballesteros J, Bobes J, Bulbena A, et al. Sensitivity to change, discriminative performance, and cutoff criteria to define remission for embedded short scales of the Hamilton depression rating scale (HAMD). J Affective Dis, 2007, 102：93-99

[9] Montgomery SA, Asberg M. A new depression scale designed to sensitive to change. Br J psychiatry, 1979, 134：382-389

[10] Hawley CJ, Gale TM, Sivakumaran T, et al. Defining remission by cut off score on the MADRS: selecting the optimal value. J Affective Dis, 2002, 72: 177 - 184

[11] Carney NWP, et al. Depression and the Newcastle scale, their relationship to Hamilton Scale. Br J Psychiat, 1972, 121: 35 - 42

[12] 舒良, 罗和春, 贾云奎, 等. Newcastle 抑郁诊断量表对 115 例的临床测试结果分析. 中华神经精神科杂志, 1987, 20: 321 - 324

[13] Cox JL, Holden JM, Sagovsky R. Detection of postnatal depression: development of the 10 - item Edinburgh Postnatal Depression Scale. Br J Psychiatry, 1987, 150: 782 - 786

[14] Lee DT, Yip SK, Chiu HF, et al. Detecting postnatal depression in Chinese women. Validation of the Chinese version of the Edinburgh Postnatal Depression Scale. Br J Psychiatry, 1998, 172: 433 - 437

[15] 李德诚, 张丽冰, 韩英士等. 流产后抑郁障碍调查. 上海精神医学, 1999, 11: 132 -134

[16] 张欣, 屠青, 席薇, 等. 产后抑郁症的发病率及其影响因素的探讨. 中华精神科杂志, 2001, 34: 236 - 238

[17] Robert RE, Verson SW. CES-D its use in a community sample. Am J Psychiatry 1983, 14: 41 - 44

[18] 张明园, 任福民, 樊彬, 等. 正常人群中的抑郁症状的调查和 CES-D 的应用. 中华神经精神科杂志, 1987, 20: 67 - 71

[19] 吴文源, 金华, 张明园, 等. 量表评定在神经症性抑郁中的应用. 中华神经精神科杂志, 1986, 19: 339 - 341

[20] 陈祉妍, 杨小冬, 李新影, 等. 流调中心抑郁量表在我国青少年中的试用. 中国临床心理学杂志, 2009, 17: 443 - 448

[21] 章婕, 吴振云, 方格, 等. 流调中心抑郁量表全国城市常模的建立. 中国心理卫生杂志, 2009, 17: 139 - 143

[22] Andresen EM, Malmgren JA, Carter WB, et al. Screening for depression in well older adults: evaluation of a short form of the CES-D (Center for Epidemiologic Studies Depression Scale). Am J Prevent Med, 1994, 10: 77 - 84

[23] Zung WWK. A self-rating depression scale. Arch Gen Psychiatry, 1965, 12: 63 - 70.

[24] 王春芳, 蔡则环, 徐清, 等. 抑郁自评量表 (SDS) 对 1340 例正常人评定分析. 中国神经精神疾病杂志, 1986, 12: 267 - 268

[25] Beck AT, Beck RW. Screening depressed patients in family practice. A rapid technic. Postgrad Med, 1972, 52: 81 - 85

[26] 郑洪波, 郑延平. 抑郁自评问卷 (BDI) 在抑郁患者中的应用. 中国神经精神疾病杂志, 1987, 13: 236 - 237

[27] 卢孟良, 车先蕙, 张尚文, 等. 中文版贝克抑郁量表的信度和效度. 台湾精神医学, 2002, 16: 301 - 310

[28] Zigmond AS, Snaith RP. The hospital anxiety and depression scale. Acta Psychiatr

Scand，1983，69：361-370

[29] Marie J，Beth P，Peter H，Construct validation of hospital anxiety and depression scale with clinical populations. J Psychosomatic Res，2000，48：579-584

[30] 叶维菲，徐俊冕. "综合性医院焦虑抑郁量表" 在综合性医院病人中的应用和评价. 中国行为医学杂志，1993，2（3）：17

[31] 郑磊磊，王也玲，李惠春. 医院焦虑抑郁量表在综合性医院中的应用. 上海精神医学，2003，15：264-266

[32] 张国华，许明智，金海燕. 医院焦虑抑郁量表的因素结构研究. 中国临床心理学杂志，2006，14：591-592

[33] Kroenke K，Spitzer RL，Williams JWB. The PHQ-9——Validity of a brief depression severity measure. J Intern Med，2001，19：606-613

[34] Kroenke K，Spitzer RL，Williams JBW，et al. The patient health questionnaire somatic，anxiety and depressive symptom scale：a systematic review. Gen Hosp psychiatry，2010，32：345-359

[35] Kroenke K，Spitzer RL，Williams JBW. The patient health questionnaire-2：validity of two item depression screener. Med Care，2003，41：1284-1292

[36] 卞崔冬，何筱衍，钱洁，等. 患者健康问卷抑郁症状群量表在综合性医院中的应用研究. 同济大学报（医学版），2009，30：136-140

[37] 徐勇，吴海苏，徐一峰. 患者健康问卷抑郁量表（PHQ-9）在社区老年人群中的应用——信度和效度分析. 上海精神医学，2007，19：257-259

[38] Brink TL Yesavage JA，Lum O，et al. Screening Tests for geriatric depression. Clin Gerotologist，1982，1：37-49

[39] Yesavage JA，Brink TL，Rose TL，et al. Development and validation of a geriatric screening scale：a preliminary report. J Psychiatric Research，1982，17：37-49

[40] Van Marwijk HW，Wallace R，De Bock GH，et al. Evaluation of the feasibility, reliability and diagnostic value of shortened version of the geriatric depression scale. Br J Gen Pract，1995，45：195-199

[41] 何晓燕，肖水源，张德杏，等. 老年抑郁量表在中国农村社区老年人中的信度和效度. 中国临床心理学杂志，2008，16：473-475

[42] 刘平. 老年抑郁量表. 见：汪向东. 心理卫生评定量表手册. 中国心理卫生杂志（增刊），1999，217-218

[43] 廖以诚，叶宗烈，杨延光，等. 台湾老年忧郁量表之编制与信效度研究. 台湾精神医学，2004，18：30-41

第七章　焦虑量表

第一节　概　　述

因焦虑症状是精神科临床的常见症状之一，而焦虑谱系障碍也包括多种疾病诊断，因此，用于评定焦虑障碍的量表也有多种，且各有侧重。大致有评定一般焦虑症状严重程度的量表和专门用于具体某一种焦虑症的量表两大类。表7-1所列为常用焦虑评定量表。

表7-1 焦虑评定量表

	评　　估	英文缩写	评估人
一般	汉密顿焦虑量表	HAMA	他评
	焦虑自评量表	SAS	自评
	贝克焦虑量表	BAI	自评
	状态-特质焦虑问卷	STAI	自评
	7项广泛焦虑障碍量表	GAD-7	自评
专用	Yale-Brown 强迫量表	Y-BOCS	他评
	Marks 恐怖强迫量表	MSCPOR	他评
	Marks Sheehan 恐怖量表	MSPS	他评
	Liebowitz 社交焦虑量表	LSAS	他评
	惊恐障碍严重度量表	PDSS	他评
	惊恐相关症状量表	PASS	他评

本章主要介绍一般焦虑评定量表和惊恐发作、广泛性焦虑评定量表。专门用于评估恐惧和强迫的量表将独立成章，即随后的第八章。另一量表——医院焦虑抑郁量表（HAD），常用于综合医院患者焦虑和抑郁的筛查，已写入第六章抑郁量表，本章不再重复。

第二节　汉密顿焦虑量表（HAMA）

汉密顿焦虑量表（Hamilton Anxiety Scale，HAMA）由 Hamilton 于 1959 年编制，是精神科临床常用量表之一。特别适合于焦虑症状的严重程度评定，而不大用于估计各种精神病时的焦虑状态。HAMA 适用于有焦虑症状的成年人，尤其是焦虑性神经症患者。由于神经症患者常同时有抑郁和焦虑，而 HAMA 与 HAMD 的项目内容有交叉，难以据此作鉴别。

【项目和评定标准】

HAMA 的 14 个项目（量表 7 - 1）采用 0～4 分的 5 级评分法，各级的标准为：

0 分表示无症状。

1 分表示轻。

2 分表示中等（有肯定的症状，但不影响生活与活动）。

3 分表示重（症状重，需加处理或已影响生活活动）。

4 分表示极重（症状极重，严重影响其生活）。

HAMA 无工作用评分标准，各项定义如下：

1. 焦虑心境　担心、担忧，感到有最坏的事情将要发生，容易激惹。

2. 紧张　紧张感，易疲劳，不能放松，情绪反应，易哭、颤抖、感到不安。

3. 害怕　害怕黑暗，陌生人，一人独处，动物，乘车或旅行及人多的场合。

4. 失眠　难以入睡，易醒，睡得不深，多梦、梦魇、夜惊、醒后感疲倦。

5. 认知功能　又称记忆、注意障碍。注意力不集中，记忆力差。

6. 抑郁心境　丧失兴趣，对以往爱好缺乏快感，忧郁，早醒，昼重夜轻。

7. 肌肉系统症状　肌肉酸痛，活动不灵活，肌肉抽动，肢体抽动，牙齿打颤，声音发抖。

8. 感觉系统症状　视物模糊，发冷发热，软弱无力感，浑身刺痛。

9. 心血管系统症状　心动过速，心悸，胸痛，血管跳动感，昏倒感，心搏脱漏。

10. 呼吸系统症状　胸闷，窒息感，叹息，呼吸困难。

11. 胃肠道症状　吞咽困难，嗳气，消化不良（进食后腹痛，胃部烧灼痛，腹胀，恶心，胃部饱感），肠动感，肠鸣，腹泻，体重减轻，便秘。

12. 生殖泌尿系统症状　尿意频数，尿急，停经，性冷淡，过早射精，勃起不能，阳痿。

13. 自主神经系统症状　口干、潮红、苍白、易出汗、起"鸡皮疙瘩"、紧张性头痛、毛发竖起。

14. 会谈时行为表现

(1) 一般表现：紧张、不能松弛、忐忑不安、咬手指、紧紧握拳、摸弄手帕、面肌抽动、不宁顿足、手发抖、皱眉、表情僵硬、肌张力高、叹息样呼吸、面色苍白。

(2) 生理表现：吞咽、打呃、安静时心率快、呼吸快（20次/分以上）、腱反射亢进、震颤、瞳孔放大、眼睑跳动、易出汗、眼球突出。

【评定注意事项】

评定应由经过训练的专业人员进行。

由评定员采用交谈与观察相结合的方式，按量表内容对患者进行检查后评分。做一次评定需10~15分钟。

评定的时间范围：一般评定当时或最近一周的情况。也可根据需要设定评定间隔，如于治疗后2~6周再次评定，用以比较治疗前后症状和病情的变化。

除第14项需结合观察外，所有项目都根据患者的口头叙述进行评分，同时特别强调受检者的主观体验，这也是HAMA编制者的医疗观点。因为患者仅仅在有病的主观感觉时，方来就诊并接受治疗，故此可作为病情严重程度与是否改善的标准。

【结果分析】

1. 总分　能较好地反映病情严重程度。量表协作组曾对230例不同亚型的神经症患者的HAMA总分进行比较。神经衰弱总分平均为21.00，焦虑症为29.25，抑郁性神经症为23.87，因此，焦虑症状是焦虑症患者中的突出表现。该组患者为一组病情程度偏重的焦虑症。

2. 因子分　HAMA仅分为躯体性和精神性两大类因子结构。

(1) 躯体性焦虑：由肌肉系统症状、感觉系统症状、心血管系统症状、呼吸系统症状、胃肠道症状、生殖泌尿系统症状、自主神经系统症状等7项组成。

(2) 精神性焦虑：由其余7项：第1，2，3，4，5，6和14项组成。

通过因子分析，不仅可以具体反映患者的精神病理学特点，也可以反映靶症状群的治疗结果。

按照全国量表协作组提供的资料，总分超过29分，可能为严重焦虑；超过 21 分，有明显焦虑；超过 14 分，肯定有焦虑；超过 7 分，可能有焦虑；小于 6 分，没有焦虑。一般以 HAMA14 项总分 14 分为分界值。

【应用评价】

HAMA 的广泛使用，证明了它的良好品质和广泛适用性。大多数的焦虑症状评定都用到它。HAMA 既可以单独用来评估焦虑水平，又可以与特定的焦虑症状量表联合使用以便综合考虑一般焦虑水平和特定症状的严重程度。它的一致性相当好。一次评定需时 15～20 分钟，长度适中，简便易行。

【量表表格】

量表 7-1	Hamilton 焦虑量表（HAMA）				
圈出最适合患者情况的分数					
	无	轻	中	重	极重
1. 焦虑心境	0	1	2	3	4
2. 紧张	0	1	2	3	4
3. 害怕	0	1	2	3	4
4. 失眠	0	1	2	3	4
5. 记忆或注意障碍	0	1	2	3	4
6. 抑郁心境	0	1	2	3	4
7. 肌肉系统症状	0	1	2	3	4
8. 感觉系统症状	0	1	2	3	4
9. 心血管系统症状	0	1	2	3	4
10. 呼吸系统症状	0	1	2	3	4
11. 胃肠道症状	0	1	2	3	4
12. 生殖泌尿系统症状	0	1	2	3	4
13. 自主神经系统症状	0	1	2	3	4
14. 会谈时行为表现	0	1	2	3	4

第三节 状态-特质焦虑问卷（STAI）

状态-特质焦虑问卷（State-Trait Anxiety Inventory，STAI）由 Charles

Spielberger 于 1977 年编制，并于 1983 年修订。其特点是简便，效度高，易于分析，能相当直观地反映焦虑患者的主观感受，尤其是能将当前（状态焦虑）和一贯（特质焦虑）区分开来。前者描述一种不愉快的短期的情绪体验，如紧张、恐惧、忧虑等，常伴有自主神经系统功能亢进。后者则用来描述相对稳定的，作为一种人格特征且具有个体差异的焦虑倾向。通过分别评定状态焦虑和特质焦虑问卷，可区别短暂的情绪焦虑状态和人格特质性焦虑倾向，为不同的研究目的和临床实践服务。

　　原作者对量表的品质测定结果显示，该量表具有令人满意的可靠性和真实性，焦虑状态评分随紧张、应激状态而变化，焦虑特质评分则具有很好的稳定性。这里主要介绍 1983 年的修订版。

　　【项目和评定标准】

　　STAI 含两个分量表：状态焦虑问卷（S-AI）和特质焦虑问卷（T-AI），各有 20 项（量表 7 - 2）。

　　S-AI（第 1～20 项）中，半数为描述负性情绪的条目，半数为正性情绪条目。主要用于评定即刻的或最近某一特定时间或情景的恐惧、紧张、忧虑和神经质的体验或感受。可用来评价应激情况下的状态焦虑。

　　T-AI（第 21～40 项）中，11 项为描述负性情绪条目，9 项为正性情绪条目。用于评定人们经常的情绪体验。

　　计分方法：STAI 每项均为 1～4 级评分。S-AI 的分级标准为：

　　1 表示完全没有。

　　2 表示有些。

　　3 表示中等程度。

　　4 表示非常明显。

　　T-AI 的分级标准为：

　　1 表示几乎没有。

　　2 表示有些。

　　3 表示经常。

　　4 表示几乎总是如此。

　　凡正性情绪项目（1、2、5、8、10、11、15、16、19、20、21、23、24、26、27、30、33、34、36、39 项，在计分单上标 * 号）均为反向计分，即按上述顺序依次评为 4、3、2、1 分。如此设计的目的是使问卷本身心理诱导作用降到最低限度，自动纠正自评者夸大或缩小其主观感觉的倾向。

　　【评定注意事项】

　　STAI 是一种自评量表，由评定对象自行填写，适用于具有焦虑症状的成年人。可广泛应用于评定内科、外科、心身疾病及精神患者的焦虑情绪；也可用来筛查各种特定人群的有关焦虑问题；以及评价心理治疗、药物治疗的效果。

该问卷由受试者完成。与所有自评量表一样，填表前一定要介绍填表方法、条目和不同分级的涵义，由受试者根据指导语作出独立的、不受他人影响的回答并圈录在记录纸上。特别要提醒受试者注意：该量表分两部分，S-AI 的 20 项按"此时此刻"的感觉评，T-AI 的 20 项按"一贯"或"平时"的情况评。

受试者一般需具有初中文化水平。若受试者无法自行完成，可由测试者逐条念给他听并让他根据自己的体验，从 4 种情况（即分级标准）中选择合适的回答。

填写结束后应检查填写是否完整，防止遗漏或重复。评定没有时间限制，一次评定需 10~20 分钟。

【结果分析】

STAI 的主要统计指标是两个分量表的总分：S-AI 总分（1~20 项之和），反映受试者当前焦虑症状的严重程度；T-AI 总分（21~40 项之和）反映受试者一贯的或平时的焦虑情况。

量表作者在测试了美国 1838 例正常成人后，制定了按性别、年龄的常模。超过表 7-2 所列的 95 百分位值，可认为是异常。

表 7-2　　　　　STAI 的美国正常成人常模结果（95 百分位数）

	19~39		40~49		50~69	
	男	女	男	女	男	女
状态总分	53	55	51	53	50	43
特质总分	56	57	55	58	52	47

【应用评价】

该量表的特点在于分别评估一贯的特质性焦虑和当前的状态性焦虑，有助于了解和分析"背景"与"现况"之间的关系。这是其他几个常用焦虑量表所没有的。

北医大精神卫生研究所与长春第一汽车公司职工医院精神科合作，在长春地区和北京分别对正常人群与抑郁症患者进行了 STAI 中译版的测试。结果为：①正常人群 S-AI 总分平均为男性（375 例）39.71±8.89，女性（443 例）38.97±8.45；T-AI 总分平均为男性 41.11±7.74，女性 41.31±7.54；

抑郁症组（50 例）S-AI 平均为 57.22±10.48，T-AI 平均为 46.22±26.22，明显高于正常人群。②各年龄组的 S-AI 评分无明显差异；T-AI 评分以 50～55 岁的男性组最高（平均 42.8）。③不同文化组的评分无差异。④不同职业者中 S-AI 与 T-AI 的评分均以女性干部为最低（平均 36.7 和 39.6）。

【量表表格】

量表 7-2	状态特质焦虑问卷（STAI）

指导语：下面列出的是一些人们常常用来描述他们自己的陈述，请阅读每一个陈述，然后在右边适当的圈上打钩，来表示你现在最恰当的感觉，也就是你此时此刻最恰当的感觉。没有对或错的回答，不要对任何一个陈述花太多的时间去考虑，但所给的回答是你现在最恰当的感觉。

	完全没有	有些	中等程度	非常明显
1. *我感到心情平静	1	2	3	4
2. *我感到安全	1	2	3	4
3. 我是紧张的	1	2	3	4
4. 我感到紧张束缚	1	2	3	4
5. *我感到安逸	1	2	3	4
6. 我感到烦乱	1	2	3	4
7. 我现在正烦恼，感到这种烦恼超过了可能的不幸	1	2	3	4
8. *我感到满意	1	2	3	4
9. 我感到害怕	1	2	3	4
10. *我感到舒适	1	2	3	4
11. *我有自信心	1	2	3	4
12. 我觉得神经过敏	1	2	3	4
13. 我极度紧张不安	1	2	3	4
14. 我优柔寡断	1	2	3	4
15. *我是轻松的	1	2	3	4
16. *我感到心满意足	1	2	3	4
17. 我是烦恼的	1	2	3	4
18. 我感到慌乱	1	2	3	4
19. *我感觉镇定	1	2	3	4
20. *我感到愉快	1	2	3	4

	完全没有	有些	中等程度	非常明显
21. * 我感到愉快	1	2	3	4
22. 感到神经过敏和不安	1	2	3	4
23. * 我感到自我满足	1	2	3	4
24. * 我希望能象别人那样地高兴	1	2	3	4
25. 我感到我像衰竭了一样	1	2	3	4
26. * 我感到很宁静	1	2	3	4
27. * 我是平静的、冷静的和泰然自若的	1	2	3	4
28. 我感到困难——堆集起来，因此无法克服	1	2	3	4
29. 我过分忧虑一些事，实际这些事无关紧要	1	2	3	4
30. * 我是高兴的	1	2	3	4
31. 我的思想处于混乱状态	1	2	3	4
32. 我缺乏自信心	1	2	3	4
33. * 我感到安全	1	2	3	4
34. * 我容易做出决断	1	2	3	4
35. 我感到不合适	1	2	3	4
36. * 我是满足的	1	2	3	4
37. 一些不重要的思想总缠绕着我，并打扰我	1	2	3	4
38. 我产生的沮丧是如此强烈，以致我不能从思想中排除它们	1	2	3	4
39. * 我是一个镇定的人	1	2	3	4
40. 当我考虑我目前的事情和利益时，我就陷入紧张状态	1	2	3	4

注：＊该项为反序计分

第四节　焦虑自评量表（SAS）

焦虑自评量表（Self-Rating Anxiety Scale，SAS），由 Zung 于 1971 年编制。从量表构造的形式到具体评定方法，都与抑郁自评量表（SDS）十分相似，用于评定焦虑患者的主观感受。

【项目和评定标准】

SAS 共 20 个条目，它们的条文及所希望引出的症状是：

1. 我觉得比平常容易紧张和着急（焦虑）。
2. 我无缘无故地感到害怕（害怕）。
3. 我容易心里烦乱或觉得惊恐（惊恐）。
4. 我觉得我可能将要发疯（发疯感）。
5. *我觉得一切都很好，也不会发生什么不幸（不幸预感）。
6. 我手脚发抖打颤（手足颤抖）。
7. 我因为头痛、头颈痛和背痛而苦恼（躯体疼痛）。
8. 我感觉容易衰弱和疲乏（乏力）。
9. *我觉得心平气和，并且容易安静坐着（静坐不能）。
10. 我觉得心跳得很快（心悸）。
11. 我因为一阵阵头晕而苦恼（头昏）。
12. 我有晕倒发作或觉得要晕倒似的（晕厥感）。
13. *我呼气吸气都感到很容易（呼吸困难）。
14. 我手脚麻木和刺痛（手足刺痛）。
15. 我因为胃痛和消化不良而苦恼（胃痛，消化不良）。
16. 我常常要小便（尿意频数）。
17. *我的手常常是干燥温暖的（多汗）。
18. 我脸红发热（面部潮红）。
19. *我容易入睡，并且一夜睡得很好（睡眠障碍）。
20. 我做噩梦（噩梦）。

（*为反向评分题）

SAS 的主要评定依据为项目所定义的症状出现的频度，分 4 级：没有或很少时间；少部分时间；相当多时间；绝大部分或全部时间。正向评分题，依次评为 1、2、3、4 分。反向评分题（上文中有 * 号者），则评分 4、3、2、1 分。

【评定注意事项】

详见第六章第七节抑郁自评量表（SDS）中关于评定注意事项的说明。

【统计指标和结果分析】

SAS 的主要统计指标为总分。在自评者评定结束后，将 20 个项目的各个得分相加，即得总粗分，经过换算成标准分。换算方法同 SDS，参见第六章第七节。

量表协作组对中国正常人 1158 例研究结果，正评题 15 项单分均值 1.29±0.98；反向 5 个项目均分 2.08±1.71，20 项总粗分均值 29.78±10.07。总粗分的正常上限为 40 分，标准总分为 50 分。略高于国外的 30 分和 38 分。

【应用评价】

1. 作者让 36 例神经症患者进行 SAS 自评，同时由医师用 HAMA 作检查，两量表总分的 Pearson 相关法的相关系数为 0.365，Spearman 等级相关的相关系数为 0.341，表明 SAS 的效度尚好。

2. 国外研究认为，SAS 能较准确地反映有焦虑倾向的精神病患者的主观感受（表 7-3）。而焦虑又是心理咨询门诊中较常见的一种情绪障碍，因此 SAS 可作为咨询门诊中了解焦虑症状的一种自评工具。

表 7-3　　　　　　　　　不同精神疾患的 SAS 总分（标准分）

诊断	例数	总分均值	标准差
焦虑症	22	58.7	13.5
精神分裂症	25	46.4	12.9
抑郁症	96	50.7	13.4
人格障碍	54	51.2	13.2
正常对照组	100	33.8	5.9

3. 量表协作组还对 129 例神经衰弱、焦虑性神经症和抑郁性神经症者进行了检查，得出 SAS 的平均总粗分为 42.98±9.94。其中神经衰弱为 40.52±6.62 分；焦虑症为 45.68±11.23 分（F 检验，$P > 0.05$）。上述结果表明焦虑是神经症的共同症状，但 SAS 在各类神经症鉴别中作用不大。

4. 刘贤臣等对 1200 名医学和护理院校学生测试 SAS，获得 4 个因子：心情因子 1 含焦虑、害怕、惊恐和发疯感 4 个条目；因子 2 含头昏、晕厥感、手足刺痛、面部潮红 4 个条目；因子 3 含静坐不能、呼吸困难、多汗和睡眠障碍 4 个条目；因子 4 含不幸预感和尿意频数 2 个因子。王文菁把 SAS 用于 223 例精神科门诊患者，分析其结构，也发现该量表由 4 个因子构成，特征分别为 5.49，1.96，1.52，1.12，分别解释 27.46%，9.82%，7.60%，5.58% 的变异，共解释 50.46% 的总变异。根据大于 0.5 的因素负荷数，因子 1 包括手足颤抖、躯体疼痛、心悸、头昏、晕厥感、手足刺痛、胃痛或消化不良、面部潮红共 8 个项目；因子 2 包括焦虑、害怕、惊恐、发疯感共 4 项；因子 3 包括不幸预感、静坐不能、睡眠障碍共 3 项；因子 4 含呼吸困难、多汗共 2 项。

5. 全国量表协作组在 1986 年的 SAS 全国测试中，发现国内被测者不易掌握反向题，影响评估的准确性，因而将其修改为正向题。陶明等曾专门对修订版进行了测试，证实其有较满意的信度和效度。但在以后的实际使用中，修订版的应用不如原版广泛。

【量表表格】

量表 7－3　　　　　　　　焦虑自评量表（SAS）

填表注意事项：下面有 20 条文字，请仔细阅读每一条，把意思弄明白。然后根据你最近 1 周的实际情况在适当的方格里画"√"，每一条文字后有四个格，表示：没有或很少时间；少部分时间；相当多时间；绝大部分或全部时间。

	没有或很少时间	少部分时间	相当多时间	绝大多数时间	工作人员评定
1.　我觉得比平常容易紧张和着急	□	□	□	□	□
2.　我无缘无故地感到害怕	□	□	□	□	□
3.　我容易心理烦乱或觉得惊恐	□	□	□	□	□
4.　我觉得我可能将要发疯	□	□	□	□	□
5.* 我觉得一切都很好，也不会发生什么不幸	□	□	□	□	□
6.　我手脚发抖打颤	□	□	□	□	□
7.　我因为头痛、头颈痛和背痛而苦恼	□	□	□	□	□
8.　我感觉容易衰弱和疲乏	□	□	□	□	□
9.* 我觉得心平气和，并且容易安静坐着	□	□	□	□	□
10.　我觉得心跳得很快	□	□	□	□	□
11.　我因为一阵阵头晕而苦恼	□	□	□	□	□
12.　我有晕倒发作或觉得要晕倒似的	□	□	□	□	□
13.* 我呼气吸气都感到很容易	□	□	□	□	□
14.　我手脚麻木和刺痛	□	□	□	□	□
15.　我因为胃痛和消化不良而苦恼	□	□	□	□	□
16.　我常常要小便	□	□	□	□	□
17.* 我的手常常是干燥温暖的	□	□	□	□	□
18.　我脸红发热	□	□	□	□	□
19.* 我容易入睡，并且一夜睡得很好	□	□	□	□	□
20.　我做噩梦	□	□	□	□	□

注：＊反向评分题

190

第五节 惊恐相关症状量表（PASS）

N. Argyle 等发表于 1991 年的惊恐相关症状量表（Panic-Associate Symptom Scale，PASS）是一个临床医生用评定量表，用来评估 DSM-Ⅲ-R 中所定义的惊恐障碍的核心症状。它不是一个诊断量表，也没有纳入惊恐障碍患者常有的失眠、注意集中差，广泛的焦虑和抑郁症状，因为这些症状对诊断惊恐障碍没有特异性，而与共病的其他焦虑谱系障碍或抑郁症的关系更密切。

【项目和评定标准】

量表包括 5 个核心症状：情景性惊恐发作、自发的惊恐发作、有限症状的发作、预期性焦虑和恐惧回避，分为 9 个条目（量表 7-4）。这 5 个核心症状的得分比例按 1：1：0.5：1：1.5 设计，以平衡惊恐发作（包括情景性、自发性和有限症状的发作）和预期性和恐惧性焦虑与回避。

条目 1 和条目 2 是惊恐发作，分为情景性和自发性两个条目。所谓情景性，指处于或将要进入某个既往与惊恐发作体验有关的场景。所有非情景性的发作均定义为自发性的，因此，自发性的也包括可能由认知或躯体刺激触发但不是处于或将要进入某种恐惧性场景的发作。每种发作都分别从频度和强度两个方面评估。频度根据最近 1 周内发生的次数，分为 0~3 分（0 次＝0 分，1 次＝1 分，2~7 次＝2 分，8 次或以上＝3 分）；强度则在 0~10 的连续评分中，以 0~3＝0 分，4~6＝1 分，7~9＝2 分，10＝3 分，转换为 0~3 的 4 级评分。频度和强度评分相加组成该核心症状分。

条目 3，有限症状的发作，指发作时的症状数少于典型的惊恐发作时丰富的症状，但强度并不低。临床上常常见于经过治疗的惊恐障碍患者，典型的惊恐发作消失了，而代之以症状没那么多但依然严重的有限症状发作。这里包括了自发的和情景性的两者情况，也分别评估最近 1 周的发作频度和强度，但转换的得分较之上面的典型发作有所降低，限于 0~2 分范围内：上周发作次数 0 次＝0 分，1~7 次＝1 分，8 次或以上＝2 分；0~10 的症状强度则换算成 0~3＝0 分，4~6＝1 分，7~10＝2 分。同样，频度评分和强度评分两者相加得出该核心症状分。

条目 4，预期性焦虑，包括对惊恐发作的期待和对恐惧场景的期待。也分别评估频度和强度，所不同的是频度根据最近一周内焦虑的时间占醒着时间的百分比来评：0%＝0 分，1%~30%＝1 分，31%~60%＝2 分，

61%～90%＝3分，91%～100%＝4分，合0～4分五级。强度的评分方法同惊恐发作，也是0～10的强度转换为0～3分四级。频度评分和强度评分两者相加得出预期性焦虑分。

条目5，恐惧回避，是对惊恐发作的痛苦程度和所造成活动受限的总体评估，包括焦虑恐惧和回避两个成分。理论上只评惊恐发作所致的，实际上很难区分，而其他如场所恐惧、社交恐惧等所致的痛苦和活动受限，也常与惊恐发作有关。因此，本条目不强调恐惧的性质。

【评定注意事项】

PASS评定的时间范围是最近一周。

应由经过本量表培训的专业人员仔细全面询问患者发作情况后评定。

条目1和条目2中的频度，指至少有3条以上的症状，即4条或4条以上症状的惊恐发作次数。而条目3有限症状的发作，则只要有1～3条症状的发作便是。

【统计指标和结果分析】

单项分，分别是PASS1～PASS9各条目的得分。

核心症状分，即PASS1＋PASS2，PASS3＋PASS4，PASS5＋PASS6，PASS7＋PASS8，PASS9，分别得出5个核心症状分。

总分，即所有9个条目的总和。

【应用评价】

国内尚无常模和信、效度研究报告。量表原作者测试了1168例诊断为惊恐障碍，纳入药物临床试验的门诊患者，其得分呈正态分布，无显著性的性别和年龄差异。同一条目内的频度和强度间的相关性高，为0.57～0.74。Cronbach α在基线时为0.69，随着治疗的进展，在第8周时达到0.88。具有较好的重复信度和治疗效度，1～2周重测评分的Spearman相关系数为0.77，与患者和医师评估的CGI间相关系数分别为0.60和0.68。与HAMA和HAMD间的平行效度在基线时分别为相关系数0.47和0.38，随治疗进展而提高，至第8周时分别为0.63和0.59。

192

量表 7-4　　　　　　　　　　惊恐相关症状量表（PASS）

>3（条）症状的惊恐发作		评分	编号
情景性（SPA）	上周发作次数	0	0	PASS1
		1	1	
		2～7	2	
		8	3	
	平均强度	0～3	0	PASS2
		4～6	1	
		7～9	2	
		10	3	
自发的（SpPA）	上周发作次数	0	0	PASS3
		1	1	
		2～7	2	
		8+	3	
	平均强度	0～3	0	PASS4
		4～6	1	
		7～9	2	
		10	3	
有限症状的发作（LSA）	上周发作次数	0	0	PASS5
		1～7	1	
		8+	2	
	平均强度	0～3	0	PASS6
		4～6	1	
		7～10	2	
预期焦虑（AA）	上周占觉醒时间平均％	0	0	PASS7
		1～30	1	
		31～60	2	
		61～90	3	
		91～100	4	
	平均强度	0～3	0	PASS8
		4～6	1	
		7～9	2	
		10	3	

>3（条）症状的惊恐发作		评分	编号
恐惧回避（PS） 总评分	0	0	PASS9
	1～2	1	
	3～4	2	
	5～6	3	
	7～8	4	
	9～10	5	
总分范围	0～28		

注：0～10 的评分中，0=没有，1=轻度，5=中度，8=显著，10=极重

第六节 惊恐障碍严重度量表（PDSS）

惊恐障碍严重度量表（Panic Disorder Severity Scale，PDSS），最初叫做MC-PAS，是由 M. K. Shear 等人编制的，发表于 1997 年。PDSS 专门用于评定惊恐障碍患者的症状严重程度的量表。本章介绍的版本适用于已明确诊断者，由医师来评定。另有给患者用的自评版本，和用于筛查目的的，给尚未被诊断者用的"未诊断者版"。但后两者的使用没有前者普遍。

【项目和评定标准】

PDSS 有 7 个条目，分别为 DSM-Ⅳ诊断惊恐障碍的 5 个核心症状，和工作、社交功能损害各 1 个条目（量表 7-5）。每个条目分 0～4 分 5 级评分：0分为没有；4 分为极度的、弥散的、近乎持续的症状，或残疾/失能。

1. 惊恐发作的频率 包括有限症状的发作。

0 分表示没有惊恐发作或有限症状的发作。

1 分表示轻度，平均 1 周少于 1 次完整的发作，并有限症状的发作最多每天 1 次。

2 分表示中度，1 周 1 次或 2 次完整发作，和/或每天多次有限症状的发作。

3 分表示严重，1 周 2 次以上完整发作，但平均不超过每天 1 次。

4 分表示极度，每天 1 次以上的惊恐发作，有发作的日子多于不发作的日子。

2. 惊恐发作时苦恼 包括有限症状发作。

0 分表示无惊恐发作或有限症状的发作，或发作时无苦恼。

1 分表示轻度苦恼，但能继续活动，几乎没有或完全没有影响。

2分表示中度苦恼，但仍能控制，能够继续活动，和/或能够维持注意力，但感到有困难。

3分表示严重，显著的苦恼和影响，失去注意力，和/或必须停止活动，但仍能留在房间里或那个环境中。

4分表示极度，严重和丧失能力的苦恼，必须停止活动，如有可能就会离开房间或那个环境，否则，不能集中注意力，极度苦恼。

3. 预期性焦虑的严重度　惊恐发作相关的害怕，恐惧或担心。

0分表示不担心惊恐发作。

1分表示轻度，对惊恐偶尔有害怕、担心或惶惶不安。

2分表示中度，经常担心，害怕或惶惶不安，但有时候没有焦虑。生活方式有注意得到的改变，但焦虑仍然可控，总体功能不受影响。

3分表示严重，对惊恐有持续的害怕，担心或惶惶不安，显著地干扰注意力，影响有效功能。

4分表示极度，几乎持续和致残性的焦虑，因为对惊恐发作的害怕，担心或惶惶不安，不能执行重要的任务。

4. 场景害怕/回避

0分表示无，无害怕或回避。

1分表示轻度，偶尔的害怕和/或回避，但通常能面对或忍受。生活方式只有很小或没有改变。

2分表示中度，注意得到的害怕和/或回避，但仍能控制，回避所害怕的场景，但有人陪伴就能面对，生活方式有些改变，但总的功能未受损。

3分表示严重，广泛的回避。生活方式的实质性改变就是需要有人陪伴，一般活动有困难。

4分表示极广泛的致残性的害怕和/或回避。不得不广泛改变生活方式，不执行重要任务。

5. 与惊恐相关感觉的害怕/回避

0分表示没有害怕或回避会触发痛苦躯体感觉的场景或活动。

1分表示轻度，偶尔的害怕/回避。通常会面对或很少苦恼地忍受这些会触发躯体感觉的活动和场景。生活方式改变很少改变。

2分表示中度，可注意到的回避，但仍能控制；有明确的，但有限的生活方式改变，总体功能不受影响。

3分表示严重，广泛的回避，造成生活方式的显著改变，或影响功能。

4分表示极广泛的和致残性的回避，生活方式广泛的改变，不做重要的事情或活动。

6. 因为惊恐发作，工作能力受损/或受干扰

0分表示没有因惊恐障碍的症状而受损。

1 分表示轻度，轻度干扰，感觉工作困难，但表现尚好。

2 分表示中度，症状导致规律的，明确的干扰，但仍能控制。工作表现可能受损，但其他人会说工作还可以。

3 分表示严重，导致显著的职业功能损害，其他人会注意到，可能会耽误工作或某些天完全不能工作。

4 分表示极度，失能症状，不能工作（或上学或完成所承担的家务）。

7. 惊恐障碍损害/干扰社会功能

0 分表示无损害。

1 分表示轻度，轻度干扰，感到社交行为的质量有所影响，但社交功能尚好。

2 分表示中度，明确的，干扰社交生活，但仍能控制，社交活动的频率和/或人际关系质量有所下降，但仍能参与绝大多数的常见社交活动。

3 分表示严重，造成显著的社会功能损害，社交活动显著减少，和/或与别人交往有显著困难，仍能强迫自己与他人交往，但不能享受，或不能在大多数社交或人际交往场合中良好表现。

4 分表示极度，致残性症状，几乎不外出或与他人交往，可能会因为惊恐障碍而中止与他人的关系。

【评定注意事项】

如上文所提到的，本量表仅适用于评定诊断为惊恐障碍患者的病情严重程度，而非用于筛查或诊断目的，需由经过培训的专业人员来评定。

评定时间范围一般为 1 个月，也可以自行规定，但每个条目的评定时间范围必须一致。

完成该量表需要 10～15 分钟的时间。

【统计指标和结果分析】

总分是 7 个条目的得分相加后的平均值，得分范围 0～4 分。另一种计算总分的方法是 7 个条目的总和，但这种计算结果没有常模可供参考。

原作者用于轻度或不伴有场所恐惧的惊恐障碍者获得的平均得分是 1.59±0.43，其中 7 个条目的平均得分分别为惊恐发作的频率 1.83±0.82，惊恐发作时的苦恼 2.19±0.61，预期性焦虑的严重度 1.94±0.75，场景害怕/回避 1.23±0.65，对惊恐相关感觉的害怕和回避 1.08±0.58，工作损害/苦恼 1.29±0.98，和社会功能损害/苦恼 1.55±0.82。

以 8 分为界区分目前是否患有惊恐障碍的敏感度是 83.3%，特异性 64%。

【应用评价】

作者 Shear MK 最初用于临床惊恐障碍患者的研究，获得具有良好的评定员间一致性（0.88），内部一致性略低（Cronbach's alpha 0.65）。与其他同类量表具有良好的平行效度并对治疗后的变化敏感。原作者 Shear 于 2001 年再次对 104 位精神科门诊患者，其中包括 54 位依据 DSM-Ⅳ 标准诊断为惊恐患者，和其余非惊恐障碍患者，测评 PDSS 的信度和效度（表 7 - 4）。结果同样较满意的结果：评定者间的评分相关系数 0.71，Cronbach's α 系数为 0.88，与 BAI、ASI、FQ 的相关系数分别为 0.67、0.54 和 0.54。惊恐障碍患者的平均得分（12.4±5.4）高于非惊恐障碍患者（6.1±6.0），两者有显著性差异（t-test ＝－5.5，d.f.＝102，$P<0.001$）。

继原作者 Shear 通过 ROC 分析提出以 8 分为界甄别是否惊恐障碍后，日本作者 Yamamoto 等提出等级划分法，即轻度<10 分，中度 11～15 分，重度>16 分。而另一位日本作者 Furukawa 等更进一步细分不伴或伴场所恐惧的严重程度分级。

表 7 - 4   **PDSS 的分界值**

Shear 分界值	>8 分	惊恐障碍
Yamamoto 分级	<10 分	轻度
	11～15 分	中度
	>16 分	重度
Furukawa 分级		
不伴场所恐惧	0～1	正常
	2～5	临界
	6～9	轻度
	10～13	中度
	≥14	显著（严重）
伴场所恐惧	3～7	临界
	8～10	轻度
	11～15	中度
	≥16	显著（严重）

关于 PDSS 的结构研究，结果比较多样。Shear 的两个研究就得出了两个不同的结果，1997 年发表的研究报告 PDSS 量表含 2 个因子成分：第一和第二条构成因子 1，其余条目构成因子 2；2001 年发表的研究报告得出单一因子结构。韩国的 Lim 等报告也认为两因子结构比较合理。

PDSS 已被译成多种语言版本，如西班牙文、葡萄牙文、意大利文、匈牙利语、芬兰语、塞尔维亚语、韩文和日文等，并进行了各种版本的信度和效度测验。关于 PDSS 的研究较多，有的报告了该量表对认知行为和药物治疗敏感，也有研究报告 PDSS 能区分伴或不伴友自杀意念的惊恐障碍者和伴或不伴人格障碍的惊恐/场所恐惧患者。PDSS 也曾被用于评估儿童惊恐障碍患者。应该说，PDSS 已经是一个比较成熟的且世界范围内应用较普遍的惊恐障碍严重程度评估量表。

PDSS 在我国的应用不少，但没有设计良好的信度和效度研究报告。

【量表表格】

量表 7 - 5   **惊恐障碍严重度量表（PDSS)**

评估的时间段（圈 1 个）：1 个月　　　　其他（说明）_____

1. 惊恐发作的频率，包括有限症状的发作 ☐

   0 没有惊恐发作或有限症状的发作

   1 轻度，平均 1 周少于 1 次完整的发作，并有限症状的发作最多每天 1 次

   2 中度，1 周 1 次或 2 次完整发作，和/或每天多次有限症状的发作

   3 严重，1 周 2 次以上完整发作，但平均不超过每天 1 次

   4 极度，每天 1 次以上的惊恐发作，有发作的日子多于不发作的日子

2. 惊恐发作时苦恼，包括有限症状发作 ☐

   0 无惊恐发作或有限症状的发作，或发作时无苦恼

   1 轻度苦恼，但能继续活动，几乎没有或完全没有影响

   2 中度苦恼，但仍能控制，能够继续活动，和/或能够维持注意力，但感到有困难

   3 严重，显著的苦恼和影响，失去注意力，和/或必须停止活动，但仍能留在房间里或那个环境中 ☐

   4 极度，严重和丧失能力的苦恼，必须停止活动，如有可能就会离开房间或那个环境，否则，不能集中注意力，极度苦恼

3. 预期性焦虑的严重度（惊恐发作相关的害怕，恐惧或担心） ☐

   0 不担心惊恐发作

   1 轻度，对惊恐偶尔有害怕、担心或惶惶不安

   2 中度，经常担心，害怕或惶惶不安，但有时候没有焦虑。生活方式有注意得到的改变，但焦虑仍然可控，总体功能不受影响

   3 严重，对惊恐有持续的害怕，担心或惶惶不安，显著的干扰注意力，影响有效功能。

   4 极度，几乎持续和致残性的焦虑，因为对惊恐发作的害怕，担心或惶惶不安，不能执行重要的任务

4. 场景害怕/回避 ☐

0 无，无害怕或回避

1 轻度，偶尔害怕和/或回避，但通常能面对或忍受。生活方式只有很小或没有改变

2 中度，注意得到的害怕和/或回避，但仍能控制，回避所害怕的场景，但有人陪伴就能面对，生活方式有些改变，但总的功能未受损

3 严重，广泛的回避；生活方式的实质性改变就是需要有人陪伴，一般活动有困难

4 极广泛的致残性的害怕和/或回避。不得不广泛改变生活方式，不执行重要任务

5. 与惊恐相关感觉的害怕/回避 □

0 没有害怕或回避会触发痛苦躯体感觉的场景或活动

1 轻度，偶尔害怕/回避。通常会面对或很少苦恼地忍受这些会触发躯体感觉的活动和场景。生活方式改变很少改变

2 中度，可注意到的回避，但仍能控制；有明确的，但有限的生活方式改变，总体功能不受影响

3 严重，广泛的回避，造成生活方式的显著改变，或影响功能

4 极广泛的和致残性的回避，生活方式广泛的改变，不做重要的事情或活动

6. 因为惊恐发作，工作能力受损/或受干扰 □

0 没有因惊恐障碍的症状而受损

1 轻度，轻度干扰，感觉工作困难，但表现尚好

2 中度，症状导致规律的，明确的干扰，但仍能控制。工作表现可能受损，但其他人会说工作还可以

3 严重，导致显著的职业功能损害，其他人会注意到，可能会耽误工作或某些天完全不能工作

4 极度，失能症状，不能工作（或上学或完成所承担的家务）

7. 惊恐障碍损害/干扰社会功能 □

0 无损害

1 轻度，轻度干扰，感到社交行为的质量有所影响，但社交功能尚好

2 中度，明确的，干扰社交生活，但仍能控制，社交活动的频率和/或人际关系质量有所下降，但仍能参与绝大多数的常见社交活动

3 严重，造成显著的社会功能损害，社交活动显著减少，和/或与别人交往有显著困难，仍能强迫自己与他人交往，但不能享受，或不能在大多数社交或人际交往场合中良好表现

4 极度，致残性症状，几乎不外出或与他人交往，可能会因为惊恐障碍而中止与他人的关系

第七节 7 项广泛性焦虑障碍量表 (GAD-7)

7 项广泛性焦虑障碍量表 (Generalized Anxiexy Disorder-7，GAD-7)，由 Spitzer 等 (2006) 编制。实际上，本量表为作者编制的患者健康问卷 (PHQ) 的焦虑模块。作者编制 PHQ 的主要目的是为了在基层保健中筛查精神障碍。嗣后，作者又发展了更为简捷的、仅有 2 项的 GAD-2。本节以介绍 GAD-7 为主，参考了何筱衍和李春波的中文版本。

【项目和评定标准】

GAD-7 共 7 个项目，分别评定：①紧张焦虑。②不能控制的担忧。③过度担忧。④不能放松。⑤静坐不能。⑥易激惹。⑦不祥预感。

GAD-2 则仅 2 项，即第①项和第②项。

本量表为自评量表，项目定义以短句文字表达。详见量表记录表（量表 7-6）。

本量表为 0~3 分，4 级评定。以最近 2 周内，出现靶症状的天数评估：

0 分表示无症状。

1 分表示为有过几天。

2 分表示半数以上日子出现。

3 分表示几乎每天都有。

【评定注意事项】

1. 和所有自评量表一样，在让被试者评定前，要把评定目的和方法和他讲清楚；然后，让被试者仔细阅读量表的文字内容后，作独立的评定。如果因某种原因，被试者不能阅读，可由检查人念给他听。

2. 检查者要仔细检查被试者填写的量表记录单。如发现有漏项或重复，要让被试者补充或改正。

3. 一般评定的时间的范围定为最近 2 周。如另有要求，也可自行规定。

【统计指标和结果分析】

1. 本量表的主要统计指标为总分，即项目分的总和。GAD-7 的总分范围为 0~21 分；GAD-2 的总分范围为 0~6 分。

2. GAD-7 部分可用以评估焦虑症状的严重程度：0~4 分为无具临床意义的焦虑；5~9 分为轻度；10~14 分为中度；≥15 分为重度。

3. 用作焦虑症状辅助诊断时，GAD-7 的分界值为≥10；GAD-2 的分界值为≥3。

【应用评价】

1. 量表原作者曾以 2700 名基层保健门诊患者为样本，检验了 GAD-7 的性能，发现信效度良好。内部一致性系数 α 为 0.92；重测信度为 0.83；和 Beck 焦虑量表（BAI）及 90 项症状自评量表（SCL-90）焦虑分量表的相关性，R 分别为 0.72 和 0.74。将用于评定抑郁的 PHQ-8 和 GAD-7 合并后作验证性因子分析，发现两者分属不同的因子，GAD-7 的所有项目，均聚类于焦虑因子，因子负荷为 0.69~0.81。

2. 国内何筱衍等应用 GAD-7，在 600 例综合医院的内、外、妇科门诊患者中进行测试，结果也提示 GAD-7 信效度良好；内部一致性系数 α 为 0.90；重测信度为 0.86；与 Hamilton 焦虑量表（HAMA）的相关性 R 为 0.84；与医院焦虑抑郁量表（HAD）焦虑分量表的相关性 R 为 0.82。

3. 以 GAD-7 总分≥10 为分界值，作 GAD 辅助诊断，量表作者报告的结果为敏感性 0.89，特异性 0.82。何筱衍的报道为敏感性 0.86，特异性 0.96，$K=0.83$。

Spitzer 等还发现，GAD-7 不仅可用筛查 GAD，还用来筛查惊恐障碍、社交焦虑障碍和创伤后应激障碍。GAD-2 用作筛查工具的性能也很不错（表 7-5）。

4. GAD-7 和 GAD-2 的主要用途为焦虑障碍的筛查工具，筛查阳性者，应进一步临床确诊。

表 7-5　　　　　　　　　　GAD-7 辅助诊断焦虑障碍的结果

诊断（例数）	GAD-7 敏感性	特异性	曲线下面积	GAD-7 敏感性	特异性
广泛性焦虑障碍（72）	0.89	0.74	0.91	0.96	0.64
惊恐障碍（66）	0.74	0.81	0.85	0.91	0.63
社交焦虑障碍（60）	0.72	0.80	0.83	0.85	0.62
创伤焦虑障碍（83）	0.66	0.81	0.83	0.66	0.81
任一焦虑障碍（188）	0.68	0.88	—	0.86	0.70

（改编自：Kroenke K, et al. Gen Hosp Psychiatry, 2010；Spitzer RL, et al. Arch Intern Med. 2006）

【量表表格】

量表 7-6   7 项广泛性焦虑障碍量表（GAD-7）

在过去两个星期，有多少时候您受到以下任何问题困扰？（在您的选择下打"√"）

	完全不会	几天	一半以上 的日子	几乎每天
1. 感觉紧张、焦虑或烦躁	0	1	2	3
2. 不能停止或控制担忧	0	1	2	3
3. 对各种各样的事情担忧过多	0	1	2	3
4. 很难放松下来	0	1	2	3
5. 由于不安而无法静坐	0	1	2	3
6. 变得容易烦恼或急躁	0	1	2	3
7. 害怕将有可怕的事发生	0	1	2	3

（何燕玲　吴文源）

参考文献

[1] Hamilton M. The assessment of anxiety by rating scale. Brit. J. Med Psychol. 1959, 32：50-55

[2] 蔺国宪，等. 汉密顿焦虑量表（HAMA）在神经症中的应用. 中华神经精神科杂志，1986，19：342-344

[3] Spielberger CD. Manual for the state-Trait Anxiety Inventory（STAI）. USA, Palo Alto：Consulting Psychological Press，1983

[4] Zung WWK. A rating instrument for anxiety disordets. Psychosomatics, 1971, 12：371-379

[5] 戴梓寺，等. Zung 氏焦虑自评量表（SAS）中国常模与修订焦虑自评量表（SAS-CR）208 例正常人测试结果初步分析. 全国评定量表协作会议. 成都. 1986（未发表资料）

[6] 陶明，高静芳. 修订焦虑自评量表（SAS-CR）的信度和效度. 中国神经精神疾病杂志，1994，20（5）：301-303

[7] 刘贤臣，唐茂芹. 彭秀桂. 焦虑自评量表 SAS 的因子分析. 中国神经精神疾病，1995，21（6）：359-360

[8] 王文菁，许明智. 焦虑自评量表在精神疾病患者中的因子结构研究. 广东医学，2009，30（10）：1416-1418

[9] Argyle, N., Deltito, J., Allerup, P., et al. The Panic-Associated Symptom Scale：measuring the severity of panic disorder. Acta Psychiatrica Scandinavica, 1991, 83：20-26

[10] Shear MK, Brown TA, Barlow DH, et al. Multicenter collaborative Panic Disorder Severity Scale. American Journal of Psychiatry, 1997, 154: 1571 - 1575

[11] Shear MK, Rucci P, Williams J, Reliability and validity of the panic disorder severity scale: Replication and extension. J Psychiatr Res, 2001, 35: 293 - 296

[12] Lim YJ, Yu BH and Kim JH. Korean Panic Disorder Severity Scale: construct validity by confirmatory factor analysis. Depression and Anxiety, 2007, 24: 95 - 102

[13] Yamamoto I, Nakano Y, Watanabe N et al. Cross-cultural evaluation of the Panic Disorder Severity Scale in Japan. Depress Anxiety, 2004, 20: 17 - 22

[14] Furukawa TA, Shear MK, Barlow DH, et al. Evidence-based guidelines for interpretation of the Panic Disorder Severity Scale. Depression and Anxiety, 2009, 26: 922 - 929

[15] Spitzer RL, Kroenke K, Williams JBW. A brief measure for assessing generalized anxiety disorder-the GAD - 7. Arch Intern Med, 2006, 166: 1092 - 1097

[16] Kroenke K, Spitzer RL, Williams JBW, et al. The patient health questionnaire somatic, anxiety and depressive aymptom scales: a systematic review. Gen Hosp Psychiatry, 2010, 32: 345 - 359

[17] 何筱衍，李春波，钱洁，等. 广泛性焦虑量表在综合性医院的信度和效度研究. 上海精神医学, 2010, 22: 200 - 203

第八章 恐惧/强迫量表

第一节 概 述

广义的焦虑障碍，是一个谱系的概念，除了核心的惊恐发作和广泛性焦虑，它还包括了通常有明显焦虑特征的各种恐惧症、强迫症、疑病症和创伤后应激障碍。以往恐怖症状和强迫症状的评定，都是借用焦虑或抑郁量表的，后来逐渐发展了几种专用量表。但也不应忘记，不少恐怖/强迫症患者，他们确有焦虑或抑郁症状，最好是配伍使用。

本类量表中，似乎还没有像 BPRS、HAMD 或 HAMA 那样较为公认，或应用较广者，许多作者在他们自己的研究中，常常是自己编制。其原因有两方面，一是现有量表不尽理想，至少是其表面效度还不够高；二是强迫/恐怖症状种类繁多，单是以恐怖对象/情景而言便不止百种，强迫行为种类之多也不胜枚举，而量表既要覆盖常见症状，又要反应症状严重程度，即兼具筛查和评定两方面的功能，难免顾此失彼。

本章选择 3 个相对使用比较多且有一些研究资料的恐惧和强迫量表。特定焦虑相关的心理评估量表有很多，譬如与社交焦虑有关的量表就有：社交回避及苦恼量表（SAD），惧怕否定评价量表（FNE），恐惧问卷（FQ），Duke 简易社交恐惧量表（DBSPS），社交恐惧和焦虑问卷（SPAI），交流恐惧自陈量表（PRCA - 24），羞怯量表（SS），交往焦虑量表（IAS）等，将不在本章一一介绍。

第二节 Marks 恐惧强迫量表 （MSCPOR）

Marks 恐怖强迫量表（Marks Scale for Compulsions, Phobias, Obsessions and Rituals, MSCPOR），又称 MOS（Marks Obsession Scale）编于

1977 年，在他原先和 Gelder 的早期工作的基础上发展而成。主要用于对强迫性神经症和恐怖性神经症的治疗效果评价，是比较有效的恐怖强迫量表之一。国内有蔡国钧的译本。

【项目和评定标准】

MSCPOR 包括 43 项（量表 8-1），可分为 4 个分量表：①强迫行为量表（1～29 项）。②恐怖量表（30～39 项）。③总体适应量表（40～41 项）。④靶症状量表（42～43 项）。量表作者还将①和②两个分量表，合称为强迫行为检查清单。

强迫行为量表（分量表 1），按症状的严重程度或持续时间评定：

1 分为无。

2 分为轻，偶然有。

3 分为中等严重，经常有。

4 分为严重，频繁出现。

5 分为非常严重，几乎一直存在。

恐怖量表（分量表 2），则按其症状的严重程度评定：

1 分为遇到恐怖的物体或境遇时，无任何不舒服感觉。

2 分为有不舒服感，但不回避。

3 分为有恐惧感，并试图回避。

4 分为有强烈恐惧感，并尽力回避。

5 分为非常强烈的恐惧感，不可能回避时呈惊恐发作。项目内容见记录单。

40 和 41 项为总体适应分量表，分别评估被试的工作和家庭职能有无受损。

1 分为无。

2 分为轻。

3 分为中等。

4 分为重度。

5 分为极重。

42 和 43 项为靶症状量表，分别评估其核心恐怖症状和强迫症状，即被试者认为他的主要的、受累最重的症状。各分 a、b 两个亚项，（a）为该症状造成的主观痛苦，分 9 级：

1 分为无。

2 分为似有，稍有。

3 分为肯定有。

4 分为明显。

5分为偏重，有些干扰生活。

6分为重，且干扰生活。

7分为很重，且明显干扰生活。

8分为严重，无法正常生活。

9分为极重，已无法忍受。

（b）为该症状的持续时间、花费时间或出现频率程度，分9级：

1分为无。

2分为偶然有，如每周有1次。

3分为很少有，如每几天1次。

4分为少有，如每天1次。

5分为有时有，如一天多次。

6分为常有，每天症状呈现几个小时。

7分为经常有，如有症状时间占白天的一半。

8分为几乎一直有。

9分为一直有。

另外，还需指明靶症状的具体种类。

【评定注意事项】

检查应由经训练的精神科医师执行。原作者推荐应用与之配套的半定式检查法。靶症状应在全面检查后确定，在恐怖和强迫症状中，按被试所述各选一种。一次评定约需20分钟。本量表也曾用作自评。

【统计指标和结果分析】

MSCPOR的结果，主要为各单项分（特别是40～43项）和强迫行为清单（1～39项）的总分。在药理学研究中，常以40、41、42a、42b、43a和43b作为主要统计指标。作者未提供分界值。

【应用评价】

量表作者认为本量表信度和效度良好，且曾用于多项药理学研究，结果满意。

本量表似对强迫思维注意不够。

【量表表格】

量表 8－1 　　　　　　　Marks 恐怖强迫量表（MSCPOR）

说明：除 42、43 项外，1 无；2 轻微，偶然；3 中等，经常；4 严重，频繁；5 极重，一直有

1. 洗澡	1 2 3 4 5	25. 做工作	1 2 3 4 5
2. 洗脸、洗手	1 2 3 4 5	26. 书写	1 2 3 4 5
3. 洗发、梳头	1 2 3 4 5	27. 填表	1 2 3 4 5
4. 刷牙	1 2 3 4 5	28. 寄信	1 2 3 4 5
5. 穿、脱衣服	1 2 3 4 5	29. 阅读	1 2 3 4 5
6. 上厕所小便	1 2 3 4 5	30. 上街	1 2 3 4 5
7. 上厕所大便	1 2 3 4 5	31. 乘车	1 2 3 4 5
8. 触摸他人或玻璃	1 2 3 4 5	32. 照顾小孩	1 2 3 4 5
9. 拿垃圾或垃圾桶	1 2 3 4 5	33. 在饭店吃饭	1 2 3 4 5
10. 洗衣	1 2 3 4 5	34. 去电影院或剧场	1 2 3 4 5
11. 洗碗碟	1 2 3 4 5	35. 去公共厕所	1 2 3 4 5
12. 拿/煮食物	1 2 3 4 5	36. 约会	1 2 3 4 5
13. 打扫房间	1 2 3 4 5	37. 望着他人或与人交谈	1 2 3 4 5
14. 保持物品清洁	1 2 3 4 5	38. 把东西丢掉	1 2 3 4 5
15. 铺床	1 2 3 4 5	39. 去商店购物	1 2 3 4 5
16. 擦鞋	1 2 3 4 5	40. 工作适应能力下降	1 2 3 4 5
17. 握门把	1 2 3 4 5	41. 家庭职能下降	1 2 3 4 5
18. 触摸生殖器、性交	1 2 3 4 5	42. 恐怖靶症状（　　　　）	
19. 去医院	1 2 3 4 5	42a. 痛苦	1 2 3 4 5 6 7 8 9
20. 开/关灯	1 2 3 4 5	42b. 频度/时间	1 2 3 4 5 6 7 8 9
21. 关锁门窗	1 2 3 4 5	43. 强迫靶症状（　　　　）	
22. 使用电器	1 2 3 4 5	43a. 痛苦	1 2 3 4 5 6 7 8 9
23. 计算、记账	1 2 3 4 5	43b. 频度/时间	1 2 3 4 5 6 7 8 9
24. 上班	1 2 3 4 5		

第三节　Yale-Brown 强迫量表（Y-BOCS）

耶鲁－布朗强迫量表（Yale-Brown Obsessive Compulsive Scale,

Y-BOCS）这是一个专门用于评定强迫障碍患者症状的类型和严重程度的半定式检查量表。由 Goodman 等人首次于 1989 年连续两篇发表在美国精神科学会的杂志上（Archive of General Psychiatry）。原始的完整版本包括 3 个部分：Y-BOCS 症状清单、目标症状表、Yale-Brown 强迫量表，即 Y-BOCS 的主体，评估强迫症状严重程度。以后有过第二版、儿童版（CY-BOCS）和分维度版（Dimentional Y-BOCS）又称 DY-BOCS。本章主要介绍其原始版的主体，1～10 项的强迫症状严重度评估量表部分。

【项目和评定标准】

Y-BOCS 总共有 19 个条目，但是量表总分只统计前 10 项，且不包括 1b 和 6b（量表 8－2）。这 10 个条目分为两个分量表，强迫思维和强迫动作各 5 项。每个条目按程度或频度/时间分为 0～4 级。下面是这 10 个计分条目的检查方式和评定标准。

1. 强迫思维占据时间　你有多少时间被强迫思维所占据？是否经常出现？（不包括非强迫性的、与自我相协调的、过分而合理的反复思考，或沉湎于这种想法。）

0 分表示无。

1 分表示轻度，偶尔出现，一天内少于 1 小时。

2 分表示中度，经常出现，一天内 1～3 小时。

3 分表示重度，频繁出现，一天内 3 小时以上，8 小时以内。

4 分表示极重度，近乎持续出现，一天内超过 8 小时。

1b. 没有强迫思维的间歇期　一般说来，醒着的时候，你一天最长连续有几个小时完全没有强迫思维？（必要的话，可以这么问）没有强迫思维的最长时间段是多少？

0 分表示没有症状。

1 分表示间歇期长，每天连续无症状时间大于 8 小时。

2 分表示间歇期中等长度，每天连续无症状时间 3 小时以上，8 小时以内。

3 分表示间歇期短，每天连续无症状时间 1～3 小时。

4 分表示间歇期非常短，每天连续无症状时间不足 1 小时。

2. 受强迫思维干扰的程度　强迫思维使你在社交、工作（或完成任务）中受到多少干扰？有没有因此使你不能做某些事情？（如果患者现在没有工作，那么按假设其工作的话会受到多大影响来评定受干扰强度。）

0 分表示无。

1 分表示轻度，轻度影响社交或工作，但整体活动未受影响。

2 分表示中度，肯定影响社交或工作表现，但尚可控制。

3分表示重度，社交或工作受到实质性损害。

4分表示极重度，丧失社交或工作能力。

3. 强迫思维所致痛苦烦恼程度 强迫症状给你造成多少痛苦烦恼？（对于大多数患者而言，这种痛苦也就等于焦虑，但也有例外。如，患者会诉说他们的强迫"很烦"，但否认"焦虑"。在此只评定由强迫思维所致焦虑，而非广泛性焦虑或与其他症状有关的焦虑。）

0分表示无。

1分表示轻度，不太烦恼。

2分表示中度，烦恼，但还能克制。

3分表示重度，非常烦恼。

4分表示极重度，近乎持续的烦恼，几乎什么事情都不能做。

4. 对强迫思维的抵制 你做过多少努力来摆脱强迫思维？一旦强迫思维出现，你多少次试图转移注意力或不理会它？（在此对试图摆脱强迫思维所做的努力作评定，而不论事实上成功与否。患者抵抗强迫的次数可能与他的克制能力有关，也可能无关。注意本条目不直接评估侵入性思维的严重程度，而是评估其好的方面，即患者努力与强迫思维抗争，而不是回避或采取强迫行为。如此，患者试图抵抗的次数越多，她这方面的功能损害越小。有主动抵抗和被动抵抗之分。行为治疗中，鼓励患者采取不与强迫思维斗争的方式来对抗强迫症状，如"就让它来好了，消极对抗"；或有意任其发展。根据这个条目评估的目标，使用这些行为技术也可以视为是种抵抗的形式。如果强迫思维非常轻，患者不会觉得需要去抵抗。这种情况应该评"0"。）

0分表示一直努力去克服强迫思维，或者症状轻微而无需主动抵制。

1分表示大部分时间里试图去克服。

2分表示做过一些努力试图去克服。

3分表示服从于所有强迫思维而没有试图去克服，但有些勉强。

4分表示完全并且乐意服从于所有的强迫思维。

5. 控制强迫思维的程度 你能控制住多少强迫思维？你成功地阻止或转移了多少强迫思维？你能打消这些想法吗？（与上面条目的抵制不同，患者控制强迫思维的能力与侵入性思维的严重程度关系更大。）

0分表示完全能控制。

1分表示基本能控制，能通过做些努力和集中思想来阻止或转移强迫思维。

2分表示能控制一些，有时能阻止或转移强迫思维。

3分表示很少能控制，很少能成功地阻止或打消强迫想法。只能艰难地转移注意力。

4分表示不能控制，浑然不觉地体验着，甚至很少能暂时转变强迫思维。

6. 用在强迫行为上的时间　你有多少时间用于强迫行为上？（如果强迫行为主要表现为有关日常生活的仪式动作，则问：为了按照你的惯例完成这些日常事务，你需要比大多数人做这些事多花多少时间？）当强迫行为短暂或断断续续发生时，总共用多少小时来估计花在这些强迫行为上的时间会比较困难。此时可用做强迫行为的频率来估计。兼顾强迫行为的次数和一天有多少小时用来做强迫行为。记录强迫行为分别发生的次数，而不是重复了多少次，例如一个患者一天 20 次跑进卫生间，每次快速洗手 5 遍，强迫行为是一天 20 次，不是 5 或 5 * 20＝100。问：强迫行为多长时间做一次？（大多数患者的强迫动作是可以观察到的行为表现，如洗手，但有些强迫行为是隐蔽的，如默默地核对。）

0 分表示无。

1 分表示轻度（少于 1 小时/天），或偶尔做强迫动作。

2 分表示中度（做强迫动作的时间 1～3 小时/天），或经常做强迫动作。

3 分表示重度（做强迫动作的时间 3 小时以上到 8 小时以内），或非常频繁做强迫动作。

4 分表示极重度（做强迫动作的时间多于 8 小时/天），或几乎持续做强迫动作（次数太多难以计数）。

6b. 没有强迫行为的间歇期：一般说来，醒着的时候，你一天最长连续有几个小时完全没有强迫行为？（必要的话，可以这么问：不做强迫动作的最长时间段是多少？）

0 分表示没有症状。

1 分表示间歇期长，每天连续无症状时间大于 8 小时。

2 分表示间歇期中等长度，每天连续无症状时间 3 小时以上，8 小时以内。

3 分表示间歇期短，每天连续无症状时间 1～3 小时。

4 分表示间歇期非常短，每天连续无症状时间不足 1 小时。

7. 受强迫行为干扰的程度　强迫行为使你在社交或在工作中受到多少干扰？有没有因此使你不能做某些事情？（如果患者现在没有工作，则按假设其工作的话会受到多大影响来评定受干扰强度。）

0 分表示无。

1 分表示轻度，轻度影响社交或工作，但整体活动未受影响。

2 分表示中度，肯定影响社交或工作表现，但尚可控制。

3 分表示重度，社交或工作受到实质性损害。

4 分表示极重度，丧失社交或工作能力。

8. 强迫行为所致痛苦烦恼程度　如果阻止你正在进行中的强迫行为，你会有什么感觉？（停顿片刻）你会变得怎样焦虑？（在此指突然终止患者的强迫行为而不予保证会允许再做时，评定患者所体验到的痛苦烦恼程度。对大多数患者而言，执行强迫行为时会减少焦虑，但不是所有患者都这样。若检查者确定患者的焦虑确实在阻止执行强迫行为后反而减少了，那么再问：在进行强迫行为直至你感到满意了、完成了这段时间，你的焦虑不安程度如何？）

0分表示无。

1分表示轻度，阻止强迫行为后仅有轻度焦虑，或在进行强迫行为时只有轻度焦虑。

2分表示中度，在强迫行为受阻时，焦虑有所增加，但仍可忍受，或在执行强迫行为时，焦虑有所增加而仍可忍受。

3分表示重度，在执行强迫行为时，或被阻止执行时，出现显著和令人不安地加重的焦虑。

4分表示极重度，旨在改变强迫行为的任何干预都会导致焦虑到失能的程度，或在执行强迫行为时产生的焦虑严重得导致失能。

9. 对强迫行为的抵制　你做了多少努力以摆脱强迫行为？（只评所作的努力，而不论事实上成功与否。患者抵抗强迫的次数可能与她的克制能力有关，也可能无关。注意本条目不直接评估强迫行为的严重程度，而是评估其好的方面，即患者努力与强迫行为抗争。如此，患者试图抵抗的次数越多，她这方面的功能损害越小。如果强迫非常轻，患者不会觉得需要去抵抗。这种情况应该评"0"。）

0分表示总在努力试图克服强迫行为，或症状轻微而无须主动克服。

1分表示大多数时间在试图克服。

2分表示做过一些努力欲克服。

3分表示执行所有强迫行为而没有试图去克服，但有些勉强。

4分表示完全并心甘情愿地执行所有的强迫行为。

10. 控制强迫行为的程度　你想执行强迫行为的内心驱动力有多强？（停顿一会）你能克制住多少强迫行为？（与上面条目的抵制不同，患者克制强迫行为的能力与强迫行为的严重程度关系更大。）

0分表示完全控制。

1分表示基本能控制。有执行强迫行为的压力，但通常能有意识地练习控制它。

2分表示部分能控制。有执行强迫行为的强大压力，能克制，但有点难。

3分表示很少能控制。有很强烈的欲望去执行强迫行为，费尽心力也只能延迟片刻。

4分表示不能控制。完全不由自主地、无法抵抗地驱使自己去执行强迫行为，即使作片刻的延迟也几乎不能。

第11~19项评定针对强迫思维和强迫行为的自知力（第11项）、回避（第12项）、采纳自CGI的总体严重度（第17项）和总体改善程度（第18项）；第13~16项的用处不大，分别评估犹豫不决的程度、责任感过高、普遍存在的迟缓不想动和病理性怀疑；最后一项（第19项）评估本次量表评分的可靠性，包括可能影响可靠性的因素，如患者的注意力、思想集中、说话的自由度等就不列具体的检查提纲和评分标准了。

【评定注意事项】

这是一个半定式检查量表，不能得出诊断。评定时间范围是最近1周内的平均表现。

要求经过训练的专业人员按所提供的问题顺序进行量表检查后，基于检查中患者表述或表现的情况，根据检查的判断进行评定。其他知情人提供的信息，仅在如下两种情况才纳入参考：①是适当评定症状严重程度所需要的基本信息。②每周1次的评估同一知情人都能参加，以保证每次评定的一致性。

整个量表检查分4个步骤：

首先，在开始评定前，要让患者明确"强迫思维"和"强迫动作"的含义。

"强迫思维是不受欢迎和痛苦的思想、观念、想象或冲动意向重复进入你的脑海。它们的出现好像和你的意愿作对，可以与你不相容，你或许认识到它们是无意义的，而且与你的性格不相配。"

"强迫行为则是尽管你认识到是无意义或过分的，但又感到不得不进行的行为或动作。常常，你努力抗拒不去做，但证明很困难，你会体验到焦虑不安无法减轻直到动作完成才释然。"

各举一例帮助患者理解。确认患者已经理解了什么是强迫思维，什么是强迫行为后开始量表检查。

第二步是找出患者强迫症状的内容，即根据Y-BOCS症状清单，逐条询问患者是否有强迫思维和/或强迫行为，具体是什么内容的强迫思维和强迫动作，分别勾选"目前"有还是"既往"有。这里要注意排除正常的习惯性动作，或非强迫症的其他障碍的症状，如单纯恐惧或疑病。清单中的有些症状未必一定是强迫症的表现，标注了"＊"号，如"怕另外做出些尴尬的事""涉及同性内容的性强迫观念"。

第三步列出目标症状。在完成清单，全面了解了患者存在的强迫思维和强迫行为之内容和表现后，要求患者分别列出最主要的强迫观念、强迫行为和回避各3个，作为后面评定严重程度的靶症状。

最后是评定强迫症状的严重程度。可以围绕患者的目标症状来检查。因为是半定式的，允许根据需要增加问题加以澄清和辨别。评定时间范围是最近 1 周内的平均表现。

一次检查评估约需时 30 分钟。

【统计指标和结果分析】

1. 总分　量表第 1～10 个条目所评分数之和。其他各条目对临床总体判断和诠释评定结果有用，但是不纳入总分。分数越高表示症状越严重。

2. 分量表分　强迫思维分量表为条目 1～5 的评分之和（不包括 1b）；强迫行为分量表为条目 6～10 的评分之和（不包括 6b）。

【应用评价】

Y-BOCS 已经成为强迫症状评定量表的金标准。评估强迫症状的严重程度有很好的信度和效度，对治疗后的变化敏感，可用于监测疗效。数项研究验证了原量表设计的两因子结构，也有的得出了 3 因子模型。

中文版 Y-BOCS 对 110 名强迫症患者的评定显示了良好的评定者间一致性，各条目及量表总分的 ICC≥0.82；Cronbach's alpha 0.75。强迫思维分量表的区分效度不理想，与 HAMA 和 HAMD 间存在相关。

【量表表格】

量表 8-2　　　　　　　　Yale-Brown 强迫量表（Y-BOCS）

评分标准：Y-BOCS 所有项目采用 0～4 分的 5 级评分法，各级的标准为：0 为无症状；1 为轻；2 为中等；3 为重；4 为极重。

* 项目 4、9 中评分 0 分指主观上对症状完全抵制，4 分指主观上对症状放弃抵制；

* 项目 5、10 评分 0 分指对症状可完全控制，4 分指对症状完全不能控制。

圈出最适合患者情况的分数

1. 花在强迫思维上的时间	0	1	2	3	4
2. 社交或工作能力受强迫思维影响的程度	0	1	2	3	4
3. 强迫思维所致痛苦烦恼程度	0	1	2	3	4
4. 对强迫思维的抵制	0	1	2	3	4
5. 控制强迫思维的程度	0	1	2	3	4
6. 花在强迫动作上的时间	0	1	2	3	4
7. 受强迫动作干扰的程度	0	1	2	3	4
8. 强迫动作所致痛苦烦恼程度	0	1	2	3	4
9. 对强迫动作的抵制	0	1	2	3	4

10. 控制强迫动作的程度	0	1	2	3	4

强迫思维总得分（1～5 项）

强迫动作总得分（6～10 项）

Y-BOCS 总分

第四节 Liebowitz 社交焦虑量表（LSAS）

Liebowitz 社交焦虑量表（Liebowitz Social Anxiety Scale，LSAS）发表于 1987 年。专门用于评定社交焦虑/社交恐惧。原研的版本为成人设计，后来研制了儿童、青少年版（LSAS-CA）。本章主要介绍最初的成人版。

【项目和评定标准】

对 11 个社交情境（如对权威人士讲话）和 13 个操作情境（如在被注意的情况下走路）下的恐惧和回避分别进行评估（量表 8-3）。包含 4 个分量表：操作恐惧，操作回避，社交恐惧，社交回避。可以计算恐惧总分和回避总分。将所有 24 个条目的恐惧和回避分数相加得到总体严重程度分。评分分4 级。

对恐惧分量表来说，其意义如下：

0 表示没有。

1 表示轻度，可以忍受。

2 表示中度，感到苦恼。

3 表示严重，影响日常工作与生活。

对回避分量表来说，其意义如下：

0 表示从不（0%）。

1 表示偶尔（1%～33%）。

2 表示经常（33%～66%）。

3 表示总是（67%～100%）。

【评定注意事项】

该量表原是要求临床医师评定的，因其使用方便，临床应用良好，也有直接将它用来让患者自评的，但其自评的信度如何有待论证。

评定时间范围：最近 3 个月的情况。

"害怕/焦虑"指主观体验;"回避"指客观回避频度。

"回避"的评分依据是对这种情况的回避次数,强调对每一种情况(即每个项目)的回避,而不是这种情况发生的次数。强调频度,即从 0～3 分实为从没有,逐级增加 1/3 的频度。

最后指出最主要的境遇,每个只能填 1 项,用文字表示。如果是上面 24 项中有的情景,请在旁边写上项目编号。

请被调查者做自评,一定要的评定前把要求说清楚,收回问卷时仔细检查是否填写完全,有无遗漏或误填,有无明显的理解错误。

【统计指标和结果分析】

以社交恐惧分量表 27 分为分界值可以正确区分 78% 的患者。分别对恐惧和回避的条目进行因子分析,各自产生了 4 个因子:①社会交往。②公众场合讲话。③被他人注意。④在公众场合吃喝。

中文版的 LSAS 测评结果显示,以 LSAS 总分 ≥38 分为分界值,其诊断 SAD 的灵敏度为 83.0%(自评 85.5%);特异度为 81.3%。

【应用评价】

LSAS 的内部一致性非常好,各分量表 Cronbach α 系数从 0.81 到 0.92。效度方面,LSAS 与患者自评的社交焦虑呈正相关,但是与 SPAI 的相关性比较低。社交恐惧分量表与 SIAS 的得分有很高的相关。同时操作恐惧分量表与 SPS 的相关性更高(Brown et al,1997;Heimberg et al,1992)。LSAS 也能够区分社交焦虑症的不同亚型(Brown et al,1995;Holt et al,1992)。Mennin 等(1998)用 ROC 分析后认为,虽然操作恐惧分量表不足以确定社交焦虑症的亚型,但社交恐惧分量表却可以有效地区分广泛性和非广泛性社交焦虑症亚型,并且特异性和敏感性都比较高。以社交恐惧分量表 27 分为分界值可以正确区分 78% 的患者。按总分可以分为轻度(≤51 分),中度(52～81 分)和重度(>82 分)社交焦虑症(Liebowitz,1987)。最后,LSAS 对社交焦虑症的药物(Heimberg et al,1998;Liebowitz et al,1992)和行为治疗(Brown et al,1995;Heimberg et al,1998)效果也较敏感。

对 382 个社交焦虑症患者的 LSAS 测查结果进行验证性因子分析,两因素模型(社交和操作)并不支持恐惧或回避的评分结果(Safren et al,1999)。分别对恐惧和回避的条目进行探索性的普通因子分析,各自产生了 4 个因子:①社会交往。②公众场合讲话。③被他人注意。④在公众场合吃喝。Safren 认为原来的社会交往焦虑和回避分量表显示是单因素的,而操作焦虑和回避似乎是多因素的。他们对 SIAS 和 SPS 的因子分析研究也得出了类似的结论(Safren et al,1998)。

总之，LSAS 有较好的信度和效度，使用方便，临床应用良好。正因如此，原设计为临床医师用的此量表，在很多情况下被用于患者自评，但 LSAS 自评版本的心理学特征尚未有成熟的报告。也有用于儿童、青少年的报道。

该量表有较好的信度和效度。社交恐惧分量表可以有效地区分广泛性和非广泛性社交焦虑症亚型，并且特异性和敏感性都比较高。

中华精神科分会焦虑障碍协作组组织了的中文版的临床测试，对 60 例中国社交焦虑症患者评定的平均得分是 74.42±21.25，焦虑分量表平均得分 39.66±10.42，回避分量表平均得分 34.76±11.79。各项目与总分有很好的相关性，相关系数为 0.32～0.97，各分量表的 α 系数在 0.9 以上。重测信度好，间隔 1 周的总分与分量表分高度相关（$P<0.01$），间隔 8 周后的重测相关性相对逊色，但有统计学意义的显著性。SAD 组的 LSAS 总分和害怕、回避分量表分均显著高于普通人组，差异均有显著性，显示具有较好的区分效度。无论自评还是他评，害怕和回避两分量表之间高度相关，与总分间高度相关，有很好的结构效度。与 HAMA 和 CGI-SI 间的相关系数均在 0.5 以上，相关具有显著性。治疗减分与 CGI-GI 呈负相关，显示平行效度与治疗效度较好。自评与他评高度相关，$R>0.89$，但自评平均得分高于他评，两者差异有显著性，说明该量表可以用作自评，但不宜自评、他评交叉使用。以 LSAS 总分大于等于 38 分为分界值，有较满意的敏感性和特异性。其诊断 SAD 的敏感性为 83.0%（自评 85.5%）；特异性 81.3%。

【量表表格】

量表 8-3　　　　　　　　　　　　　**Liebowitz 社交焦虑量表**

评分标准：	害怕/焦虑	回避
	0＝无	0＝从未（0%）
	1＝轻度	1＝偶尔（1%～33%）
	2＝中度	2＝经常（34%～66%）
	3＝严重	3＝总是（67%～100%）

1. 公众场合打电话

2. 参加小组活动

3. 公众场合吃东西

4. 公共场合与人共饮

5. 与重要人物谈话

6. 在听众前表演、演示或演讲

7. 参加聚会

8. 在有人注视下工作

9. 被人注视下书写

10. 与不太熟悉的人打电话

11. 与不太熟悉的人交谈

12. 与陌生人会面

13. 在公共卫生间小便

14. 进入已有人就坐的房间

15. 成为关注的中心

16. 在会议上发言

17. 参加测试

18. 对不太熟悉的人表达不同的观点和看法

19. 与不太熟悉的人目光对视

20. 在小组中汇报

21. 试着搭识某人

22. 去商店退货

23. 组织聚会

24. 拒绝推销员的强制推销

25. 对患者来说，最重要的境遇：　　　　　　　A ＿＿＿＿＿＿＿＿
　　　　　　　　　　　　　　　　　　　　　B ＿＿＿＿＿＿＿＿
　　　　　　　　　　　　　　　　　　　　　C ＿＿＿＿＿＿＿＿

（何燕玲　张明园）

参考文献

[1] Marks IM, et al. Nursing in Behavioural Psychotherapy, London：Poyal College of Nursing，1977

[2] 蔡国钧. Marks 恐怖强迫量表. 上海精神医学，1990，新 2（增）：44－45

[3] Goodman WK，Price LH，Rasmussen SA，et al. The Yale-Brown Obsessive Compulsive Scale. Ⅰ. Development，use，and reliability. Arch Gen Psychiatry，1989，46（11）：1006－1011

[4] Goodman WK，Price LH，Rasmussen SA，et al. The Yale-Brown Obsessive Compulsive Scale. Ⅱ. Validity. Arch Gen Psychiatry，1989，46（11）：1012－1016

[5] 徐勇，张海音. Yale-Brown 强迫量表中文版的信度与效度. 上海精神医学，2006，18(6)：321－323

[6] Liebowitz, MR. Social phobia. Modern Problems of Pharmacopsychiatry, 1987, 22:
141 - 173

[7] Lepine, JP, Pelissolo, A. Epidemiology and comorbidity of social anxiety disorder.
H. G. M. Westernberg, J. A. den Boer. Focus on psychiatry: Social Anxiety Disorder. Amsterdam Syn-Thesis Publishers.

[8] Heimberg, R. G., Horner, K. J., Juster, H. R., et al. Psychometric properties of the Liebowitz Social Anxiety Scale. Psychological Medicine, 1999, 29:
199 -212

[9] Masia-Warner C, Storch EA, Pincus DB, et al. The Liebowitz Social Anxiety Scale for Children and Adolescents: an initial psychometric investigation. J of the American Academy of Adolescent Psychiatry, 2003, 42 (9): 1076 - 1084

[10] 何燕玲，张明园. Liebowitz 社交焦虑量表的信度和效度研究. 诊断学理论与实践，
2004, 3(2): 89 - 93

第九章　创伤后应激障碍量表

第一节　概　　述

创伤应激障碍（PTSD）是一组因异常强烈的精神应激造成的慢性精神障碍。1980年美国精神科协会的《精神障碍诊断和统计手册第三版》（DSM-Ⅲ）首次将其列为疾病单元。1990年，世界卫生组织的《国际疾病和健康相关问题分类第十版》（ICD-10）中，也将之作为疾病类别列入。

创伤性事件的先期存在，是诊断PTSD的必备条件。创伤性事件，不同于本书第十六章介绍的失恋、考试失败、同事不和等日常生活事件。按照DSM-Ⅳ诊断标准，可能造成PTSD的创伤性事件，需符合以下两条标准：①涉及真正的，或几乎招致死亡，或严重损伤，或威胁躯体完整性的严重事件。②造成强烈的害怕、无助或恐惧反应。有关创伤性事件的评估，也有许多工具，多数是心理学工作者用作研究的，本章不拟介绍。

本节主要介绍精神科临床用的PTSD评定工具，它们用作PTSD筛查、辅助诊断、评估临床症状的严重程度，以及治疗干预的效果。国际上用得最普遍的是临床用创伤后应激障碍量表（CAPS），它既可用于辅助诊断，又可用于评估症状严重程度。CIDI、SCID及MINI等诊断量表的PTSD部分，当然也可用作辅助诊断，但它们是系统诊断量表，对评定员和培训的要求较高。针对群体性的PTSD，例如地震、海啸等，有众多的受害者，从人力和时间考虑，常常选用较为简易的筛查量表，最常用的是创伤后应激障碍症状清单（PCL）和事件影响量表（IES），两者均为自评量表，较短的时间便可完成。用于相似目的的量表，还有很多，国内也有编制新量表的尝试，但相对而言用得较少。

PTSD常伴有其他精神障碍，如焦虑、抑郁等，其临床征象及严重程度的评定便较为复杂，一般可同时用针对性的症状量表，如HAMD、HAMA等。

本章主要介绍CAPS、PCL和IES。

第二节 临床用创伤后应激障碍量表 (CAPS)

临床用创伤后应激量表 (Clinician-Administered Post-Traumatic Stress Disorder Scale，CAPS)，于 1990 年由美国国立 PTSD 研究中心的 Blake 等编制。CAPS 为定性访谈，集诊断量表和症状量表于一身，用作诊断量表时与 DSM-Ⅳ配套。近年，CAPS 已作为同类量表中的金标准，成为本领域应用最普遍的工具。它有成人版及儿童青少年版 (CAPS-CA) 两个版本。在中国的应用已获美国国立 PTSD 中心授权，并由中南大学湘雅二医院精神卫生研究所翻译成中文，本文引用的 1998 年修订文本，参考了上述译本 (侯彩兰译，陈树林、李凌江校)。鉴于该量表篇幅过长，未引全文，仅就量表的梗概简作介绍。

【项目和评定标准】

CAPS 共有 30 个项目，对应 DSM-Ⅳ 人 PTSD 诊断标准，分成 A-F 及附加症状 7 个部分。A 为创伤性事件评估 (未计入项目总数)，作者另设计了一个生活事件清单 (LEC)，列举了常见的自然灾害、火灾／爆炸、车祸、性侵害、亲人意外死亡等 17 类可能会导致 PTSD 的应激源，如曾发生则进一步确定个体有无强烈的害怕、无助或恐惧反应。这是诊断 PTSD 的必备条件。E 为病程，F 为痛苦或功能损害。以上部分，主要用于辅助诊断。

作为症状量表，其核心部分为 B-D 共 3 部分。B 为再体验症状，包括闯入性回忆、(事件) 相关恶梦、闪回、提醒的心理痛苦和提醒的生理反应等 5 项。C 为回避和麻木症状，包括思考感受回避、活动回避、创伤部分失忆、活动兴趣减退、分离／疏远感、情感范围受限和未来计划缺失等 7 项。D 为高警觉症状，包括入睡或睡眠维持困难、易激惹／易怒、注意不能集中、高警觉和夸大的惊跳反应等 5 项。

F 节以后，还有 3 个部分：PTSD 诊断 (第 18，19 项)；总体评定，包括对访谈有效性 (第 23 项)，症状严重度总评 (第 24 项) 和症状与开始时 (如治疗基线) 相比的总体进步 (第 25 项)；以及附加症状，包括内疚感、幸存内疚感 (多受难者事件)、对环境觉察的清晰感降低、现实解体和人格解体等 5 项 (量表 9-1)。

核心症状 (B-D) 及附加症状部分，按发生频度和严重度 (强度) 分别评分，均为 0~4 分 5 级评分。多数项目的评分标准为：

频度：

0 分表示从未发生。

220

1分表示发生过1～2次。

2分表示1周内1～2次。

3分表示1周几次。

4分表示几乎每天发生。

强度：

0分表示无。

1分表示轻度。

2分表示中度。

3分表示重度。

4分表示极重度。

F（痛苦/功能损害）及整体评定部分，均为0～4分按严重度评分。E（病程）则为是否二级评定。

前面提到，本量表为定式访谈，规定了具体的项目定义、提问及追问方法和评分标准。试以第1项（B1）再体验为例，其访谈者手册的具体内容如下：

表9-1   CAPS访谈者手册

（B-1）反复闯入性地痛苦地回忆起这些事件，包括印象、思想或知觉。注：如是幼儿，反复地进行表达创伤主题或其片断的游戏。

频率	强度	过去1周
您曾经有过不想回忆的时候或有关事件的回忆吗？ 它们是怎样的？（您回忆了哪些内容？）〔如果不清楚：〕（它们曾经在您清醒的时候出现过？）〔如果记忆只是发生在睡梦中就排除掉〕 在过去的1月（1周）内，这些记忆出现的次数如何？ 0 从不 1 1～2次 2 1周内1～2次 3 1周内有几次 4 每天或者几乎是第1天 描述 □ 举例	这些记忆引起您悲痛或不适的程度如何？ 您能够把它们从您的头脑中排除并且可以考虑其他的事情吗？（您曾经不得不做多大的努力才能做到？） 它们对您生活的妨碍程度如何？ 0 从不 1 轻度的，很小的悲痛或行为 2 中度的，明确存在的但仍旧是易处理的，一些行为影响 3 重度的，相当多的悲痛，移除记忆困难，显著的行为影响 4 极重度的，不能克服的悲痛，不能够排除记忆，行为不能够持续 QV（详细说明）	频率（F） 强度（I） 过去1月 频率（F） 强度（I） Sx：是 否 终生 频率 强度 Sx：是 否

221

【评定注意事项】

1. 本量表由经过训练的合格专业人员操作。

2. 访谈围绕可能导致 PTSD 的应激源（事件）进行。如有多个严重事件，让被试挑选出其中 3 个，例如：最初的、最重的和最近的，或影响最大的；或者由检查者根据临床或研究需要决定。

3. 回顾的期限为 1 周、1 个月或终生。

4. 1 次评定大约需要 45 分钟。

【统计指标和结果分析】

1. 本量表有诊断和症状严重程度两项主要结果。前者指是否符合 PTSD 诊断及其亚型：急性、慢性、延迟性等。

2. 症状严重程度，一般取 B-D 部分 17 项核心症状的频度分和强度分的总和。总分的范围为 0～136 分。如果将附加症状分也纳入，应予注明。

3. 因子总分　按量表设计，可计算 B、C、D 各部分的单项频度、强度分的总和，作为再体验、回避、高警觉症群的总分。

量表作者认为，PTSD 患者 17 项核心症状的总分≤19 分者为无症状（缓解），20～39 分为轻度（阈下），40～59 分为中度，60～79 分为严重，≥80 分为极重。上述 CAPS 总分的改变≥15 分，认为有临床意义。

【应用评价】

国外报道，CAPS 信度和效度良好。其评定员间一致性相当高，$r=0.92～0.99$。与其他类似工具比较的平行效度也很高，如和 Keane 等的 MMPI-PTSD 分量表总分的相关性为 0.77，与 Mississipi 战争 PTSD 量表总分的相关性为 0.91。总分的变化也能较好地反映干预或治疗的效果。

我国的若干研究应用了本量表，但尚无本量表信效度研究报道。

【量表表格】

量表 9-1　　　　　　　　　临床用 PTSD 量表（CAPS）

A. 创伤性事件：（描述）									

B. 再体验症状	过去 1 周			过去 1 月			终生		
	F	I	F+I	F	I	F+I	F	I	F+I
（1）闯入性回忆									
（2）相关噩梦									

续表1

(3) 闪回									
(4) 提醒的心理痛苦									
(5) 提醒的生理反应									
B 症状总分									
标准 B 症状的数目（需要 1 条）									

C. 回避和麻木症状	过去 1 周			过去 1 月			终生		
	F	I	F+I	F	I	F+I	F	I	F+I
(6) 思考感受回避									
(7) 回避活动、地点或人物									
(8) 创伤部分失忆									
(9) 活动兴趣减退									
(10) 分离感或疏离感									
(11) 情感范围受限									
(12) 未来计划缺失									
C 症状总分									
标准 C 症状的数目（需要 3 条）									

D. 高警觉症状	过去 1 周			过去 1 月			终生		
	F	I	F+I	F	I	F+I	F	I	F+I
(13) 入睡或维持睡眠困难									
(14) 易激惹或易怒									
(15) 注意不能集中									
(16) 警觉性高									
(17) 夸大的惊吓反应									
D 症状总分									
标准 D 症状的数目（需要 2 条）									

F，I 和严重程度（F+I）总分	过去 1 周			过去 1 月			终生		
	F	I	F+I	F	I	F+I	F	I	F+I
量表总分（B+C+D）									

E. 疾病病程	当前的		终生的	
(19) 持续时间至少 1 个月	否	是	否	是
量表总分（B+C+D）				

223

续表2

F. 显著的痛苦和功能损害	过去1周		过去1月		终生	
(20) 主观痛苦						
(21) 社交功能损害						
(22) 职业功能损害						
至少1项≥2吗?	否	是	否	是	否	是
PTSD 诊断	当前的			终生的		
当前 PTSD 符合所有标准A~F吗?	否	是		否		是
(18) 延迟发生（≥6个月延迟）	否	是		否		是
(19) 急性（<3个月=或慢性≥3个月）	急性	慢性		急性		慢性

总体评定	过去1周	过去1月	终生
(23) 访谈有效性总评			
(24) 严重度总评			
(25) 改进程度总评			

伴随/附加症状	过去1周			过去1月			终生		
	F	I	F+I	F	I	F+I	F	I	F+I
(26) 内疚感									
(27) 幸存者内疚									
(28) 周围清晰感的降低									
(29) 现实解体									
(30) 人格解体									

注：F频度，I严重度

第三节　创伤后应激障碍症状清单（PCL）

目前应用的创伤后应激障碍症状清单（Posttraumatic Stress Disorder

Check List，PCL)，是由美国国立创伤后应激障碍中心的 Weathers 等，于 1993 年编制的。量表作者 Weathers 也是前述临床用创伤后应激障碍量表 (CAPS) 的编制者之一。他们期望，以 PCL 让受试自评，筛选出可能的患者，然后由专业人员应用 CAPS 确诊。原先的版本与 DSM-ⅢR 诊断标准配套，现量表则与 DSM-Ⅳ 相应。本量表已有英、法、西、中等文本，且有军人用 (PCL-M) 及平民用 (PCL-C) 两个版本。本节介绍的是我国《创伤后应激障碍防治指南》推荐的 PCL 平民版。

【项目和评定标准】

PCL 为自评量表，共包括 17 个项目，与 DSM-Ⅳ 的 PTSD 症状学标准 (B、C、D) 相对应：①闯入性回忆。②相关噩梦。③闪回体验。④回忆所致情绪反应。⑤回忆所致生理反应。⑥思考回避。⑦情景回避。⑧部分遗忘。⑨兴趣丧失。⑩疏隔感。⑪情感麻木。⑫无今后设想。⑬睡眠障碍。⑭易激惹。⑮注意力集中困难。⑯高警觉／不安全感。⑰惊跳反应。项目的具体定义详见下附的量表记录单 (量表 9 - 2)。

创伤所致心理生理反应的严重程度评定。为 1～5 分 5 级评定：

1 分为无。

2 分为轻度。

3 分为中度。

4 分为重度。

5 分为极重。

【评定注意事项】

1. 表格由被试自行填写。在填写前要逐字逐句把指导语念给被试听。重点是让被试把量表的填写方法搞清楚，然后作出独立的不受任何人影响的自我评定。如果被试不能阅读，或者不能理解书面文字，可由检查人员逐条念给他听，让他独自作出评定。

一次评定可以在 10 分钟以内完成。

2. 评定的时间范围，可按实际需要决定。一般为过去 1 周，或过去 1 个月。

【统计指标和结果分析】

1. 项目分　范围为 1～5。任一项目≥3 分，即为有临床意义的症状。

2. 因子总分　尽管对本量表的因子结构，各研究的结果不尽相同，但多数作者还是认同量表作者的 3 因子。

(1) 再体验：包括项目 1～5，共 5 项。

(2) 回避：包括项目 6～12，共 7 项。

(3) 高警觉：包括项目 13～17，共 5 项。各因子组成项目的单项分总和，即为该因子总分。

3. 总分　这是本量表最重要的统计指标。范围为 17～85 分。

4. 划界分　量表作者提出了 2 个界值，≥44 分或≥50 分。如果用作筛查，似以≥44 分较为合适。

【应用评价】

1. PCL 主要用作筛查，操作方便，费时较少，因而各国的研究者对之均较为青睐。

2. PCL 的项目和 DSM-Ⅳ 的症状学诊断标准相对应，但缺乏必备条件——创伤性事件条目，因而评估的只是 PTSD 症状的严重性。如果肯定有创伤性事件（如同时应用 CAPS 附加的《生活事件清单》确定），符合以下两条标准：①PCL 单项分 3 项以上≥3 分。②PCL 总分≥44 分。则可作初步诊断。与 CAPS 的 PTSD 诊断比较，诊断符合率可以接受，Kappa 值为 0.6。香港的一项交通事故幸存者的研究，诊断敏感性 1.00，特异性 0.98。但该研究确诊的 PTSD 例数过少，有待更大样本的重复验证。

PCL 的信效度良好，胡洁莹等对香港的 483 名交通事故幸存者研究：内部一致性 Cronbach α，总分为 0.77；相隔 1 周的重测信度，$R=0.84$；分半信度，$R=0.93$；与事件影响量表（IES）的平行效度，$R=0.87$；和中文版一般健康量表（GHQ）的平行效度，$R=0.87$。各因子总分的信效度，与上述结果基本相似。

【量表表格】

量表 9-2　　　　　　　创伤后应激障碍症状清单（PCL）

指导语 1：重大生活事件的发生，由于其突然性及其造成的灾难性影响，不可避免地会对涉及事件的许多人造成不同程度的心理和身体影响。会造成人体和应激反应，带来消极情绪、思维混乱、行为失控等反应。为了科学地评估重大生活事件对您造成的身体和心理影响，请您仔细阅读指导语，明白意思后根据您自己的实际情况来回答。您所有的评估结果都将受到严格的保密，个人资料也不会被披露。

A. 在事件发生过程中您的角色：

(1) 直接受影响者　　　　　　　(2) 事件目击者

(3) 小部分时间　　　　　　　　(4) 医疗救护人员

(5) 现场指挥人员

B. 您和事件现场接触的时间：

(1) 一直在　　　　　　　　　　(2) 大部分时间

（3）小部分时间表（4）不在现场

    C. 您认为事件发生之后，您自己的身体和心理受到影响了吗？

（1）没有影响（2）轻度影响

（3）中度影响（4）重度影响

（5）极其严重影响

    指导语2：当您经历或目睹了无法预测的突发事件后，突发事件产生的痛苦情绪有时会在您的记忆中保留很长时间，并且每次回忆时都很痛苦。请您自己评估最近1个月您的反应，包括这些反应的严重程度（圈出最合适的分数）：

    1分：没有什么反应；2分：轻度反应；3分：中度反应；4分：重度反应；5分：极重度反应。

1. 即使没有什么事情提醒您，也会想起这件令人痛苦的事，或在脑海里出现有关的画面	1 2 3 4 5
2. 经常做有关此事的噩梦	1 2 3 4 5
3. 突然感觉到痛苦的事件好像再次发生了一样（好像再经历过一次）	1 2 3 4 5
4. 想起此事，内心就非常痛苦	1 2 3 4 5
5. 想到这件事情，就出现身体反应，例如：手心出汗、呼吸急促、心跳加快、口干、胃痉挛、肌肉紧张等	1 2 3 4 5
6. 努力地回避会使您想起此事的想法或感觉	1 2 3 4 5
7. 努力地回避会使您想起此事的活动、谈话、地点或人物	1 2 3 4 5
8. 忘记了此事件中的重要部分	1 2 3 4 5
9. 对生活中的一些重要活动，如工作、业余爱好、运动或社交活动等，失去兴趣	1 2 3 4 5
10. 感觉和周围的人隔离开来了	1 2 3 4 5
11. 感觉情感变得麻木了（例如，感受不到亲切、爱恋、快乐等感觉，或哭不出来）	1 2 3 4 5
12. 对将来没有远大的设想（例如，对职业、婚姻或儿女没有期望，希望生命早日结束）	1 2 3 4 5
13. 难以入睡，或睡眠很浅	1 2 3 4 5
14. 容易被激怒或一点小事就大发雷霆	1 2 3 4 5
15. 很难集中注意力	1 2 3 4 5
16. 变得很警觉，或觉得没有安全感（例如，经常巡视你的周围，检查异常声音，检查门窗）	1 2 3 4 5
17. 容易被突然的声音或动作吓得心惊肉跳	1 2 3 4 5

第四节　事件影响量表修订版（IES-R）

事件影响量表修订版（Impact of Event Scale-Revised），由 Weiss 和 Marmar 于 1997 年编制。他们在 1979 年 Horowitz 度的事件影响量表（IES）的基础上，增加了若干条目，使之与 DSM-Ⅳ 的 PTSD 诊断相适应。本量表为自评量表，实施方便，在国际上应用较广，除英文外，还有法、意、日等文本。我国的大陆和香港均有译本。

【项目和评定标准】

IES-R 共 22 项。项目评定的具体症状为：①提示所致心理反应。②难以熟睡。③痛苦回忆。④易怒。⑤感受回避。⑥闯入性回忆。⑦创伤失忆。⑧情景回避。⑨闯入性映像。⑩易惊。⑪思考回避。⑫情感逃避。⑬麻木感。⑭闪回。⑮入睡困难。⑯情感闯入。⑰记忆回避。⑱注意不能集中。⑲提示所致生理反应。⑳相关噩梦。㉑高警觉。㉒回避谈论。各项目的定义，以问题方式提出，详见下附的量表记录单（量表 9-3）。

IES-R 按症状的严重程度，即对被试的影响程度评定，分 0～4 的 5 级评分：

0 分表示无影响（无症状）。

1 分表示轻度影响。

2 分表示中度影响。

3 分表示重度影响。

4 分表示严重影响。

【评定注意事项】

1. 表格由评定对象自行填写，在填写前一定要让自评者把量表的填写方法及每条问题的涵义都搞清楚，然后作出独立的不受任何人影响的自我评定。如果自评者的文化程度太低或其他原因，不能理解或看不懂量表文字，可由检查人员逐条念给他听，让他独自作出评定。一次评定，可在 10 分钟左右完成。

2. 评定的时间范围，可以根据需要决定。一般为过去 1 周或过去 1 个月。

【统计指标和结果分析】

本量表的主要统计指标为总分，即 22 个项目分的总和。总分的范围为 0～88 分。

本量表的因子结构，各研究结果不尽相同。目前多数报告还是按量表作者设计的 3 因子。各因子组成项目的项目分总和，即为因子总分。具体如下：①再体验（闯入）因子，包括项目 1、2、3、6、9、14、16 和 20，共 8 项。②高警觉因子，包括项目 4、10、15、18、19 和 21 共 6 项。③回避因子，包括项目 5、7、8、11、12、13、17 和 22 共 8 项。

黄国平等（2006）在一组女性犯人中的应用发现：完全符合 PTSD 诊断标准者的总分为 54.7 ± 15.2 分；部分符合 PTSD 诊断组为 42.6 ± 12.6 分；非 PTSD 组为 21.7 ± 17.0。他们建议：狭义 PTSD 的划界分为 $\geqslant 40$ 分，其预测效度指标为：敏感性 0.86，特异性 0.83；广义 PTSD 的划界分为 $\geqslant 35$ 分，其敏感性和特异性均为 0.86。

【应用评价】

1. 本量表的内部一致性，国外研究 Cronbachα 为 0.79～0.91，包括香港的国内研究为 0.89～0.96。

2. 分半信度　国内报告为 0.93。3 周的重测信度为 0.51～0.94。

3. 关联效度　和 PTSD 症状清单（PCL - 17）的相关系数为 0.62～0.83。

4. 多数研究认为，本量表主要用作 PTSD 的筛查，筛查阳性者则作进一步的临床诊断。

【量表表格】

量表 9 - 3　　　　　　　　　事件影响量表修订版（IES-R）

注意：当您经历或目睹了无法预测的突发事件后，有可能会有一些心理或生理反应。请您自己评估过去 1 月内您的反应以及对您的影响程度，在 5 个方格中选择一格，画"√"。

	没有	很轻	中等	偏重	严重
1. 任何暗示都能把我带回到当时对此事的体验中。	□	□	□	□	□
2. 我难以保持熟睡。	□	□	□	□	□
3. 我常因为其他事物想起此事。	□	□	□	□	□
4. 我觉得容易愤怒或生气。	□	□	□	□	□
5. 当我想起此事时，我避免让自己难过。	□	□	□	□	□
6. 虽然我不愿意，但还是想起此事。	□	□	□	□	□

续表

7. 我觉得此事仿佛没有发生或者不是真的。	☐	☐	☐	☐	☐
8. 我远离能让我想起此事的提示物。	☐	☐	☐	☐	☐
9. 关于此事的画面或形象常在脑海闪现。	☐	☐	☐	☐	☐
10. 我很敏感并且容易受到惊吓。	☐	☐	☐	☐	☐
11. 我努力不想此事。	☐	☐	☐	☐	☐
12. 我知道自己仍对此颇有感触，但是我不愿面对这种情感。	☐	☐	☐	☐	☐
13. 我对此事的感触有些麻木。	☐	☐	☐	☐	☐
14. 我发现我的所做所想好像又回到了那时。	☐	☐	☐	☐	☐
15. 我难以入睡。	☐	☐	☐	☐	☐
16. 关于此事常有强烈的情感波澜袭扰我。	☐	☐	☐	☐	☐
17. 我试图把此事从记忆中抹去。	☐	☐	☐	☐	☐
18. 我难以集中注意力。	☐	☐	☐	☐	☐
19. 想起此时我导致我有生理反应，如出汗、呼吸困难、恶心或心跳加速。	☐	☐	☐	☐	☐
20. 我做与此事有关的梦。	☐	☐	☐	☐	☐
21. 我充满警觉性或处于警觉状态。	☐	☐	☐	☐	☐
22. 我尽量不谈论此事。	☐	☐	☐	☐	☐

（张明园）

参考文献

[1] 李凌江，于欣. 创伤后应激障碍. 北京：人民卫生出版社，2010

[2] Nutt D, Ballenger J (eds). Anxiety Disorders：General Anxiety Disorder, Obssessive-Compulsive Disorder and Post-Traumatic Disorder. Malden：Blackwell Pub, 2005，153-158

[3] 陈树林，高雪屏，李凌江，等. PTSD 症状自评量表的信度效度初步评价. 中国心理卫生杂志，2005，19：373-376

[4] 刘贤臣，马登岱，刘连启，等. 心理创伤应激障碍自评量表的编制和信度效度研究. 中国行为医学科学，1998，2：93-96

[5] Blake DD, Weathets FW, Nagy LM, et al. A clinician rating scale for assessing current and lifetime PTSD：The CAPS-I. Behavior Therapist, 1990，18：187-188

[6] Wheathers FW, Litz BT, Herman DS, et al. The PTSD Checklist (PCL)：reliability, validity and diagnostic utility. Proceedings of the 9th Annual Meeting of International Society for Traumatic Stress Studies. San Antonio, CA. 1993

[7] 胡洁莹，陈洁冰，饶万莉. 创伤后压力症量表在量度道路交通事故华人生还者时之心

理测验特性研究及结构验证性因素分析. Hong Kong J Psychiatry，2008，18：144 -151

[8] Horowitz MJ，Wilner N，Alvarez W. Impact of Event Scale：a measurement of sub-jective stress. Psychosom Med，1979，41：209 - 218

[9] Weiss DS，Marmar CR. The Impact of Event Scale Revised. In：Wilson JP，Keane TM eds. Assessing Psychological trauma and PTSD，New York：Guiford Press，1997

[10] Wu KK，Chan SK. Psychometric properties of the Chinese version of Impact of Event Scale-Revised. Hong Kong J Psychiatry，2004，14：2 - 8

[11] 黄国平，张亚林，向慧，等. 事件影响量表修订版（IES-R）在女性犯人中的信度、效度分析. 中国心理卫生杂志，2006，20：28 - 31

[12] 郭素然，辛自强，耿柳娜. 事件影响量表修订版的信度和效度分析. 中国临床心理学杂志，2007，15：15 - 17

第十章　谵妄量表

第一节　概　　述

Lipowski（1987）指出，谵妄是由于各种原因引起的急性脑器质性综合征，其特征是急性起病，意识水平的变化，波动的病程和定向力，注意力，思维、精神运动性行为以及情感方面的改变。谵妄往往是严重疾病和死亡的先兆。老年谵妄患者具有较高的患病率和死亡率，病后常出现认知功能的损害。谵妄如能被及时发现和治疗，可以大大降低患者的死亡率和住院时间，改善预后，减少认知功能的损害和生活质量的损失。

谵妄，由于其症状表现的多样性和波动的病情，临床上常常被漏诊。在老年人中，谵妄常表现为活动减少，而不是活动增加，并常伴有不同程度的痴呆，因此，老年谵妄的临床诊断更加困难。因此，为临床提供方便可靠的老年谵妄检查和辅助诊断工具，对早期发现谵妄患者具有十分重要的临床意义。

第二节　谵妄评定方法（CAM）

谵妄评定方法（The Confusion Assessment Method-CAM）是由美国Inouye编制的谵妄诊断用量表。CAM 根据 DSM－Ⅲ－R 谵妄的诊断标准建立，用于老年谵妄的临床辅助诊断，具有比较好的信度和效度，其研究成果被广泛引用。

国内李娟等根据我国临床的实际情况和特点，对 CAM 原有的项目建立等级评定，设立详细的评分定义，成为适合临床使用的老年谵妄评定工具。通过临床现场测试，对其信度、效度和可操作性进行评价，建立了 3 个因子量表和诊断算法，并开发了 CAM-CR 的计算机辅助诊断程序。

【项目和评定标准】

CAM-CR 的项目：包括急性起病、注意障碍、思维混乱、意识障碍、定向障碍、记忆力减退、知觉障碍、兴奋、迟滞、病情波动、睡眠-觉醒周期的改变共 11 项。

各项目的评分标准：根据症状的严重程度，逐级评分：1 分表示不存在，2 分表示轻度，3 分表示中度，4 分表示严重。例如，定向障碍评定：

1 分表示不存在定向障碍。

2 分表示轻度：偶尔短暂地存在时间或地点的定向错误（接近正确），但可自行纠正。

3 分表示中度：经常存在时间或地点的定向的错误，但自我定向好。

4 分表示严重：时间、地点及自我定向均差。

具体的项目和评分标准见量表 10-1。

【评定注意事项】

CAM 中文修订本（CAM-CR）为半定式评定量表。在评定过程中，应根据病史、临床观察、当前的精神检查及家庭成员尤其是护理人员提供的资料进行综合评定。

【结果分析】

量表分界值：

为了方便临床应用，分别设置了 CAM-CR 的"筛查用分界值"和"诊断用分界值"。

以 20 分作为"筛查用分界值"的界值，20 分以上（包括 20 分）提示谵妄可能性大，19 分以下排除谵妄，这时量表的敏感性为 0.92，特异性为 0.90。

以 22 分作为"诊断用分界值"的界值，此时诊断的敏感性为 0.90，特异性为 0.94。与临床"金标准"比较，诊断符合率为 91.7%，Kappa 为 0.83（$P<0.01$）。

【应用评价】

国外近年来对 CAM 的研究比较多。Inouye 等报道，对 56 例患者进行 CAM 检查，评定者间的一致性为 84.2%～100%，Kappa 值为 0.56～1.0。Rockwood 等报道 CAM 的敏感性为 68%，特异性为 97%。邹义壮等在加拿大进行的一项研究中指出，CAM 的敏感性为 0.89～1.0，特异性为 89%，检查者之间一致性的 Kappa 值为 0.86。

李娟等对 96 例老年患者 CAM 中文版（CAM-CR）的测试结果发现，使用者间量表总分的一致性 ICC 值为 0.91，因此从总体上讲，CAM-CR 量表具有较高的评定者间信度。

CAM-CR 的结构效度使用因子（主成分）分析及方差极大旋转方法分析，得到如下因子：

因子 1（行为障碍因子）的项目有：兴奋、迟滞、急性起病和思维障碍。

在因子 2（意识障碍因子）的项目有：定向、错觉和意识障碍。

在因子 3（认知障碍因子）的项目有：注意障碍、记忆障碍、病情波动。

睡眠觉醒障碍没有进入 3 个因子。以上 3 个因子反映了 CAM-CR 全部信息量的 64%。

李娟等使用因子分析结果建立了谵妄的 3 个因子量表，用标准 T 分数表示（50 为均数，10 分为一个标准差）。患者在因子量表上分数的高低，反映了谵妄患者在行为障碍、意识障碍和认知障碍三个主要维度上的严重程度和分布情况。

以临床科主任的查房诊断作为金标准，对 CAM-CR 进行跨效度检验。作为诊断量表，与临床诊断的总符合率为 91.7%，Kappa 值为 0.83（$P < 0.01$），提示 CAM-CR 具有良好的诊断效度。研究使用 ROC 方法对 CAM-CR 总分进行分析，结果证明以 20 分为界值，可作为筛查量表，以提高识别谵妄的敏感性，尽量减少漏诊；以 22 分作为诊断谵妄的界值，可作为辅助诊断量表，以提高特异性，尽量减少误诊。改变 CAM-CR 的分界值后，可以适合不同的检查需要和场合，便于灵活应用。

【量表表格】

量表 10 - 1   谵妄评定方法（CAM）

请核实您用于做这个评估的资料的全部来源：

患者访谈（   ）   疾病记录（   ）   家庭成员（   ）   医护人员（   ）

评分规则：1＝不存在   2＝存在，轻度   3＝存在，中度   4＝存在，严重
9＝不适用

说明：如果您选择的答案在 2、3、4 中，则请您回答"是"。

1. 急性起病：（判断从前驱期到疾病发展期的时间）

    在精神状况中有急性变化的证据吗？

    1   不存在

    2   较轻：72 小时以上

    3   中度：24～72 小时

    4　严重：24 小时以内

    5　不适用：1 周以上

    a. 是　　　　　　　　b. 否

2. 注意障碍：（请患者按顺序说出 21 到 1 之间的所有单数）

患者有注意力难以集中吗？例如容易涣散或交谈难以保持主题？

    1　不存在

    2　轻度：1～2 个错误

    3　中度：3～4 个错误

    4　严重：5 个或 5 个以上的错误

    9　不适用：对于拒绝检查或反复解释 3 次依旧不理解提问者

    a. 是　　　　　　　　b. 否

3. 思维凌乱：患者的思维是凌乱或不连贯的吗？例如谈话主题散漫或不中肯，思维不清晰或不合逻辑，或从一个话题突然转到另一话题？

    1　不存在

    2　轻度：偶尔短暂的言语模糊或不可理解，但尚能顺利交谈

    3　中度：经常短暂的言语不可理解，对交谈有明显的影响

    4　严重：大多数的时间言语不可理解，难以进行有效的交谈

    9　不适用：长期并持续地存在思维凌乱

    a. 是　　　　　　　　b. 否

4. 意识水平的改变：总体上看，您是如何评估该患者的意识水平？

    1　不存在：正常变化

    2　轻度：警觉——对环境刺激高度警惕、过度敏感

    3　中度：嗜睡（瞌睡，但易于唤醒）

    4　严重：昏迷（不能唤醒）

    9　不适用

    a. 是　　　　　　　　b. 否

5. 定向障碍：患者在会面的任何时间存在定向障碍吗？例如他认为自己是在其他地方而不是在医院，使用错的床位，或错误地判断一天的时间或错误地判断以 MMSE 为基础的有关时间或空间定向？

    1　不存在

    2　轻度：偶尔短暂地存在时间或地点的定向错误（接近正确），但可自行纠正

    3　中度：经常存在时间或地点的定向的错误，但自我定向好

    4　严重：时间、地点及自我定向均差

    a. 是　　　　　　　　b. 否

6. 记忆力减退（以 MMSE 中的 3 个词的回忆为主）：在会面中患者表现出有一些记忆问题吗？例如不能回忆医院里发生的事情或难以回忆有关 MMSE 的 3 个词的？

    1　不存在

    2　轻度：有一个词不能回忆或回忆错误

    3 中度：有两个词不能回忆或回忆错误

    4 严重：有三个词不能回忆或回忆错误

    a. 是   b. 否

7. 知觉障碍：患者有知觉障碍的证据吗？例如幻觉、错觉或对事物的曲解（如当某一东西未移动时而患者认为它在移动)？

    1 不存在

    2 轻度：只存在幻听

    3 中度：存在幻视，有或没有幻听

    4 严重：存在幻触、幻嗅或幻味，有或没有幻听

    9 不适用：长期并持续地出现知觉障碍

    a. 是   b. 否

8. 精神运动性兴奋：在会面的时候，患者有不正常的行为活动的增加，例如坐立不安，轻敲手指或做突然间的位置的变换？

    1 不存在

    2 轻度：偶有坐立不安，焦虑、轻敲手指及抖动

    3 中度：反复无目的地走动，激越明显

    4 严重：行为杂乱无章，需要约束

    9 不适用：持续长时间地出现精神运动性兴奋

    a. 是   b. 否

9. 精神运动性迟缓：患者有运动行为的水平偶尔地减少，例如进入某一空间，停留于某一位置，或移动很缓慢？

    1 不存在

    2 轻度：偶尔地比先前的活动、行为及动作缓慢

    3 中度：经常保持一种姿势

    4 严重：木僵状态

    9 不适用：经常长时间地出现精神运动性迟缓

    a. 是   b. 否

10. 波动性：患者的精神状况，如注意力、思维、定向、记忆力在会面前或会面期间有波动吗？

    1 不存在

    2 轻度：一天之中偶尔地（1～2次）波动

    3 中度：症状在夜间加重

    4 严重：症状在一天中剧烈波动

    9 不适用

    a. 是   b. 否

11. 睡眠-觉醒周期的改变：（患者日间过度睡眠而夜间失眠）患者有睡眠-觉醒周期紊乱的证据吗？例如，日间过度睡眠而夜间失眠。

    1 不存在

2 轻度：夜间睡眠大于6小时，且日间睡眠大于4小时

3 中度：夜间睡眠为4～6小时，且日间睡眠大于4小时

4 严重：夜间睡眠为小于4小时，且日间睡眠大于6小时

9 不适用：长时间昏迷

a. 是   b. 否

注：

　≤19分提示该患者没有谵妄

　20～21分提示该患者可疑有谵妄

　≥22分提示该患者有谵妄

CAM-CR 总分（　　）

CAM 筛查：如果标准是符合的，则核查 A～D：

　A. 下列症状之一

　　——急性（CAM1）

　　——波动性病程（CAM10）

　B. 注意力涣散（CAM2）

　C. 思维松散（CAM3）

　D. 有下列症状中的两项：

　　——意识水平的改变（CAM4）

　　——定向障碍（CAM5）

　　——记忆减退（CAM6）

　　——持续性的障碍（CAM7）

　　——精神运动性兴奋（CAM8）

　　——精神运动性迟缓（CAM9）

　　——睡眠—觉醒周期的改变（CAM11）

核查：

1. 确诊（符合四条）　　　2. 可能（符合三条）　　　3. 排除（符合两条以下）

如果为确诊或可能，则诊断谵妄。　　　谵妄　是（　　）　否（　　）

第三节　谵妄严重程度量表（DSS）

　　谵妄严重程度量表（Delirium Severity Scale，DSS）临床上用于对谵妄的严重程度进行测量，一般由临床医师操作，可以在10分钟内完成。本文介绍 Bettin 等于1998年发表的文本。

【项目和评定标准】

详细项目见量表 10-2。

1. 病史部分　该部分的评定依据病史及医疗记录资料、主管医师护士、与患者密切接触的家庭成员、床前护理人员或其他知情者。

（1）行为变化出现的速度：患者出现行为改变的速度，如呻吟、坐立不安、摸索、拍打床单以及激越行为等。

3 分表示无。

2 分表示 72 小时内出现行为变化。

0 分表示 24 小时内出现行为变化。

（2）病情 24 小时波动情况：24 小时内患者病情及严重程度变化的频率。

3 分表示无。

1 分表示中度。

0 分表示重度。

（3）睡眠-觉醒障碍：患者睡眠节律发生改变，夜间不眠甚至躁闹不安，白天嗜睡。

3 分表示无。

1 分表示中度。

0 分表示重度。

（4）幻觉：以幻视常见，内容以恐怖的动物为多，常伴有恐怖情绪。

3 分表示无。

0 分表示有。

（5）不适宜的行为：如呻吟、坐立不安、不自主的躯体运动、摸索、拍打床等，严重者如哭叫、激越、对治疗护理不合作、拔输液器或监护仪等与身体连接的仪器，甚至外跑、行为不能控制等。

3 分表示无。

2 分表示轻度，如摸索等，且持续时间不长。

1 分表示中度，紊乱程度加重，频率增多。

0 分表示重度，行为紊乱加重或持续存在，甚至危及自身或他人安全。

2. 临床特征部分　该部分的评定依据现状观察。评分级别主要依据症状的严重程度。

（1）意识水平：患者有无意识障碍及意识障碍的程度。

3 分表示无障碍。

2 分表示轻度意识障碍。

1 分表示中度意识障碍。

0 分表示重度意识障碍。

（2）精神运动性兴奋水平：活动过度，表现在患者对周围刺激反应增强，警觉性增强、情绪易激惹、行为动作增多如呻吟、坐立不安、摸索、拍打床单以及激越行为等。

3分表示无障碍。

2分表示轻度。

1分表示中度。

0分表示重度。

（3）思维松散、破裂：思维缺乏目的性和连贯性，患者自言自语或答非所问，甚至内容无法理解。

3分表示无障碍。

2分表示轻度。

1分表示中度。

0分表示重度。

（4）注意力：患者注意力集中困难或保持和转移能力下降，如不能把注意力集中在照料者身上，或注意不到照料者的存在。

3分表示无障碍。

2分表示轻度。

1分表示中度。

0分表示重度。

（5）语言的清晰度：患者口齿是否清晰。

3分表示无障碍。

2分表示轻度。

1分表示中度。

0分表示重度。

（6）对环境的错觉：患者能否正确认知周围环境和熟悉的物体，如玩具等。

3分表示无障碍。

2分表示轻度。

1分表示中度。

0分表示重度。

（7）定向力：患者时间、地点、人物定向是否正确。

3分表示无障碍。

2分表示轻度。

1分表示中度。

0分表示重度

（8）构建能力-钟表绘画：患者能否画出正确的表盘和时间指示，包括时针和分针。

　　3 分表示无障碍。

　　2 分表示轻度。

　　1 分表示中度。

　　0 分表示重度。

【评定注意事项】

　　DSS 可以作为谵妄临床特征及严重程度的评定工具，分为病史和临床特征两部分，由受过训练的专业人员（一般为医师）操作。

【结果分析】

　　谵妄量表的评定内容共 13 项，包括行为变化出现的速度；病情 24 小时的波动情况；睡眠—觉醒障碍；幻觉；不适宜的行为；意识水平；精神运动性兴奋水平；思维松散、破裂；注意力；语言的清晰度；对环境的错觉；定向力；构建能力-钟表绘画。每一项评定值为 0～3 分，总分值为 0～39 分。0 分表示谵妄的程度最重，3 分代表正常。

【应用评价】

　　Bettin KM（1998）等在 22 个住院老年谵妄患者（没有痴呆）和 15 个对照患者中，对 DSS 的信度、效度和敏感性进行了评估。结果发现量表的得分与临床专家对谵妄严重程度的评分在三个时间点上都呈显著的负相关。DSS 得分随时间显著改善（$P < 0.01$），并且与专家评定的改善程度显著相关（$P = 0.026$）。研究显示，DSS 作为一种对谵妄严重程度改变敏感的测试工具，具有比较好的信度和效度。

　　国内任燕萍等已经在研究中使用了 DSS。

【量表表格】

量表 10 - 2　　谵妄严重程度量表（Delirium Severity Scale，DSS）

量表项目	评分			
病史部分				
行为变化出现的速度	3	2		0
病情 24 小时波动情况	3		1	0
睡眠-觉醒障碍	3		1	0
幻觉	3			0
不适宜的行为	3	2	1	0

续表

量表项目	评分
临床特征部分	
意识水平	3 2 1 0
精神运动性兴奋水平	3 2 1 0
思维松散、破裂	3 2 1 0
注意力	3 2 1 0
语言的清晰度	3 2 1 0
对环境的错觉	3 2 1 0
定向力	3 2 1 0
构建能力-钟表绘画	3 2 1 0
总分	

（邹义壮）

参考文献

[1] Lipowski ZJ. Delirium（Acute Confusional States）. JAMA, 1987, 258: 1789 - 1792

[2] Inouye SK, van Dyck CH, Alessi CA, et al. Clarifying confusion: the confusion assessment method, a new method for the detection of delirium. Annals Internal Medicine, 1990, 113: 941 - 948

[3] 李娟, 邹义壮, 冯锋, 等. 谵妄评定方法修订及其信度、效度测试. 临床精神医学杂志, 2003, 13: 147 - 149

[4] Rockwood K. The occurrence and duration of symptoms in elderly patients with delirium. J Gerontol, 1993, 48: M162 - 164

[5] Zou YZ, Cole MG, Primeau FJ, et al. Delirium: detection and diagnosis（detection and diagnosis of delirium in the elderly）: psychiatrist diagnosis, confusion assessment method or consensus diagnosis? International Psycho Geriatrics, 1998, 10（3）: 303 - 308

[6] 田玉英, 金弘敏, 邹义壮. 48 例老年谵妄临床特征分析. 临床精神医学杂志, 2002, 12: 142 - 144

[7] Richard L, Strub F, Willam Black. The Mental Statuse Examination in Neurology（third edition）. F. A. Daris Company, 1993, 13 - 16

[8] 任艳萍, 蔡焯基, 马辛, 等. 老年性谵妄临床特征及相关因素分析. 中国神经精神疾病杂志, 2000, 26: 268 - 271

[9] Bettin KM, Maletta GJ, Dysken MW, et al. Measuring delirium severity in older general hospital inpatients without dementia. The Delirium Severity Scale. Am J Geriatr Psychiatry, 1998, 6（4）: 296 - 307

第十一章　酒精和药物依赖量表

第一节　概　　述

　　酒精和药物依赖不仅导致依赖者本人的生理和心理损害，影响其职业、家庭和社会功能，还导致违法、犯罪、艾滋病传播等相关问题，药物依赖已成为严重地影响人们的身心健康、危害家庭和社会的公共卫生问题。近年来，随着我国非法药物依赖问题日益突出，对药物依赖的治疗和研究也日益受到关注，在药物依赖学科的临床和研究工作中，需要用于筛查和评估药物依赖相关问题的研究工具。

　　在国外，药物依赖已发展成为一门独立的学科，对药物滥用/依赖的研究日益深入，有关酒精和药物依赖的研究工具种类繁多。在我国，由于药物依赖是近年来出现的新兴学科，这方面的经验尚少，主要依靠翻译和引进国外的同类研究工具。酒精和药物依赖量表可分为筛查量表和评估量表。筛查量表主要用于判别是否存在某种疾病或问题，一般指通过较简单的程序来识别可能的患者，对他们需要引起关注或需要进一步的评估，筛查量表可用于普通人群的流行病学调查，了解普通人群中酒精或药物依赖的发生率情况，也用于对高危人群评估其问题的严重程度以及是否需要进一步的评估。评估量表是用来对酒精和药物依赖问题的深度和广度进行评估，如判断依赖的严重程度、问题涉及的主要方面等。总之，酒精和药物依赖相关量表具有以下几个方面作用：识别药物滥用/依赖问题患者；评估需要治疗的有关药物依赖的各种问题；根据评估结果制订相应的计划；评估治疗的效果。

　　目前有关酒精和药物依赖相关量表种类很多。按评定形式可分为自评问卷、他评问卷、访谈问卷等。按评定精神活性物质的种类可分针对某一类物质依赖和针对几类物质依赖的量表，如前者包括酒精依赖相关量表、苯丙胺类药物依赖相关量表、阿片类药物依赖相关量表、可卡因依赖相关量表、烟草类依赖相关量表等，后者包括本章介绍的成瘾行为严重度指数（ASI）、成瘾研究中心量表等。根据评定有关酒精和药物依赖相关的具体内容分戒断反

应量表、心理渴求量表、药物使用效应量表等。本章主要介绍我国学者设计的以及部分引进的国际上广泛应用的量表，考虑到我国目前以阿片类药物依赖为主，本章将重点介绍阿片类药物依赖有关的量表。本章包括酒精使用障碍筛查量表（Alcohol Use Disorders Identification Test，AUDIT）、密西根酒依赖调查表（Michigan Alcoholism Screening Test，MAST）、成瘾严重程度指数（Addiction Severity Index，ASI）中文版、阿片成瘾严重程度量表（Items Opiate Addiction Severity Inventory，OASI）、阿片戒断症状量表（Opiate Withdrawal Scale，OWS）、成瘾研究中心量表（Addiction Research Center Inventory，ARCI）、稽延性戒断症状量表、海洛因渴求问卷（Heroin Craving Questionnaire，HCQ）等。这些量表适合于不同的测试对象和研究目的，MAST 和 AUDIT 主要用于酒依赖相关问题的流行病学调查；ASI 适合阿片类药物、苯丙胺类药物、镇静催眠药、酒精等多种药物依赖者的评估，从躯体健康、药物使用、精神健康、职业功能、家庭社会关系、违法犯罪等七个方面评估药物依赖相关问题的严重程度，广泛应用于全面评估药物依赖者的临床特征及其治疗效果的评估；OASI 用于阿片类药物依赖者，分别从生理依赖、精神依赖、躯体损害、社会功能这四个方面来评定阿片类药物依赖者的成瘾严重程度，可用于对疗效的评估；OWS 主要用于对阿片类药物依赖戒断症状的分布及其严重程度的评定，可用于评估脱毒治疗的疗效；ARCI 用于测量精神活性物质主观效应，此量表可定量测量各类具有滥用潜力的精神活性物质，包括酒精、烟草使用后产生的特别精神效应，评估其致依赖潜力的高低；阿片类药物依赖稽延性戒断症状评定量表用于评估阿片类药物依赖者的脱毒两周后存在的稽延性戒断症状严重程度情况；HCQ 从用药倾向、用药渴望、效果期待、自我控制 4 个维度评估海洛因依赖者心理渴求程度。本章未涉及诊断量表，可参见相关专章。

　　在应用本章中酒精及药物依赖量表时，请注意以下几点：选择量表前，应仔细了解每个量表的适应范围和主要目的，根据各自研究的需要选择适合该研究目的的量表。使用量表时，应先掌握各量表的使用方法和注意事项，有的量表需要专门培训后方可应用；某些量表涉及非法药物使用，属于违法行为，被试者可能存在自我保护，评定前应详细说明评定目的，强调保密性，尽量消除被试者的顾虑，取得对方的信任和配合，提高量表的真实度；自评量表需要被试者理解量表的内容，某些量表依靠被试者回顾自己用药的经历和体验来完成，结果受其合作程度和回忆误差的影响，需要取得他们的充分合作并教给对方一些回忆技巧，尽量减少误差；应掌握各量表条目评估的时间段，许多回顾性调查量表如 ASI、时间回顾性调查表（Time Line Follow-back interview，TLFB）以及对各种药物使用剂量和频度的调查一般都有对某一时间段的限制。在解释量表的结果时，需考虑一些影响评估结果的因素，如评定者的身份、量表测定时的场合等，药物依赖者可能由于自我保护心理，存在有意隐瞒情况，如由警察进行量表评估或者在强制或者劳教戒毒所的评估结果可能较实际情况轻，应从多种渠道进行评估，相互印证。

第二节　酒精使用障碍筛查量表（AUDIT）

酒精使用障碍筛查量表（Alcohol Use Disorders Identification Test）是1982年由世界卫生组织（WHO）研发的一个用于筛查危险饮酒（Hazard drinking）和有害饮酒（Harmful drinking）的量表。该量表为半定式的自评量表，由10个条目组成，前三项评定有关饮酒量和饮酒频度，第4～6项涉及酒依赖的评定（包括饮酒控制力、因饮酒导致工作的忽视和晨饮），其余4项评定酒精所致相关问题，包括酒后自责、一过性的记忆丧失、酒精所致伤害、因饮酒引起周围人的关注程度。AUDIT有以下特点：①适用于各种人群和民族。②用来筛查危险饮酒和有害饮酒。③使用简单、便捷，适用于初级保健机构。

【项目和评定标准】

AUDIT为自评量表，包括10个条目，每个条目按照0～4级评分，所有条目得分相加为AUDIT问卷总得分。第1～3题得分是对饮酒量和饮酒频度的评定；第4～6题得分是对酒依赖情况的评定；第7～10题是对饮酒所致相关问题的评定。

【评定注意事项】

1. AUDIT评估时间节点为既往一年中被试对象饮酒情况，而非对其终生饮酒问题进行评估，因此，评估开始时，研究人员应对此进行强调说明。

2. 评定前应对被试对象进行"标准杯"的解释，世界卫生组织（WHO）规定10克纯酒精作为一个标准杯。评定过程中建议评定者向被试对象展示相应尺寸的饮酒器具，以便准确评估。

【结果分析】

AUDIT总分大于或等于8分表明被试对象属于危险饮酒和有害饮酒，同时存在酒依赖的可能。由于酒精对人体造成的影响也受到体重、自身代谢水平的影响，因此WHO建议对于65岁以上的被试对象，可以将分界值定为7分，以提高对危险性饮酒和有害性饮酒筛查的灵敏度。同时，量表使用中

也应当考虑到各个国家的文化差异，对其进行进一步的验证。

【应用评价】

国内北京大学精神卫生研究所 1999 年引进并翻译了 AUDIT 量表并对其进行了信度和效度的测试，证明该量表在中国使用具有较好的信度和效度。李冰等研究显示，该量表在中国人群中以 7 分为界限分时，对筛查危险饮酒和有害饮酒的灵敏度和特异度均较好，有 99.7% 的灵敏度和 90% 的特异度，能够很好地检测出危险饮酒和有害饮酒。但研究结果也显示 AUDIT 对于酒依赖检测的灵敏度和特异度较危险饮酒和有害饮酒差，说明 AUDIT 对危险饮酒和有害饮酒的筛查比酒依赖的筛查要好。需要指出的是李冰等对该量表进行信度和效度研究时，研究对象来自于中国长春一汽分厂的男性职工，由于中国南北饮酒习惯的差异，以及不同性别间饮酒水平的差异，因此若用于大面积的流行病学调查，还需进一步对该量表在不同区域及不同性别间进行信度和效度的研究。

【量表表格】

量表 11-1 　　　　　酒精使用障碍筛查量表（AUDIT）

请针对下述问题选出合适你的答案：

1. 你饮酒的频率如何？

    0　从不喝酒　　　　　　　　1　每月 1 次或少于 1 次

    2　每月 2～4 次　　　　　　　3　每周有 2～3 次

    4　每周至少 4 次

2. 你饮酒时一般会喝到多少杯？〔饮酒中含有酒精 10g 称为"一杯"，例如 250mL 或半瓶啤酒，一小盅（15mL）烈酒，一玻璃杯葡萄酒或者黄酒。〕

    0　1 到 2 杯　　　　　　　　1　3 到 4 杯

    2　5 到 6 杯　　　　　　　　3　7 到 9 杯

    4　10 或 10 杯以上

3. 每次喝 6 杯以上的次数有多少？

    0　没有　　　　　　　　　　1　每月少于 1 次

    2　每月 1 次　　　　　　　　3　每周 1 次

    4　每天或者几乎每天 1 次

4. 过去 1 年中，你是否发现自己一旦开始饮酒就很难停下来？

    0　没有　　　　　　　　　　1　每月少于 1 次

    2　每月 1 次　　　　　　　　3　每周 1 次

    4　每天或者几乎每天 1 次

5. 过去 1 年中，你是否因为饮酒而导致不能从事日常工作？

    0 没有   1 每月少于 1 次

    2 每月 1 次   3 每周 1 次

    4 每天或者几乎每天 1 次

6. 在 1 次大量饮酒后，你是否需要在第二天早上喝一些酒才能正常生活？这种情况在过去一年中有多少次？

    0 没有   1 每月少于 1 次

    2 每月 1 次   3 每周 1 次

    4 每天或者几乎每天 1 次

7. 在过去的 1 年当中，你是否在饮酒后感觉内疚或后悔？

    0 没有   1 每月少于 1 次

    2 每月 1 次   3 每周 1 次

    4 每天或者几乎每天 1 次

8. 在过去的 1 年中，你是否因为饮酒问题导致不能回忆起前一晚发生的事情？

    0 没有   1 每月少于 1 次

    2 每月 1 次   3 每周 1 次

    4 每天或者几乎每天 1 次

9. 你个人或者其他人是否因为你的饮酒问题而受到伤害？

    0 没有   2 是的，但不是在最近 1 年中

    4 是的，就最近的 1 年中

10. 是否有较好的朋友、医生，或者其他健康工作者对你的饮酒问题表示担心，或者建议你戒酒？

    0 没有   2 是的，但不是在最近 1 年内

    4 是的，就在最近 1 年中

第三节　密西根酒精依赖调查表（MAST）

密西根酒精依赖调查表（Michigan Alcoholism Screening Test，MAST）由 Selzer 等编制于 1971 年，为一结构化定量评估工具，主要用于筛查及诊断酒依赖患者以及评估饮酒有关的问题。MAST 简便易行，仅需要 10 分钟左右的时间完成此量表的调查，MAST 已广泛应用于对酒依赖、酗酒驾车、社交或问题饮酒、药物滥用、精神疾病、内科疾病等各种人群的调查，常用于流行病学研究，以下介绍主要参考郝伟的中译本稍作修改。

【项目和评定标准】

MAST 为一自评问卷,包括 25 个条目(量表 11-2),每个条目均只有是或否两种选择,受试者根据自己的实际情况只能作出一种选择。MAST 中的第一个条目(序号 0)为引入性问题,其余 24 条均为饮酒者常见的问题,包括躯体依赖、心理依赖,饮酒对心理、躯体、职业功能和社交功能的影响等。

【评定注意事项】

1. MAST 为自评量表,为确保评定结果的可信度,评定前必须将评定的目的和要求向受试者讲解清楚,然后请受试者仔细阅读每一条目,根据自己的实际情况作出回答,文盲或低教育者可由评定者逐条念给他/她听。

2. 量表作者认为,第一条(序号 0)"你经常爱喝酒吗?"可作为筛选题,即只有此项目回答是者方有必要填写本表的以下内容。为防止漏查,评定者可先问受试者:"你喝过酒吗?"只有肯定回答者才需要填写此表。

3. 填写完成后,需检查是否漏项或者重复。

4. 评定的时间范围应包括现在和以往的全部时间。

【结果分析】

MAST 的统计量包括总分和 5 个分量表,每一条目记分标准并不一致,题(0)不记分,其他条目根据每条的实际回答按照表 11-1 标准评分,然后计算出总分和各分量表分数。

表 11-1   **MAST 记分法**

项目	选择	记分	项目	选择	记分	项目	选择	记分	项目	选择	记分
1	是	0	7	是	0	13	是	2	19	是	5
	否	2		否	2		否	0		否	0
2	是	2	8	是	5	14	是	2	20	是	5
	否	0		否	0		否	0		否	0
3	是	1	9	是	1	15	是	2	21	是	2
	否	0		否	0		否	0		否	0
4	是	0	10	是	2	16	是	1	22	是	2
	否	2		否	0		否	0		否	0
5	是	1	11	是	2	17	是	2	23	是	(每次计 2 分)

续表

项目	选择	记分	项目	选择	记分	项目	选择	记分	项目	选择	记分
	否	0		否	0		否	0		否	0
6	是	0	12	是	2	*18	是		24	是	（每次计2分）
	否	2		否	0		否	0		否	0

注：* 否定回答为 0 分，肯定回答如为震颤谵妄为 5 分，其他记为 2 分。

1. MAST 的总分表示饮酒有关问题的严重程度，临床意义判断：0 分表示无饮酒有关问题。≤3 分可视作尚无问题，无临床意义。4 分为可能或可疑的酒精依赖对象。5～6 分表示存在轻度酒精依赖问题；7～25 分表示存在中度酒精依赖问题；26～39 分表示存在较重酒精依赖问题；40～53 表示存在严重酒精依赖问题。

2. MAST 共包括 5 个分量表

（1）自我或他人所认识到的饮酒问题：包括项目 1、3、4、5、6、7、15 共 7 个条目，分量表 I 的内部一致性达 0.82，高分表示饮酒者对饮酒的失控感到焦虑不安，低分表示认为自己是个正常饮酒者，没有因为喝酒而放弃家庭和工作的责任和义务，对饮酒行为无内疚感，注意低分者应排除否认、撒谎等因素的影响。

（2）工作、社会问题：包括项目 9、12、13、14、18、23、24 共 7 个条目，分量表的内部一致性为 0.76，主要反应了因饮酒而导致的人际冲突、工作和法律问题，高分者表示在社会及工作中存在矛盾和冲突。

（3）因饮酒问题寻求帮助：包括项目 8、19、20、21、22 共 5 个条目，分量表的内部一致性为 0.75，高分者表示因饮酒出现躯体和心理问题，需要求助于专业机构、专业人员。

（4）婚姻、家庭问题：包括项目 3、10、11 共 3 个条目，第 Ⅳ 分量表的内部一致性为 0.58，高分表示存在婚姻、家庭的矛盾与冲突。

（5）肝脏疾患：仅包括项目 17 这一个条目，阳性回答者表示因饮酒导致了肝脏疾患。

【应用评价】

国内尚无应用本量表的系统报告，国外报告认为，MAST 实施方便、简单易行，为较好的筛查工具，可用于流行病学调查，或在易感人群（如精神科门诊患者）中应用。许多大样本中的临床研究证实 MAST 具有较好的一致性和敏感性，MAST 的内部一致性为 0.90，以总分 5 分为界，检出酒依赖患者的灵敏度达 98%，但假阳性较多，准确度只能达到中等满意度。MAST 作为筛查工具，主要要求高灵敏度，以免遗漏可能的病例，对检出的阳性对象，则应进一步检查确定，方能确定为真正的"病例"。

【量表表格】

量表 11-2　　　　**密西根酒精依赖调查表（MAST）**

指导语：请根据你的实际情况，在相应的方框里打"√"

	是	否
0. 你经常爱饮酒吗？	☐	☐
1. 你认为你的饮酒习惯正常吗？	☐	☐
2. 你曾有过头天晚上喝酒，次日醒来想不起头晚经历的一部分事情吗？	☐	☐
3. 你的配偶、父母或其他近亲曾对你饮酒担心或抱怨吗？	☐	☐
4. 当你喝了 1~2 杯酒后，你能不费力就克制自己停止喝酒吗？	☐	☐
5. 你曾对饮酒感到内疚吗？	☐	☐
6. 你的亲友认为你饮酒的习惯正常吗？	☐	☐
7. 当你打算不喝酒的时候，你可以做到吗？	☐	☐
8. 你参加过戒酒的活动吗？	☐	☐
9. 曾在饮酒后与人斗殴吗？	☐	☐
10. 你曾因饮酒问题而与配偶、父母或其他近亲之间产生矛盾吗？	☐	☐
11. 你的配偶（或其他家庭成员）曾为你饮酒的事情而求助他人吗？	☐	☐
12. 你曾因饮酒而导致与好友分手吗？	☐	☐
13. 你曾因饮酒而在工作、学习上出问题吗？	☐	☐
14. 你曾因饮酒受到过处分、警告或被开除吗？	☐	☐
15. 你曾因饮酒而持续两天以上耽误工作或不照顾家庭吗？	☐	☐
16. 你经常在上午饮酒吗？	☐	☐
17. 医生曾说你的肝有问题或有肝硬化吗？	☐	☐
18. 在大量饮酒，你曾出现过震颤谵妄或严重震颤或幻听幻视吗？	☐	☐
19.* 你曾因为饮酒引起的问题去求助他人吗？	☐	☐
20.* 你曾因为饮酒引起的问题而住过院吗？	☐	☐
21.* 你曾因为饮酒引起的问题而在精神院或综合医院精神科住过院吗？	☐	☐
22.* 你曾因饮酒导致的情绪问题而求助于精神科、其他科医生、社会工作者、心理咨询人员吗？	☐	☐
23. 你曾因饮酒后或醉后驾车而被拘留吗？（如有过，共多少次？）	☐	☐
24. 你曾因其他的饮酒行为而被拘留几小时吗？（如有过，共多少次？）	☐	☐

注：* 此次到医院来诊不计入

第四节　WHO 烟、酒和精神活性物质
使用筛查量表（ASSIST）

WHO 烟、酒、精神活性物质使用筛查量表（The Alcohol, Smoking, and Substance Use Involvement Screening Test, ASSIST）由 Robert Ali 等编制于 1997 年，为一结构化定量评估工具，主要用于筛查所有人群（除有严重认知功能损害而不能接受访谈者）精神活性物质使用的相关问题，ASSIST 简便易行，仅需要 5 分钟左右的时间完成此量表的调查，ASSIST 可广泛用于各科临床门诊、住院患者及健康保健人群中，为医务人员提供有价值信息，以便早期发现并治疗存在精神活性物质使用问题者，常用于流行病学研究，以下介绍主要参考赵敏的中译本。

【项目和评分标准】

ASSIST 为一他评问卷，包括 8 个定式访谈问题组成，评定患者一生中和最近 3 个月两个时间段在烟草、酒精、镇静安眠药、大麻、阿片类、可卡因、致幻剂、苯丙胺、其他药物等 9 种常见的精神活性物质使用存在的危险行为及问题。ASSIST 访谈问卷的第一个问题对精神活性物质使用情况进行总的筛查，询问患者一生当中使用任何所筛查的九种物质的情况，如果回答全是"否"则结束会谈，说明无任何精神活性物质使用情况，如果患者回答曾使用其中一种或多种物质，则访谈继续，进一步了解所使用过精神活性物质的具体情况。问题 2 询问患者最近 3 个月所用物质的使用频率，如果最近 3 个月没用过任何物质，则跳到问题 6。如果问题 2 最近 3 个月使用过这九种物质中的任何一种，则继续访谈问题 3、4、5，了解最近 3 个月精神活性物质使用的具体情况。问题 3 评估过去 3 个月患者躯体依赖和心理渴求的程度；问题 4 评估物质使用的危害，了解由于使用精神活性物质所导致的健康、社会、法律和经济问题的严重程度。问题 5 询问过去 3 月内，由于使用物质导致放弃本该去做的事情的情况的严重程度。问题 6 询问朋友，亲戚或其他人对其使用物质的关注的情况。问题 7 了解有无试图控制，减量或停止使用物质却失败的情况。问题 8 询问静脉注射使用精神活性物质情况。每个问题针对九种物质的具体使用情况都有相对应的评分见量表 11-3。

【评定注意事项】

1. ASSIST 为他评量表，为确保评定结果的可信度，评定前必须确定接

受访谈者没有严重认知功能损害。

2. 我们的访谈将不记录医生的处方药。提问前，请向患者提供 ASSIST 答题卡。

3. 提问时请确认问题 1 是否所有回答都是否定的，如果所有答案都是否定的，谈话可以就此停止；如果其中任何一条回答是肯定的，请根据所使用的物质继续回答问题 2。

【结果分析】

ASSIST 的统计量是一个总分量表，计算某种具体物质使用的分数时，把问题 2～7 中的某种物质使用（a 到 j 列出）所得的分数加起来（表 11-2），就得到某种物质使用的评分，不能把问题 1 与问题 8 所得的分数计算在内。例如大麻使用的评分为：问题 2C＋问题 3C＋问题 4C＋问题 5C＋问题 6C＋问题 7C。注意：问题 5 对烟草使用无评分，所以烟草使用问题的评分为：问题 2C＋问题 3C＋问题 4C＋问题 6C＋问题 7C。

表 11-2　　　　　　　　　　　　ASSIST 评分和干预表

	记录某种物质使用的评分	不需要干预	简要干预	进一步强化干预
a. 烟草产品		0～3	4～26	≥27
b. 酒精		0～10	11～26	≥27
c. 大麻		0～3	4～26	≥27
d. 可卡因		0～3	4～26	≥27
e. 苯丙胺类兴奋剂		0～3	4～26	≥27
f. 吸入剂		0～3	4～26	≥27
g. 镇静安眠剂		0～3	4～26	≥27
h. 致幻剂		0～3	4～26	≥27
i. 阿片类		0～3	4～26	≥27
j. 其他		0～3	4～26	≥27

ASSIST 的总分表示患者一生中和最近 3 个月两个时间段在烟草、酒精、镇静安眠药、大麻、阿片类、可卡因、致幻剂、苯丙胺、其他药物等九种常见的精神活性物质使用存在的危险行为及问题，对于患者的干预方法取决于患者某种物质使用的分数。临床意义判断：根据对每个 ASSIST 访谈问卷回答进行不同评分，对每种精神活性物质使用的筛查结果总分可分为低、中、高 3 种风险水平。0～3 分（酒精：0～10 分）低风险意味着你目前的精神活性物质使用方式对你的健康与其他问题风险较低；4～26 分（酒精：11～26

分）中风险意味着你目前的精神活性物质使用方式对你的健康与其他问题有危险；≥27分高风险意味着你处于高度危险中，你目前的精神活行物质使用引起了你在健康、社会、经济、法律、人际关系方面的严重问题，很可能存在依赖。ASSIST的评分作为下一步简要干预的基础。

【应用评价】

国外研究者发现ASSIST在不同的文化背景下都具良好的信度和效度。有关ASSIST国际多中心研究结果表明：ASSIST能够有效筛查酒精、烟草、大麻、可卡因等非法药物在内的多种精神活性物质使用相关问题；ASSIST能有效了解患者终身及最近3个月中精神活性物质使用情况；能帮助医师判别患者精神活性物质使用的程度如危险使用、有害使用或者依赖；还可提供注射使用毒品等高危行为情况；ASSIST的信度系数为0.58~0.90。研究还显示ASSIST易于被访谈者及被访谈者接受，在重测信度研究中发现：96%的参加者表示喜欢ASSIST访谈；81%的参加者认为访谈的时间长度正好；78%的访谈者认为访谈问题易于理解；98%的参加者认为访谈问题不令人讨厌。因此，研究证实ASSIST具有良好的信度和效度，适应于不同国家的文化背景，操作简便、灵活，内容全面，能全面筛查各种精神活性物质使用问题，ASSIST花费成本低、不需要复杂的检测与仪器，为较好的筛查工具，适用于初级保健机构，可用于流行病学调查，或在易感人群（如精神科门诊患者）中应用。国内孙海明、赵敏等初步评估精神活性物质使用问题筛查量表中文版的信度与效度。结果：ASSIST对筛查所涉及的10类精神活性物质评分者一致性较高（ICC内部相关系数均>0.90），重测信度也较高（ICC内部相关系数）0.90，Spearman等级相关系数0.80，Kappa值0.77）。采用ROC工作特征曲线法确定的诊断界值与ASSIST的分界值也具有较高的一致性，除酒精依赖外（Kappa值：0.56），ASSIST筛查结果与SCID物质依赖诊断一致性较高（Kappa值：0.94~1.00）。结论：精神活性物质使用问题筛查量表中文版在我国具有较好的信效度，可用于临床工作中对烟草、酒精及其他精神活性物质使用问题的筛查。

【量表表格】

量表11-3　　WHO-酒精、烟草和精神活性物质使用筛查量表（ASSIST）

指导语：（请将下列内容告诉患者，根据当地情况可以做适当修改）

（许多药品和麻醉品都可能影响到你的健康，因此让卫生工作人员准确了解您的物质使用情况是非常重要的，这样可以帮助他们更好地为你提供相关医疗服务）

续表1

下列问题是了解您在一生中及最近 3 个月内使用酒精、烟草和其他麻醉剂的情况。这些物质可以是通过烟吸、吞服、鼻吸、吸入、注射方式使用的，也可以通过药丸形式服用的。（出示答题卡上的精神活性物质）

卡片中的某些物质也可能是通过医生处方获取（如镇静剂、镇痛剂、苯丙胺类药物等）。我们的访谈将不记录医生的处方药。然而，如果你是非处方情况下服用此类药物，或者服用次数及剂量高于处方量，请告诉研究人员。同时我们也希望了解你使用其他非法物质的情况。我们对您提供的所有信息将严格保密。

注意：提问前，请向患者提供 ASSIST 答题卡

问题 1.

在你一生中，你曾经使用过下列哪些物质（非医疗使用）	否	是
a. 烟草产品（香烟、咀嚼类烟草、雪茄等）	0	3
b. 酒精饮料（啤酒、葡萄酒、黄酒、白酒等其他酒类饮料）	0	3
c. 大麻	0	3
d. 可卡因	0	3
e. 苯丙胺类兴奋剂（麻古、减肥药、摇头丸、冰毒等）	0	3
f. 吸入剂（笑气或一氧化二氮、胶水、汽油、涂料稀释剂等）	0	3
g. 镇静安眠剂（安定类药物）	0	3
h. 致幻剂（如 K 粉等）	0	3
i. 阿片类（海洛因、哌替啶、吗啡、美沙酮、可待因等）	0	3
j. 其他，请具体说明：	0	3

请确认是否所有回答都是否定的，可以试着问："甚至在学生时期也没有使用过吗？"如果所有答案都是否定的，谈话可以就此停止；如果其中任何一条回答是肯定的，请根据所使用的物质继续回答问题 2。

问题 2.

在最近 3 个月内，你使用以下物质的频率（第 1 种，第 2 种，等。）	从来没有	1~2 次	每月 1 次	每周 1 次	几乎每天
a. 烟草产品（香烟，咀嚼类烟草，雪茄等）	0	2	3	4	6
b. 酒精饮料（啤酒、葡萄酒、黄酒、白酒等酒类饮料）	0	2	3	4	6
c. 大麻	0	2	3	4	6
d. 可卡因	0	2	3	4	6
e. 苯丙胺类兴奋剂（麻古、减肥药、摇头丸、冰毒等）	0	2	3	4	6
f. 吸入剂（笑气或一氧化二氮、胶水、汽油、涂料稀释剂等）	0	2	3	4	6

g. 镇静安眠剂（安定类药物）	0	2	3	4	6
h. 致幻剂（如 K 粉等）	0	2	3	4	6
i. 阿片类（海洛因、哌替啶、吗啡、美沙酮、可待因等）	0	2	3	4	6
j. 其他，请具体注明：	0	2	3	4	

如果问题 2 中所有条目均回答否，可以跳至问题 6，如果在近 3 个月内使用过问题 2 中的任何一种药物，请继续回答问题 3、4 和 5。

问题 3.

在过去的 3 个月内，你出现一次对某种物质强烈渴望或者急切地要使用等情况的频率如何（第 1 种、第 2 种等）	从来没有	1～2 次	每月 1 次	每周 1 次	几乎每天
a. 烟草产品（香烟，咀嚼类烟草，雪茄）	0	2	3	4	6
b. 酒精饮料（啤酒、葡萄酒、黄酒、白酒等酒类饮料）	0	2	3	4	6
c. 大麻	0	2	3	4	6
d. 可卡因	0	2	3	4	6
e. 苯丙胺类兴奋剂（减肥药、摇头丸、冰毒等）	0	2	3	4	6
f. 吸入剂（笑气或一氧化二氮、胶水、汽油、涂料稀释剂等）	0	2	3	4	6
g. 镇静安眠剂（安定类药物）	0	2	3	4	6
h. 致幻剂（如 K 粉等）	0	2	3	4	6
i. 阿片类（海洛因、哌替啶、吗啡、美沙酮、可待因等）	0	2	3	4	6
j. 其他，请具体注明：	0	2	3	4	6

问题 4.

在过去的 3 个月内，你因使用某种物质（第 1 种、第 2 种等）导致健康、社会、法律或者经济问题的频率如何	从来没有	1～2 次	每月 1 次	每周 1 次	几乎每天
a. 烟草产品（香烟，咀嚼类烟草，雪茄等）	0	2	3	4	6
b. 酒精饮料（啤酒、葡萄酒、黄酒、白酒等酒类饮料）	0	2	3	4	6
c. 大麻	0	2	3	4	6
d. 可卡因	0	2	3	4	6
e. 苯丙胺类兴奋剂（麻古、减肥药、摇头丸、冰毒等）	0	2	3	4	6

f. 吸入剂（笑气或一氧化二氮、胶水、汽油、涂料稀释剂等）	0	2	3	4	6
g. 镇静安眠剂（安定类药物）	0	2	3	4	6
h. 致幻剂（如 K 粉等）	0	2	3	4	6
i. 阿片类（海洛因、哌替啶、吗啡、美沙酮、可待因等）	0	2	3	4	6
j. 其他，请具体注明：	0	2	3	4	6

问题 5.

在过去的 3 个月内，因为使用某种物质导致你没能做本该做的一些事情，你发生这种情况的频率如何（第 1 种、第 2 种等）	从来没有	1～2次	每月1次	每周1次	几乎每天
a. 烟草产品（香烟，咀嚼类烟草，雪茄等）	0	2	3	4	6
b. 酒精饮料（啤酒、葡萄酒、黄酒、白酒等酒类饮料）	0	2	3	4	6
c. 大麻	0	2	3	4	6
d. 可卡因	0	2	3	4	6
e. 苯丙胺类兴奋剂（麻古、减肥药、摇头丸、冰毒等）	0	2	3	4	6
f. 吸入剂（笑气或一氧化二氮、胶水、汽油、涂料稀释剂等）	0	2	3	4	6
g. 镇静安眠剂（安定类药物）	0	2	3	4	6
h. 致幻剂（如 K 粉等）	0	2	3	4	6
i. 阿片类（海洛因、哌替啶、吗啡、美沙酮、可待因等）	0	2	3	4	6
j. 其他，请具体注明：	0	2	3	4	6

对于所有使用过的物质，了解问题 6、7 中的情况（即那些在"问题 1"中注明"是"的物质）

问题 6.

你的朋友、亲戚或者其他什么人曾经对你使用某种物质的情况表示过关心吗（第 1 种、第 2 种等）	从来没有	过去 3个月有	有，3个月前
a. 烟草产品（香烟，咀嚼类烟草，雪茄等）	0	6	3
b. 酒精饮料（啤酒、葡萄酒、黄酒、白酒等酒类饮料）	0	6	3
c. 大麻	0	6	3
d. 可卡因	0	6	3

e. 苯丙胺类兴奋剂（麻古、减肥药、摇头丸、冰毒等）	0	6	3
f. 吸入剂（笑气或一氧化二氮、胶水、汽油、涂料稀释剂等）	0	6	3
g. 镇静安眠剂（安定类药物）	0	6	3
h. 致幻剂（如 K 粉等）	0	6	3
i. 阿片类（海洛因、哌替啶、吗啡、美沙酮、可待因等）	0	6	3
j. 其他，请具体注明：	0	6	3

问题 7.

你是否曾经试图控制、减量或停止使用某种物质，而最终却失败了（第 1 种、第 2 种等）	从来没有	过去 3个月有	有，3个月前
a. 烟草产品（香烟，咀嚼类烟草，雪茄等）	0	6	3
b. 酒精饮料（啤酒、葡萄酒、黄酒、白酒等酒类饮料）	0	6	3
c. 大麻	0	6	3
d. 可卡因	0	6	3
e. 苯丙胺类兴奋剂（麻古、减肥药、摇头丸、冰毒等）	0	6	3
f. 吸入剂（笑气或一氧化二氮、胶水、汽油、涂料稀释剂等）	0	6	3
g. 镇静安眠剂（安定类药物）	0	6	3
h. 致幻剂（如 K 粉等）	0	6	3
i. 阿片类（海洛因、哌替啶、吗啡、美沙酮、可待因等）	0	6	3
j. 其他，请具体注明：	0	6	3

问题 8.

	从来没有	过去 3个月有	有，3个月前
你是否曾经注射使用过某种物质（非医疗目的使用）	0	2	1

重要提示

如果患者在过去 3 个月注射使用过某种物质，应该进一步询问这段时间内其注射使用的具体情况，以评估其危险性程度及最佳的干预方法。

注射使用情况干预指导

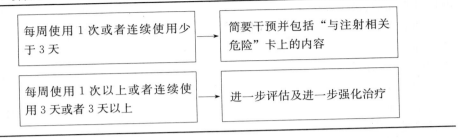

第五节 成瘾严重程度指数（ASI）

　　成瘾严重程度指数（Addiction Severity Index，ASI）由 McLellan 和 Luborsky 等于 1980 年编制，是针对药物滥用和依赖人群的结构式访谈问卷，主要用于评估成瘾行为的程度和治疗效果，适用于对可卡因、阿片类、致幻剂、苯丙胺类兴奋剂、酒精等多种药物使用问题的评估，从躯体健康、职业功能、药物使用、违法犯罪、家庭关系、精神健康等 6 个维度来评定药物成瘾的严重程度，是目前药物滥用研究中应用最广泛的评估工具，近 20 年来，已被译成法、西、德和俄等多种语言版本。ASI 5.0 英文版有 108 个问题，需要 1 个多小时完成，为了更具有实用性和操作性，赵敏、李旭等于 1997 年对 ASI 用于评分的条目进行了中文翻译，修改成 ASI 中文版，主要应用于对除酒依赖外的药物依赖人群的研究评估，并进行了初步信效度研究。2007 年罗巍等对 ASI 5.0 完整版进行了中文翻译与修改，形成 ASI 中文完整版，并对其进行了信效度研究，应用于对中国药物依赖人群的研究评估。以下对 ASI 中文版进行介绍。

【条目和评分标准】

　　ASI 完整版比较复杂，主要目的是用于临床系统评估药物依赖相关问题，其中一些条目用于计算药物依赖相关问题严重程度的指数因子分。ASI 研究用中文版主要针对除酒依赖外的药物依赖者，包括 6 个分量表，主要来源于 ASI 5.0 中用于计算除酒依赖外的药物依赖相关问题严重程度指数分数的条目，共 37 个条目，具体条目见量表 11 - 7。采取主观和客观、自评与他评相结合分别从以下 6 个维度来评估药物依赖严重程度，ASI 中文版中的一些条目不纳入记分，每个项目可作为单独的统计量，具体因子包括的条目及记分方法如下：

1. 躯体健康　包括 5 个项目，分别了解一生中、既往 1 个月躯体疾病情况以及目前躯体疾病情况，其中记分条目为 3、4、5 题。第 3 题选 A 记"0"分；选 B 记"天数"；第 4 题选"无"记"0"分；选"轻度"记"1"分；类推，选"极烦恼"记"4"分；第 5 题选"不重要"记"0"分；选"有点重要"记"1"分；类推，选"极重要"记"4"；因子分＝第 3 题/90＋第 4 题/12＋第 5 题/12。

2. 职业功能　包括 7 个项目，分别了解一生中、既往 1 个月和目前职业功能情况，其中计分条目为 2、3、5、6 题。第 2 题选 A 记"0"分；选 B 记"1"分；第 3 题选 A 记"0"分；选 B 记"1"分；第 5、6 题为实际数字；因子分＝1－（第 2 题/4＋第 3 题/4＋第 5 题/120＋LOG 第 6 题/36）。

3. 药物使用　包括 7 个项目，分别了解使用阿片类药物的种类、时间、治疗次数、过去 1 月中使用情况及目前需要治疗情况，其中计分条目为 1、6、7 题。第 1 题将"A"到"I"所有的天数相加；第 6、7 题同躯体健康因子第 4、5 题记分。因子分＝第 1 题/390＋第 6 题/52＋第 7 题/52。

4. 违法犯罪　包括 7 个项目，分别了解一生中、过去 1 月及目前的违法犯罪情况。其中记分条目为 1、4、5、6、7 题。第 1 题选 A 记"0"分，选 B 记"1"分；第 4 题、第 7 题记实际天数和钱数；第 5、6 题同躯体健康因子第 4、5 题记分。因子分 ＝第 1 题/5＋第 4 题/150＋第 5 题/20＋第 6 题/20＋LOG 第 7 题/46。

5. 家庭关系　包括 5 个项目，了解家庭社会支持、过去 1 月中及目前家庭社会关系情况，其中记分题目为 1、3、4、5 题。第 1 题选 A 记"2"分，选 B 记"1"分，选 C 记"0"分；第 3 题将冲突天数相加；第 4、5 题同躯体健康因子第 4、5 题记分。因子分＝第 1 题/10＋第 3 题/150＋第 4 题/20＋第 5 题/20＋（冲突人数/家庭人员总数）/5。

6. 精神健康　包括 6 个项目，分别了解一生中、过去 1 月中及目前精神心理问题情况，其中记分题目为 1、2、3、4 题。第 1 题记录症状的数目；第 2 题将第 1 题每个症状乘以天数后相加；第 3、4 题同躯体健康因子第 4、5 题记分。因子分 ＝第 1 题/11＋第 2 题/330＋第 3 题/44＋第 4 题/44。

各因子分数范围为 0～1，分数的高低与相应分量表代表问题的严重程度正相关，ASI 的总分为各因子分的总和，与药物成瘾的严重程度正相关，分数越高，表示成瘾行为越严重。

【评定注意事项】

1. ASI 中文版评定对象为除酒依赖外的药物依赖人群，ASI 中文完整版评定对象为包括酒依赖在内的所有药物依赖人群。

2. 评定者通过与被试者访谈的形式，完成上述各条目的评定，必要时可向知情人或参考医学档案等了解相关信息。

3. 每个条目都有时间段的限制，多数问题是指过去 30 天情况，有些问题是调查终生和目前情况，访谈时应向被试者说明清楚，减少误差。

4. 药物使用者所使用的药物一些属于非法药物，为违法行为，被试者出于自我保护意识，可能存在有意隐瞒情况，测试时应向被试者说明测试的目的和意义，争取对方的信任和合作，提高可信度。

5. 评定者在访谈前应进行有关操作及评分培训，通过评定一致性测试后才能使用该评定工具。

【应用评价】

20 多年来，ASI 在药物依赖学中运用非常广泛，已在法语、西班牙语、德语和俄语国家中应用，并发现在不同的文化背景下都有良好的信度和效度，主要用于评定药物依赖的严重程度和疗效的评估，ASI 中文版从 6 个维度评估阿片类药物依赖者的严重程度，较同类量表比较更为系统和全面。赵敏等对 ASI 中文版的初步研究结果证实其有较好的效度和信度，可作为中国阿片类药物依赖人群的成瘾严重程度评估工具。罗巍等翻译的 ASI 中文完整版可用于多种药物依赖的严重程度和疗效的评估，从 7 个维度评估药物依赖者的严重程度，罗巍等对 ASI 中文版的初步研究结果亦证实其有较好的效度和信度，可作为中国药物依赖人群的成瘾严重程度评估工具。

【量表表格】

量表 11 - 4　　成瘾严重程度指数（Addiction Severity Index，ASI 中文版）

（一）躯体健康

1. 在您的一生中，您有几次因为躯体的问题而住院治疗？＿＿＿＿＿＿
2. 您有某种慢性躯体疾病持续地影响您的生活吗？A. 无　B. 有
3. 在过去 30 天中，您有多少天躯体不适？A. 无　B. ＿＿＿＿＿天
4. 在过去 30 天中，您因这些躯体不适感到多大烦恼？（无　轻度　中度　重度　极烦恼）
5. 目前，治疗躯体疾病对您有多重要？（不重要　有点重要　较重要　重要　极重要）

（二）职业功能

1. 是否受过某种技能训练或某种专业教育？A. 无　B. 是
2. 您有有效的工作证或营业执照吗？A. 无　B. 有
3. 您有自己使用的房间吗？A. 无　B. 有
4. 在过去 3 年中，您是否有一项主要的工作？A. 无　B. 有

5. 在过去 30 天中，您有多少天从事有收入的工作？_____天

6. 在过去 30 天中，您工作的收入有多少？_____元

7. 目前就业方面的信息或咨询有多重要？（不重要　有点重要　较重要　重要　极重要）

（三）药物使用

1. 在过去 30 天中，您有多少天在使用下列哪些物质？

A. 海洛因_____天　B. 美沙酮_____天　C. 其他阿片类（止痛剂）_____天

D. 巴比妥类_____天　E. 其他镇静催眠药_____天　F. 可卡因_____天

G. 苯丙胺类（冰毒）_____天　H. 大麻_____天　I. 致幻剂_____天

2. 到目前为止您使用海洛因已经有几年了？_____年

3. 到目前为止您已经进行了几次脱毒治疗？_____次

4. 在过去 30 天中，您有多少天使用一种以上的药物？_____天

5. 在过去 30 天中，您因为使用上述药物总共花掉了多少钱？_____元

6. 在过去 30 天中，您因吸毒问题感到多烦恼？（无　轻度　中度　重度　极烦恼）

7. 您认为目前戒毒/戒酒对您有多重要？（不重要　有点重要　较重要　重要　极重要）

（四）违法犯罪

1. 您目前正等待指控或处于监禁状态吗？A. 无　B. 是

2. 到目前为止，您总共被被监禁过多少时间？_____天

3. 一生中判刑或监禁的次数？_____次

4. 在过去 30 天中，您有多少天因需钱而从事非法活动？_____天

5. 您感到您目前面临的法律问题有多严重？（无　轻度　中度　重度　极烦恼）

6. 现在咨询或与人商讨这些法律问题对您有多重要？（不重要　有点重要　较重要　重要　极重要）

7. 在过去 30 天中，您有多少非法的收入？_____元

（五）家庭关系

1. 您对你的家庭关系/婚姻状况满意吗？　A. 不满意　　B. 一般　　C. 满意

2. 您有多少比较亲近的朋友？_____人

3. 在过去 30 天中，您有多少天与家庭成员有严重冲突？谁：_____，_____天

4. 在过去 30 天中，为了这些家庭问题，您有多烦恼？（无　轻度　中度　重度　极烦恼）

5. 您认为解决这些家庭问题，有多重要？（不重要　有点重要　较重要　重要　极重要）

（六）精神健康

1. 在过去的 30 天中，您曾经有过下列问题吗？（不是由于吸毒或饮酒造成）

　A. 体验严重的抑郁　　B. 体验严重的焦虑或紧张　　C. 体验幻觉　　D. 理解、注意或记忆力困难　　E. 难以控制的暴力行为　　F. 严重的自杀观念　　G. 试图自杀　　H. 因为精神或情绪问题而被医师开药

　2. 在过去的30天中，您有多少天经历这些情绪或心理问题？＿＿＿＿＿天

　3. 在过去的30天中，您因这些情绪或心理问题有多烦恼？（无　轻度　中度　重度　极烦恼）

　4. 您认为目前治疗这些问题有多重要？（不重要　有点重要　较重要　重要　极重要）

　5. 在您的一生中，您有过上述哪些症状？＿＿＿＿＿

　6. 以往有多少次因为心理或情绪的问题而去寻求治疗？＿＿＿＿＿次

第六节　阿片成瘾严重程度量表（OASI）

　　阿片成瘾严重程度量表（Items Opiate Addiction Severity Inventory，OASI）由连智、刘志民于2003年编制，用于评定阿片类药物依赖者的成瘾严重程度，可用于评定治疗效果，OASI可作为自评或访谈评估工具，使用较方便，10～15分钟可完成评定。

【项目和评定标准】

　　阿片成瘾严重程度量表（OASI）共包括12项条目，分别从生理依赖、精神依赖、躯体损害、社会功能这四个方面来评定阿片类药物依赖者的成瘾严重程度，项目1～3评定生理依赖的严重程度，项目4～6评定心理依赖的严重程度，项目7～9评定躯体损害程度，项目10～12评定社会功能的损害程度。除第4项外，每一条目均依据症状严重程度有0表示无、1表示轻、2表示中、3表示重四项选择，被检者根据自己最近使用毒品时的情况逐项回答；第4项评定戒毒治疗前的心理渴求程度，采用10分制评分，用一条直线从左到右表示心理渴求从一点也无到非常强烈，要求被检者根据自己的实际情况直线上在对应的地方作记号。

【评定注意事项】

　　1. 本量表仅适用于阿片类药物依赖者，不适合尚未发生依赖的阿片类药物使用者。

2. 评定的时间范围　评定在使用阿片类药物时的情况，主要用于对新入院患者的药物依赖严重程度的评定，也可根据研究需要自行设定，如评定入院前 1 周内、1 月内等。

3. 评定方法可为自评或访谈，要求药物依赖者有一定的文字理解能力或表达能力，自评时要求每位被检者单独完成，不能相互讨论和看阅，要求认真回顾和回答，填写后现场收回，对个别不能理解的条目，调查人员应以中性的、不带任何暗示的话语仅对调查条目本意进行解释，避免任何诱导或暗示语言。

4. 填写完成后检查有无漏项或明显逻辑错误。

5. 由于使用非法药物属于敏感问题，填写之前应向被检者说明目的、意义及填写要求，争取吸毒者的合作，确保资料的真实性，可在指导语中说明"此调查属科学研究，除此之外没有其他目的。请按要求如实回答。谢谢合作"。

【结果分析】

阿片成瘾严重程度量表（OASI）的统计指标分单项分、因子分和总分三项统计指标。

1. 单项分　分数高低与各项条目的严重程度成正比。

第 4 项根据在直线上的标记按以下标准记分：0.1～3.3 计 1 分；标记 3.4～6.6 计 2 分；标记 6.7～10.0 计 3 分。余下各条目以外的其他各项目按所选答案 0 表示无、1 表示轻、2 表示中、3 表示重分别计 0、1、2、3 分。12 个条目的原始分值累加成量表总分。以正性方法记分，即得分越高成瘾程度越严重。

2. 因子分　本量表有生理依赖、精神依赖、躯体损害、社会功能四个因子分。项目 1、2、3 的单项分之和即生理依赖因子分；项目 4、5、6 的单项分之和精神依赖因子分；项目 7、8、9 单项分之和即躯体损害因子分；项目 10、11、12 单项分之和即社会功能因子分。

3. 总分　即各单项分之和，分数越高，表示成瘾越严重，量表作者根据总分高低将阿片类药物成瘾严重程度的界限分为：<13 分为轻度；13～25 分为中度；>25 分为重度。

【应用评价】

量表项目精炼，使用简单方便，填写仅需 10～15 分钟，且可用于自评和他评。本量表条目的选择与筛选经过广泛查阅国内外文献，由专家参与选题和讨论，并经预试验评价修改以及统计学处理最后确定，条目基本上反映了想要测试的内容。OASI 主要用于评定阿片类药物成瘾的严重程度，阿片类药物为我国主要使用的非法药物，因而具有较大的使用价值。

一项对北京市公安局强制戒毒所 360 例海洛因依赖者进行结构性访谈的研究结果显示 OASI 具有较好的效度和信度。量表总分与吸毒时间的长短、使用频率的多少、使用剂量的大小、对毒品渴求程度及使用方式呈现平行关系。各因子及量表总的 Cronbach's α 系数为 0.41～0.82；各症状项目分与总分的相关系数为 0.47～0.67，说明该量表具较好同质性信度。12 个条目的重测相关系数为 0.58～0.90；各因子的重测相关系数为 0.79～0.86；量表总分的重测相关系数为 0.87，说明重测信度较好。自评与他评的 12 个条目的相关系数为 0.84～0.98，说明自评与他评结果一致性高。

【量表表格】

量表 11 - 5　　　　　　　阿片成瘾严重程度量表（OASI）

指导语：此调查属科学研究，除此之外没有其他目的。请按要求如实回答。谢谢合作！

1. 你在入戒毒所前使用毒品的次数：
⓪偶尔使用（如每周 1 次或更少）　　①不是每天必须使用（每周用 2～5 次）
②每天必须使用 1～2 次　　③每天必须使用 3 次或 3 次以上

2. 你在入戒毒所前每天吸海洛因的量：
⓪不到 0.1 克　　①0.1～0.3 克　　②0.4～1.0 克　　③1.0 克以上

3. 你每天睡醒后第一次吸毒的时间：
⓪1 个小时以后　　①半小时至 1 小时　　②10～30 分钟　　③10 分钟之内

4. 下面这条横线从左到右表示对毒品渴求程度由轻到重，横线最左端表示对毒品无任何渴求，最右端表示对毒品强烈渴求。根据你入戒毒所前对毒品的渴求程度，在横线上的相应地方画"×"

无渴求 0　　　　　　　　　　　　　　10 强烈渴求

5. 你到正规戒毒机构（戒毒所或劳教所）戒过几次毒？
⓪第 1 次　　①2～3 次　　②4～5 次　　③6 次以上

6. 你在 1 天中花在毒品上的时间（包括找毒品、吸毒、想毒）：
⓪没有特别考虑过　　①少部分时间　　②大部分时间　　③整天找毒品、吸毒和想毒

7. 同吸毒前比较，吸毒后你的健康状况：
⓪无变化　　①差一些　　②差多了　　③非常差

8. 同吸毒前比较，吸毒后你的性生活及性欲变化：
⓪无变化　　①性欲减弱，性生活次数略有减少
②性欲明显减弱，性生活次数明显减少　　③性欲消失，无性生活

9. 吸毒后你是否觉得生活没意思，高兴不起来，对工作、娱乐、生活兴趣下降？

⓪没有　　　①偶尔　　　②有时　　　③经常

10. 吸毒对你工作或学习（包括经商、做家务等）的影响：

⓪无影响　　　①受到很少影响　　　②受到一些影响，但尚能坚持工作或学习

③受到极大影响，不能工作或学习

11. 你是否因为吸毒同家人或朋友发生过矛盾？

⓪从未有过任何矛盾　　　①偶尔发生矛盾　　　②经常发生矛盾

③发生严重矛盾（如婚姻破裂，本人离家出走，与家庭断绝关系）

12. 是否因为吸毒影响了你参加重要的社交活动（如亲戚朋友的婚礼）？

⓪不影响，都参加　　　①大部分都参加

②大部分都不参加　　　③对任何活动都没兴趣参加

第七节　阿片戒断症状量表（OWS）

阿片戒断症状量表（Opiate Withdrawal Scale，OWS）是由 Bradley 等于 1987 年编制，主要用于对阿片类药物依赖戒断症状严重程度的评定，该量表共 32 个条目，反映了阿片类戒断症状的基本分布，具有操作比较简单、切合实用的特点。刘志民等引进和翻译了该量表，并从实用角度出发，对个别条目内容和统计方法进行了修改，OWS 已先后用于对二氢埃托啡、曲马朵、丁丙诺啡等阿片类药物依赖戒断症状的评估。

【项目和评定标准】

OWS 为自评量表，共包括 32 个条目，条目内容基本涵盖了阿片药物的戒断时的所有症状和体征。每项症状与体征根据严重程度分为 0～Ⅲ级评定：

0 表示无任何症状/体征。

Ⅰ表示轻微或偶尔出现的症状/体征，无须特殊治疗/处理。

Ⅱ表示中等程度的症状/体征，要求治疗。

Ⅲ表示严重的症状/体征，一天中大部分时间受此症状/体征困扰，有强烈要求治疗的欲望。

被检者需要根据自己的实际情况逐项进行评定。

【评定时注意事项】

1. 根据在停药后出现的典型戒断症状进行评定，或受试者所经历的最近一次阿片戒断反应时出现的症状/体征评分。

2. 根据停药后自然状态下出现的戒断症状/体征进行评定。如果受试者无停药经历，则不适于用此方法评定。

3. 考虑到药物使用者所使用的药物有些是非法药物，属违法行为，由于出于自我保护意识，在特定的环境中可能存在有意隐瞒情况。

【结果分析】

OWS 的统计指标有单项分和总分，单项分是根据原始记录评定的 0、Ⅰ、Ⅱ、Ⅲ级分别记 0、1、2、3 分。单项分的高低反映此项症状的严重程度。总分为各单项分的总和，反映了阿片类药物戒断症状的严重程度，分数越高表示戒断症状越严重。

【应用评价】

OWS 在国内应用较广，主要用于对脱毒治疗效果的评价。但有关 OWS 的系统研究报道不多，中国药物依赖性研究所 1995 年采用 OWS 对 297 例二氢埃托啡成瘾者进行测评，其平行效度分析表明 OWS 与《药物依赖性诊断量表》(Schedule of Clinical Interview for Diagnosis-Drug Dependence，SCID-DD，1986) 呈高度相关性 ($R=0.40$，$P<0.001$)。

【量表表格】

量表 11-6　　　　　　　　　　**阿片戒断症状评价量表（OWS）**

指导语：如停药或未按时使用药物，是否出现下列症状或体征？

说明：每项症状/体征根据严重程度分为 0~Ⅲ级：0＝无任何症状/体征；Ⅰ＝轻微或偶尔出现的症状/体征，无须特殊治疗/处理；Ⅱ＝中等程度的症状/体征，要求治疗；Ⅲ＝严重的症状/体征，1 天中大部分时间受此症状/体征困扰，有强烈要求治疗的欲望。

症状/体征	无	轻	中	重
失眠	0	Ⅰ	Ⅱ	Ⅲ
出汗增加	0	Ⅰ	Ⅱ	Ⅲ
烦躁不安	0	Ⅰ	Ⅱ	Ⅲ
骨、关节疼痛	0	Ⅰ	Ⅱ	Ⅲ
鸡皮疙瘩	0	Ⅰ	Ⅱ	Ⅲ

全身不适	0	I	II	III
哈欠	0	I	II	III
流泪	0	I	II	III
无食欲	0	I	II	III
全身软弱无力	0	I	II	III
流涕	0	I	II	III
疲惫	0	I	II	III
抑郁	0	I	II	III
冷热交替出现				III
头晕目眩	0	I	II	III
寒冷	0	I	II	III
口干	0	I	II	III
呕吐	0	I	II	III
心悸	0	I	II	III
不真实感	0	I	II	III
小便困难	0	I	II	III
肌肉张力增加	0	I	II	III
肌肉疼痛	0	I	II	III
头痛	0	I	II	III
胃肠绞痛	0	I	II	III
腹泻	0	I	II	III
手颤抖	0	I	II	III
肌肉痉挛				III
昏睡	0	I	II	III
畏光	0	I	II	III
皮肤"蚁走"感	0	I	II	III
其他（请说明）	0	I	II	III

第八节　成瘾研究中心量表（ARCI）

　　成瘾研究中心量表（Addiction Research Center Inventory，ARCI）是Jasinski 等 1963 年研制的用于定量测量精神活性物质主观效应的量表，此量表可定量测量各类具有滥用潜力的精神活性物质，包括酒精、烟草使用后产生的特别精神效应。1995 年中国药物依赖性研究所药物流行病学研究室组织翻译，特邀 5 位不同学科（医学英语、英语、流行病学、药学、医学）专家分别翻译，研究组在此基础上经反复讨论，几易译本定稿。

【项目和评定标准】

ARCI 为一他评问卷，包括 45 个条目，每个条目均只有是或否两种选择，需受试者根据自己的实际情况只能作出一种选择。ARCI 由 3 个分量表组成，分别是评定精神活性物质的 3 种主观效应。

1. 吗啡-苯丙胺分量表（Morphine-Benzedrine Group，MBG），用于药物的欣快效应。

2. 戊巴比妥、氯丙嗪、酒精分量表（Pentobarbital-Chlorpromazine-Alcohol Group，PCAG），用于评估药物的镇静效应。

3. LSD 分量表（LSD Specific）用于评估药物的拟精神效应。

【评定注意事项】

1. 被测试者存在使用精神活性物质的病史，测试当天应停止使用一切精神活性物质，包括酒精和香烟。

2. 考虑到伦理学原则，测量方法可以采用回忆联想法，即让受试者回忆使用某一种精神活性物质后的主观感受，并据此时感受回答问题。

3. 测试时由测试人员逐题向受试者念各项问题，并提醒其根据使用各类物质后典型的心境或感受回答问题。测试环境应整洁、安静、无任何干扰。

【结果分析】

各条目评分标准：条目 1～19、21、23～25、27～30、32～34、36、37、40、41、43～45 肯定回答"是"计 1 分，否定回答"否"不计分；条目 20、22、26、31、35、38、39、42 否定回答"否"计 1 分，肯定回答"是"不计分。

ARCI 共由 3 个分量表组成，分别测定药物的欣快效应、镇静效应和拟精神效应 3 个因子。

1. 吗啡-苯丙胺分量表 包括条目 1～16，单项分之和即为欣快效应因子分。

2. 戊巴比妥、氯丙嗪、酒精分量表，包括条目 17～31，单项分之和即镇静效应因子分。

3. LSD 分量表（LSD Specific）包括条目 32～45，单项分之和即拟精神效应因子分。

ARCI 总分为各单项分之和，总分数的高低与被测定药物精神活性效应的高低成正比，分数越高，表示具有较强的精神活性效应，具有较大的滥用或依赖潜力。

【应用评价】

ARCI 主要用于定量测量各类具有滥用潜力的精神活性物质，包括酒精、烟草使用后产生的特别精神效应，国内尚无系统研究报道。国外研究证实其有较好的信度和效度，我国中国药物依赖性研究所 1996 年采用回忆联想法应用 ARCI 对 15 例完成身体依赖脱毒治疗的海洛因、二氢埃托啡（DHE）多药滥用成瘾者进行精神依赖性研究。结果显示 ARCI 测试-再测试相关系数为 $0.61 \sim 0.90$，表明重测信度良好；ARCI 的 MBG、PCAG、LSD 三个分量表分值之间比较，海洛因组和 DHE 组 MBG 分量表均分值显著高于 PCAG 和 LSD 分量表分值，但对照组（自身对照）则无显著性差异，表明量表具有较好的分辨性。

【量表表格】

量表 11-7　　　　　　　**成瘾研究中心量表（ARCI）**

被调查者回忆使用某种精神活性物质后的典型心境或感受，并据此时的心境即刻回答下列问题（由测试人员按顺序念，受试者回答，如符合这种心境或感受，请在"是"处画"√"，若没有这种心境或感受，请在"否"处画"√"）

对每一问题你都必须选择一个答案？"是"或"否"。请按顺序回答各项问题，不要空项。

注意：①请根据你自己的意见回答问题，不要空项。②回答问题根据你回忆刚刚用过药或饮过酒或吸完烟后的典型感受或心境，尽可能准确回答问题。

心境/感觉	是	否
1. 如果我有现在这样的感觉，我会特别的高兴。	□	□
2. 我觉得好像人们今天更喜欢我。	□	□
3. 今天我能以最简单的方式讲述我要说的事。	□	□
4. 我觉得头脑清楚，而不是在做梦。	□	□
5. 我周围的事物似乎比平时更令人感到满意。	□	□
6. 我的胃部有一种舒服的感觉。	□	□
7. 我脑子里有一种空空洞洞却是舒服的感觉。	□	□
8. 我担心我会失去现在拥有的满足或心境。	□	□
9. 我感到我与环境以及我周围的人都很融洽、和谐。	□	□

心境/感觉	是	否
10. 我觉得不像平时那样灰心丧气。	☐	☐
11. 当我在这种心境时,我能完全体会别人所说的事情。	☐	☐
12. 我希望我的感觉总像现在这样。	☐	☐
13. 我觉得浑身是劲。	☐	☐
14. 我有情绪谈我现在的感觉。	☐	☐
15. 我的感觉这样好,我知道别人能看出我现在情绪非常好。	☐	☐
16. 我觉得好像刚刚发生了一些令我愉快的事情。	☐	☐
17. 我说话时发音含糊不清。	☐	☐
18. 我现在不像平时那样活跃。	☐	☐
19. 我有一种费力向前走的感觉,而不是向前滑行。	☐	☐
20. * 我觉得头脑清楚,而不是在做梦。	☐	☐
21. 我懒散迟钝。	☐	☐
22. * 用药后,我已经历了一次或多次令人兴奋的感觉。	☐	☐
23. 我的头感到沉重。	☐	☐
24. 我想躲避人们,但平时我没有这种感觉。	☐	☐
25. 我感到头晕。	☐	☐
26. * 我觉得浑身是劲。	☐	☐
27. 人们也许会说我今天不讨人喜欢。	☐	☐
28. 我今天活动时显得比平时困难。	☐	☐
29. 我的情绪不稳定。	☐	☐
30. 我感到困倦。	☐	☐
31. * 我有一种比我梦想的还要兴奋的感觉。	☐	☐
32. 我有一种古怪离奇的感觉。	☐	☐
33. 我的胃部不适。	☐	☐
34. 我觉得我身体的感觉变得灵敏。	☐	☐
35. * 如果我有现在这样的感觉,我会特别的高兴。	☐	☐
36. 我感到焦虑和不高兴。	☐	☐
37. 用药后,我已经历了一次或多次令人兴奋的感觉。	☐	☐
38. * 我的活动自如、轻松和愉快。	☐	☐
39. * 我感到很有耐心。	☐	☐

心境/感觉	是	否
40. 我的肌肉异常无力。	☐	☐
41. 我身体的某些部位有一种麻嗖嗖的感觉。	☐	☐
42. * 好像我回答每个问题都比我应该用的时间要长。	☐	☐
43. 我的双手感到笨拙。	☐	☐
44. 当我要写字时，我发现我的手在发抖。	☐	☐
45. 我感到困倦。	☐	☐

注：* 反向回答（答"否"）记 1 分

第九节　阿片类依赖稽延性戒断症状评定量表

阿片类依赖稽延性戒断症状评定量表（Item Rating Scale for Protracted Withdrawal Symptoms of Heroin Addicts）由北京大学中国药物依赖性研究所、中南大学湘雅二医院精神卫生研究所、四川大学华西医院心理卫生中心、首都医科大学附属北京安定医院等 4 家单位联合修订完成，用于评定阿片类药物依赖者的稽延性戒断症状，也可用于评定治疗效果。阿片类依赖稽延性戒断症状评定量表可作为自评或访谈评估工具，使用较方便，15～20 分钟可完成评定。

【项目和评定标准】

阿片类依赖稽延性戒断症状评定量表共包括 19 项条目，分别从躯体症状、情绪症状、渴求症状、睡眠障碍这四个方面来评定阿片类药物依赖者的稽延性戒断症状严重程度，项目 1～5 评定躯体症状的严重程度，项目 6～9 评定情绪症状的严重程度，项目 10～15 评定渴求症状的程度，项目 16～19 评定睡眠障碍的损害程度。每一条目均依据症状严重程度有 0 表示无、1 表示轻、2 表示中、3 表示重、4 表示极重 5 项选择，被检者根据自己最近身体恢复情况逐项回答。

【评定注意事项】

本量表内容涉及非法药物使用等敏感问题，填写前需要向受检者说明其目的、意义及填写要求，并请受检者仔细阅读每一条项目，做出回答。调查人员应努力争取吸毒者的合作，确保资料的真实性。

本量表仅适用于阿片类依赖者，不适合尚未发生依赖的阿片类药物使用者。

评定的时间范围：评定在阿片类药物成瘾者稽延期进行，主要用于评定对阿片类药物依赖者急性脱毒两周后存在的稽延性戒断症状的严重程度，也可根据研究内容的需要自行设定，如评定脱毒后1月内、3月内等时期的稽延性戒断症状或进行药物疗效评价研究。

评定方法分为自评或访谈，要求药物依赖者有基本的文字理解能力及语言表达能力。评定时要求每位受检者单独完成自我评价，需认真回顾并做出回答，对个别不能理解的条目，调查人员应给予中性的、不带任何暗示的话语对条目本意进行解释，避免任何诱导或暗示性语言。填写完成后，注意检查有无漏项、重复或明显逻辑错误的项目。

【结果分析】

阿片类药物依赖稽延性戒断症状评定量表的统计指标分单项分、因子分和总分3项统计指标。

1. 单项分　分数高低与各项条目的严重程度成正相关。

各个项目按所选答案0表示无、1表示轻、2表示中、3表示重、4表示极重分别计0、1、2、3、4分。19个项目的原始分值累加成量表总分。以正性方法记分，即得分越高稽延性戒断症状越严重。

2. 因子分　本量表包含有躯体症状、情绪症状、渴求症状、睡眠障碍四个因子分。项目1、2、3、4、5反应的单项分之和为躯体症状因子分；项目6、7、8、9反应的单项分之和为情绪症状因子分；项目10、11、12、13、14、15反应单项分之和为渴求症状因子分；项目16、17、18、19反应单项分之和为睡眠障碍因子分。

3. 总分　即各单项分之和，分数越高，表示稽延性戒断症状越严重。

【应用评价】

本量表项目精炼，使用简单方便，填写仅需15~20分钟，且可用于自评和他评。本量表项目的选择与筛选经过广泛查阅国内外文献，由专家参与选题和讨论，并经预试验评价修改以及统计学处理最终确定，条目基本上反映了需要测试的内容。本量表主要用于评定阿片类药物成瘾者的稽延性戒断症状，阿片类药物为我国主要使用的非法药物，因而具有较大的使用价值及临床意义。

北京大学中国药物依赖性研究所等单位在对3家公安局强制戒毒所61例急性脱毒后的海洛因依赖者进行结构性访谈的研究结果显示，阿片类药物依赖稽延性戒断症状评定量表具有较好的效度和信度。通过因子分析显示该量表有较好的结构效度；各因子与总量表的简单相关系数为 $0.5240 \sim 0.8550$（$P < 0.001$），说明有较好的内容效度；各因子的克朗巴赫信度系数分别为 0.8127、0.7950、0.9041、0.8501，说明该量表具较好的内部一致性；总量表及各因子的重测积差相关系数分别为 0.8727、0.6440、0.7339、0.8263、0.8943，说明该量表重测信度较好；反应性分析显示，本量表具有较好的反应性。

【量表表格】

量表 11-8　　　　阿片类药物依赖稽延性戒断症状评定量表

项目名称	程 度				
	没有	轻度	中度	重度	极重
1. 感到心慌	0	1	2	3	4
2. 感到全身有说不出的难受	0	1	2	3	4
3. 感到手和脚怎么放都不舒服	0	1	2	3	4
4. 感到肌肉或关节疼痛	0	1	2	3	4
5. 感到全身没力气	0	1	2	3	4
6. 感到烦躁不安	0	1	2	3	4
7. 感到孤独	0	1	2	3	4
8. 对一切都不感兴趣	0	1	2	3	4
9. 常因一点小事发脾气	0	1	2	3	4
10. 睡眠不好时便想吸	0	1	2	3	4
11. 没有毒品便度日如年	0	1	2	3	4
12. 心里老是想着吸一口	0	1	2	3	4
13. 心里烦闷时就想吸	0	1	2	3	4
14. 看见与毒品有关的人或事就想吸	0	1	2	3	4
15. 想到与毒品相关的人或事便想吸	0	1	2	3	4
16. 感到睡眠不足	0	1	2	3	4
17. 晚上入睡困难	0	1	2	3	4
18. 睡眠很浅，中途容易醒来	0	1	2	3	4
19. 早上醒得太早	0	1	2	3	4
总分					

第十节　海洛因渴求问卷（HCQ）

海洛因渴求问卷（Heroin Craving Questionnaire，HCQ）由中南大学精

272

神卫生研究所刘克菊、郝伟等于 2003 年编制，为自评问卷，用于评定海洛因依赖者渴求严重程度。本量表条目的选择与筛选经过广泛查阅国内外文献，专家参与选题和讨论，并经预试验评价修改以及统计学处理最后确定，所列 25 个条目基本上反映了想要测试的内容，HCQ 主要从对过去体验过的精神活性物质效应期待、使用的倾向及对药物的渴望几个方面评估心理渴求程度。

【项目和评定标准】

海洛因渴求问卷（Heroin Craving Questionnaire，HCQ）包括 25 个条目，反映了海洛因心理渴求时的主要症状，以症状出现的频度作为评分标准，采用 1～7 共 7 级评分：

1 表示"不是"。

2 表示"几乎不是"。

3 表示"很少是"。

4 表示"有时是"。

5 表示"经常是"。

6 表示"几乎总是"。

7 表示"总是"。

HCQ 共有 4 个分量表：

（1）用药倾向，包括项目 4、7、11、17、19、20、21 和 23，共 8 个条目。

（2）用药渴望，包括项目 2、3、5、8、10、15 和 18，共 7 个条目。

（3）效果期待，包括 1、6、9、13、14 和 22，共 6 个条目。

（4）自我控制，包括 12、16、24 和 25，共 4 个条目。

【评定注意事项】

1. 测评对象已经或曾经对海洛因依赖，评定没有时间限制，可根据研究需要自行设定，如评定过去 24 小时内、1 周内、1 月内等。

2. HCQ 为自评问卷，要求吸毒者有一定的文字理解和表达能力，文盲或低教育者可由评定者逐条念给他/她听，让其根据自己的情况进行选择。

3. 考虑到药物使用者所使用的药物一些是非法药物，使用非法药物是违法行为，由于是自评量表，许多条目都是主观症状，在特定的环境中被试者出于自我保护意识，可能存在有意隐瞒情况，评定前应尽可能向被试着解释清楚测试目的，提高评定的可信度。

【结果分析】

各条目评分标准：条目 12、16、19、24、25 为反向记分，即选择"1"

计 7 分，"2" 计 6 分，"3" 计 5 分，"4" 计 4 分，类推。其他项目正性记分，即选择 "1" 计 1 分，"2" 计 2 分，"3" 计 3 分，类推。

HCQ 共包括 4 个分量表，产生 4 个因子分。

1. 用药倾向　包括项目 4、7、11、17、19、20、21 和 23 共 8 个条目，这些条目单项分之和为用药倾向因子分。

2. 用药渴望　包括项目 2、3、5、8、10、15 和 18 共 7 个条目，这些条目单项分之和为用药渴望因子分。

3. 效果期待　包括 1、6、9、13、14 和 22 共 6 个条目，这些条目单项分之和为效果期待因子分。

4. 自我控制　包括 12、16、24 和 25 共 4 个条目，这些条目单项分之和为自我控制因子分。

总分：25 个条目的原始分值累加成量表总分，总分高低与海洛因依赖心理渴求程度强度成正比，得分越高则渴求程度越严重。

【应用评价】

我国非法药物滥用以海洛因为主，海洛因渴求是研究海洛因依赖的一个重要指标，HCQ 从用药倾向、用药渴望、效果期待、自我控制四个维度对海洛因渴求进行综合评估，较传统 10 分制主观自评心理渴求的更为系统和全面，具有较好的应用前景。刘克菊等对 118 名海洛因依赖者进行评估，结果显示 HCQ 具有较好的结构效度；Cronbach α 系数为 0.93，四个分量表 α 系数均在 0.75 以上，说明量表内在一致性较高，内部信度佳；20 天重测信度分析显示量表总体相关系数是 0.75，各分量表相关系数为 0.58～0.79，均呈显著的正相关。

【量表表格】

量表 11 - 9　　　　　　　　海洛因渴求问卷

说明：下面是一些你现在的感觉或想法，请按照你的实际感受，在相应的数字内打 "√"

项　目	评分
1. 如果现在使用海洛因，我的思路或头脑会更清晰。	1　2　3　4　5　6　7
2. 我对海洛因的渴望非常强烈，难以控制。	1　2　3　4　5　6　7
3. 我在想方设法得到海洛因。	1　2　3　4　5　6　7
4. 如果送给我一些海洛因，我会立即使用。	1　2　3　4　5　6　7
5. 现在我非常需要海洛因。	1　2　3　4　5　6　7
6. 现在使用海洛因的话，我会觉得自己很能干。	1　2　3　4　5　6　7

7. 如果海洛因就摆在我的面前，很难克制自己不用。	1	2	3	4	5	6	7
8. 为了得到海洛因，我可以做任何事。	1	2	3	4	5	6	7
9. 如果现在能用海洛因，我将更好地处理各种问题。	1	2	3	4	5	6	7
10. 我现在有一种迫切要用海洛因的冲动。	1	2	3	4	5	6	7
11. 如果我有海洛因，我不能控制使用的量。	1	2	3	4	5	6	7
12. * 在今后很长一段时间内，没有海洛因我也过得去。	1	2	3	4	5	6	7
13. 如果能用海洛因，我的脾气就不会那么暴躁。	1	2	3	4	5	6	7
14. 如果能用海洛因，我将感到精力充沛。	1	2	3	4	5	6	7
15. 我现在心里只想着海洛因。	1	2	3	4	5	6	7
16. * 目前我不需要海洛因。	1	2	3	4	5	6	7
17. 此刻我抵挡不住海洛因的诱惑。	1	2	3	4	5	6	7
18. 目前最美好的事情就是用海洛因。	1	2	3	4	5	6	7
19. * 拒绝使用海洛因是非常容易的。	1	2	3	4	5	6	7
20. 只要有可能，我就用海洛因。	1	2	3	4	5	6	7
21. 如果我自己有海洛因，我一定会用。	1	2	3	4	5	6	7
22. 此刻使用海洛因，我就不会那么疲劳。	1	2	3	4	5	6	7
23. 如果现在用一点海洛因，我将一发不可收拾地继续用。	1	2	3	4	5	6	7
24. * 现在我不再想用海洛因。	1	2	3	4	5	6	7
25. * 如果现在我有海洛因，我可能不用。	1	2	3	4	5	6	7

（赵　敏　杜　江　孙海明　连　智

刘志民　时　杰　王　君）

参考文献

[1] 李冰，沈渔邨，张伯全. 酒精使用障碍筛查量表（AUDIT）的测试. 中国心理卫生杂志，2003，17：1-3

[2] 李冰. 酒精使用障碍筛查量表及早期干预. 中国心理卫生杂志，2003，17：12-15

[3] Babor TF, Rit son EB. Alcohol-related problems in the primary health care setting：a review of early intervention strategies. British Journal of Addiction，1986，21：23-46

[4] WHO Report Committee, Problem related to alcohol consumption. WHO technical report series 650. Geneva, Switzerland, WHO, 1980

[5] Selzer K. L. The Michigan Alcoholism Sreening Test：The quest for a new diagnostic instrument. Americal Journal of Psychiatry，1971，127：1653-1658

[6] Jacobson G. R. The Alcoholisms：Detection, diagnosis and assessment. New York：Humnan Services Press，1976

[7] Miller W. R. Alcoholism scales and objective assesssemnt methods: A review. Psychological Bulletin, 1976, 83: 649 – 674

[8] Zung B. J. Evaluation of the Michigan Alcoholism Screening Test (MAST) in assessing lifetime and recent problems. Journal of Clinical Psychology, 1982, 38: 425 – 439

[9] Skinner H. A. A multivariate evaluation of the Michigan Alcoholism Screening Test. Journal of Studies on Alcohol, 1979, 12: 15 – 18

[10] WHO ASSIST Working Group. The Alcohol, Smoking and Substance Involvement Screening Test (ASSIST): development, reliability and feasibility. Addiction, 2002, 97: 1183 – 1194

[11] World Health Organization (WHO). The World Health Report 2002. Reducing risks, promoting healthy life. Geneva: WHO, 2002

[12] McLellan A, Luborsky L, Cacciola J, et al. New data from the Addiction Severity Index: Reliability and validity in three centres. J Nerv Ment Dis, 1985, 173: 412 –423

[13] World Health Organization (WHO). The WHO/ADAMHA CIDI. Geneva: WHO, 2002

[14] Newcombe DAL, Humeniuk RE, ALI R. Validation of the World Health Organization Alcohol, Smoking and Substance Involvement Screening Test (ASSIST): Report of results from the Australian site. Drug and Alcohol Review, May, 2005, 24: 217 –226

[15] 孙海明，曾庆芝，赵敏，等. 精神活性物质使用筛查量表（中文版）的信效度. 中国心理卫生杂志, 2010, 24 (5): 761 – 765

[16] 赵敏等. WHO - 烟、酒和精神活性物质使用相关问题筛查测试（中文版）(ASSIST3.0), http://www.who.int/substance_abuse/activities/assist/en/

[17] McLellan AT, Luborsky L, Woody GE, et al. An improved diagnostic evaluation instrument for substance abuse patients. The Addiction Severity Index. Journal of Nervous and Mental Diseases, 1980, 168: 26 – 33

[18] Mäkelä K. Studies of the reliability and validity of the Addiction Severity Index. Addiction, 2004, 99 (4): 398 – 410

[19] 赵敏，李旭，郝伟，等. 成瘾严重程度指数（ASI）信度和效度的初步研究. 中华医学研究杂志, 2004, 4 (8): 679 – 680

[20] Luo W, Wu ZY, Wei XL. Reliability and validity of the Chinese version of the Addiction Severity Index. JAIDS, 2010, 53: S121 – S125

[21] McLellan AT, Kushner H, Metzper D, et al. The Fifth Edition of the Addiction Severity Index. Journal of Substance Abuse Treatment, 1992, 9: 199 – 213

[22] Darke S, Ward J, Hall W, et al. A. The opiate treatment index (OTI) manual. National Drug and Alcohol Research Center Technical Report series, No. 11. Australia: National drug and alcohol research center, 1991

[23] 赵敏，杨德森，郝伟，等. 社区治疗在劳教戒毒中的应用——湖南模式. 中国药物依赖性杂志, 2000, 9 (3): 213 – 216

［24］ Bradley BP，Gossop M，Phillips GT，et al. The development of an opiate withdrawal scale (OWS). British Journal of Addiction，1987，82：1139－1142

［25］ 刘志民，曹家琪，史凡，等. 盐酸二氢埃托啡滥用的流行病学研究. 中国药物依赖性通报，1995，4 (4)：223－231

［26］ Liu ZM，Zhou WH，Lian Z，et al. Drug dependence and abuse potential of tramadol. Acta Pharmacol Sin，1999，20：52－54

［27］ Liu ZM，Lu XX，Lian Z，et al. Evaluation on drug dependence of buprenorphine. Acta Pharmacol Sin，2003，24：448－452

［28］ Jasinski DR，Henningfield JE. Human abuse liability assessment by measurement of subjective and physiological effects. In：Fischman MW，Mello NK. Eds：Testing for abuse liability of drugs in humans. Rockville：Dhhs Pub，1989，73－98

［29］ Haerzen CA，Hickey JE. Addciton Research Center Inventory (ARCI)：measurement of euphoria and other drug effects，In：Bozarth MA. ed：Methods of assessing the reinforcing properties of abused drugs. New York：Springer-Verlag，1987，489－520

［30］ 刘志民，王小平，葛云，等. ARCI 量表评价盐酸二氢埃托啡精神依赖性的研究. 中国药物依赖性通报，1996，5 (4)：229－233

［31］ 刘闯，徐国柱，郑继旺. 海洛因稽延性戒断症状评定量表的修订. 中国药物依赖性杂志，2000，9 (2)：132－135

［32］ 谌红献，郝伟，杨德森. 阿片类稽延性戒断症状自评量表的初步编制. 中国心理卫生杂志，2003，17 (5)：294－297

［33］ 时杰，王君，鲍彦平，等. 阿片类依赖稽延性戒断症状评定量表信度和效度的评定. 中国药物依赖性杂志，2009，18 (2)：107－113

［34］ Anton R. What is craving? Models and implications for treatment. Alcohol Res Health，1999，23：165－173

［35］ Heishman S. J，Singleton E. G，Liguori A. Marijuana Craving Questionnaire：development and initial validation of a self-report instrument. Addiction，2001，96：1023－1034

［36］ Sayette M. A，Shiffman S，Tiffany S. T，et al. W. G. The measurement of drug craving. Addiction，2000，95 S 2：S189－210

［37］ 刘克菊. 海洛因渴求问卷. 湖南医科大学博士学位论文，2003

第十二章　痴呆和相关量表

第一节　概　　述

随着全球人口的迅速老龄化，主要见于老年人群的痴呆愈来愈受到关注，因而发展了许多相应的量表。本组量表，大致可分为以下各类：

1. 痴呆筛查量表　痴呆的核心表现为智力减退，从而影响其生活和社会功能。后者，本书另有章节介绍，本章主要介绍智力/认知功能的筛查工具。

有关智力检查，心理学工作者已经发展了许多标准化的智力测验，如韦氏成人智力测验（WAIS）之类。但这类测验对于人力和时间的要求很高，不适合日常临床工作。在精神卫生服务中，需要快捷简便的智力状态或认知功能大体状况的评估工具。本章介绍的简明智力状态检查（MMSE）、常识记忆注意测验（IMCT）和痴呆简易筛查量表（BSSD），这些量表均有中文版本，且经大样本的实施和检验。

近年，人们开始关注可能是痴呆早期的轻度认知功能损害（mild cognitive impairment，MCI），因而也发展了一些用于筛查 MCI 的敏感量表，如 Montreal Cognitive Assessment，Mo CA），实际上是一组较短的神经心理测验，主要用于研究。

另一方面，MMSE 之类量表，主要适用于轻度痴呆；在检测重度痴呆时，有地板效应，往往无能为力，Panisset 等发展的严重损害量表（SIB），据称适用于 MMSE<12 分的中重度痴呆的评估。

2. 痴呆分级量表　用于评估痴呆的严重程度。目前用得较多的是总体衰退量表（GDS）和临床痴呆评定（CDR）。实际上，他们都是经治医师采集病史和检查患者后作出的总体判断，相当于临床总体评定—严重度（CGI-S）；只是对需要采集的信息，如记忆、定向、社会功能等，作了更明确的界定，提高了评定者间的一致性。因而，在临床试验中，常被推荐为标准工具。与之相仿的是，"基于临床访谈的病情变化量表—补充版"（CIBIC-Plus），相当于临床上常用的临床总体评定—病情变化（CGI-C），同样被推荐为评定对痴呆干预效果判断的标准工具。

3. 痴呆伴发的精神行为症状的评估　多数痴呆患者曾经出现过除认知减退外的精神症状，这类情况称为老年痴呆的行为障碍（Behavior Disorsders of senile Dementia，BDSD），正是这类症状使患者不得不住入护理院或精神科病房等专门机构，而且也是增加照料负担的重要方面。以往，曾应用 Sandoz 老年临床评定量表（SCAG）作为评定工具，近年则被更具特异性的神经精神症状问卷（NPI）和阿尔茨海姆病病理行为量表（BEHAVE-AD）所取代，属于本类的量表还有痴呆行为障碍量表（DBD）等。

抑郁，也是痴呆常见的伴发症状，而且有时还造成鉴别诊断方面的困难。遗憾的是迄今尚未见公认的较为成熟的针对性量表。如有需要，仍可选择用通用的抑郁量表。

4. 病因鉴别量表　痴呆的病因各异，最主要者为阿尔茨海姆病和血管性痴呆两大类，共占痴呆的 80% 以上。Hachinski 缺血指数（HIS），便是用来区分以上两个痴呆类别的。近年，血管因素在阿尔茨海姆病发病机制中的作用有了许多新认识，但在日常临床工作中，两者的区分对诊治仍具指导意义。

5. 其他量表　痴呆的临床和研究还涉及其他许多方面，与意识障碍的鉴别、照料者的负担等。又如，阿尔茨海姆病合作研究组 Rosen 等的阿尔茨海姆病评估量表，其认知部分（ADAS-Cog）常被临床药理研究推荐为评估干预后认知功能变化的工具。限于篇幅，本章未作详介。

本章介绍的量表及其类别，见表 12-1。

表 12-1　　　　　　　　　　常用痴呆及相关量表

量表名	量表英文略语	作者（年份）
筛查量表		
简明智力状态检查	MMSE	Folstein 等（1975）
常识-记忆-注意测验	IMCT	Blessed 等（1968）
痴呆简易筛查量表	BSSD	张明园等（1992）
痴呆分级量表		
总体衰退量表	GDS	Reisberg 等（1982）
临床痴呆评定	CDR	Morris 等（1993）
痴呆行为障碍量表		
神经精神症状问卷	NPI	Cummings 等（1997）
阿尔茨海姆病病理行为评定量表	BEHAVE-AD	Kluger 等（1994）
痴呆病因鉴别量表		
Hachinski 缺血指数量表	HIS	Hachinski（1975）

第二节　简易智力状态检查（MMSE）

简易智力状态检查（Mini-Mental State Examination，MMSE），有人译为简易精神状态检查，由 Folstein 编制于 1975 年。它是最具影响的认知缺损筛选工具之一，被选入诊断用检查提纲（DIS），用于美国 ECA 的精神疾病流行病学调查；WHO 推荐的复合国际诊断用检查（CID1），亦将之组合在内。国内有李格和张明园两种中文修订版本，均曾大规模测试。本文以张氏根据美国学者在芝加哥唐人街及蔡国钧在上海的预初试验结果修订的版本为主。

【项目和评定标准】

MMSE 共 19 项（量表 12 - 1）。项目 1～5 是时间定向，6～10 为地点定向。项目 11 分 3 小项，为语言即刻记忆。项目 12 为 5 小项，检查注意和计算。项目 13 分 3 小项，查短程记忆。项目 14 分 2 小项，为物体命名。项目 15 为语言复述。项目 16 为阅读理解。项目 17 为语言理解，分 3 小项。项目 18，原版本为写一个句子，考虑到中国老人教育程度，改成说一个句子，检测言语表达。项目 19 为图形描画。共 30 个小项，具体内容见记录单。

回答或操作正确记"1"，错误记"5"拒绝或说不会，记"9"和"7"。

【评定注意事项】

要向被试者直接询问。如在社区中调查，注意不要让其他人干扰检查，老人容易灰心或放弃，应注意鼓励；一次检查需 5～10 分钟。

多数项目的检查和评定方法在记录单上已写明，有几项需稍加说明。

1. 项目 11 只允许主试者讲一遍，不要求被试者按物品次序回答。如第一遍有错误，先记分；然后，再告诉被试者错在哪里，并再请他回忆，直至正确。但最多只能"学习"5 次。

2. 项目 12 为临床上常用的："连续减 7"测验，同时检查被试者的注意力，故不要重复被试的答案。不得用笔算。

3. 项目 17 的操作要求次序准确。

【结果分析】

MMSE 的主要统计量为所有记"1"的项目（和小项）的总和，即回答/操作正确的项目/小项数，可以称为 MMSE 总分，范围为 0～30。

280

原作者以 24 分作为分界值：1～24 分为有认知功能缺损。国内李氏提出以 17 分为分界值。我们对 5055 例社区老人的检测的结果证明，MMSE 总分和教育程度密切相关，提出按教育程度的分界值：文盲组（未受教育）17 分，小学组（教育年限≤6 年）20 分，中学或以上组（教育年限>6 年）24 分。其结果较满意。罗国刚等提示：文盲组为≤19 分；小学组≤22 分；中学或以上组为≤26 分。

【应用评价】

MMSE 信度良好，联合检查 ICC 为 0.99，相隔 48～72 小时的重测法 ICC 0.91。它和 WAIS 的平行效度也良好。有报告 MMSE 总分和痴呆患者 CT 的脑萎缩程度呈正相关。

应用前述分界值检测痴呆，敏感性达 92.5%，特异性为 79.1%。

它方法简便，对评定员的要求不高，只要经合适训练便可操作，适合用于社区和基层，其主要用途为检出需进一步诊断的对象。

近年，有研究者为增加量表检测痴呆相关障碍，特别是轻度认知损害（MCI）的敏感性，对 MMSE 进行了改良，主要是增加延迟记忆部分，效果不错。也有将之与画钟测验（CDT）结合，以提高 MCI 的检出率。

【量表表格】

量表 12 - 1　　　　中文版简易智能状态检查（MMSE）

我现在要问您一些问题，来检查您的注意力和记忆力，大多数问题都很容易。
（访问员：记录回答并圈分数，不知者算错误。）

		对	错
1. 今年的年份？	年＿＿＿＿＿＿	1	5
2. 现在是什么季节？	季节＿＿＿＿＿＿	1	5
3. 今天是几号？	日＿＿＿＿＿＿	1	5
4. 今天是星期几？	星期＿＿＿＿＿＿	1	5
5. 现在是几月份？	月份＿＿＿＿＿＿	1	5
6. 请您告诉我现在我们在哪里？ 例如：现在我们在哪省、市？	省（市）＿＿＿＿＿＿	1	5
7. 这里是什么区（县）？	区（县）＿＿＿＿＿＿	1	5
8. 这里是什么街道（乡）？	街（乡）＿＿＿＿＿＿	1	5
9. 我们现在是在第几层楼？	层楼＿＿＿＿＿＿	1	5
10. 这儿是什么地方？	地址＿＿＿＿＿＿	1	5
	（地址或建筑物名称）		

11. 现在我要说出三样东西的名称,在我讲完之后,请您重复说一遍。请您好好记住这三样东西,因为等一下要再问您的。(访问员:请仔细说清楚,每样东西一秒钟)

"皮球"　　　　"国旗"　　　　"树木"

请您把这三样东西说一遍。

(以第一次答案记分)	对	错	拒绝回答
皮球…………………	1	5	9
国旗…………………	1	5	9
树木…………………	1	5	9

(访问员:如第一次答错,继续重复这三样东西,直到受访者能正确复述,可重复六次)

记录重复＿＿＿＿＿＿次

12. 现在请您从100减去7,然后从所得的数目再减去7,如此一直计算下去。把每一个答案都告诉我,直到我说"停"为止。

(若错了,但下面以错数减7的回答正确,那么只记录前一次错误)

其他原因

	对	错	说不会	不做
93 ＿＿＿＿＿	1	5	7	9
86 ＿＿＿＿＿	1	5	7	9
79 ＿＿＿＿＿	1	5	7	9
72 ＿＿＿＿＿	1	5	7	9
65 ＿＿＿＿＿	1	5	7	9

停止!

13. 现在请告诉我,刚才我要您记住的三样东西是什么?

	对	错	说不会	不做
皮球…………………	1	5	7	9
国旗…………………	1	5	7	9
树木…………………	1	5	7	9

14. (访问员:拿出你的手表)请问这是什么?

	对	错	说不会	不做
手表…………………	1	5	7	9

(拿出你的铅笔)请问这是什么?

	对	错	说不会	不做
铅笔…………………	1	5	7	9

15. 现在我要说一句话,请清楚地重复一遍。这句话是:"四十四只石狮子"

(只许说一遍,只有正确,咬字清楚的才记1分)

	对	错	说不会	不做
四十四只石狮子………………	1	5	7	9

16.（访问员：把卡片 1 交给受访者）请照着这卡片所写的去做。

	对	错	说不会	不做
闭眼睛……………………………	1	5	7	9

17.（访问员：说下面一段话，并给他一张纸；不要重复说明，也不要示范）
请用右手拿这张纸，再用双手把它对折，然后将纸放在您的大腿上。

	对	错	说不会	不做
用右手拿纸…………………				
把纸对折…………………	1	5	7	9
放在大腿上…………………	1	5	7	9

18. 请您说一句完整的、有意义的句子。（要求：句子必须有主语、动词，有意义，并记录）

	符合要求	不符	拒绝
记录＿＿＿＿＿＿＿＿	1	5	9

19.（访问员：把卡片 2 交给受访者）这是一张画，请您照样把它画下来。
（要求：两个五边形的图案，交叉处形成个 n 小四边形）

	符合要求	不符	说不会	拒绝
记录＿＿＿＿＿＿＿＿	1	5	7	9

卡 1

请闭上您的眼睛

卡 2

第三节　常识-记忆-注意测验（IMCT）

常识-记忆-注意测验（information-memory-concentration test，IMCT）是 1968 年 Blessed 等编制的，一种常用的筛查认知功能缺损的简短工具。如其名称所示，主要检查近时记忆、远时记忆和注意力，这些能力在痴呆早期即常受累，因此，测验的敏感度较好。IMCT 原来是 3 个单独的量表，综合成一个测验以后形成测查项目多、查得透彻的特点，减少了仅用一个问题即对某方面能力进行判断从而发生错误判断的可能性。用于痴呆筛查。

【项目及评定标准】

共 9 项（量表 12-2）。项目 1～3 是人物、时间及地点定向；项目 4～6 为远近记忆力；项目 7～9 测试注意力。

【结果分析】

本测验总分 36 分，国内于 1994 年修订，判定标准是文盲≤19，小学≤23，中学及以上≤26。

【应用评价】

IMCT 得分与其他评估量表的相关性较好，与老年痴呆的神经病理表现亦有高度相关，证明它的实证效度好。近年，有应用本量表利用电话进行测试的，我国也有应用，据报道，效果不错。

【量表表格】

量表 12-2　　　　　　　　　　常识-记忆-注意测验

题　　目	评　分
常识	
1. 本人姓名	1分
2. 时间定向　现在是几点钟？现在是上午/下午？今天是星期几？今天是几号？现在是几月份？现在是什么季节？今年的年份？	每问1分，共7分
3. 地点定向　何省？何市？什么路？你住在什么街道？此地类别？（住家？医院？）几层楼？这里的门牌号？你住何区？	每问1分，共8分
记忆	

题　目	评　分
4. 个人经历　你的出生年月？年龄？上学校名？职业？谁是户主？	每问1分，共5分
5. 其他　抗日战争胜利是哪一年？新中国成立是哪一年？我国的现任总理是谁？以前的总理是谁？	每问1分，共4分
6. 请记住下列人名的地址，并重复一遍： 李克明　广州市　人民路42号 注意	每项1分，共5分
7. 将下列颜色倒过来讲一遍：红、黄、蓝、白、黑	2分
8. 请你从1数到20	2分
9. 请你从20数到1	2分

第四节　痴呆简易筛查量表（BSSD）

痴呆简易筛查量表（Brief Screening Scale for Dementia，BSSD），由张明园等1987年编制，它依据我国国情，吸收了目前国际上较有影响的痴呆量表——Blessed痴呆量表（BDS；G. Blessed，1968年），简易智能状态检查（MMSE；M. Folstein，1975年），长谷川痴呆量表（HDS；Hasegawa，1974年）等优点。现场测试表明：BSSD易于掌握，操作简便，可接受性高，是一个更为有效，更适合国情的痴呆筛查量表。

【项目和评定标准】

BSSD有30个项目（量表12-3），包括了常识/图片理解（4项），短时记忆（3项），语言（命令）理解（3项），计算/注意（3项），地点定向（5项），时间定向（4项），即刻记忆（3项），物体命名（3项）等诸项认知功能，详见记录单。

BSSD评分方法简便，每题答对得1分，答错为0分。

【评定注意事项】

BSSD易于实施，只需5～10分钟，便可完成检查，在检查中需要注意的是：

1. 年、月、日（第1、2、3题）　按照阳历纪年或阴历纪年回答均为正确。

2. 五分分币，钢笔套，钥匙圈 回忆时（第 12、13、14、21、22、23 题）无须按照顺序。

3. 连续减数（第 15、16、17 题） 上一个计算错误得 0 分，而下一个计算正确，后者可得 1 分。

4. 命令理解（第 18、19、20 题） 要按指导语，将三个命令说完后，请被试者执行。

【结果分析】

BSSD 只有一项统计量，即总分，得分范围 0～30。

分界值为文盲组 16，小学组（教育年限≤6 年）19，中学或以上组（教育年限＞6 年）22。

【应用评价】

1988 年经由包括 110 例痴呆在内的 1130 名 75 岁以上老人的现场测试，结果表明：与其他类似工具相比，BSSD 项目难度分布合理；项目间内部一致性好。联合检查法（ICC；0.96，$r_s＝0.99$）和重测法（$r_s＝0.97$）说明其具有良好的信度。按上述分界值，BSSD 敏感性为 90%，特异性为 85.1%，其效度是可以接受的。

BSSD 适用于社区或基层，主要用于痴呆病例的检出。

【量表表格】

量表 12 - 3 　　　　　　　　痴呆简易筛查量表（BSSD）

＊指导语：老年人常有记忆和注意等方面的问题，下面有一些问题检查您的记忆和注意能力，都很简单，请听清楚再回答。

	正确	错误
1. 请问现在是哪一年	1	0
2. 几月份	1	0
3. 几日	1	0
4. 星期几	1	0
5. 这里是什么市（省）	1	0
6. 什么区（县）	1	0
7. 什么街道（乡、镇）	1	0
8. 什么路	1	0

（取出以下物品，请被试者逐件说出其名称）

9. 五分分币	1	0
10. 钢笔套	1	0
11. 钥匙圈	1	0
移去物品，问：刚才让您看过哪些东西？		
12. 五分分币	1	0
13. 钢笔套	1	0
14. 钥匙圈	1	0
15. 1元用去7分（　　）	1	0
16. 再用7分（　　）	1	0
17. 再用7分（　　）	1	0
（我要讲几句话，请听我把话说完，听清楚并照我说的做，请您用右手来拿纸，然后将纸对折，再把纸放在桌子上）		
18. 取	1	0
19. 折	1	0
20. 放	1	0
（问："请再想一下，让您看过什么东西"?）	1	0
21. 五分分币	1	0
22. 钢笔套	1	0
23. 钥匙圈	1	0
（取出图片问"请看这是谁的相片?"）		
24. 孙中山	1	0
25. 毛泽东	1	0
（取出图片，让被试者说出图的主题）		
26. 送伞	1	0
27. 买油	1	0
28. 我国的总理是谁	1	0
29. 一年有多少天	1	0
30. 新中国哪一年成立	1	0

第五节　总体衰退量表（GDS）

总体衰退量表（Global Deteriorate Scale，GDS）由 Reisberg 于 1982 年编制，主要根据患者的认知功能、临床表现来进行分级。可以评估痴呆患者认知功能所处的阶段，给照料者一个总体印象，对痴呆患者的治疗、护理有参考意义。它分为 7 个不同的阶段：1～3 是痴呆前阶段，4～7 痴呆阶段。从 5 阶段开始，患者就需人照顾，否则不能生存（量表 12 - 4）。

【量表表格】

量表 12 - 4　　　　　　　　　　**总体衰退量表（GDS）**

第一级：无认知功能减退	无主观叙述记忆不好，临床检查无记忆缺损的证据	是
第二级：非常轻微的认知功能减退	自己抱怨记忆不好，通常表现为以下方面：①忘记熟悉的东西放在什么地方。②忘记以前熟人的名字，临床检查无记忆缺损的客观证据 就业或社交场合无客观的功能缺陷，对症状的关心恰当	是
第三级：轻度认知功能减退	最早而明确的认知功能缺陷。存在下述二项或更多的表现：①患者到不熟悉的地方可能迷路。②同事注意到患者的工作能力相对减退。③家人发现患者回忆词汇和名字困难。④阅读一篇文章或一本书后，记住的东西甚少。⑤记忆新认识的人的名字的能力减退。⑥可能遗失贵重物品或放错地方。⑦临床检查有注意力损害的证据 只有深入检查才能获得记忆损害的客观证据 从事的工作及社交能力减退。患者开始出现否认，伴有轻、中度焦虑症状	是
第四级：中度认知功能减退	仔细的临床检查有明显的认知功能缺陷，其表现有以下方面：①对目前和最近的事件的知识减少。②可表现对个人经历的记忆缺损。③从做连续减法可发现注意力减退。④旅行，处理钱财等能力减退 常无以下三方面的损害：⑤时间和人物定向。⑥识别熟人和熟面孔。⑦到熟悉的地方旅行的能力 不能完成复杂的工作，心理防御机制中的否认显得突出，情感平淡，回避竞争	是

续表

第五级： 重度认知功能减退	患者的生活需要照顾，检查时患者不能回忆与目前生活密切相关的事情，例如：住址，使用了多年的电话号码，亲近家属的名字（如：孙子的名字），所上高中和大学的校名 常有时间（日期，星期几，季节等）或地点定向障碍。受过教育的人，可能做 40 连续减 4 或 20 连续减 2 也有困难。在此阶段，尚保留一些与自己或他人有关的重要事件的知识。知道自己的名字，通常也知道配偶和儿女的名字。吃饭及大小便无须帮助，但不少的患者不知道挑选合适的衣服穿	是
第六级： 严重认知功能减退	可能偶尔忘记患者赖以生存的配偶的名字，最近的经历和事件大部分忘记。保留一些过去经历的知识，但为数甚少。通常不能认识周围环境，不知道年份、季节等。做 10 以内的加减法可能有困难。日常生活需要照顾，如：可有大小便失禁，外出需要帮助，偶尔能到熟悉的地方去。日夜节律紊乱。几乎总是能记起自己的名字。常常能区分周围的熟人与生人 出现人格和情绪改变，这些变化颇不稳定，包括：①妄想性行为，如责备配偶是骗子，与想象中的人物谈话，或与镜子中的自我谈话。②强迫症状，如可能不断重复简单的清洗动作。③焦虑症状，激越，甚至出现以往从未有过的暴力行为。④认知性意志减退，如因不能长久保持一种想法以决定有目的的行为，致使意志能力丧失	是
第七级： 极严重认知功能减退	丧失言语功能。常常不能说话，只有咕哝声。小便失禁。饮食及大、小便需帮助料理。丧失基本的精神性运动技能，如不能走路，大脑似乎再也不能指挥躯体 常出现广泛的皮层性神经系统症状和体征	是

第六节　临床痴呆评定（CDR）

临床痴呆评定（Clinical Dementia Rating，CDR），最早由 Hughes 等于 1982 年制订，1993 年 Morris 又进行了修订。目的是用以评估有无痴呆及痴呆的严重等级。目前已成为痴呆临床研究中常用的工具。

【项目和评定标准】

量表分为 6 个方面（量表 12-5），分别是：①记忆。②定向。③判断和解决问题能力。④社会功能。⑤家庭及业余活动功能。⑥个人生活功能。每个方面均分 5 级：0 分为无缺损；0.5 分为有可疑的缺损；1 分为轻度，2 分为中度，3 分为重度。在 6 个方面独立评定的基础上，得出总体评价。

【评定方法和注意事项】

1. 本量表由患者的经治医师评定。

2. 经治医师通过对患者及其照料者的访谈，从患者的记忆、定向、判断和解决问题能力、社会功能、家庭及业余活动功能和个人生活功能等 6 个方面分别作出评估。

3. 在完成以上 6 个方面评定后，经治医师作出临床痴呆程度总评。分级仍为 0，0.5，1，2 和 3。一般总评并无困难，即多数方面在哪一级，即为总评的级别；如果若干项目评定有较大差别，则由临床医师综合判断。

4. 评定时，只考虑智能减退导致的功能变化，不考虑其他因素如躯体疾病、抑郁或人格改变所致者。

5. 原作者建议，首次评定时最好先进行 40 分钟左右的访谈，以详细收集相关的可供评定的资料。

【统计指标和结果分析】

本量表虽然也分成 6 个方面，但一般仅计痴呆严重程度总评。按量表设计：0 为无痴呆；0.5 可疑痴呆；1 轻度痴呆；2 中度痴呆；3 重度痴呆。

近年，有人认为 0.5 可作为轻度认知损害（MCI）的诊断标准之一；另又扩展了量表，用于评定更为严重的痴呆等级：4 极重期痴呆和 5 终末期痴呆。

【应用评价】

1. 本量表的信效度良好。Morris 等对量表性能的检查结果为：评定者间的一致性 r 为 0.80，各亚项（方面）和总评的一致性为 0.68～0.88。在老年人群中筛查痴呆的敏感性为 95%，特异性达 100%。

2. 本量表被推荐广泛使用于临床研究，作为入组标准或基础资料。也可用于评估痴呆的进展和结局。

表 12-2　　　　　　　　　临床痴呆评定（CDR）的分级标准

	健康 CDR=0	可疑痴呆 CDR=0.5	轻度痴呆 CDR=1	中度痴呆 CDR=2	重度痴呆 CDR=3
记忆力	无记忆力缺损或只有轻微不恒定的健忘	轻微、持续的健忘；对事情能部分回忆："良性"健忘	中度记忆缺损；对近事遗忘突出；缺损对日常生活活动有妨碍	严重记忆缺损；仅能记着过去非常熟悉的事情；对新发生的事情则很快遗忘	严重记忆力丧失；仅存片断的记忆

	健康 CDR=0	可疑痴呆 CDR=0.5	轻度痴呆 CDR=1	中度痴呆 CDR=2	重度痴呆 CDR=3
定向力	完全正常	除在时间关系定向上有轻微困难外,定向力完全正常	在时间关系定向上有中度困难;对检查场所能作出定向;对其他的地理位置可能有定向困难	在时间关系上严重困难,通常不能对时间作出定向,常有地点失定向	仅有人物定向
判断和解决问题的能力	能很好地解决日常、商业和经济问题,能对过去的行为和业绩作出良好的判断	仅在解决问题、判别事物间的相似点和差异点方面有轻微的损害	在处理问题和判断问题上有中度困难;对社会和社会交往的判断力通常保存	在处理问题、判断事物的相似点和差异点方面有严重损害;对社会和社会交往的判断力通常有损害	不能作出判断或不能解决问题
社会事务	在工作、购物、一般事务、经济事务、帮助他人和与社会团体社交方面,具有通常水平的独立活动能力	在这些活动方面有损害的话,仅是可疑的或轻微的损害	虽然仍可以从事部分活动,但不能独立进行这些活动;在不经意的检查中看起来表现正常	很明显地不能独立进行室外活动;但看起来能够参加家庭以外的活动	不能独立进行室外活动,看起来病得很重,也不可能参加家庭以外的活动
家庭生活业余爱好	家庭生活,业余爱好、智力均保持良好	家庭生活、业余爱好、智力活动仅有轻微的损害	家庭生活有轻度而肯定的损害,较困难的家务事被放弃;较复杂的业余爱好和活动被放弃	仅能做简单的家务事;兴趣减少且非常有限,做得也不好	在自己卧室多,不能进行有意义的家庭活动
个人料理	完全自理	可以自理	需要监督	在穿衣、个人卫生以及保持个人仪表方面需要帮助	个人照料需要更多帮助;通常不能控制大小便

量表 12 - 5　　　　　　　　　　临床痴呆评定（CDR）

症状领域	损害程度				
	无	可疑	轻	中	重
记忆力	0	0.5	1	2	3
定向力	0	0.5	1	2	3
判断/解决问题能力	0	0.5	1	2	3
社会功能	0	0.5	1	2	3
家庭/业余功能	0	0.5	1	2	3
个人照料	0	0.5	1	2	3

总评＿＿＿＿＿＿

第七节　阿尔茨海默病病理行为评定量表（BEHAVE-AD)

阿尔茨海默病病理行为评定量表（Behavioral pathology in Alzheimer's disease rating scale，BEHAVE-AD）是由 Reisberg 等 1987 年制定的，用于评定痴呆患者非认知行为障碍。编制时借鉴了 BPRS（简明精神病评定量表）、HAMD（Hamilton 抑郁量表）的内容。该量表能比较全面地、有效地评定痴呆患者的行为和精神症状（BPSD），目前在国际上已被广泛采用。国内盛建华等将其引进，并进行了中文版本的信度和效度研究，发现重测信度为 0.96，与 BPRS 相比的平行效度为 0.475。

【项目和评定标准】

BEHAVE-AD 共 25 个项目（量表 12 - 6)，评定的范围有妄想、幻觉、行为紊乱、攻击行为、日夜节律紊乱、情感障碍和焦虑与恐惧 7 个方面，按四级评分：0 表示无，1 表示轻，2 表示中，3 表示重。还有总评：按给照料者造成麻烦及给患者带来危险程度分为：

0 表示不造成照料者麻烦和患者的危险。

1 表示造成照料者的轻度麻烦和患者的轻度危险。

2 表示造成照料者的中度麻烦和患者的中度危险。

3 表示造成照料者的重度麻烦和患者的重度危险。

【量表表格】

量表 12－6　　阿尔茨海默病病理行为评定量表（BEHAVE-AD）

项　　目	圈出最合适评分			
	无	轻	中	重
偏执和妄想观念				
1. 被窃妄想	0	1	2	3
2. 住所非自己的家	0	1	2	3
3. 家人是冒名顶替者	0	1	2	3
4. 被遗弃妄想	0	1	2	3
5. 认为家人不忠妄想	0	1	2	3
6. 其他猜疑	0	1	2	3
7. 其他妄想	0	1	2	3
幻觉				
8. 幻视	0	1	2	3
9. 幻听	0	1	2	3
10. 幻嗅	0	1	2	3
11. 幻触	0	1	2	3
12. 其他幻觉	0	1	2	3
行为紊乱				
13. 外跑	0	1	2	3
14. 无目的行为	0	1	2	3
15. 行为不当	0	1	2	3
攻击行为				
16. 谩骂	0	1	2	3
17. 打人/暴力	0	1	2	3
18. 其他攻击行为	0	1	2	3
日夜节律紊乱				
19. 日夜颠倒	0	1	2	3
情感障碍				
20. 哭泣	0	1	2	3
21. 抑郁	0	1	2	3
焦虑和恐惧				
22. 对即将发生事的焦虑	0	1	2	3
23. 其他焦虑	0	1	2	3
24. 害怕独处	0	1	2	3
25. 其他恐惧	0	1	2	3
总评	0	1	2	3

第八节　神经精神症状问卷（NPI)

神经精神症状问卷（Neuro Psychiatric Inventory，NPI)，由 Cummings JL 创编于 1997 年，用以评定痴呆患者的精神病理症状。2000 年，他和 Kaufer 等到编制了一简本（NPI-Q)。简式 NPI，也有人译成简明神经精神病量表或神经精神科量表问卷知情者版。近年，在研究和临床工作中，多采用该简本，本节主要介绍 NPI-Q。

【项目和评定标准】

NPI-Q 共 12 个项目（量表 12 - 7)，分别评估以下症状：①妄想。②幻觉。③激越／攻击。④抑郁／心境恶劣。⑤焦虑。⑥情绪高涨／欣快。⑦情感淡漠。⑧脱抑制。⑨易激惹／情绪不稳定。⑩异常行为。⑪夜间行为／睡眠障碍。⑫食欲／进食障碍。

每一条目，都附有用以提问的例句，规定了该项目的定义和内容（参见量表 12 - 7)。

量表的评定，分两部分。一部分症状的"严重程度"，按靶症状对患者的困扰程度评估，分为 0～3 分为 4 级：

0 分表示无症状。

1 分表示轻度。

2 分表示中度，已有较多困扰，但照料者可改变／控制患者的行为。

3 分表示重度，行为难以改变。

另一部分为该症状带给照料者的"苦恼程度"，为 0～5 分 6 级评定：

0 分表示无苦恼。

1 分表示一点苦恼。

2 分表示轻度。

3 分表示中度。

4 分表示重度。

5 分表示严重苦恼。

【评定注意事项】

1. 本量表要由经培训的专业人员操作。

2. 本量表由知情者回答，最好由主要照料者回答。

3. 先询问症状的有无，如无该症状，则不必询问苦恼程度。

4. 一般可以在 10 分钟内完成。

5. 评定的时间范围，可由使用者根据需要自行设定。

【统计指标和结果分析】

1. 项目分反映靶症状及其严重程度。

2. 可以统计两项总分，一项为严重程度总分，范围为 0～36 分，反映精神症状的严重程度；另一项为苦恼程度总分，范围为 0～60 分，反映精神症状给照料者造成的苦恼。

3. 本量表可分成若干因子，计算因子分；但各研究者对因子构成，尚无统一意见。

【应用评价】

1. 本量表信效度良好。国内王华丽等和伍力等的测试结果表明：内部一致性 Cronbach α 为 0.57～0.85，分半信度 r 为 0.83，严重程度总分和苦恼程度总分的相关性 r 为 0.78，检查员间的一致性 ICC 为 0.86，相隔 24 小时的重测信度 r 为 0.86～0.89，相隔 3 月为 0.48；与完全版 NPI 的相关性为 0.68～0.82，和简易智力状态检查（MMSE）、阿尔茨海姆病评定量表-认知部分（ADAS-Cog）、阿尔茨海姆病行为量表（BEHAVE-AD）的评分，均呈良好相关性。

2. 本量表应用简便，已成为痴呆临床研究的常用工具。

【量表表格】

量表 12-7　神经精神科问卷（Neuropsychiatric Inventory，NPI）

项　目	严重度	苦恼程度
1. 妄想 患者是否一直都有不真实的想法？比如说，一直坚持认为有人要害他／她，或偷他／她的东西。	0　1　2　3	0　1　2　3　4　5
2. 幻觉 患者是否有幻觉，比如虚幻的声音或影像？他／她是否看到或听到并不存在的事情？	0　1　2　3	0　1　2　3　4　5
3. 激惹／攻击行为 患者是否有一段时间不愿意和家人配合或不愿别人帮助他／她？他／她是否很难相处？	0　1　2　3	0　1　2　3　4　5
4. 抑郁／心境恶劣	0　1　2　3	0　1　2　3　4　5

项　目	严重度	苦恼程度
患者是否显得悲伤或忧郁? 他 / 她是否曾说过他 / 她的心情悲伤或忧郁?		
5. 焦虑 患者是否害怕和你分开? 患者是否会有其他神经质的症状, 比如: 喘不过气、叹气、难以放松或过分紧张?	0　1　2　3	0　1　2　3　4　5
6. 欣快 / 情绪高涨 患者是否感觉过分的好或者超乎寻常的高兴?	0　1　2　3	0　1　2　3　4　5
7. 淡漠 患者是否对他 / 她常做的事情和别人的计划、事情不感兴趣?	0　1　2　3	0　1　2　3　4　5
8. 脱抑制 患者是否显得做事欠考虑? 例如, 对陌生人夸夸其谈, 或者出口伤人?	0　1　2　3	0　1　2　3　4　5
9. 易激惹 / 情绪不稳 患者是否不耐烦和胡思乱想? 是否无法忍受延误或等待已经计划好的活动?	0　1　2　3	0　1　2　3　4　5
10. 异常行为 患者是否有不断地重复行为, 如在房子里走来走去、不停地扣扣子、把绳子绕来绕去或者重复地做其他事情?	0　1　2　3	0　1　2　3　4　5
11. 夜间行为 / 睡眠障碍 患者是否会半夜吵醒你? 是否起来太早? 或者在白天睡得太多?	0　1　2　3	0　1　2　3　4　5
12. 食欲 / 进食 患者的体重有没增加或减轻? 他 / 她喜欢的食物种类有没有变化?	0　1　2　3	0　1　2　3　4　5

第九节　Hachinski 缺血指数量表 (HIS)

　　Hachinski 缺血指数量表 (Hachinski Ischemia Score, HIS) 是 1975 年由 Hachinski 制定的血管性痴呆简易检查量表。在国外, 常作为对血管性痴呆与老年性痴呆（即 Alzheimer 病）的鉴别工具。以后，Rosen 等人对量表的计分法作了修改，称为"改良的局部缺血性量表"。

【项目和评定标准】

HIS 由 13 个项目组成（量表 12 - 8）。它来源于临床经验，主要根据 Mayer-Gross 教科书所列，加以规范化，有 Hachinski 与 Rosen 两种记分法。

阴性计分均为 0 分，阳性计分各项不等，第 2、4、5、6、7、8、9、11 项计为 1 分，第 1、3、10、12、13 项为 2 分。

项目 2，阶梯式恶化（stepwise deterioration）指疾病或痴呆发生后，病情停留在一个水平上，然后病情又加重，接着又停留在一个水平上，多见于多次梗死时。

项目 3，波动性病程：指病情好转后又恶化的情况。

项目 7，躯体诉述：指患者有任何躯体不适的诉述，如头痛、耳鸣、眩晕等。

项目 8，情感失禁：指情感的控制能力减弱，易哭，但情感的维持时间很短。

项目 10，中风史：包括"短暂性脑缺血发作"。

项目 11，动脉硬化：主要指冠状动脉、肾动脉、眼底动脉的硬化、ECG、眼底检查或脑血流图检查的证据等。

项目 12，局灶神经系症状：指提示定位性的神经系症状。

项目 13，局灶神经系体征：指提示定位性的神经系体征。

【评定注意事项】

1. HIS 仅仅用于血管性痴呆和老年性痴呆的鉴别诊断。

2. 评定须在痴呆诊断确认后进行。

3. 无论是 Hachinski 法还是 Rosen 法，主要依据仍然来源于病史收集、体格检查和精神检查。

【结果分析】

1. Hachinski 法总分　系全部 13 项的累计总分，满分为 18 分，得分在 4 分以下的，属老年性痴呆；7 分及以上的，则属血管性痴呆。

2. Rosen 法总分　仅取第 1、2、5、7、8、9、10、11、12、13 等 9 个项目，各项计分同上，最高 13 分，≥4 分的属血管性痴呆。

3. 所有 13 个项目的单项分。

【应用评价】

从严格意义而言，HIS 不属评定量表，但它简单、方便，且能有效地鉴别血管性痴呆。对于血管性痴呆和老年性痴呆的区分，有很好的敏感性、特异性、阳性预测、阴性预测及有效性，我们的研究分别达到 90.91%、98.97%、95.24%、97.96% 和 97.48%。

有人以 ^{133}Xe 颈内动脉注射测定痴呆患者的脑血流情况，结果发现在血管性痴呆中 HIS 总分与脑血流量呈高度负相关，证明其效度良好。

近年认为，血管因素也是 Alzheimer 病的危险因素，对两者的鉴别价值提出挑战。但从临床诊治而言，识别有/无血管性因素的存在，仍具指导意义。

HIS 的缺点是缺乏工作用定义及操作指南。Hachinski≤4 分恐怕只能说是非血管性痴呆。

【量表表格】

量表 12-8 　　　　　　　　　Hachinski 缺血指数

项目	圈出一项	
	是	否
1. * 急性起病	2	0
2. * 阶梯式恶化	1	0
3. 波动性病程	2	0
4. 夜间意识模糊	1	0
5. * 人格相对保持完整	1	0
6. 情绪低落	1	0
7. * 躯体诉述	1	0
8. * 情感失禁	1	0
9. * 有高血压或高血压史	1	0
10. * 中风史	2	0
11. 动脉硬化	1	0
12. * 局灶神经系症状	2	0
13. * 局灶性神经系体征	2	0
Hachinski 指数		
Rosen 指数		

注：* 构成 Rosen 指数的项目

（薛海波　张明园）

参考文献

[1] 郭起浩，秦震，吕传真，等. 阿尔茨海姆病认知功能量表述评. 中华神经科杂志，2000，33：179－182

[2] 张立秀，刘雪琴. 老年轻度认知障碍的筛查和评估工具研究进展. 中国心理卫生杂志，2008，22：129－132

[3] Nasreddine ZS，Phillips NA，Bedirian V，et al. The Montreal Cognitive Assessment，Mo CA：a brief screening tool for mild cognitive impairment. J Am Geriat Soc，2005，53：695－699

[4] 温洪波，张振馨，牛富生，等. 北京地区蒙特利尔认知量表的应用研究. 中华内科杂志，2008，47：36－39

[5] Panisset M，Roudier M，Saxton J，et al. Severe impairment battery. A neuropsychological test for severely demented patients. Arch Neurol，1994，51：41－45

[6] 曲洪芬，高之旭，盛建华，等. 痴呆行为障碍量表信度和效度检验. 中国神经精神疾病杂志，2002，28：468－469

[7] Rosen WG，Mohs RC，Davis KL. A new rating scale for Alzheimer's disease. Am J Psychiatry，1984，141：1356－1364

[8] 李霞，肖泽萍，肖世富，等. ADAS-Cog 中文版信效度分析. 中国临床心理学杂志，2008，22：129－132

[9] Folstein MF，Folstein SE，McHuqh PR，et al. "Mini-mental state". A practical method for grading the cognitive state of patients for the clinician. J Psychiat Res，1975，12：189－198

[10] Katzman R，Zhang MY，Qu GY，et al. A Chinese version of the Mini-Mental State Examination：impact of illiteracy in a Shanghai dementia survey. J Clin Epidemiol，1988，10：971－978

[11] 蔡国钧，张明园，张少平，等. MMSE 和 BDRS 的应用效度. 中国神经精神疾病杂志，1988，14：298－299

[12] 李格，沈渔邨，陈昌惠，等. 老年痴呆简易测试方法研究－MMSE 在城市老年居民中的测试. 中国心理卫生杂志，1988，(2)：13－16

[13] 罗国刚，韩建峰，屈秋民，等. 从 55 岁以上城乡居民 MMSE 得分特征上探讨其适用范围. 中国临床心理学杂志，2002，10：10－13

[14] Loewenstein DA，Barker WW，Harwood DG，et al. Utility of a modified Mini-Mental State Examination with extended delayed recall in screening for mild cognitive impairment and dementia among community dwelling elders. Int J Geriat Pychiatry，2000，15：434－440

[15] Blessed G，Tomlinson BE，Roth M. The association between quantitative measures of dementia and of senile change in the cerebral gray matter of elderly subjects. Br J Psychiatry，1968，114：797－811

[16] 张明园，瞿光亚，金华，等. 几种痴呆测试工具的比较. 中华神经精神科杂志，1991，24（4）：194-196

[17] Kawas C，Karaqiozis H，Resau L，et al. Reliability of the Blessed Telephone Information-Memory-Concentration Test. J Geriatr Psychiatry Neurology. 1995，8：238-242

[18] 周景升，张新卿，王丽冬，等. 电话版常识-记忆-注意测验用于痴呆的信效度研究. 中国心理卫生杂志，2004，18：624-627

[19] 张明园，瞿光亚，严和骎，等. 痴呆简易筛查量表（BSSD）的编制和应用. 上海精神医学，1992，新4：3-9

[20] Reisberg B，Ferris SH，de Leon MJ，et al. Global Deterioration Scale (GDS). Psychopharmacology Bulletin. 1988，24：661-663

[21] Morris JC. The Clinical Dementia Rating (CDR)：Currtent version and scoring rules，Neurology，1993，43：2412-2414

[22] Kluger A，Reisberg B，Ferris SH. Rating Scales. In：Burns A，Levy R eds. Dementia. London：Chapman & Hall，1994

[23] 盛建华. 阿尔茨海默病病理行为评分表信度和效度. 临床精神医学杂志，2001，11（2）：75-77

[24] Cumming JL. The Neuropsychiatric Inventory：assessing psychopathology in dementia patients. Neurology，1997，48：10-16

[25] Kaufer DL，Cummings JL，Ketchel P，et al. Validation of the NPI-Q：a brief clinical form of the Neuropsychiatric Inventory. J Neuropsychiatry Clin Neurosci，2000，12：233-239

[26] 伍力，王燕，李超，等. 简明神经精神量表（中文版）在老年痴呆患者中的信效度. 中国心理卫生杂志，2010，24：103-107

[27] 马万欣，王华丽，Cummings JL. 神经精神问卷知情者（中文版）的信效度. 中国心理卫生杂志，2010，24：338-342

[28] Hachinski VC，Lassen NA，Marshall J，et al. Multi-infarct dementia. A cause of mental deterioration in the elderly. Lancet，1974，2：207-210

[29] 樊彬，张明园，王征宇，等. 哈金斯基缺血指数在老年性痴呆和血管性痴呆鉴别中的应用. 上海精神医学，1989，7：131-135

第十三章　总评量表

第一节　概　述

　　总评量表，即以综合评定的方法，评定受检者的病情严重程度、功能水平、治疗效果或副反应情况。

　　多数的症状量表及功能量表，将症状或功能分解成若干方面或若干项目，逐一加以评定，然后累计成总分。然而，量表的内容毕竟有所限定，量表的项目也不可能无限增加，因而，难免会忽略了那些未能涉及的症状或项目。总评量表则可避免项目设定的局限性。

　　总体量表的评定，或是来源于临床医师的经验评估，如疗效评定时的显效、有效、稍有效、无效、恶化；或者借鉴日常评估的百分制法，如功能评估时常用最佳功能状态 100 分，全部功能丧失 0 分之类。方法简单，容易接受。只是要求评定员有一定临床经验，按照量表要求作规范化和标准化的评定。

　　总评量表，使用广泛。可以作为入组标准或一般资料的重要参数，在疗效评估中，常与较针对患者情况的症状量表配伍使用。

　　有些量表中，常将其最后一项，列为"严重度总评"，也采用总体评定的方式。另外，还有一些采取总评方式的量表，如用于痴呆的临床痴呆评定（CDR）和总体衰退量表（GDS）等。可参见相关专病量表章节。在功能大体评定量表基础上，发展而成的个体和社会功能量表（PSP），则在"社会和生活功能量表"章描述。本章则重点介绍在临床上最常用的大体评定量表（GAS）、由前者改编的功能大体评定量表（GAF）和临床疗效总评量表（CGI）。

第二节 大体评定量表 (GAS)

大体评定量表 (Global Assessment Scale，GAS) 在同类量表中，它是应用最广泛的一种。本文介绍的是美国国立精神卫生研究院 (NIMH) 的 1976 年 Spitzer 的版本。

【项目和评定标准】

GAS 只有一个项目，即病情概况，分成 (1～100) 100 个等级。评定时不但要考虑各类精神症状严重程度，而且还要考虑社会功能的水平。分数越低，病情愈重。1～10 分最重，指那些最危险、最严重、需要昼夜监护者，或者是一切生活均需他人照顾的患者；而 91～100 分则是最轻的，是指精神状态全然正常，社会适应能力极为良好，毫无人格缺陷，能应付各种困难处境者。

具体评定标准如下：

91～100 表示在各方面都有较高的活动能力。日常生活上的问题，从未有无法处理的情况；由于其热情和正直，别人都愿与之相处，没有症状。

81～90 表示在所有领域中都能良好活动，兴趣和社交好。一般而言对生活是满意的，至多也只有暂时性的症状发生，"日常的"担忧偶尔无法处理。

71～80 表示至多也只是活动能力有轻度的损害，有不同程度的"日常的"担忧及问题，有时无法处理。或有或无轻度的症状。

61～70 表示有一些轻度的症状（例如轻度抑郁或轻度失眠等），或者在几个活动领域中有一些困难，但是一般活动还是相当好的，有一些富有意义的人际关系，大多数未经训练的人不会认为他"有病"。

51～60 表示中等严重程度的症状，或者一般的活动有一些困难。例如：没有什么朋友，情感平淡，抑郁心境，病态的自我怀疑，欣快心情及言语滔滔不绝，中等严重的反社会行为等等。

41～50 表示有严重症状或者活动能力的损害。大多数临床医生认为，患者需要治疗或注意，例如：自杀先占状态或自杀姿态，严重强迫症状或表现，频繁的焦虑发作，严重的反社会行为，强迫性酗酒，肯定的中等度的躁狂症状等。

31～40 表示在好几个领域中有严重损害。诸如工作、家庭关系、判断、思考、心境（例如抑郁的妇女回避朋友，对家属不负责任，不能料理家务）、现实检验（例如幻觉或妄想）或交谈（如讲话总是含糊不清，不合逻辑或文不对题）等领域中有某些损害；或者出现自杀行为。

21～30表示几乎在所有领域中都不能正常活动（例如整天卧床不起）或者其行为受到妄想或幻觉的相当程度的影响；或者严重的损害，表现于交谈（如有时前后不连贯或没有回答）或判断（如其行为极为不适合）之中。

11～20表示需要某些监督管理，才能防止其自杀或伤人；或不能维持起码的个人卫生（如反复的自杀行为、频繁的暴力表现、躁狂性的激动、把粪便弄得一塌糊涂等）；或者有交谈方面的严重损害（如重度不连贯和缄默）。

1～10表示需要好多天持续不断的监督管理，才能防止自伤或伤人；或患者没有任何企图想要维持起码的卫生；或有严重的自杀行为，同时还清楚地表示非死不可。

【评定注意事项】

1. 患者的情况同时符合若干等级的评定标准时，按其最严重的等级评定。如某患者，有极轻度的抑郁，又有片断的妄想，按前者应评为61～70，若按后者（现实检验）应评为31～40，则应按后者评定。

2. 先按病情评出其大范围的等级，即是31～40，还是41～50。然后，再根据具体病情，评定在这一等级中偏重还是偏轻，给予具体评分，例如大类是31～40，病情在这一等级中偏重，则应评为32或33分。

3. GAS的评定需要相当的临床经验，因而一般由精神科医师，而且是主治该患者的医师作评定员。

4. 评定时间范围一般为：入组时，为入组前1周，以后为每2～6周评定1次。

由于GAS的适应对象颇广，对初学者而言，不易掌握，可参考表13-1以便检索。

表 13-1　　　　　　　　　　GAS 评分范围参考表

GAS 范围	精神分裂症	病 种 和 病 情			
		躁狂症	抑郁症	神经症	人格障碍
91～100	完全痊愈，社会适应良好				
81～90	痊愈，社会适应良好				
71～80	临床显效	临床显效	临床显效	极轻度	轻度
61～70	显效，无自知力	显效	极轻度	轻度	轻度
51～60	稍进步或轻度退缩	轻度	中度	中度	中度
41～50	进步或明显退缩	中度	中度	偏重	重度
31～40	精神症状或重度退缩	偏重	偏重	严重	极重
21～30	中度或偏重	严重	重度	极重	—
11～20	严重至要监护			—	—
1～10	极重需要持续监护			—	—

【统计指标】

GAS 只有一项变量，即量表分，根据此分进行统计分析。

【应用评价】

1. 评分员在经过训练后，评 GAS 可取得相当高的评分一致性。在一次全国性量表讲习班上 40 名评分员，对 8 例患者作 GAS 评定，统计 10 分大级的符合率为 88%，各评定员评分一致性相当高，Kappa＝0.30～0.89，多数在 0.70 以上，说明 GAS 信度良好。GAS 效度相当高，国外曾比较 33 例抑郁患者的病情严重程度（11 级评分）与 GAS 评定，$r=0.80$。

2. GAS 是一种十分简便的总体评定工具，在分析疗效时，往往同时应用 GAS 及有针对性的症状量表（如 BPRS，HAMD）等。前者反映病情总变化，后者反映靶症状群的改变，可作出较为全面的结论。有些研究者，喜欢以 GAS 作为入组标准之一，使样本更为一致。

3. 由于 GAS 是一种普遍接受的评定工具，因而在作其他量表的效度检验时，常以 GAS 作为平行效度检验的参照值，这是 GAS 的又一重要用途。我们对 100 例神经症性抑郁者的各量表结果间相关性进行评定，显示 GAS 和 HAMD 及 CES-D 结果呈高度负相关（$r=-0.62$ 和 -0.40），提示 GAS 的平行效度良好。

第三节　功能大体评定量表（GAF）

功能大体评定量表（Global Assessment Function，GAF）在 DSM - Ⅲ - R（1986）中作为轴 V 的评定工具，临床医生应用本量表在轴 V 中对受检者的心理、社会和职业功能做出判断。在 DSM - Ⅳ（1994）中，又作了些修改，本文介绍的是 DSM - Ⅳ 版本。实际上它是 GAS 的翻版，只做了一些不大的改动，可参见 GAS 节。

【项目和评定标准】

GAF 只有一个项目，即病情情况。分成（1～100）100 个等级。分数愈高，病情愈轻，评分参考标准原文如下。

假定精神疾病与健康属一连续过程，请评定当事人心理、社会、职业功能。请不要包括躯体问题（或环境所限）所致的功能损害。

91～100 表示在各方面都有较高的活动能力。日常生活上的问题，从未有过无法处理的情况，由于他/她的诸多良好品质，人们都愿与之相处。没有症状。

81～90 表示没有症状或症状极微（如临考前轻度焦虑），各方面功能均佳，对很多活动均有兴趣并能参加，社会能力强，对生活普遍满意，仅有一些日常小问题（如偶与家人争吵）。

71～80 表示如有症状，大多为时短暂且属于对心理社会刺激的必然反应（如与家人争吵后出现注意力不集中）。社会、职业或学习能力仅有轻微损害（如一时学业落后）。

61～70 表示存在轻度症状（如抑郁心境或轻度失眠）或是社交、职业或学习功能的某一方面有些困难（如偶有逃学或在家行窃），但是一般功能良好，保持着某些有意义的人际关系。

51～60 表示中度症状（如情感平淡，说话冗赘，偶有惊恐发作）或是社交、职业或学习能力中度损害（如几乎没有朋友，与同事冲突）。

41～50 表示严重症状（如自杀意念，严重的强迫性仪式动作，频繁行窃，或是社交职业或学习功能严重损害（如无朋友，不能工作）。

31～40 表示现实检验或语言交流有某些损害（如有时言语缺乏逻辑性，概念模糊或前后不连贯），或是工作、学习、家庭关系、判断、思维或心境的几方面严重损害（如抑郁者回避朋友，对家庭冷淡且不能工作；儿童常常欺侮较幼者、在家胆大妄为并逃学）。

21～30 表示行为明显受妄想或幻觉的影响或是言语交流或判断的严重损害（如有时思维破裂，行为明显不适切，自杀先占观念），或是几乎所有方面的功能丧失（如整日卧床，无工作、家庭或朋友）。

11～20 表示有伤害自己或他人的危险（如有不一定致死的自杀未遂行为，频繁暴力，躁狂性兴奋），或是有时不能维持起码的个人卫生（如便床、尿裤），或是言语交谈明显受损（如大多是思维破裂或缄默）。

1～10 表示持续存在严重的自伤或伤人的危险（如经常暴力），或是长期不能维持起码的个人卫生，或是有一旦成功定必致死的严重自杀行为。

【评定注意事项】

1. 功能大体评定不包括躯体问题或环境限制所致的功能损害。

2. GAS 应标明其评定的时间范围，如现时、入院时、出院时、过去 1 年中的最高情况等。

目前功能的评定大致反映当前治疗与照料的需要，过去一年最高功能水平的评定则有预后意义，因为一般在一次病后，个体至多只能恢复至病前原有的功能水平。

【统计指标】

GAF 只有一项统计量，即量表分，根据此进行统计分析。

【应用评价】

本量表作为 DSM-ⅢR 轴Ⅴ的评定工具，在美国广泛应用于临床。Goldman 等，在 GAF 的基础上，发展了社会和职业功能评定量表（Social and Occupational Functioning Assessment Scale，SOFAS），只取 GAF 的功能缺损部分，被 DSM-Ⅳ列为需加进一步研究章节。

第四节　临床疗效总评量表（CGI）

临床疗效总评量表（Clinical Global Impression，CGI），是一份总体评定量表。最先由 WHO 设计，用于 IPSS 研究，用以评定临床疗效。本文介绍是由美国 NIMH 修订的 1976 年版本。可适用于任何精神科治疗和研究对象。

【项目和评定标准】

本量表共分 SI、GI 和 EI 3 项，分述于下。

1. 病情严重程度（severity of illness，SI）　采用 0～7 分的 8 级记分法，根据具体患者的病情与同一研究的其他同类患者比较，作出评定：

0 表示无病。

1 表示基本无病。

2 表示极轻。

3 表示轻度。

4 表示中度。

5 表示偏重。

6 表示重度。

7 表示极重。

2. 疗效总评（global improvement，GI）　采用 0～7 分的 8 级记分法。根据被评者目前病情与入组时相比，作出评定。

0 表示未评。

1 表示显著进步。

2 表示进步。

3 表示稍进步。

4 表示无变化。

5 表示稍恶化。

6 表示恶化。

7 表示严重恶化。

3. 疗效指数（efficacy index，EI） 需综合治疗效果和治疗引起的不良反应等，给予评定。这里仅指所研究的治疗本身所产生的疗效和不良反应。疗效分 4 级：

4 表示"显效"，指症状完全或基本消失。

3 表示"有效"，指症状有肯定进步或部分症状消失。

2 表示"稍有效"，指症状略有减轻。

1 表示"无变化"或"恶化"，是指症状毫无减轻或恶化。

不良反应也分 4 级：

1 表示"无"，指没有不良反应。

2 表示"轻"，指有些不良反应，但并不影响患者的功能。

3 表示"中"，指不良反应明显影响患者功能。

4 表示"重"，指发生了严重的甚至危及患者安全的不良反应。

疗效指数（EI）= 疗效分/不良反应分。亦可根据患者的疗效和不良反应，先在表 13-2 相应格子中，圈出相应的编码，然后再根据表 13-3 折合成相应的疗效指数。

【评定注意事项】

1. GI 及 EI 则要将评定时间范围内的情况与入组时相比，然后作出评定。

2. 评定时间范围 一般为 2~4 周。

3. SI 的评定在 WHO 设计的老版本中，不分病种，不论研究对象的病情特征，而根据评定者的印象，把研究对象与一般精神病患者类比，作出判断。现介绍的版本，则根据和同类患者相比较，加以评定。例如研究对象是强迫症，则与强迫症患者相比较；研究对象为急性精神分裂症，则与急性精神分裂症相比较，评定具体患者的严重程度。

4. GI 是疗效总评，而 EI 也有疗效评定部分，二者有两点区别：第一，GI 评定疗效时，不论效果是否为研究的治疗所产生，一概包括在内；而 EI 只评定所研究的治疗之疗效。第二，GI 中疗效分 8 级；而 EI 中仅分 4 级。二者不要混淆。

5. 不良反应的有无和轻重，对 EI 的影响极大。在评定不良反应时，只评该治疗所引起者，而且标准从严掌握。

表 13-2　　　　　　　　　　　　疗效和不良反应编码表

疗　效	不良反应			
	无（1）	轻（2）	中（3）	重（4）
显效（4）	01	02	03	04
有效（3）	05	06	07	08
稍有效（2）	09	10	11	12
无效或恶化（1）	13	14	15	16

表 13-3　　　　　　　　　　　　编码与疗效指数对照表

编码	疗效指数	编码	疗效指数
01	4.00	09	2.00
02	2.00	10	1.00
03	1.33	11	0.67
04	1.00	12	0.50
05	3.00	13	1.00
06	1.50	14	0.50
07	1.00	15	0.33
08	0.75	16	0.25

【统计指标】

1. 单项分 SI（0～7），GI（0～7）。

2. 疗效指数 EI（0～4.00）。

在药理学研究中，疗效指数 1.0 以上者所研究的药物方有价值。

【应用评价】

1. CGI 评定简单，方便易行，经过简单训练和实践，便能掌握，并能取得良好的一致性。而且 CGI 评定，和一般临床惯用的判断方法相仿，其结果可以用显效、进步之类的常用术语来表达，也是其优点之一。事实上，在近年的研究中，CGI-SI 及 CGI-GI，用得非常普遍。而 EI 则综合了治疗所产生的正反两方面的作用，可以使我们更好地估价该治疗的意义。

2. CGI 中的 SI，还可用作其他量表效度检验的参照。近年，有些研究者将 SI 的用途加以扩展，如 SI 阳性症状，对精神分裂症的阳性症状严重度作总体评估，其评定方法则与上述相同。

（张明园）

参考文献

［1］Guy W. ECDEU Assessment Manual for Psychopharmacology. Rockville，1976，583 -585

［2］张明园. 大体评定量表（GAS）. 上海精神医学，1984，20：74 - 75

［3］吴文源，金华，张明园. 症状自评量表在神经症评定的应用. 中华神经精神科杂志，1986，19：291

［4］American Psychiatric Association. DSM-Ⅲ-R. Washington DC：APA，1986

［5］American Psychiatric Association. DSM-Ⅳ. Washington DC：APA，1994

［6］Goldman HH，Skodol AE，Lave TR. Revising axis V for DSM-Ⅳ：a review of measures of social functioning. Am J Psychiatry，1992，149：1148 - 1156

［7］Guy Co. ECDEU Assessment Manual for Psychopharmacology. Revised，1976，218 - 221

［8］吴文源. 临床疗效总评量表（CGI）. 上海精神医学，1984，2：76 - 77

第十四章　社会和生活功能量表

第一节　概　　述

许多精神疾病，特别是慢性精神疾病，常导致日常生活能力或社会适应功能的障碍，甚至产生不同程度的"精神残疾"。有关功能的评定，目前已成为精神医学评估的一个重要方面。它们反映了患者情况的一个侧面，在全面评估的多轴诊断系统中常列为诊断维度之一；在临床精神医学中，它们又是治疗和护理方案中应加以考虑的问题；在康复医学中，功能的恢复和再建更是重点；在老年精神医学中，功能缺损是重要的症状和诊断依据。

鉴于社会和生活功能的重要性，WHO 提出了和国际疾病分类（ICD）相平行的国际功能、残疾和健康分类（International Classification of Functioning，Disability and Health，ICF），更加推动了社会和生活功能评估工具的发展和研究。本领域涉及范围很广，有普适型的，也有用于专病的；有用于劳动能力、创伤程度鉴定的，也有用于护理康复的。近年，还有研究者发展了具测验性质的量表，如 UCSD 的基于操作的技能评估（UPSA），用以更客观准确地评估严重精神障碍患者的日常生活功能。

本章重点介绍 6 种有关评估量表：社会功能缺陷筛选量表（SDSS）主要用于社区精神患者，是我国现行的精神残疾的评定工具；日常生活能力量表（ADL）是一种通用的生活功能量表，不仅适合于精神患者，也可用于其他各类有生活功能缺损的人群；功能缺陷评定量表（WHO DAS Ⅱ）是一个新型功能与残疾评定工具，它基于国际分类系统，在概念上与国际功能、残疾、健康分类（ICF）密切联系，用于评定由健康状况导致的社会功能障碍，正被广泛用于医院、门诊和社区制定康复计划，将成为一个健康研究者和决策者的主要工具；席汉失能量表（SDS）主要用于测量患者的职业、社会以及家庭功能；功能活动调查表（FAQ）则主要用于早期发现痴呆患者；由大体评定量表发展而来的个体和社会功能量表（PSP）重点用于精神分裂症患者。

第二节 社会功能缺陷筛选量表（SDSS）

社会功能缺陷筛选量表（Social Disability Screening Schedule，SDSS），来源于 WHO 制定试用的功能缺陷评定量表（Disability Assessment Schedule，DAS）。我国十二地区精神疾病流行病学协作调查组根据 DAS 的主要部分翻译并修订，主要用于评定精神患者的社会功能缺陷程度。在许多社区精神医学的调查中，均应用 SDSS 作为评定工具。

【项目和评定标准】

SDSS 共包括 10 个项目（量表 14-1）。每项的评分为 0～2 分：0 分为无异常或仅有不引起抱怨或问题的极轻微缺陷；1 分为确有功能缺陷；2 分为严重的功能缺陷。各项目包括的内容和具体评分标准如下：

1. 职业和工作 指工作和职业活动的能力、质量和效率，遵守劳动纪律和规章制度，完成生产任务，在工作中与他人合作等。

1 表示水平明显下降，出现问题，或需减轻工作。

2 表示无法工作，或在工作中发生严重问题，可能或已经被处分。

2. 婚姻职能 仅评已婚者。指夫妻间相互交流，共同处理家务，对对方负责，相互间的爱、支持和鼓励对方。

1 表示有争吵，不交流，不支持，逃避责任。

2 表示经常争吵，完全不理对方，或夫妻关系濒于破裂。

3. 父母职能 仅评有子女者，指对子女的生活照顾，情感交流，共同活动，以及关心子女的健康和成长。

1 表示对子女不关心或缺乏兴趣。

2 表示根本不负责任，或不得不由别人替他照顾孩子。

4. 社会性退缩 指主动回避和他人交往。

1 表示有回避他人的情况，经说服仍可克服。

2 表示严重退缩，说服无效。

5. 家庭外的社会活动 指和其他家庭及社会的接触和活动，以及参加集体活动的情况。

1 分表示不参加某些应该且可能参加的社会活动。

2 分表示不参加任何社会活动。

6. 家庭内活动过少 指在家庭中不干事也不与人说话的情况。

1 分表示多数日子至少每天有 2 小时什么也不干。

...几乎整天什么也不干。

家庭职能　指日常家庭活动中应起的作用，如分担家务，参加家庭娱...，讨论家庭事务等。

1分表示不履行家庭义务，较少参加家庭活动。

2分表示几乎不参加家庭活动，不理家人。

8. 个人生活自理　指保持个人身体、衣饰、住处的整洁，大小便习惯，进食等。

1分表示生活自理差。

2分表示生活不能自理，影响自己和他人。

9. 对外界的兴趣和关心　了解和关心单位、周围、当地和全国的重要消息和新闻。

1分表示不大关心。

2分表示完全不闻不问。

10. 责任心和计划性　关心本人及家庭成员的进步，努力完成任务，发展新的兴趣或计划。

1分表示对进步和未来不关心。

2分表示完全不关心进步和未来，没有主动性，对未来不考虑。

【评定注意事项】

SDSS 主要用在社区中生活的精神患者，特别适合于慢性患者。评定的依据重点基于对知情人的询问。评定员以受过评定训练的专业人员担任。1次询问平均需时 5～8 分钟。有些受检者若干项目可能不适用，如未婚者的第 2 和第 3 项评定，可记（9），不计入总分。原规定评定时范围为最近 1 月。1次评定需 5～10 分钟。

【结果分析】

SDSS 的统计指标为总分和单项分。

我国十二地区精神疾病流行病学调查规定总分≥2 分，为有社会功能缺陷。我国残疾人抽样调查，也以上述分界值为精神残疾的标准。

【应用评价】

本量表信度良好，据流调协作组资料，经训练后的评定员，SDSS 的评定一致性为 85%～90%，Kappa 为 0.6～1.0。用以筛查精神疾病所致功能缺损，效度亦满意，以≥2 为分界值，精神病阳性者为 55.5%，神经症为 7.7%，正常人为 4%。患者组与 PSE 总分的相关系数为 0.72～0.83。

SDSS 不适合于住院期间的评定，因为它主要评定各种社会角色功能。

虽然它的主要用途是筛查，但也有应用 SDSS 作社区的治疗或康复效果的评价。但 SDSS 只分 3 级，而其原型 WHO/DAS 则分 6 级，这样难免会影响其反映疗效/变化的敏感度。

为了改进量表敏感度，近几年来国内有些学者致力于 SDSS 的修订工作，目前已有几种较好的修订 SDSS 版本面世，如于德祥等（1995 年）将 SDSS 的 10 个条目和 ADL 中的 10 个条目重新组建编制成修订版社会功能缺陷筛选量表（M-SDSS），共含 20 个条目 4 个因子（生活功能因子、家庭功能因子、工作功能因子、社交功能因子），为 5 级评分制，可行性研究发现具有良好的信度和效度，改成 1~5 级评分后，反映患者社会功能程度的灵敏性明显增高，具有良好的可理解性、可接受性和可操作性。

【量表表格】

量表 14 - 1　　　　　社会功能缺陷筛选量表（SDSS）*

指导语：以下是一些简单的问题，目的是了解某某（受检者）在家中和工作单位的一些情况，他（她）能不能做到他应该做的，在以下这些方面是否存在问题或困难。

		无缺陷	有些缺陷	严重缺陷	不适合
1	职业和工作	0	1	2	9
2	婚姻职能	0	1	2	9
3	父母职能	0	1	2	9
4	社会性退缩	0	1	2	9
5	家庭外的社会活动	0	1	2	9
6	家庭内活动过少	0	1	2	9
7	家庭职能	0	1	2	9
8	个人生活自理	0	1	2	9
9	对外界的兴趣和关心	0	1	2	9
10	责任心和计划性	0	1	2	9

第三节　日常生活能力量表（ADL）

日常生活能力量表（Activity of Daily Living Scale，ADL），版本很多，本节介绍由美国的 Lawton 氏和 Brody 制定于 1969 年的版本。经修正和扩充后的 ADL 分两大部分：躯体生活自理量表（Physical Self-maintenance Scale，PSMS）和工具性日常生活活动量表（Instrumental Activities of Daily

Living Scale，IADL）。其中，前者是维持躯体活动的基础，后者是维持社区活动的基础，如购物、打电话等。主要用于评定被试的日常生活能力，应用于慢性疾病患者和老年人。

【项目和评定标准】

ADL 共有 14 项（量表 14 - 2），包括两部分内容：一是躯体生活自理量表，共 6 项：上厕所、进食、穿衣、梳洗、行走和洗澡；二是工具性日常生活能力量表，共 8 项：打电话、购物、备餐、做家务、洗衣、使用交通工具、服药和自理经济。

评分分 4 级：

1 表示自己完全可以做。

2 表示有些困难。

3 表示需要帮助。

4 表示根本没办法做。

【评定注意事项】

评定时按表格逐项询问，如被试者因故不能回答或不能正确回答（如痴呆或失语），则可根据家属、护理人员等知情人的观察评定。

如果无从了解，或从未做过的项目，例如没有电话也从来不打电话，记（9），以后按研究规定处理。

【结果分析】

评定结果可按总分、分量表分和单项分进行分析。总分量低于 16 分，为完全正常，大于 16 分有不同程度的功能下降，最高 56 分。单项分 1 分为正常，2～4 分为功能下降。凡有 2 项或 2 项以上≥3，或总分≥22，为功能有明显障碍。

【应用评价】

1. ADL 的信度和效度　我们曾对 1178 例社区老人，在相隔 1 年的时间内，前后进行两次评定，其重测信度为 0.50（P＜0.001），5055 名社区老人的 ADL 和 MMSE 和 BDS 等认知功能检测工具比较，相关良好（r＝0.45 和 0.44）。

2. ADL 应用结果　在社区中随机抽样的 5252 例、平均年龄为 69.53±8.3 岁的老人（男 2264 例，女 2988 例）中进行调查，其总分为 18.5±5.5。

3. ADL 量表可作为 AD 筛查的辅助工具　吴传深等（2002）对 16448 名 50 岁以上人群进行阿尔茨海默病（AD）筛查，结果 16192 人完成 ADL，442

名阳性，107 名符合 DSM－Ⅳ关于 AD 的诊断，敏感度为 35％，特异度为 97.9％。

4. ADL 受多种因素影响，年龄，视、听或运动功能障碍，躯体疾病，情绪低落等，均影响日常生活功能。对 ADL 结果的解释应谨慎。

该量表项目细致，简明易懂，比较具体，便于询问。评定采用计分法，易于记录和统计，非专业人员亦容易掌握和使用。

【量表表格】

量表 14－2 　　　　　　　　　日常生活能力量表（ADL）

圈上最合适的情况										
1. 使用公共车辆	1	2	3	4	8. 梳头		1	2	3	4
2. 行走	1	2	3	4	9. 刷牙		1	2	3	4
3. 做饭菜	1	2	3	4	10. 洗澡		1	2	3	4
4. 做家务	1	2	3	4	11. 购物		1	2	3	4
5. 吃药	1	2	3	4	12. 定时上厕所		1	2	3	4
6. 吃饭	1	2	3	4	13. 打电话		1	2	3	4
7. 穿衣	1	2	3	4	14. 处理自己钱财		1	2	3	4

第四节　功能缺陷评定量表（WHO DAS－Ⅱ）

功能缺陷评定量表（Disability Assessment Schedule，DAS）最初发表于 1988 年，用于评定精神障碍患者的社会适应和行为功能缺陷程度。目前已出版第 2 版（WHO DAS－Ⅱ），该版本是由世界卫生组织（WHO）评价、分类、流行病学组制作完成的，与 WHO 功能、残疾评价及健康分类（ICF）相适应。WHO DAS－Ⅱ是一个总体健康状况测量工具，用于评定由健康状况导致的社会功能障碍，包括疾病、其他短期或长期的健康问题、外伤、精神及情感问题、酒精或药物导致的问题等。目前有几种版本：全结构化自我评定 12 个测题版和 36 个测题版；全结构化调查者评定 12 项、36 项和 12＋24 项测题 3 种版本；以及全结构化代理版。

【项目和评定标准】

WHO DAS－Ⅱ最初版本是一个充分结构化的由 36 个项目构成、由调查

315

者执行的评定工具。它评定最近 30 天中健康状况影响致生活的困难及功能受限情况，从以下 6 个维度进行考察：

1. 与世界的理解与交流（认知）。

2. 在周围移动（运动能力）。

3. 自理（个人卫生、衣着、饮食和独处）。

4. 与人相处（人际互动）。

5. 生活活动（家庭责任、休闲和工作）。

6. 参与社会（参加社区活动）。

每个项目评分分 5 级：

1 表示无功能缺陷。

2 表示轻微功能缺陷。

3 表示中度功能缺陷。

4 表示严重的功能缺陷。

5 表示极重的功能缺陷或无法完成测试。

各项结果总和计算一个总分。

【评定注意事项】

此套评定需经专业培训，包括对 WHO DAS‐Ⅱ 访谈者训练手册及访谈指南使用的系统培训，要求较高，其配套的计算机版本是用于通过计算机辅助来完成数据输入。

【结果分析】

本量表给出的是一个从 0～100 的总分，0 分代表无功能损害，100 分代表受损最重。目前该量表尚无国内常模，原版经过大量的现场测试，认为平均分达到 32.07～39.48 分可认为有功能障碍。有学者指出仅一个总分评定不能具体反映出该量表 6 个维度的实际功能情况，故根据得分采用规则解释性的分类学原则（clustering based on rules，CLBR）细分出与 6 个功能维度相应的 4 种功能障碍类型：

1. 低分组　平均分低于 6.08，表示自主功能良好，没有躯体和精神障碍。

2. 中间组Ⅰ　在躯体和精神方面存在有中度损害，患者在认知方面受损较明显，日常活动方面损害较轻。

3. 中间组Ⅱ　有中等度的躯体损害（个人卫生、穿衣方面困难），无精神、情感问题。

4. 高分组　严重躯体和精神障碍。

【应用评价】

1999 年末，WHO DAS-Ⅱ这一版本在 14 个国家 16 个中心进行了信度效度测试，2000 年又在全世界范围内进行了干预变化的敏感性及预期效度测试，广泛的现场试验结果证实它具有稳定的心理测量特性，与其他评定工具和行为测定之间有良好的信度和内敛效度，并对干预导致的变化敏感，与健康状况改变相关；对 6 个维度项目结构变量使用项目反应理论分析显示有较高的区分度，有良好重测信度（Kappa＝0.65～0.78）。WHO DAS-Ⅱ的不同维度也显示，与其评定工具如 SF12 和 36、伦敦残疾量表和 WHO QOL 相应维度的适度相关性。

WHO DAS-Ⅱ应用范围十分广泛，与其他残疾和健康评定工具相比，目前具有较大优势，是仅有的被证明具有跨文化可适用性的评定工具。它可用于多种疾病如肌肉骨骼系统疾患、内科疾病、中风、乳腺癌、抑郁症、慢性精神病患者的功能和残疾评价；用于判断出院患者可立刻回家还是需要进一步治疗；说明体育增强体能的潜在作用；调查老年抑郁症患者的复发；残疾主观感受能否预测康复计划的失败；调查精神疾病可能的基因作用等。

WHO DAS-Ⅱ既可单独使用，也可与其他评定工具联合使用，并可使用任何版本。

第五节　席汉失能量表（SDS）

席汉失能量表（Sheehan Disability Scale，SDS）是由美国南佛罗里达州大学精神病研究所 David Sheehan 医师于 1983 年设计的，主要用于评定焦虑障碍患者的职业、社会以及家庭功能受损程度。该量表已广泛用于精神药理学的随机对照实验研究，尤其是惊恐障碍的研究中。

【项目和评定标准】

该量表由 3 个自评项目组成（量表 14-3），分别评定工作、社会生活/闲暇活动、家庭生活/家庭责任 3 个方面的功能情况。每个项目均为 0～10 分11 级评分制，1～3 分表示轻度受损，4～6 分提示中度受损，5～9 分为显著受损，10 分表示极重；也可将 3 个项目相加，制成一个测定总体功能缺陷的二维评价工具，评分在 0 至 30 分之间，0 分代表无损害，30 分表示严重受损。

317

【评定注意事项】

评定时，必须在同一时间完成 3 个项目的测定，每 1 项目只能选择 1 个得分，不可重复选择；如被试无法完成，也可由评定者进行他评。

【结果分析】

每个项目评定分数≥5 表示有显著的功能受损。

【应用评价】

1. SDS 具有较高的心理测量特性

(1) 信度：在对 1001 名基层医疗机构的患者进行的一项研究中，发现 SDS 3 个量表项目的内在关联度较高（工作和家庭功能评定关联度为 0.7，工作和社交活动关联度为 0.72，家庭和社交功能关联度为 0.79），量表的内在一致性高，Kappa＝0.89。

(2) 效度：结构效度研究发现 80％以上的精神障碍患者 SDS 分数增高，这其中将近 50％至少患有一种精神障碍。同时，罹患以下 6 种精神疾病之一者（酒依赖，药物依赖，广泛性焦虑障碍，重性抑郁，强迫症，惊恐障碍），SDS 分数显著高于无此相关障碍者；对于报告有"与伙伴相处时存在问题"的被试者家庭功能缺陷分及总分高于对照，同样地，报告有"近期由于感情问题失业"者其工作缺陷分及总分显著增高；SDS 得分偏高（≥5）者患精神障碍的风险增高，其预测精神病性障碍的敏感度为 0.83，特异性为 0.69，阳性预期值为 0.47，阴性预期值为 0.92。

2. SDS 临床应用评价　该量表内容直观、结构简单，不需评定手册，可操作性好，既可用来评定住院患者，也可用于评定门诊患者；可以自评，也可由临床医师来评定，花费时间少，通常 1～2 分钟内即可完成。

SDS 主要用于精神障碍患者的治疗效果评价研究，反映对治疗的敏感程度，也用于在基层医疗机构中对精神障碍及与精神卫生相关的功能缺陷的筛选、识别，以便对筛查可疑者进行进一步详细的诊断及精神健康评价。但它只作为症状评定的辅助工具，不能作为临床研究中的诊断依据。

该量表存在的不足之处是量表 3 个测评项目的内在关联度相当高（均≥0.70），因此它作为评价被试的综合功能状况时，其应用价值受限；另一不足是对于那些没有工作的被试者来说（例如退休老年人），工作这一项目领域的评定就不再适用。

本量表的英语略写为 SDS，和 Zung 抑郁自评量表的略语相同，应注意不要混淆。

量表 14-3 　　　　　　　　　　席汉失能量表

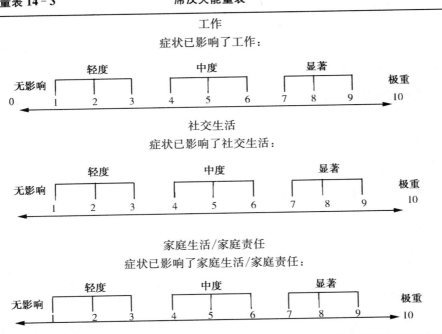

第六节　功能活动调查表（FAQ）

Pfeffer 的功能活动调查表（Functional Activities Questionnaire，FAQ），又称 Pfeffer 门诊患者功能缺损调查表（POD），编制于 1982 年，目的是更好地发现和评价那类功能障碍不太严重的老年患者，即早期或轻度痴呆患者。该调查表常在社区调查或门诊工作中应用。

【项目和评定标准】

FAQ 有 10 项（量表 14-4），包括：①支票平衡。②填写表格。③自行购物。④技巧性活动。⑤使用炉子。⑥准备饭菜。⑦新鲜事物了解。⑧注意和理解。⑨遵守约定。⑩独自外出。共 10 项问题组成。1980 年代，我们曾根据我国当时的实际情况，将以上①、②内容修改为票证使用及票据支付，评定由访问员或被试者家庭完成。

评分采用 0~2 的三级评分法：

0 表示没有任何困难，能独立完成，不需要他人指导或帮助。

1 表示有些困难，需要他人指导或帮助。

2 表示本人无法完成，完全或几乎完全由他人代替完成。

如项目不适用，如老人一向不从事这项活动，记⑨，不计入总分。项目内容及提示，详见记录单。

【评定注意事项】

评定时，每一道问题只能选择一个评定，不要重复评定，也不要遗漏。作出最合适地反映老人活动能力的评分。如被试者无法完成或不能正确回答问题，应向了解被试者情况的知情者询问。一次评定仅需 5 分钟。

【统计指标和结果分析】

FAQ 只有两项统计指标：总分（0~20）和单项分（0~2）。

临界值：FAQ 总分≥5，或有 2 个或 2 个以上单项功能丧失（2 分），或 1 项功能丧失，2 项以上有功能缺损（1 分）。

【应用评价】

1. FAQ 的内容，虽然也包括了部分生活自理能力，但更偏重于社会适应能力，后者对于老人能否在社会上独立生活，至关重要。本量表是按西方国家的社会标准设计的，经修改后也适用于我国。各单项中，除技巧性活动项（如画图、打牌、工艺活动等），不适合率较高（38.8%）外，其余项目的适合率在 90% 以上，属较好的社会功能量表。内容具体，评分标准明确，操作也较简单。

2. 量表作者报告本量表信度和效度良好，我们曾将 FAQ 和简易智力状态检查（MMSE），Blessed 痴呆量表（BDS），长谷川痴呆量表（HDS）及日常生活功能量表（ADL）的结果进行相关分析，rs 分别为 0.66、0.54、0.38 和 0.61，均显示有较好的相关性，P 值＜0.001。

3. 应用前述分界值，我们在 637 名社区老人中，检出 216 例阳性者，进一步检查发现 120 例为符合 DSM-Ⅲ标准的痴呆。FAQ 用作痴呆检测时，敏感性为 91%，特异性为 81%，有效性 83%，阳性似然比 5.1，阴性似然比 7.7。和类似工具相比较，具良好的敏感性、特异性和有效性。即 FAQ 是一个简便的且有可能早期发现轻性病例的工具。

4. FAQ≥5，并不等于痴呆，仅说明社会功能有问题，尚须临床进一步确定这类损害是原有的，还是新近发生的；是因智力减退还是另有原因，如年龄、视力缺陷、情绪抑郁和运动功能障碍等。

5. FAQ 除了主要用于筛查和发现早期痴呆患者之外，也可用于观察及评估老年慢性精神分裂症患者的社会生活能力。有研究调查老年慢性精神分裂症住院患者 85 例，发现 FAQ 各项目的功能下降发生率为 70%～84%，远高于年龄、教育程度相仿的社区正常老人（8.1%～29.7%），并与社区调查中的痴呆组 FAQ 各项功能下降发生率（46.2%～84.1%）相仿，提示 FAQ 亦可作为制定精神分裂症康复措施及评定疗效时的一个参考指标。

【量表表格】

量表 14 - 4   **POD 量表记录单***

---

* 说明：上面列举了 10 项活动，每项活动的评定分成以下几个等级：

0. 任何困难，能独立完成，不需他人指导或帮助；

1. 有些困难需要他人指导或帮助；

2. 老人本人无法完全完成，或几乎完全由他人代替完成；

9. 不适用，如老人一向不从事这项活动。

请仔细地阅读（读出问题），并按老人的情况，作出最能合适地反映老人活动能力的评定，每一道问题只能选择一个评定，不要重复评定，也不要遗漏。

1. 使用各种票证（正确的使用，不过期）	0 1 2 9
2. 按时支付各种票据（如房租、水电费等）	0 1 2 9
3. 自行购物（如购买衣、食及家庭用品）	0 1 2 9
4. 参加需技巧性的游戏或活动（如：打扑克、下棋、打麻将、绘画、摄影、集邮、书法、木工）	0 1 2 9
5. 使用炉子（包括生炉子、熄灭炉子）	0 1 2 9
6. 准备和烧一顿饭菜（有饭、菜、汤）	0 1 2 9
7. 关心和了解新鲜事物（国家大事或邻居中发生的重要事情）	0 1 2 9
8. 持续一小时以上注意力集中地看电视或小说，或收听收音机并能理解、评论或讨论其内容	0 1 2 9
9. 记得重要的约定（如领退休金、朋友约会、家庭事务、领送幼儿等）	0 1 2 9
10. 独自外出活动或走亲访友（指较远距离、如相当于三站公共车辆的距离）	0 1 2 9

    适用项目：

    总分□□

    资料可靠性：1. 可靠   2. 基本可靠   3. 不太可靠

第七节　个人和社会功能量表（PSP）

个人和社会功能量表（the Personal and Social Performance scale，PSP）是由 Morosini 等（2000）制订的一个评估患者社会功能的量表。Morosini 早期为一项精神康复计划，设计了成套"技能评定和目标计划（SAOP）"，在这个成套工具中，Morosini 比较了多个专业人员用于评定患者功能的工具后，以 SOFAS 为模板，发展了在格式上相似但不同于 SOFAS 的 PSP。其目的是希望能够很好地反应患者的社会功能而较少受疾病症状的影响，能测量和区分不同方面的功能，能涵盖评定功能损害程度时需要考虑的行为方面的特殊标准并且使用方便。使用时与 SOFAS 主要的区别是 PSP 不是直接做总分评定，而是分成 4 个维度分别评定后，再综合得出总评分。

【项目和评定标准】

PSP 有 4 个维度，1 个总分。这 4 个维度分别评估患者 4 个方面的功能：
1. 社会中有用的活动，包括工作和学习。
2. 个人和社会关系。
3. 自我照料。
4. 干扰和攻击行为。

其中 1～3 项（社会中有用的活动；个人和社会关系；自我照料）的评定标准如下：

无：完全正常。

轻度：只有非常熟悉受试者的人才能觉察到某方面的困难。

中度：所有的人都能觉察到受试者有某方面的困难，但是按照其社会文化背景、年龄、性别和受教育水平，该困难并未造成受试者在某方面功能的实质性下降。

偏重：其困难严重干扰某方面的功能，但是在没有专业人员*或社会帮助的情况下受试者仍然能够做一些事情，尽管做得不充分或只是偶尔能做；若得到他人帮助，受试者仍可达到以前的功能水平。

重度：若没有专业人员*的帮助，其困难使受试者无法进行某方面的任何功能；或者导致受试者具有破坏性，但不危及生命。

极重：严重的损害和困难，危及受试者生命。

注：*指精神卫生专业人员，如精神科医师、护士、康复师、心理师、社工等。

4 项（干扰和攻击行为）的评定标准：

322

无：完全正常。

轻度：轻度无礼，不太符合社会规范的行为，或因琐事而抱怨。

中度：不符合社会规范的行为，如说话声音太大，或与他人说话时显得过于近乎，或进食方式不合礼仪。

偏重：当众侮辱他人，损坏物品，经常出现不符合社会规范但非危险性的行为（如当众脱光衣服或小便），该行为非偶然的。

重度：经常有言语威胁或经常有身体攻击，但非蓄意也没有造成严重伤害的可能性，该行为非偶然的。

极重：经常出现攻击行为，欲造成或者很可能导致严重伤害，该行为非偶然的

说明：如果只是"偶然"而不是"非偶然的"出现攻击行为，评分时减一级。

"非偶然的"定义为1个月内出现3次以上相关行为，或虽少于3次但评估者根据目前情境与过去表现认为未来有再次出现的危险性。

分别完成1～4个维度评定后，填入下表：

	无	轻度	中度	偏重	重度	极重
1. 社会中有用的活动						
2. 个人和社会关系						
3. 自我照料						
4. 干扰和攻击行为						

在此基础上，综合4个维度的评定结果，根据以下标准评估PSP总分。

100～91表示全部4个维度的功能均优异。受试者因良好的品质而得到高度评价，能够充分地应对生活问题，参与广泛的兴趣活动。

90～81表示全部4个维度的功能良好，只有常见的问题和困难。

80～71表示1～3维度中1个或多个存在轻度困难。

70～61表示1～3维度中1个或多个存在中度但不偏重的困难，或者4维度存在轻度困难。

60～51表示1～3维度之一存在偏重的困难，或者4维度存在中度困难。

50～41表示1～3维度中2个或3个存在偏重的困难，或者一个领域存在重度困难，4维度存在或不存在中度困难。

40～31表示1～3维度中之一存在重度的困难且至少一项存在偏重困难，或者4维度存在偏重困难。

30～21表示1～3维度中有2个存在重度的困难，或者4维度存在重度困难，伴或不伴1～3维度的损害。

20～11表示所有1～4维度均存在重度困难，或者4维度存在极重度困

难，伴或不伴整个 1~3 维度的损害。若患者对外界刺激有反应，建议评分为 20~16；若没有反应，建议评分为 15~11。

10~1 表示基本功能缺乏自主性，伴有极端的行为，但是没有生命危险，评分 6~10；或有生命危险，如因营养不良、脱水、感染、不能识别明显危险的环境引起的死亡危险，评分 5~1。

【评定注意事项】

PSP 的评定过程，大概可分成 4 步。

第一步，收集信息，做量表检查。了解在他所生活的环境中，他能做什么或可能做什么，是否需要或是否有人帮助或督促。只有当某些活动在他所生活的环境中不可能做时，才考虑在不同的环境中他可能会做什么。如一个从初中起因病退学的学生，现已过了接受基本教育的年龄，即在他现在的生活环境中，不可能再返回中学就学，也未就业。评估"工作中有用的活动"项中学习和工作功能时，可考虑根据他所处的环境，他可能会做什么。信息来源包括患者、知情人或照料者、其他精神卫生专业人员、量表检查和观察所得。由于精神分裂症患者常有自知力缺失，病情严重时或伴有夸大妄想时，患者可能对自己的功能评估欠客观。这种情况下需要特别询问家属或其他照料者。当患者和知情人提供的信息不一致时，专业检查者应在分别访谈的基础上综合评估。根据患者的病情严重程度和自知力，判断患者信息的可信度有多少。

访谈时，需注意保持良好的医患关系。提问可根据患者所处的生活和工作环境调整，以开放式或半开放式提问为主，给对方一定阐述和扩充的时间。资料收集或访谈的内容不仅要涉及需要评估的 4 个维度，更要具体了解第二步评估时需要的所有详细信息，如每个维度下所包括的多个内容，以及区分不同评分等级的关键点等。Bethanne Friedmann 等为了指导 PSP 检查并提高评定结果的一致性，为 PSP 制订了结构式检查提纲。我国 PSP 研究组在此基础上，根据中国的社会文化背景，做了调整和补充，附录于后。

评定的时间范围一般为最近 1 个月，也可根据需要另行规定，如最近 1 周。依据评定时间范围内最差时的功能状况评。如果患者正在发生，或刚刚发生了严重事件，则要分开询问严重事件发生期间和事件发生前 1 个月的功能状态，分别评估两个时段的 PSP。

第二步，根据上述无-极重的评分标准，将 1~4 个维度逐个评分。尽管本量表 4 个维度有具体的评分标准，但是对于每一项需要评估哪些方面并未明确界定。因此，评定时每个维度下需要了解多个方面，在评定时一并考虑，以确保资料的完整性和准确性。下面各维度下包括的几个方面供参考，应根据患者的实际情况有所侧重或增减。

1. 社会中有用的活动　包括工作、学习和其他各种有用的社会活动，如

324

做家务、做志愿服务、修理东西或修整园林等有用的爱好。

2. 个人和社会关系　包括与合伙人的关系、恋爱关系、家庭成员间的关系和社会关系等。

3. 自我照料　包括个人卫生、生活起居、穿着打扮等。

4. 干扰和攻击行为　包括扰乱环境、与社会格格不入、给自己或他人带来麻烦或伤害的行为。

评定维度1、2和3时，并不是综合该维度下的各个方面功能，而是看那些做得比较好的方面，在评定时间段（如最近1个月）内差到什么状态来评。

维度4有独立的评分标准，与前面维度1、2和3不同。评定维度4时，如果患者只是"偶尔"才出现干扰或攻击行为，则评分时，可以减轻一级，如从"重度"改为"偏重"。所谓"偶尔"，指在评定时间范围内仅发生过1～2次，并且专业人员或照料者认为在未来6个月内可能不会再发生。如果造成了只有条件许可就应该急诊处理的受伤/伤害，必须评为"重度"。

本量表中，该条目的评定最困难，原因有二：一是该条目受到文化习俗影响较大，特别是"社会规范的行为"，可能在不同的文化背景下有不同的界定；二是该条目受症状影响较大，有时与症状难以区别。另外该条目也是对总分贡献最大的条目。因此在每次一致性评定中，争执也最多。

PSP强调的是社会功能，不评估自杀行为或自杀危险，除非自杀观念引起社会功能下降。

第三步，根据这4个维度的评估结果、大致功能水平分层和PSP评分标准，确定一个总分等级。

通常来讲，健康人在一些情况下也会出现轻度困难，不见得就是100分；30分以下者，则代表患者严重功能损害，甚至会出现生命危险，需要特别监护。精神分裂症患者的社会功能损害多数情况下在31～70分之间。如果恢复得很好，仅有轻度困难，则可评到71～100分。根据国外平行效度研究报告，稳定期的精神分裂症患者CGI在轻度到中度（3～4分）时，PSP在61～70的范围，CGI在中度到重度（4～6分）时，PSP在50～60分的范围。急性期住院患者大概在50分以下。我国前期测试结果提示，PANSS≥70分的患者组，PSP的得分多数在20～40分之间；PANSS＜70的，PSP总分一般在40～70分之间。

第四步，再根据患者的具体情况和细节，在该等级范围的10分内调节。如果评定者认为患者功能在某等级水平较好，可以给予尾数为5以上的分数，如果在这一等级水平较差，可以给予尾数为5以下的评分。有些方面在4个维度中没有包括进去，如对疾病的自我管理、注意身体健康、对社会、政治或体育等感兴趣并知道这方面的新闻、会很好地利用电话、会使用一些设备和工具、旅行等，也可以在这里一并考虑进去，在10分的档次内调整。

【结果分析】

PSP 是个 1～100 分的单项评定量表，分为相等的 10 个等级列于上表，从功能良好乃至优秀（91～100 分）到完全丧失社会功能并有危险性（1～10）均可适用。总分越高，指患者的人际社会功能越好。根据功能水平，总评分大致分为 3 个层次：

71～100 分：表示仅有轻度困难。

31～70 分：表示有不同程度的残疾。

30～0 分：表示功能极差，患者需要加强支持或密切监护。

【应用评价】

PSP 自 2000 年问世后，已经逐渐广泛用于临床研究和临床实践。国外研究结果显示该量表与 GAF 和 SOFAS 相比，有明确的评定维度和分级评定标准，提高了可操作性。量表操作简单，适合经过短期培训的各种专业背景从事康复功能的人员使用。在急性精神分裂症和稳定期精神分裂症患者中的应用发现，PSP 是一个方便和敏感的评估精神分裂症患者社会职业和人际功能的有用工具（Patrick，2007；Henry Nasrallah，2008）。患者人际社会功能损害的评估结果与其临床症状严重度显著相关，随着治疗，症状改善，人际和社会功能有一定的提高，因此精神分裂症患者急性期、稳定期和康复期均适合使用。

在德国的一项 PSP 研究报告（Georg Juckel，2008），研究者之间和重测一致性均较好，α＝0.64－0.84，并且与 GAF，Mini-ICF-P 表现出较好的相关性，病情越严重的患者（PANSS 评分较高的患者），PSP 评分越低。

该量表自 2005 年首次引进中国（中文版），用于药物临床试验中的社会功能评估。初步信度和效度分析显示量表内部一致性 Cronbach α 为 0.79（如果剔除第 4 项，α 系数则提高至 0.84）。研究者间一致性和重测信度较高（α＝0.65－0.84）。我国舒良、司天梅等在北京组织了中文版 PSP 的测试研究，收集了符合 ICD-10 诊断标准的精神分裂症患者 165 例进行研究，并评估急性期患者治疗 8 周后的个人和社会功能随病情的变化情况。测得量表内部一致性 Cronbach alpha 系数 0.84。研究者之间经过培训可以达到很好的一致性，总分与 PANSS 总分呈负相关，即社会功能与疾病严重度显著相关。经过 8 周药物治疗有效的患者（有效定义为 PANSS 减分率≥50%），PSP 总分平均增加 21.2±10.3，8 周治疗疗效不明显的患者（PANSS 减分率＜50%），PSP 总分增加不明显（10.5±14.9）。提示该量表对病情变化的敏感性。随后，我国专门成立了 PSP 量表研究协作组，在全国 6 个精神卫生中心中收集符合 DSM-Ⅳ或诊断标准的 300 例精神分裂症患者进行 PSP 测试，其中住院 90 例，门诊 210 例。完成了 42 例联合评定和 41 例重测试验。结果得出 PSP 中文版的内部一致性 Cronbach a 系数为 0.81，PSP 中文版总分研究者之间的一致性（ICC＝0.94）和重测一致性（ICC＝0.89）均较好，总分与 GAF 评分具有良好的相关性（r＝0.91），与 PANSS 总分呈负相关，具有显著统计学意义（r＝－0.62）。协作组同时也做了一部分抑郁症患者的 PSP 评估，测试结果除了第 4 项外，与用于精神分裂症患者的测试结果相仿。

　　研究发现，PSP 中文版是一个操作简单、稳定性高的评估工具，和病情处于发作期及波动期的病例相比，PSP 中文版用于精神分裂症稳定期患者的性能更好，量表中 4 维度（冲动和攻击行为）占整个量表的权重较大，适合病情严重者。在应用过程中，也发现该量表的局限性：

　　1. 本量表的检查项目、检查方法、信息提供者以及等级划分比较机械、只是根据检查当时的情况进行横断面评估。

　　2. 由于未评估患者的自知力，对于病情较重、自知力缺损的患者，结果的可靠性，尚需要结合对照料者的访视进行评估。建议在实际操作时，应先进行严格的评定者间一致性培训。

（陆　峥　朱俊娟　何燕玲）

参考文献

[1] World Health Organization. International Classification of Functioning and Health. Geneva：World Health Organization，2001

[2] 范文可，胡永善. 日常生活活动能力评定的研究进展. 中华物理医学与康复杂志，2008，30：126－129

[3] 胡拾妮，高北陵. 精神障碍患者社会能力缺损程度评定方法. 精神医学杂志，2010，23：78－80

[4] Patterson TL，Goldman S，McKibbin CL，et al. UCSD Performance-Based Skills Assessment：development of a new measure of everyday functioning for severely mentally ill adults. Schizophrenia Bulletin，2001，27：235－245

[5] World Health Organization. WHO Psychiatric Disability Assessment Schedule（DAS/WHO）. Geneva：WHO，1988

[6] 《调查手册》编写委员会. 精神疾病流行学调查手册. 北京：人民卫生出版社，1985

[7] 许昌麟，等. 社会功能缺陷筛选量表评定资料分析. 中华神经精神科杂志，1986，19：92－96

[8] 于德祥，林功正，贾克生，等. 用 M-SDSS 评定社区精神分裂症的可行性研究. 中国社会医学，1995，6（61）：41－43

[9] Lawton MP，Brody EM. Assessment of older people：self-maintaining and instrumen-

tal activities of daily living. Gerontologist，1969，9：179-186

[10] 何燕玲. 老年人日常生活活动功能的评定. 老年学杂志，1990，10：266-268

[11] 吴传深，周东丰，Como P，等. 中国版简易精神状态检查表在中国农村地区的适用性. 中国心理卫生杂志，2002，16（4）：242-245

[12] http：//www. who. int/icidh/whodas/versionsof WHO DAS-Ⅱ. html

[13] 张爱民，蔡飞鸣，鲁玉红，等. 世界卫生组织残疾评定项目及其与《国际功能、残疾和健康分类》的关系. 中国康复理论与实践，2003，9（1）：15-17

[14] Stucki G. Evaluation of the World Health Organization Disability Assessment Schedule Ⅱ（WHO DAS Ⅱ）-German Version. http：//edoc. ub. uni-muenchen. de/archive

[15] Chopra PK，Couper JW，Herrman H. The assessment of patients with long-term psychotic disorders：application of the WHO Disability Assessment Schedule Ⅱ. Aust N Z J Psychiatry，2004，38（9）：753-759

[16] Roberta Annicchiarico. New methodology for disability assessment：analysis of WHO-Disability Assessment Schedule Ⅱ with clustering based on rules. AI Communications，2003，（16）：213-215

[17] Sajatovic M，Ramirez LF. Rating scales in mental health. Hudson，OH：Lexi-Comp. 2001

[18] American Psychiatric Association：Handbook of psychiatric measures. Washington，DC：APA，2000

[19] Pfeffer RI，Kurosaki TT，Harrah CH Jr，et al. Measurement of functional activities in older adults in the community. J Gerontol，1982，37：323-329

[20] 陆峥，姚存德，邬松泉，等. PFEFFER 量表在痴呆流行学调查中的应用. 实用老年医学，1991，5：18-20

[21] 康伟民，郭起浩，金通观，等. 精神活动功能问卷的应用——阿尔茨海默患者与老年慢性精神分裂症患者的对照. 上海精神医学，1997，新9（2）：95-98

[22] Morosini P.，Magliano L.，Brambilla L.，Ugolini S.，Pioli R. Development，reliability and acceptability of a new version of the DSM-Ⅳ Social and Occupational Functioning Assessment Scale（SOFAS）to assess routine social functioning. Acta Psychiatrica Scandinavica，2000（101）：323-329

[23] Georg Juckel，Daniela Schaub，Nina Fuchs，Ute Naumann，Idun Uhl，Henning Witthaus，Ludger Hargarter，Hans-Werner Bierhoff，Martin Brüne. Validation of the Personal and Social Performance（PSP）Scale in a German sample of acutely ill patients with Schizophrenia. Schizophrenia Research，2008（104）：287-293

[24] Henry Nasrallah，Pierluigi Morosini，Dennis D. Gagnon. Reliability，validity and ability to detect change of the personal and social performance scale in patients with stable schizophrenia. Psychiatry Research，2008（161）：213-224

[25] 司天梅，舒良，田成华，等. 个体好社会功能量表中文版在精神分裂症患者中的信效度. 中国心理卫生杂志，2009，23（11）：790-794

[26] 乔颖，何燕玲，张明园，等. 2010 年 WPA 北京大会论文集

第十五章　生命质量评定量表

第一节　概　　述

精神障碍患者的病死率较低但病程较长、复发率较高，对其生命质量造成较大的影响。因此，如何对精神障碍患者生命质量（quality of life），或称生存质量、生活品质、生活质量，进行全面评估和科学干预，一直是医学和公共卫生领域的研究内容。

健康相关生命质量（health-related quality of life，HRQOL）简称生命质量，是指个体或团体在一段时间内或随时间而变化的躯体和精神健康感。生命质量包含着 3 个层次：第一层次，维持个体生存、保持躯体完好、消除病痛以及为维持生存所需的基本功能，即生存层次；第二层次，包含人类对其生活的自然、社会条件以及其自身状况的主观满意度评价，即生活（态度）层次；第三层次，包含了人类对自身价值的实现、自我实现的认知和对社会的责任和义务，即生命意义层次。一般认为健康相关生命质量应由几个大的领域构成，至少包括躯体功能、心理功能、社会功能和物质条件 4 个领域。其中，躯体功能：包括精力、睡眠、感官功能、性功能、躯体不适感等；心理功能：包括情感、认知、自我评价等；社会功能：分社会角色功能与社会交往功能两个维度；物质生活条件：包括收入、住房、社会服务（如就医、就业、受教育、娱乐）、生活环境和社会秩序等。它们的定性及定量测量则从个体的生理、心理和社会三方面进行状态评估。生命质量受多种因素影响，且缺少"金标准"。因此，各种特殊群体的生命质量评估，但很难制定稳定的或十分准确的常模。研究中采用对照组或研究群体自身前后对照的方法来评估生活质量的特点与变化最为适宜。

用 HRQOL 测量慢性病对患者日常生活的影响，测量多种障碍、短期和长期残疾、不同人群的疾病状态或其影响，追踪不同人群的生命质量从而能够识别靶目标人群，指导制定相关政策或干预以提高人群健康。目前在国际上 HRQOL 指标已成为全面评价疾病对人类造成的生理、心理和社会适应等方面影响不可分割的一部分，被广泛用于癌症、慢性病（如精神障碍）及某些特殊人群（如老年人）的测评，是临床结局研究的重要组成部分之一，为治疗方法或干预措施的筛选、卫生资源分配的决策等提供综合客观依据。

生命质量量表包括通用生命质量量表和专用生命质量量表两大类。通用生命质量量表可以适用于不同种类的疾病，并能在世界范围内使用。它可以对不同的疾病直接进行比较，有利于决策者直观地进行结局比较，从而做出有效的决策。然而这类量表未包含与研究疾病特征有关的条目，忽视由于该疾病导致相应功能障碍的影响，因此它用于某些特殊疾病是信度偏低。专用生命质量量表是专门为某一类疾病所编制，如精神分裂症患者生命质量量表（SQLS）等，能有效测量该类疾病对患者生命质量的影响，一般用于不同治疗措施的比较。但是专用生命质量量表对不同的疾病不能同等疾病进行比较和评价，由于文化传统、信仰和风俗等不同，有时需要建立多个不同专用量表。

本章将介绍目前国内外应用最为广泛的几种通用生命质量测量工具：健康状况调查问卷 SF - 36（The Short-Form - 36 Health Survey，SF - 36），世界卫生组织生命质量测定量表 100 项（WHOQOL - 100）及其简表（WHO-QOL-BREF），生活质量综合评定问卷（GQOLI - 74）。

第二节　健康状况调查问卷（SF - 36）

健康状况调查问卷 SF - 36（The Short-Form-36 Health Survey，SF - 36）又称简化 36 项医疗结局研究量表（Medical Outcomes Study short-form 36，MOS SF - 36），是目前国际上最为常用的生命质量标准化测量工具之一。SF - 36 源自 20 世纪 70 年代间 Santa Monica 兰德公司（Rand Corporation）的工作。兰德健康保险试验比较了可选择性健康保险系统在健康状况和资源利用方面的影响。以后在兰德的医疗结局研究（Medical Outcomes Study，MOS）中得以改良和使用，它主要着重于慢性躯体疾病和精神疾病方面。嗣后，又陆续发表了缩减为 20 项或 12 项的 MOS 测量工具（SF - 20，SF - 12）。然而过于简短的版本，不能敏感地反映健康状况的变化，多数研究者宁愿选用 SF - 36。

【项目、评定标准和结果分析】

SF - 36 共 36 项（量表 15 - 1），测量有关健康的 8 个方面：

1. 躯体功能（physical functioning，PF）。

2. 躯体健康问题导致的角色受限（role limitations due to physical health，RP）。

3. 躯体疼痛（bodily pain，BP）。

4. 总体健康感（general health perceptions，GH）。

5. 生命活力（vitality，VT）。

6. 社交功能（social functioning，SF）。

7. 情感问题所致的角色受限（role limitations due to emotional problems，RE）。

8. 精神健康（mental health，MH），包括抑郁、焦虑和健康感。

表 15-1   8 个分量表和健康状况自评的内容及其对应条目

分量表名称	内　　容	
躯体功能（PF）	躯体活动受限制的程度	3(1) ～ (10)
躯体健康所致的角色限制（RP）	躯体健康对工作或其他日常生活的影响	4(1) ～ (4)
躯体疼痛（BP）	疼痛强度及其对工作或其他日常生活的影响	7，8
总体健康感（GH）	对自身健康的估计	1，11(1) ～ (4)
生命活力（VT）	精力充沛或疲惫感	9(1)，9(5)，9(7)，9(9)
社交功能（SF）	躯体健康或情感问题对社交活动的影响	6，10
情感问题所致的角色限制（RE）	情感改变对日常生活和工作的影响	5(1) ～ (3)
心理健康（MH）	一般心理健康（抑郁、焦虑等）	9(2) ～(4)，9(6)，9(8)
健康变化自评（HT）	与 1 年前的健康相比	2
躯体健康（PCS）	躯体健康状况	PF，RP，BP，GH
精神健康（MCS）	精神健康状况	VT，SF，RE，MH

上述 8 个分量表进一步归成两类：躯体健康总评（physical component summary，PCS）和精神健康总评（mental component summary，MCS）。目前国内还未有大规模的代表性测量样本，PCS 和 MCS 尚无相应的计分权重。

另有一项为健康变化自评（health transitions，HT）是与 1 年前的健康相比，未被纳入分量表或总量表计分，它反映了纵向的动态变化。有关分量表和健康状况自评的内容及其对应条目详见表 15-1。

SF-36 可以自评，也可他评或通过电话问询。测评一般需要 5～10 分钟，老年人可能用到 15 分钟。其计分方法是根据各条目不同的权重，计算分量表中各条目积分之和，得到分量表的粗积分，将粗积分转换为 0 到 100 的标准分。量表分数越高，表明生命质量越好。

SF - 36 计分方法，见表 15 - 2。

表 15 - 2   **SF - 36 计分法**

生理功能（PF）

    条目 3(1)～3 (10)：   很大（限制）1， 有些 2，   无 3

    PF 分：（以上条目分和－10)/20 × 100

生理职能（RP）

    条目 4(1)～4(4)：   有 1，   无 2

    RP 分：（以上条目分和－4)/4 × 100

躯体疼痛（BP）

    条目 7：   无 6.0，很轻 5.4，轻 4.2，中 3.1，重 2.2，很重 1.0

    条目 8：   无（上题＝无）6，无（上题≠无）5，一点 4，中 3，较大 2，极大 1

    BP 分：（以上条目分和－2)/10 × 100

总体健康感（GH）

    条目 1：   非常好 5.0，很好 4.4，好 3.4，一般 2.0，差 1.0

    条目 10 (1)，10 (3)：   全对 1，大部对 2，不肯定 3，大部不对 4，全不对 5

    条目 10 (2)，10 (4)：   全对 5，大部对 4，不肯定 3，大部不对 2，全不对 1

    GH 分：（以上条目分和－5)/20 × 100

生命活力（VT）

    条目 9 (1)，9 (5)：   所有（时间）6，大部 5，较多 4，部分 3，小部分 2，无 1

    条目 9 (7)，9 (9)：所有（时间）1，大部 2，较多 3，部分 4，小部分 5，无 6

    VT 分：（以上条目分和－4)/20 × 100

社交功能（SF）

    条目 6：   无（影响）1，很少 2，中度 3，较大 4，极大 5

    条目 9 (10)：所有（时间）1，大部 2，较多 3，部分 3，小部分 4，无 5

    SF 分：（以上条目分和－2)/8 × 100

情感职能（RE）

    条目 5 (1) ～5 (3)：有 1，无 2

    RE 分：（以上条目分和－3)/3 × 100

精神健康（MH）

    条目 9 (2)，9 (3)，9 (6)：所有（时间）1，大部 2，较多 3，部分 4，小部分 5，无 6

    条目 9 (4)，9 (8)：所有（时间）6，大部 5，较多 4，部分 3，小部分 2，无 1

    MH 分：（以上条目分和－5)/25 × 100

健康变化（HT）

    条目 2：   （比一年前）好多了 1，好一些 2，差不多 3，差一些 4，差多了 5

【评定注意事项】

1. 基本步骤　第一步，量表条目编码；第二步，量表条目计分；第三步，量表健康状况各个方面计分及得分换算。

2. 对于缺失值的处理　有时应答者没有完全回答量表中所有的问题条目，我们建议，如果应答者回答了至少一半的问题条目，就应该计算该方面的得分。缺失条目的得分用其所属方面的平均分代替。

3. 按各条目的权重，得到分量表的粗积分，再转换为 0 到 100 的标准分。分数越高，则表明该方面的功能状况越好，生命质量越高。

4. 代理者问题　从生命质量内涵的 3 个层次来看，完整、准确的生命质量测量不能由代理者测定。当在一些特殊情况下，患者本人不能填写或者是文盲无法填写时，只能由代理者填写。代理者可以是医护人员、家属、好友或者其他知情者等。

【应用评价】

1. 中文版 SF - 36 的心理测量评价　SF - 36，有许多中文版本，本节提供的以方积乾和 Ren 的文本为主，并参考了其他文本。

Ren XS 等（1998）按照国际生活质量评估（International Quality of Life Assessment，IQOLA）项目指南，将 SF - 36 翻译成中文。通过对居住在波士顿地区的 156 名成年美籍华人的 SF - 36 信度和效度测量，初步结果表明中文版 SF - 36 各条目的缺失值率相当低，8 个分量表中的 6 个项目（PF，RP，BP，GH，RE，MH）判别效度高（90% 以上）。Cronbach's alpha 系数除社交功能量表外均超过了 0.70。

Ren XS 和 Chang K（1998）尝试应用 SF - 36 - C 对居住在波士顿的老年华人（$n=219$，平均年龄 69 ± 7.6，女性 61%）进行测量。结果表明，PF 和 VT 与美国 65～74 岁人群常模相近，但 RP，BP，GH，RE 和 MH 较美国常模差。PCS 则相似或较好些，但 MCS 较差。作者提示这些差别也可能与样本有关。量表的内部一致性系数除总体健康感（0.56）、社交功能（0.57）和精神健康（0.38）外，其他分量表均在 0.70 以上。回归分析还表明，老人伴发疾病情况越多，GH 则越差。

2. SF - 36 中文版在社区人群中的应用　李永超等（2004）在上海市对 226 名社区居民进行测评，发现半数以上的因子分数男性高于女性；55 岁以上组 PF 评分显著高于 55 岁以下组，而 MH 评分正好相反；大多数因子分数与受教育程度和职业水平相关。

3. SF - 36 在社区老年人中的常模　李春波等在国内城市社区居民进行的大样本研究得出老年人群的常模。以社区 65 岁以上人口构成为基准，在上海市某区的两个街道社区进行调查，将所有受调查对象按照认知功能、日常生活能力、目前心境和有无躯体残疾四个维度，分为 3 组：①成功老龄，700例。②轻度认知功能损害（mild cognitive impairment，MCI），147 例。③常态老龄，608 例。

三组间在控制年龄、受教育程度和性别因素后，SF-36 的 8 个因子分仍有非常显著性差异（表 15-3）。三组间总体上存在显著性差异（Hotelling's trace＝6.40，$P<0.00$）。两两比较结果显示：①躯体功能、躯体疼痛、总体健康感、社交功能、生命活力三组间相互均有显著性差别。②其他三个分量表（躯体健康所致的角色限制、情绪问题所致的角色限制和精神健康）只有成功老龄与常态老龄、成功老龄和 MCI 组间存在显著性差别，而常态老龄组与 MCI 组差别未达到显著性。三组样本（1455 名）总体均数可作为有关 65岁以上社区一般老年人群生命质量的参考用常模数据。

表 15-3　　成功老龄、常态老龄、MCI 和总体社区老年人群生命质量的比较

分组	成功老龄组		常态老龄组		MCI 组		总体（$n=1455$）			
	均数	标准差	均数	标准差	均数	标准差	均数	标准差	F 值	P 值
躯体功能	85.93	13.26	76.20	21.03	64.74	30.21	79.72	20.18	53.07	0.00
躯体健康所致的角色限制	84.08	33.96	74.42	41.83	62.41	47.76	77.86	39.51	10.74	0.00
躯体疼痛	87.54	17.23	82.26	20.97	75.70	27.13	84.13	20.36	13.55	0.00
总体健康感	61.40	16.96	53.73	20.39	46.32	24.57	56.68	19.93	36.79	0.00
生命活力	72.57	13.60	64.29	16.23	59.86	17.60	67.85	15.88	46.41	0.00
社交功能	92.07	13.57	82.69	23.23	71.34	31.25	86.05	21.37	48.39	0.00
情绪问题所致的角色限制	89.70	27.14	81.82	36.79	72.69	44.36	84.71	33.84	9.03	0.00
精神健康	78.27	11.93	74.91	15.12	72.46	17.14	76.29	14.04	13.27	0.00

4. 老年人群认知功能状况与生命质量的相关分析　控制性别、年龄和教育程度后的偏相关分析表明：简易智能状态检查（MMSE）总分与 SF-36的 8 个量表分均呈显著性正相关（$P<0.05$）。其中，MMSE 总分与躯体功能、躯体健康所致的角色限制、躯体疼痛、总体健康感、生命活力、社交功能、情绪问题所致的角色限制和精神健康分量标的偏相关系数分别是：0.31，0.12，0.16，0.23，0.25，0.32，0.14，0.11。

另外，在我国神经症患者中的应用，也表明 SF-36 是适用的。

量表 15－1　　　　　　　　健康状况调查问卷（SF－36）

以下问题是询问您对自己健康状况的看法，您自己觉得做日常活动的能力怎么样。如果您不知如何回答是好，就请您尽量给出最好的答案，并在本问卷最后的空白处写上您的注释与评论。

1. 总体来讲，您的健康状况是：

　〇极好　　〇很好　　〇好　　　〇一般　　〇差　　　　　　　　□

2. 跟一年前相比，您觉得您现在的健康状况是：

　〇比 1 年前好多了　　　〇比 1 年前好一些　　　〇跟 1 年前差不多

　〇比 1 年前差一些　　　〇比 1 年前差多了　　　　　　　　　　　□

3. 以下这些问题都与日常活动有关。请您想一想，您的健康状况是否限制这些活动？如果有限制，程度如何？

请在每一行勾（√）一个答案

限制很大　有些限制　毫无限制

	限制很大	有些限制	毫无限制	
(1) 重体力活动，如：跑步、举重物、参加剧烈运动等	〇	〇	〇	□
(2) 适度的活动，如：移动一张桌子、推动吸尘器、扫地、打太极拳、做简单体操、玩保龄球等	〇	〇	〇	□
(3) 手提日用品，如买菜、购日常用品等	〇	〇	〇	□
(4) 上几层楼梯	〇	〇	〇	□
(5) 上一层楼梯	〇	〇	〇	□
(6) 弯腰、屈膝、下蹲	〇	〇	〇	□
(7) 步行 1600 米以上的路程（3 里地，公交车 1 站地）	〇	〇	〇	□
(8) 步行 800 米的路程	〇	〇	〇	□
(9) 步行 100 米的路程	〇	〇	〇	□
(10) 自己洗澡、穿衣	〇	〇	〇	□

4. 在过去 4 个星期里，您的工作和日常活动有无因为身体健康的原因而出现以下这些问题？

对每条问题请回答"有"或"没有"

	有	没有	
(1) 减少了工作或其他活动的时间	〇	〇	□
(2) 比想要做的事情完成少	〇	〇	□
(3) 想要干的工作和活动的种类受到限制	〇	〇	□
(4) 完成工作或其他活动困难增多（比如需要额外的努力）	〇	〇	□

5. 在过去 4 个星期里，您的工作和日常活动有无因为情绪的原因（如抑郁或者焦虑），而出现以下问题？

对每条问题请回答"有"或"没有"

	有	没有	
（1）减少了工作或活动的时间	○	○	□
（2）本来想要做的事情只能完成一部分	○	○	□
（3）干事情不如平时仔细了	○	○	□

6. 在过去 4 个星期里，您的健康或情绪不好在多大程度上影响了您与家人、朋友、邻居或集体的正常社会交往？　　□

请勾（√）一个答案

完全没影响	○
有一点影响	○
中等影响	○
影响较大	○
影响极大	○

7. 在过去 4 个星期里，您有身体疼痛吗？　　□

请勾（√）一个答案

○完全没有　　○稍微有一点　　○有一点　　○中等　　○严重　　○很严重

8. 过去 4 个星期里，身体的疼痛影响您的工作和家务事吗？　　□

请勾（√）一个答案

○完全没影响　　○有一点影响　　○中等影响　　○影响很大　　○影响非常大

9. 以下这些问题有关过去 4 个星期里您自己的感觉，对每一条问题所说的事情，您的情况是什么样的？请圈出最接近您的情况的那个答案。

请在每一条问题后勾（√）一个答案

	所有的时间	大部分时间	比较多时间	一部分时间	一小部分时间	没有这种感觉	
（1）您觉得生活充实吗？	○	○	○	○	○	○	□
（2）您是一个敏感的人吗？	○	○	○	○	○	○	□
（3）您有没有情绪非常不好、什么事都不能使您高兴？	○	○	○	○	○	○	□
（4）您心里很平静、平和吗？	○	○	○	○	○	○	□
（5）您做事感到精力充沛吗？	○	○	○	○	○	○	□
（6）您有没有情绪低落呢？	○	○	○	○	○	○	□
（7）你有没有觉得筋疲力尽呢？	○	○	○	○	○	○	□
（8）您是一个快乐的人吗？	○	○	○	○	○	○	□
（9）您感觉厌烦吗？	○	○	○	○	○	○	□

10. 身体健康或情绪问题影响了您的社会活动（如走亲访友等）

○　　○　　○　　○　　○　○　□

11. 请看下列每一条问题，哪一种答案最符合您的情况？

请在每一条问题后勾（√）一个答案

| 完全
对 | 大部
分对 | 不能
肯定 | 大部分
不对 | 完全
不对 |

（1）我好像比别人容易生病　　　○　　○　　○　　○　　○　□
（2）我跟周围人一样健康　　　　○　　○　　○　　○　　○　□
（3）我认为我的健康状况在变坏　○　　○　　○　　○　　○　□
（4）我的健康状况非常好　　　　○　　○　　○　　○　　○　□

如果您有注释或评论，请写在下面：

非常感谢您的合作！

第三节　世界卫生组织生命质量测定量表（WHOQOL）

　　世界卫生组织生命质量测定量表 100 项（WHOQOL－100），是在近 15 个不同文化背景下经数年的通力协作研制而成的，并已在 37 个地区中心进行了考核。它含有 100 个问题，有相应的 29 种语言版本在世界各地使用。WHOQOL-BREF 是在 WHOQOL－100 基础上研制的简化量表，它包含 26 条问题条目。中山医科大学方积乾教授组织课题组对英文版 WHOQOL－100 和 WHOQOL-BREF，按照世界卫生组织推荐的程序，根据我国国情，制定了上述两个量表的中文版。该中文版量表已经被相关部门列为卫生行业标准。应用时应严格按照卫生部行业标准施行（编号：WS/T119－1999）。按照中文版制作者的翻译，本节中生命质量量表翻译为"生存质量"。本量表可以用于广阔的领域。在流行病学研究中，WHOQOL 量表能够帮助获得特定人群的详细的生命质量的资料，以便人们理解疾病、发展治疗手段。作为国际通用的生命质量评估工具，可以进行国际多中心的生命质量研究，不同地区的研究结果能够进行比较。在临床实践中，它能够帮助临床医师判断患者受疾病影响最严重的方面，决定治疗方法、疗程等；在卫生政策研究领域进行卫生经济学评价，在社会服务和卫生服务效果的监测中发挥重要作用。

使用者协议：自 WHOQOL 量表问世以来（WHOQOL - 100 于 1991 年，WHOQOL-BREF 于 1996 年 6 月），一直在医学领域中被广泛应用。两者均有待于在应用中进一步发展和完善。使用者有义务给中文版量表研制者提供有关使用 WHOQOL 量表的研究的背景、研究结果及对量表的意见和建议，提供的资料仅用于量表改进。同时，中文版量表研制者会与使用量表者保持联系，提供力所能及的咨询服务。为了减少重复工作和避免同一文化背景下多种版本出现，请尽量使用我国生存质量研究协作中心（广州中山医科大学卫生统计学教研室）制定的并已得到 WHO 认可的中文版本 WHOQOL -100 和 WHOQOL-BREF。

世界卫生组织生命质量测定量表 100 项（WHOQOL - 100）

【项目和评定标准】

1. 量表项目和结构　WHOQOL - 100 测定的内容涉及生存质量的 24 个方面（Facet），每个方面含有 4 个问题。每个问题的编码格式是 "F×.×"，其中 "F×" 表示问题所属的方面，".×" 表示该方面的问题序号。例如 "F7.2" 表示第 7 方面的第 2 个问题；另外，再加上 4 个有关总体健康和总体生存质量的问题（G1~G4），共计 100 个问题。到目前为止，世界上已研制了 WHOQOL - 100 的 29 种不同语言版本。其他语言版本的研制工作，仍在进行中。

本量表中的问题及格式原则上不能改动。本量表中的问题按回答的格式而分组。有关本国特点的内容附加在量表的末尾，而不能加在量表中间（量表 15 - 2）。

2. WHOQOL - 100 量表的计分标准　WHOQOL - 100 能够得到 6 个领域（Domain）、24 个方面（Facet）以及一个评价一般健康状况和生存质量的评分。6 个领域是指：生理（PHYS）、心理（PSYCH）、独立性（IND）、社会关系（SOCIL）、环境（ENVIR）和精神/宗教信仰（DOM6）。各个领域和方面的得分均为正向得分，即得分越高，生存质量越好。量表编制者并不推荐将量表所有条目得分相加计算总分。考察一般健康状况和生存质量的 4 个问题条目（即 G1~G4）的得分相加，总分作为评价生存质量的一个指标。量表所包含的领域及方面见表 15 - 4。

（1）方面计分（FACET SCORES）：各个方面的得分是通过累加其下属的问题条目得到的。每个条目对方面得分的贡献相等。条目的记分根据其所属方面的正负方向而定。许多方面包含需要将得分反向的问题条目。对于正

Ⅰ. 生理领域（PHYS）

　1. 疼痛与不适（pain）

　2. 精力与疲倦（energy）

　3. 睡眠与休息（sleep）

Ⅱ. 心理领域（PSYCH）

　4. 积极感受（pfeel）

　5. 思想、学习、记忆和注意力（think）

　6. 自尊（esteem）

　7. 身材与相貌（body）

　8. 消极感受（neg）

Ⅴ. 环境领域（ENVIR）

　16. 社会安全保障（safety）

　17. 住房环境（home）

　18. 经济来源（finan）

　19. 医疗服务与社会保障：获取途径与质量（servic）

　20. 获取新信息、知识、技能的机会（inform）

Ⅲ. 独立性领域（IND）

　9. 行动能力（mobil）

　10. 日常生活能力（activ）

　11. 对药物及医疗手段的依赖性（medic）

　12. 工作能力（work）

Ⅳ. 社会关系领域（SOCIL）

　13. 个人关系（relat）

　14. 所需社会支持的满足程度（supp）

　15. 性生活（sexx）

　21. 休闲娱乐活动的参与机会与参与程度（leisur）

　22. 环境条件（污染/躁声/交通/气候）（envir）

　23. 交通条件（transp）

Ⅵ. 精神支柱/宗教/个人信仰（DOM6）

　24. 精神支柱/宗教/个人信仰（spirit）

注：括号内为相应领域或方面的英文单词缩写，统计编码时用。

向结构的方面，所有负向问题条目需反向计分。有 3 个反向结构的方面（疼痛与不适、消极情绪、药物依赖性）不包含正向结构的问题条目。

对于正向结构的方面，所有负向问题条目需反向计分：F2.2，F2.4，F3.2，F3.4，F7.2，F7.3，F9.3，F9.4，F10.2，F10.4，F13.1，F15.4，F16.3，F18.2，F18.4，F22.2，F23.2，F23.4。

下面举例说明方面计分。

如：不需要反向计分的方面：

积极感受（pfeel）＝（F4.1＋F4.2＋F4.3＋F4.4）

包含需反向计分条目的方面：

精力与疲倦（energy）＝（F2.1＋（6－F2.2）＋F2.3＋（6－F2.4））

（2）领域计分（DOMAIN SCORES）：每个方面对领域得分的贡献相等。各个领域的得分通过计算其下属方面得分的平均数得到，计算公式如下。注意根据下面的计算程序负向结构的方面的得分需要反向换算。

生理领域（PHYS）＝[（24－pain）＋energy＋sleep]/3

心理领域（PSYCH）＝[pfeel＋think＋esteem＋body＋（24－neg）]/5

独立性领域（IND）＝[mobil＋activ＋（24－medic）＋work]/4

社会关系领域（SOCIL）＝（relat＋socil＋sexx）/3

环境领域（ENVIR）＝（safety＋home＋finan＋servic＋inform＋leisur＋envir＋transp）/8

精神/宗教信仰领域（DOM6）＝spirit

（3）得分转换：各个领域及方面的得分均可转换成百分制。方法是：转换后得分＝（原来的得分－4）＊（100/16）

（4）关于数据缺失：当一份问卷中有 20％的数据缺失时，该份问卷便作废。如果一个方面中有一个问题条目缺失，则以该方面中另外条目的平均分代替该缺失条目的得分。如果一个方面中有多于两个（包含两个）条目缺失，那么就不再计算该方面的得分。对于生理、心理和社会关系领域，如果有一个方面的得分缺失，可以用其他方面得分的平均值代替。对于环境领域，可以允许有两个方面的缺失，此时用其他方面得分的平均值代替缺失值。

【评定注意事项】

1. 填写量表　在进行生存质量调查时，假如回答者有足够的能力阅读量表，应由其本人填写或回答。否则，可由访问者帮助阅读或填写。在 WHO-QOL－100 量表的封面上印有有关填写本量表的详细说明，当访问员帮助填写的时候，应该把该说明读给被调查者听。

2. 适用范围和时间框架　量表用于评价回答者所生活的文化和价值体系范围内的与他们的目标、期望、标准以及所关心的事情有关的生存状况。

WHOQOL 量表测定的是最近两周的生存质量的情况。但在实际工作中，根据工作的不同阶段的特殊性，量表可以考察不同长度的时间段的生存质量。如：评价一些精神障碍的生存质量，可调查近四周的情况。在接受治疗的患者的生存质量评价中，主要根据所要达到的疗效或产生的副作用来考虑时间框架。

3. 量表的附加问题　除了原版的 100 个问题，中文版还附加了 3 个问题：

（1）家庭摩擦问题：家庭摩擦影响您的生活吗？

（2）食欲问题：您的食欲怎么样？

（3）生存质量的总评价：如果让您综合以上各方面（生理健康、心理健康、社会关系和周围环境等方面）给自己的生存质量打一个总分，您打多少分？（满分为100 分）

【结果分析】

量表分数越高，表明生命质量越好。

【应用评价】

1. 信度　以 Cronbach's alpha 系数为信度系数指标，在 WHOQOL - 100 的 6 个领域中，生理领域最低 0.42，环境领域最高 0.93，除独立能力领域为 0.56 外，其他均高于 0.70。在量表 24 个生存质量方面，行动能力方面最低，为 0.38，对药物及医疗手段的依赖性方面最高 0.90，其他方面均高于 0.65。因此，WHOQOL - 100 量表中文版具有较好的信度。

2. 内容效度　WHOQOL - 100 的领域与方面之间均存在一定的相关性，各方面与所属领域相关较强，与其他领域相关较弱。

3. 区分效度　采用 t 检验考察各个领域和方面的得分区别患者与正常人的能力，除心理领域、精神/宗教/信仰领域外，其他领域得分患者和正常人均有显著性差异。在 24 个方面中，有 14 个方面可以区分患者和正常人（$P<0.05$），其他 10 个不能区分，如性生活、社会安全保障、获取新信息等机会、休闲娱乐活动的参与、交通条件、宗教信仰等。

4. 结构效度　验证性因子分析表明，结构模型拟合优度指数大于 0.9，说明 WHOQOL - 100 的 6 个领域对生存质量均有影响，有着较好的结构效度。

李凌江等（2003）应用中文版 WHOQOL - 100 对较大样本的慢性病患者及其照料者进行了测试，并与相隔 1 年者再次随访结果表明本量表确有较好的信效度，能区分不同慢性疾病患者及其照料者的生命质量。

【量表表格】

量表 15 - 2　　　　世界卫生组织生存质量测定量表（WHOQOL - 100）

填表说明：

这份问卷是要了解您对自己的生存质量、健康情况以及日常活动的感觉如何，请您一定回答所有问题。如果某个问题您不能肯定如何回答，就选择最接近您自己真实感觉的那个答案。

所有问题都请您按照自己的标准、愿望或者自己的感觉来回答。注意所有问题都只是您最近两星期内的情况。

例如：您对自己的健康状况担心吗？

根本不担心	很少担心	担心（一般）	比较担心	极担心
1	2	3	4	5

请您根据您对健康状况的程度在最适合的数字处打一个√，如果您比较担心您的健康状况，就在比较担心下"4"处打一个√，如果根本不担心自己的健康，就在根本不担心下"1"处打一个√。

谢谢您的合作！

下列问题是问前两星期中的某些事情，诸如快乐或满足之类积极的感觉。如果您极大程度上经历过这些事情，就在对应于"极"的数字"5"处打一个√；如果您根本没有经历过这些，就在对应于"根本不"或"根本无"的数字"1"处打√；如果您的答案介于"根本无"和"极"之间，就在数字"2"、"3"、"4"中挑选一个最适合您的情况打√。问题均涉及前两个星期。

□作登记用
（您不用填）

F1.2 您对自己的疼痛或不舒服担心吗？　　　　　　　　　　　　　　　□

根本不担心	很少担心	担心（一般）	比较担心	极担心
1	2	3	4	5

F1.3 您在对付疼痛或不舒服时有困难吗？　　　　　　　　　　　　　　□

根本没困难	很少有困难	有困难（一般）	比较困难	极困难
1	2	3	4	5

F1.4 您觉得疼痛妨碍您去做自己需要做的事情吗？　　　　　　　　　　□

根本不妨碍	很少妨碍	有妨碍（一般）	比较妨碍	极妨碍
1	2	3	4	5

F2.2 您容易累吗？　　　　　　　　　　　　　　　　　　　　　　　　□

根本不容易累	很少容易累	容易累（一般）	比较容易累	极容易累
1	2	3	4	5

F2.4 疲乏使您烦恼吗？　　　　　　　　　　　　　　　　　　　　　　□

根本不烦恼	很少烦恼	烦恼（一般）	比较烦恼	极烦恼
1	2	3	4	5

F3.2 您睡眠有困难吗？　　　　　　　　　　　　　　　　　　　　　　□

根本没困难	很少有困难	有困难（一般）	比较困难	极困难
1	2	3	4	5

F3.4 睡眠问题使您担心吗？　　　　　　　　　　　　　　　　　　　　□

根本不担心	很少担心	担心（一般）	比较担心	极担心
1	2	3	4	5

F4.1 您觉得生活有乐趣吗？　　　　　　　　　　　　　　　　　　　　□

根本没乐趣	很少有乐趣	有乐趣（一般）	比较有乐趣	极有乐趣
1	2	3	4	5

F4.3 您觉得有未来会好吗？ ☐

根本不会好	很少会好	会好（一般）	会比较好	会极好
1	2	3	4	5

F4.4 在您生活中有好的体验吗？ ☐

根本没有	很少有	有（一般）	比较多	极多
1	2	3	4	5

F5.3 您能集中注意力吗？ ☐

根本不能	很少能	能（一般）	比较	极能
1	2	3	4	5

F6.1 您怎样评价自己？ ☐

根本没价值	很少有价值	有价值（一般）	比较有价值	极有价值
1	2	3	4	5

F6.2 您对自己有信心吗？ ☐

根本没信心	很少有信心	有信心（一般）	比较有信心	极有信心
1	2	3	4	5

F7.2 您的外貌使您感到压抑吗？ ☐

根本没压抑	很少有压抑	有压抑（一般）	比较压抑	极压抑
1	2	3	4	5

F7.3 您外貌上有无使您感到不自在的部分？ ☐

根本没有	很少有	有（一般）	比较多	极多
1	2	3	4	5

F8.2 您感到忧虑吗？ ☐

根本没忧虑	很少有忧虑	有（一般）	比较忧虑	极忧虑
1	2	3	4	5

F8.3 悲伤或忧郁等感觉对您每天的活动有妨碍吗？ ☐

根本没妨碍	很少有妨碍	有妨碍（一般）	比较妨碍	极妨碍
1	2	3	4	5

F8.4 忧郁的感觉使您烦恼吗？ ☐

根本不烦恼	很少烦恼	烦恼（一般）	比较烦恼	极烦恼
1	2	3	4	5

F10.2 您从事日常活动时有困难吗？ ☐

根本没困难	很少有困难	有困难（一般）	比较困难	极困难
1	2	3	4	5

F10.4 日常活动受限制使您烦恼吗? □

根本不烦恼	很少烦恼	烦恼（一般）	比较烦恼	极烦恼
1	2	3	4	5

F11.2 您需要依靠药物的帮助进行日常生活吗? □

根本不需要	很少需要	需要（一般）	比较需要	极需要
1	2	3	4	5

F11.3 您需要依靠医疗的帮助进行日常生活吗? □

根本不需要	很少需要	需要（一般）	比较需要	极需要
1	2	3	4	5

F11.4 您的生存质量依赖于药物或医疗辅助吗? □

根本不依赖	很少依赖	有依赖（一般）	比较依赖	极依赖
1	2	3	4	5

F13.1 生活中，您觉得孤独吗? □

根本不孤独	很少孤独	孤独（一般）	比较孤独	极孤独
1	2	3	4	5

F15.2 您在性方面的需求得到满足吗? □

根本不满足	很少满足	满足（一般）	多数满足	完全满足
1	2	3	4	5

F15.4 您有性生活困难的烦恼吗? □

根本没烦恼	很少有烦恼	有烦恼（一般）	比较烦恼	极烦恼
1	2	3	4	5

F16.1 日常生活中您感觉安全吗? □

根本不安全	很少安全	安全（一般）	比较安全	极安全
1	2	3	4	5

F16.2 您觉得自己居住在一个安全和有保障的环境里吗? □

根本没安全保障	很少有安全保障	有安全保障（一般）	比较有安全保障	极有安全保障
1	2	3	4	5

F16.3 您担心自己的安全和保障吗? □

根本不担心	很少担心	担心（一般）	比较担心	极担心
1	2	3	4	5

续表4

F17.1 您住的地方舒适吗？ □

根本不舒适　　　很少舒适　　　舒适（一般）　　　比较舒适　　　极舒适
　　1　　　　　　　2　　　　　　　3　　　　　　　4　　　　　　5

F1.3 您喜欢自己住的地方吗？ □

根本不喜欢　　　很少喜欢　　　喜欢（一般）　　　比较喜欢　　　极喜欢
　　1　　　　　　　2　　　　　　　3　　　　　　　4　　　　　　5

F18.2 您有经济困难吗？ □

根本不困难　　　很少困难　　　困难（一般）　　　比较困难　　　极困难
　　1　　　　　　　2　　　　　　　3　　　　　　　4　　　　　　5

F18.4 您为钱财担心吗？ □

根本不担心　　　很少担心　　　担心（一般）　　　比较担心　　　极担心
　　1　　　　　　　2　　　　　　　3　　　　　　　4　　　　　　5

F19.1 您容易得到好的医疗服务吗？ □

根本不容易得到　很少容易得到　容易得到（一般）　比较容易得到　极容易得到
　　1　　　　　　　2　　　　　　　3　　　　　　　4　　　　　　5

F21.3 您有空闲时间享受到乐趣吗？ □

根本没乐趣　　　很少有乐趣　　　有乐趣（一般）　比较有乐趣　　极有乐趣
　　1　　　　　　　2　　　　　　　3　　　　　　　4　　　　　　5

F22.1 您的生活环境对健康好吗？ □

根本不好　　　　很少好　　　　好（一般）　　　比较好　　　　极好
　　1　　　　　　　2　　　　　　　3　　　　　　　4　　　　　　5

F22.2 居住地的噪声问题使您担心吗？ □

根本不担心　　　很少担心　　　担心（一般）　　　比较担心　　　极担心
　　1　　　　　　　2　　　　　　　3　　　　　　　4　　　　　　5

F23.2 您有交通上的困难吗？ □

根本没困难　　　很少有困难　　　有困难（一般）　比较困难　　　极困难
　　1　　　　　　　2　　　　　　　3　　　　　　　4　　　　　　5

F23.4 交通上的困难限制您的生活吗？ □

根本没限制　　　很少有限制　　　有限制（一般）　比较限制　　　极限制
　　1　　　　　　　2　　　　　　　3　　　　　　　4　　　　　　5

下列问题是问过去两星期内您做某些事情的能力是否"完全、十足",例如洗衣服、穿衣服、吃饭等动作。如果您完全能够做到这些事情,则在"完全"所对应的数字"5"处打一个√;如果您根本不能做这些事情,就在与"根本不"对应的数字"1"处打√;如果您认为是介于"完全"和"根本不"之间,就在数字"2"、"3"、"4"处打√。问题均涉及前两个星期。

F2.1 您有充沛的精力去应付日常生活吗? ☐

根本没精力	很少有精力	有精力(一般)	多数有精力	完全有精力
1	2	3	4	5

F7.1 您认为自己的外形过得去吗? ☐

根本过不去	很少过得去	过得去(一般)	多数过得去	完全过得去
1	2	3	4	5

F10.1 您能做自己日常生活的事情吗? ☐

根本不能	很少能	能(一般)	多数能	完全能
1	2	3	4	5

F11.1 您依赖药物吗? ☐

根本不依赖	很少依赖	依赖(一般)	多数依赖	完全依赖
1	2	3	4	5

F14.1 您能从他人那里得到您所需要的支持吗? ☐

根本不能	很少能	能(一般)	多数能	完全能
1	2	3	4	5

F14.2 当需要时您的朋友能依靠吗? ☐

根本不能依靠	很少能依靠	能依靠(一般)	多数能依靠	完全能依靠
1	2	3	4	5

F17.2 您住所的质量符合您的需要吗? ☐

根本不符合	很少符合	符合(一般)	多数符合	完全符合
1	2	3	4	5

F18.1 您的钱够用吗? ☐

根本不够用	很少够用	够用(一般)	多数够用	完全够用
1	2	3	4	5

F20.1 在日常生活中您需要的信息都齐备吗? ☐

根本不齐备	很少齐备	齐备(一般)	多数齐备	完全齐备
1	2	3	4	5

F20.2 您有机会得到自己所需要的信息吗? ☐

根本没机会	很少有机会	有机会（一般）	多数有机会	完全有机会
1	2	3	4	5

F21.1 您有机会进行休闲活动吗？　　　　　　　　　　　　□

根本没机会	很少有机会	有机会（一般）	多数有机会	完全有机会
1	2	3	4	5

F21.2 您能自我放松和自找乐趣吗？　　　　　　　　　　　□

根本不能	很少能	能（一般）	多数能	完全能
1	2	3	4	5

F23.1 您有充分的交通工具吗？　　　　　　　　　　　　　□

根本没有	很少有	有（一般）	多数有	完全有
1	2	3	4	5

　　下列问题要求您对前两个星期生活的各个方面说说感觉是如何的"满意、高兴或好"，例如关于您的家庭生活或您的精力。想一想对您的生活的各个方面是如何的满意或不满意，在最符合您的感觉的数字上打√。问题均涉及前两个星期。

G2 您对自己的生存质量满意吗？　　　　　　　　　　　　□

很不满意	不满意	既非满意也非不满意	满意	很满意
1	2	3	4	5

G3 总的来讲，您对自己的生活满意吗？　　　　　　　　　□

很不满意	不满意	既非满意也非不满意	满意	很满意
1	2	3	4	5

G4 您对自己的健康状况满意吗？　　　　　　　　　　　　□

很不满意	不满意	既非满意也非不满意	满意	很满意
1	2	3	4	5

F2.3 您对自己的精力满意吗？　　　　　　　　　　　　　□

很不满意	不满意	既非满意也非不满意	满意	很满意
1	2	3	4	5

F3.3 您自己的睡眠情况满意吗？　　　　　　　　　　　　□

很不满意	不满意	既非满意也非不满意	满意	很满意
1	2	3	4	5

F5.2 您对自己的学习新事物的能力满意吗？　　　　　　　□

很不满意	不满意	既非满意也非不满意	满意	很满意
1	2	3	4	5

F5.4 您对自己作决定的能力满意吗？ ☐

很不满意	不满意	既非满意也非不满意	满意	很满意
1	2	3	4	5

F6.3 您对自己满意吗？ ☐

很不满意	不满意	既非满意也非不满意	满意	很满意
1	2	3	4	5

F6.4 您对自己的能力满意吗？ ☐

很不满意	不满意	既非满意也非不满意	满意	很满意
1	2	3	4	5

F7.4 您对自己的外形满意吗？ ☐

很不满意	不满意	既非满意也非不满意	满意	很满意
1	2	3	4	5

F10.3 您对自己做日常生活事情的能力满意吗？ ☐

很不满意	不满意	既非满意也非不满意	满意	很满意
1	2	3	4	5

F13.3 您对自己的人际关系满意吗？ ☐

很不满意	不满意	既非满意也非不满意	满意	很满意
1	2	3	4	5

F15.3 您对自己的性生活满意吗？ ☐

很不满意	不满意	既非满意也非不满意	满意	很满意
1	2	3	4	5

F14.3 您对自己从家庭得到的支持满意吗？ ☐

很不满意	不满意	既非满意也非不满意	满意	很满意
1	2	3	4	5

F14.4 您对自己从朋友那里得到的支持满意吗？ ☐

很不满意	不满意	既非满意也非不满意	满意	很满意
1	2	3	4	5

F13.4 您对自己供养或支持他人的能力满意吗？ ☐

很不满意	不满意	既非满意也非不满意	满意	很满意
1	2	3	4	5

F16.4 您对自己的人身安全和保障满意吗？ ☐

很不满意	不满意	既非满意也非不满意	满意	很满意
1	2	3	4	5

F17.3 您对自己居住地的条件满意吗？ □

很不满意	不满意	既非满意也非不满意	满意	很满意
1	2	3	4	5

F18.3 您对自己的经济状况满意吗？ □

很不满意	不满意	既非满意也非不满意	满意	很满意
1	2	3	4	5

F19.3 您对得到卫生保健服务的方便程度满意吗？ □

很不满意	不满意	既非满意也非不满意	满意	很满意
1	2	3	4	5

F19.4 您对社会福利服务满意吗？ □

很不满意	不满意	既非满意也非不满意	满意	很满意
1	2	3	4	5

F20.3 您对自己学习新技能的机会满意吗？ □

很不满意	不满意	既非满意也非不满意	满意	很满意
1	2	3	4	5

F20.4 您对自己获得新信息的机会满意吗？ □

很不满意	不满意	既非满意也非不满意	满意	很满意
1	2	3	4	5

F21.4 您对自己使用空闲时间的方式满意吗？ □

很不满意	不满意	既非满意也非不满意	满意	很满意
1	2	3	4	5

F22.3 您对周围的自然环境（比如：污染、气候、噪声、景色等）满意吗？ □

很不满意	不满意	既非满意也非不满意	满意	很满意
1	2	3	4	5

F22.4 您对自己居住地的气候满意吗？ □

很不满意	不满意	既非满意也非不满意	满意	很满意
1	2	3	4	5

F23.3 您对自己的交通情况满意吗？ □

很不满意	不满意	既非满意也非不满意	满意	很满意
1	2	3	4	5

F13.2 您与家人的关系愉快吗？ □

很不满意	不满意	既非满意也非不满意	满意	很满意
1	2	3	4	5

G1 您怎样评价你的生存质量？ ☐

| 很差 | 差 | 不好也不差 | 好 | 很好 |
| 1 | 2 | 3 | 4 | 5 |

F15.1 您怎样评价您的性生活？ ☐

| 很差 | 差 | 不好也不差 | 好 | 很好 |
| 1 | 2 | 3 | 4 | 5 |

F3.1 您睡眠好吗？ ☐

| 很差 | 差 | 不好也不差 | 好 | 很好 |
| 1 | 2 | 3 | 4 | 5 |

F5.1 您怎样评价自己的记忆力？ ☐

| 很差 | 差 | 不好也不差 | 好 | 很好 |
| 1 | 2 | 3 | 4 | 5 |

F19.2 您怎样评价自己可以得到的社会服务的质量？ ☐

| 很差 | 差 | 不好也不差 | 好 | 很好 |
| 1 | 2 | 3 | 4 | 5 |

下列问题有关您的感觉或经历某些事情的"频繁程度"。例如关于您亲友支持或觉得不安全之类的消极感受。如果您在前两个星期里根本没有这些感受，就在"没有"的数字处打√。例如：如果您时时刻刻都有疼痛的感受，就在"总是有"下数字 5 处打√，问题涉及前两个星期。

F1.1 您有疼痛吗？ ☐

| 没有疼痛 | 偶尔有疼痛 | 时有时无 | 经常有疼痛 | 总是有疼痛 |
| 1 | 2 | 3 | 4 | 5 |

F4.2 您通常有满足感吗？ ☐

| 没有满足感 | 偶尔有满足感 | 时有时无 | 经常有满足感 | 总是有满足感 |
| 1 | 2 | 3 | 4 | 5 |

F8.1 您有消极感受吗？（如情绪低落、绝望、焦虑、忧郁） ☐

| 没有消极感受 | 偶尔有消极感受 | 时有时无 | 经常有消极感 | 总是有消极感 |
| 1 | 2 | 3 | 4 | 5 |

以下问题有关您的工作，这里工作是指您所进行的主要活动。包括志愿性工作、全日性学习、家务、照料孩子、有收入的工作和无收入的工作等。所以，这里所说的工作，是指用去您大部分时间和精力的活动。问题涉及前两个星期。

F12.1 您能工作吗？ ☐

根本不能	很少能	能（一般）	多数能	完全能
1	2	3	4	5

F12.2 您觉得您能完成自己的职责吗？ □

根本不能	很少能	能（一般）	多数能	完全能
1	2	3	4	5

F12.4 您对自己的工作能力满意吗？ □

很不满意	不满意	既非满意也非不满意	满意	很满意
1	2	3	4	5

F12.3 您如何评价自己的工作能力？ □

很差	差	不好也不差	好	很好
1	2	3	4	5

以下问题问的是您在前两个星期中"行动的能力"如何。这里指当您想做事情或需要做事情的时候移动身体的能力。

F9.1 您行动的能力如何？ □

很差	差	不好也不差	好	很好
1	2	3	4	5

F9.3 行动困难使您烦恼吗？ □

根本不烦恼	很少烦恼	烦恼（一般）	比较烦恼	极烦恼
1	2	3	4	5

F9.4 行动困难影响您的生活方式吗？ □

根本不影响	很少影响	影响（一般）	比较影响	极影响
1	2	3	4	5

F9.2 您对自己行动能力满意吗？ □

很不满意	不满意	既非满意也非不满意	满意	很满意
1	2	3	4	5

以下问题有关您个人的信仰，以及这些如何影响您的生存质量。这些问题有关宗教、神灵和其他信仰。这些问题也涉及前两个星期。

F24.1 您的个人信仰增添您生活的意义吗？ □

根本没有增添	很少有增添	有增添（一般）	有比较大的增添	有极大的增添
1	2	3	4	5

F24.2 您觉得自己的生活有意义吗？ □

根本没意义	很少有意义	有意义（一般）	比较有意义	极有意义
1	2	3	4	5

F24.3 您的个人信仰给您力量去对待困难吗？ ☐

根本没力量	很少有力量	有力量（一般）	比较有力量	极有力量
1	2	3	4	5

F24.4 您的个人信仰帮助您理解生活的困难吗？ ☐

根本没帮助	很少有帮助	有帮助（一般）	比较有帮助	极有帮助
1	2	3	4	5

此外，还有 3 个问题：

101. 家庭摩擦影响您的生活吗？ ☐

根本没影响	很少有影响	有影响（一般）	比较有影响	极有影响
1	2	3	4	5

102. 您的食欲怎么样？ ☐

很差	差	不好也不差	好	很好
1	2	3	4	5

103. 如果让您综合以上各方面（生理健康、心理健康、社会关系和周围环境等方面）给自己的生存质量打一个总分，您打多少分？（满分为 100 分）＿＿＿＿＿分 ☐

世界卫生组织生存质量测定量表简表（WHOQOL-BREF）

虽然 WHOQOL－100 能够详细地评估与生存质量有关的各个方面，但是有时量表显得冗长。例如，在大型的流行病学研究中，生存质量是众多感兴趣的变量之一。此时，如果量表比较简短、方便和准确，研究者更愿意把生存质量的测定纳入研究。基于此目的，世界卫生组织发展了世界卫生组织生存质量测定量表简表（WHOQOL-BREF）。

【项目和评定标准】

1. 量表结构　本量表中问题的顺序、说明和格式原则上不能改动（表15－5）。本量表中的问题按回答的格式而分组。两种量表（WHOQOL－100 和 WHOQOL-BREF）中的问题编号是相同的，以便于两种版本中同一项目之间相互比较。

2. 评分标准　WHOQOL-BREF 量表能够产生 4 个领域的得分和两个独立分析的问题条目：Q1（G1）和 Q2（G4）。领域得分按正向记（即得分越高，生存质量越好）。领域得分通过计算其所属条目的平均分再乘以 4 得到，结果与 WHOQOL－100 的得分具有可比性。

表 15 - 5　　　　　　　WHOQOL-BREF 量表的结构

Ⅰ. 生理领域（PHYS）	Ⅲ. 社会关系领域（SOCIL）
1. 疼痛与不适	14. 个人关系
2. 精力与疲倦	15. 所需社会支持的满足程度
3. 睡眠与休息	16. 性生活
4. 行动能力	Ⅳ. 环境领域（ENVIR）
5. 日常生活能力	17. 社会安全保障
6. 对药物及医疗手段的依赖性	18. 住房环境
7. 工作能力	19. 经济来源
Ⅱ. 心理领域（PSYCH）	20. 医疗服务与社会保障：获取途径与
8. 积极感受	质量
9. 思想、学习、记忆和注意力	21. 获取新信息、知识、技能的机会
10. 自尊	22. 休闲娱乐活动的参与机会与参与程度
11. 身材与相貌	23. 环境条件（污染/噪声/交通/气候）
12. 消极感受	24. 交通条件
13. 精神支柱	总的健康状况与生存质量

(1) 生理领域(PHYS)＝4×[(6−Q3)＋(6−Q4)＋Q10＋Q15＋Q16＋Q17＋Q18]/7

(2) 心理领域(PSYCH)＝4×[Q5＋Q6＋Q7＋Q11＋Q19＋(6−Q26)]/6

(3) 社会关系领域(SOCIL)＝4×(Q20＋Q21＋Q22)/3

(4) 环境领域(ENVIR)＝4×(Q8＋Q9＋Q12＋Q13＋Q14＋Q23＋Q24＋Q25)/8

还可以采用上节提出的公式将得分转换为百分制。将各个领域的得分可转换成百分制。方法是：转换后得分＝(原来的得分−4)*(100/16)

当一份问卷中有 20% 的数据缺失时，该份问卷便作废。如果一个领域中有不多于两个问题条目缺失，则以该领域中另外条目的平均分代替该缺失条目的得分。如果一个领域中有多于两个条目缺失，那么就不再计算该领域的得分（社会关系领域除外，该领域只允许不多于一个问题条目缺失）。

【评定注意事项】

1. 量表的填写　假如回答者有能力阅读，应由其本人填写或回答。否则，可由访问员帮助阅读或填写。在 WHOQOL-BREF 量表里印有有关填写的详细说明和举例。当访问员帮助填写的时候，应该把该说明读给回答者听。

2. 使用范围和时间框架　WHOQOL 量表测定的是最近两周的生存质量的情况。但在实际工作中，根据工作的不同阶段的特殊性，量表可以考察不同长度的时间段的生存质量。如：评价一些慢性疾病患者的生存质量，可调查近 4 周的情况。

【结果分析】

量表分数越高，表明生命质量越好。

【应用评价】

信度和效度：对简表进行信度、效度等计量心理指标考核，发现简表具有较好的内部一致性、良好的区分效度和结构效度。简表各个领域的得分与 WHOQOL-100 量表相应领域的得分具有较高的相关性，Pearson 相关系数最低为 0.89（社会关系领域），最高为 0.95（生理领域）。总之，WHOQOL-BREF 在测量与生存质量有关的各个领域的得分水平上能够替代 WHOQOL-100，但是它不能测定每个领域下各个方面的情况。另外，应用 WHO 生命质量研究小组，在包括中国在内 13 个研究中心的万余名样本资料。分析本量表的等价性，结果发现各国具有相同的因子结构。即测试资料具有可比性。

姚军等（2003）和张曙映（2005）等应用本量表对神经症患者进行测评，结果发现焦虑抑郁情绪与生理领域分和心理领域分呈负相关；经治疗后，本量表的 4 个领域分值均有显著增加。表明量表确能反映神经症患者的生命质量。

【量表表格】

量表 15-3 世界卫生组织生命质量测定量表简表
（WHOQOL-BREF）

填表说明：这份问卷是要了解您对自己的生存质量、健康情况以及日常活动的感觉如何，请您一定回答所有问题。如果某个问题您不能肯定如何回答，就选择最接近您自己真实感觉的那个答案。

所有问题都请您按照自己的标准、愿望或者自己的感觉来回答。注意所有问题都只是您最近两星期内的情况。

例如：您能从他人那里得到您所需要的支持吗？

根本不能	很少能	能（一般）	多数能	完全能
1	2	3	4	5

请您根据两周来您从他人处获得所需要的支持的程度在最适合的数字处打一个√，如果您多数时候能得到所需要的支持，就在数字"4"处打一个√，如果根本得不到所需要的帮助，就在数字"1"处打一个√。

请阅读每一个问题，根据您的感觉，选择最适合您情况的答案。

1. （G1）您怎样评价你的生存质量？ □

很差	差	不好也不差	好	很好
1	2	3	4	5

2. （G4）您对自己的健康状况满意吗？ ☐

很不满意	不满意	既非满意也非不满意	满意	很满意
1	2	3	4	5

下面的问题是关于两周来您经历某些事情的感觉。

3. （F1.4）您觉得疼痛妨碍您去做自己需要做的事情吗？ ☐

根本不妨碍	很少妨碍	有妨碍（一般）	比较妨碍	极妨碍
1	2	3	4	5

4. （F11.3）您需要依靠医疗的帮助进行日常生活吗？ ☐

根本没需要	很少需要	需要（一般）	比较需要	极需要
1	2	3	4	5

5. （F4.1）您觉得生活有乐趣吗？ ☐

根本没乐趣	很少有乐趣	有乐趣（一般）	比较有乐趣	极有乐趣
1	2	3	4	5

6. （F24.2）您觉得自己的生活有意义吗？ ☐

根本没意义	很少有意义	有意义（一般）	比较有意义	极有意义
1	2	3	4	5

7. （F5.3）您能集中注意力吗？ ☐

根本不能	很少能	能（一般）	比较	极能
1	2	3	4	5

8. （F16.1）日常生活中您感觉安全吗？ ☐

根本不安全	很少安全	安全（一般）	比较安全	极安全
1	2	3	4	5

9. （F22.1）您的生活环境对健康好吗？ ☐

根本不好	很少好	好（一般）	比较好	极好
1	2	3	4	5

下面的问题是关于两周来您做某些事情的能力。

10. （F2.1）您有充沛的精力去应付日常生活吗？ ☐

根本没精力	很少有精力	有精力（一般）	多数有精力	完全有精力
1	2	3	4	5

11. （F7.1）您认为自己的外形过得去吗？ ☐

根本过不去	很少过得去	过得去（一般）	多数过得去	完全过得去
1	2	3	4	5

12.（F18.1）您的钱够用吗？ □

根本不能	很少能	能（一般）	多数能	完全能
1	2	3	4	5

13.（F20.1）在日常生活中您需要的信息都齐备吗？ □

根本不齐备	很少齐备	齐备（一般）	多数齐备	完全齐备
1	2	3	4	5

14.（F21.1）您有机会进行休闲活动吗？ □

根本没机会	很少有机会	有机会（一般）	多数有机会	完全有机会
1	2	3	4	5

下面的问题是关于两周来您对自己日常生活各个方面的满意程度。

15.（F9.1）您行动的能力如何？ □

很差	差	不好也不差	好	很好
1	2	3	4	5

16.（F3.3）您自己的睡眠情况满意吗？ □

很不满意	不满意	既非满意也非不满意	满意	很满意
1	2	3	4	5

17.（F10.3）您对自己做日常生活事情的能力满意吗？ □

很不满意	不满意	既非满意也非不满意	满意	很满意
1	2	3	4	5

18.（F12.4）您对自己的工作能力满意吗？ □

很不满意	不满意	既非满意也非不满意	满意	很满意
1	2	3	4	5

19.（F6.3）您对自己满意吗？ □

很不满意	不满意	既非满意也非不满意	满意	很满意
1	2	3	4	5

20.（F13.3）您对自己的人际关系满意吗？ □

很不满意	不满意	既非满意也非不满意	满意	很满意
1	2	3	4	5

21.（F15.3）您对自己的性生活满意吗？ □

很不满意	不满意	既非满意也非不满意	满意	很满意
1	2	3	4	5

22. (F14.4)您对自己从朋友那里得到的支持满意吗？ □

很不满意	不满意	既非满意也非不满意	满意	很满意
1	2	3	4	5

23. (F17.3)您对自己居住地的条件满意吗？ □

很不满意	不满意	既非满意也非不满意	满意	很满意
1	2	3	4	5

24. (F19.3)您对得到卫生保健服务的方便程度满意吗？ □

很不满意	不满意	既非满意也非不满意	满意	很满意
1	2	3	4	5

25. (F23.3)您对自己的交通情况满意吗？ □

很不满意	不满意	既非满意也非不满意	满意	很满意
1	2	3	4	5

下面的问题是关于两周来您经历某些事情的频繁程度。

26. (F8.1)您有消极感受吗？（如情绪低落、绝望、焦虑、忧郁） □

没有消极感受	偶尔有消极感受	时有时无	经常有消极感	总是有消极感
1	2	3	4	5

此外，还有 3 个问题：

101. 家庭摩擦影响您的生活吗？ □

根本没影响	很少有影响	有影响（一般）	比较有影响	极有影响
1	2	3	4	5

102. 您的食欲怎么样？ □

很差	差	不好也不差	好	很好
1	2	3	4	5

103. 如果让您综合以上各方面（生理健康、心理健康、社会关系和周围环境等方面）给自己的生存质量打一个总分，您打多少分？（满分为100分）＿＿＿＿＿分 □

您是在别人的帮助下填完这份调查表的吗？ 是 否

您花了多少时间来填完这份调查表？（ ）分钟

您对本问卷有何建议：

感谢您的帮助！

第四节 生活质量综合评定问卷（GQOLI）

我国学者自行设计编制的生命质量量表甚少，其中应用较多、影响较大的有李凌江等编制的生活质量综合评定问卷（general quality of life inventory，GQOLI）。该问卷依据国内外生活质量研究的发展方向构思，通过复习文献、问卷设计、预试验、条目筛选和修订问卷等一系列规范操作步骤编制。随后采用分层随机整群抽样方法，对 4800 户家庭 8550 人的生命质量进行评估，对问卷的信度、效度、敏感性进行检验，再次修订问卷。于 1998 年定型成此问卷，共 74 个条目故名 GQOLI - 74。该问卷属于通用的生命质量评估工具。

【项目和计分方法】

（一）问卷项目结构

GQOLI - 74 共 74 个条目。包括躯体功能（条目 F11～F30），心理功能（条目 F31～F50），社会功能（条目 F51～F70），物质生活状态（条目 F1～F10）4 个维度。前 3 个维度各有 5 个因子，物质生活维度 4 个因子，还有一个总体生活质量因子（条目 G1～G4），共 20 个因子。统计分析指标包括总分、维度分、因子分，均以正向计分的结果参与分析，即评分越高，生活质量越好。

（二）计分方法

1. 条目计分方法

（1）正向评分条目：F15，F18，F21，F22，F23，F25，F27，F30，F33，F35，F37，F40，F42，F44，F45，F48，F54，F65，F67，F68，G2，G3。均从左至右记为 1～5 分。

如 F15：您对近周来的精力状况：很不满意记 1 分，不大满意记 2 分，过得去记 3 分，比较满意记 4 分，非常满意记 5 分。余类推。

（2）负向评分条目：F3，F5，F7，F10～F14，F16，F17，F19，F20，F24，F26，F28，F29，F31，F32，F34，F36，F38，F39，F41，F43，F46，F47，F49，F50，F53，F57～F59，F61～F64，F66，F70，G1，G4，问卷条目计分时按从左至右 5～1 分反向计分。

如 F11：近周来您的睡眠状态如何：从无失眠记 5 分，偶有失眠记 4 分，有时失眠记 3 分，经常失眠记 2 分，每晚失眠记 1 分。

（3）多问评分条目：

F1：1 分，≤4.99m²；2 分，5～9.9m²；3 分，10～19.9m²；4 分，40～29.9m²；5 分，≥30m²。

F2：有一项加 1 分，逐项累计。例如仅有厨房，厕所，则计 2 分。

F4：该条目 5 问，"很方便" 1 分，："方便" 0.5 分，"不方便" 0 分，5 问评分相加，最高 5 分，最低总评分如为 0～1，计 1 分。

F6：该条目 4 问，每问依次计 0，1，2 分。4 问评分相加，最高 8 分，最低总评分如为 0～1，均计 1 分。然后（总评分÷8×5）转化为 1～5 分。

F8：1 分，≥60%；2 分，≥50%～59%；3 分，40～49.9%；4 分，20%～39.9%；5 分，<20%。

F9：1 分，100%；2 分，80%～99%；3 分，21%～79%；4 分，10%～20%；5 分，<10%。

F51，F52，F55，F56：该 4 个条目的计分方法相同。均以问题后括号中的系数相乘然后相加，条目最高分为 6 分，最低分为 0 分，然后以条目÷6×5 得出最后条目分 0～5 分。如为 0～1 分，则记为 1 分。举例：

张三：F51

	总是能得到 （2）	部分能得到 （1）	极少或没有 （0）
51.1 配偶（1）	✓		
51.2 子女或父母（0.8）		✓	
51.3 亲戚（0.4）			✓
51.4 朋友（0.4）		✓	
51.5 同事或邻居（0.4）		✓	

（1×2＋0.8×1＋0.4×0＋0.4×1＋0.4×1＋0.4×1）÷6×5＝3 分

F60：此条目有两部分内容计分。①娱乐种类：6 种记 5 分；4～5 种记 4 分；2～3 种记 3 分；1 种记 2 分；无记 1 分。②娱乐时间：相加后，>28 小时/周，记 5 分；22～27 小时/周，记 4 分；15～21 小时/周，记 3 分；8～14 小时/周，记 2 分；0～7 小时/周，记 1 分。

两项相加除以 2，得分结果为 1～5 分。

F69：1 分，<5%；2 分，5%～19%；3 分，20%～34%；4 分，35%～50%；5 分，>50%。

2. 因子计分方法　GQOLI-74 共有 20 个因子，每一个因子反映受试生活质量的某一方面。其中 1～19 因子归属于 4 个维度（见后），第 20 个因子为受试者对生活质量的总体评价。因子分由条目相加或加权而来，每个因子的粗分最高为 20 分，最低为 4 分。为便于作图直观，均用下述公式使每个因子转化为 0～100 分的范围。

359

因子转化分＝（因子粗分－4）×100÷16

因子 1：住房　包括 F1，F2，F3 共 3 条。计分方法为 F1＋F2＋F3×2

因子 2：社区服务　包括 F4，F5 共 2 条。计分方法为 F4×2＋F5×2

因子 3：生活环境　包括 F6，F7 共 2 条。计分方法为 F6×2＋F7×2。

因子 4：经济状况　包括 F8，F9，F10 共 3 条。计分方法为 F8×1.4＋F9×0.6＋F10×2。

因子 5：睡眠与精力　包括 F11～F15 共 5 条。计分方法为（F11＋F12）/2＋F13＋F14＋F15。

因子 6：躯体不适感　包括 F16～F19 共 4 条。计分方法为（F16＋F17＋F18）/1.5＋F19×2。

因子 7：进食功能　包括 F20，F21，F22 共 3 条。计分方法为 F20＋F21＋F22×2。

因子 8：性功能　包括 F23，F24，F25 共 3 条。计分方法为 F23＋F24＋F25×2。

因子 9：运动与感觉功能　包括 F26～F30 共 5 条。计分方法为：F26＋（F27＋F28）/2＋F29＋F30。

因子 10：精神紧张度　包括 F31，F32，F33，F50 共 4 条。计分方法为：（F31＋F32＋F50）/1.5＋F33×2。

因子 11：负性情感　包括 F34～F37 共 4 条。计分方法为：F34＋F35＋F36＋F37。

因子 12：正性情感　包括 F38，F39，F40 共 3 条。计分方法为：F38＋F39＋F40×2。

因子 13：认知功能　包括 F41～F45 共 5 条。计分方法为（F41＋F42＋F43＋F44）/2＋F45×2。

因子 14：自尊　包括 F46～F49 共 4 条。计分方法为 F46＋F47＋F48＋F49。

因子 15：社会支持　包括 F51～F54 共 4 条。计分方法为 F51＋F52＋F53＋F54。

因子 16：人际交往能力　包括 F55～F57 共 3 条。计分方法为 F55＋F56＋F57×2。

因子 17：工作与学习　包括 F58，F59，F63，F64，F65 共 5 条。计分方法为（F58＋F59）/2＋（F63＋F64）/2＋F65×2。

因子 18：业余娱乐生活　包括 F60，F61，F62 共 3 条。计分方法为 F60＋F61＋F62×2。

因子 19：婚姻与家庭　包括 F66～F70 共 5 条。计分方法为（F66＋F67）/2＋F68＋F69＋F70。

360

因子 20：生活质量总体评价　包括 G1～G4 共 4 条。计分方法为 G1＋G2＋G3＋G4。

3. 维度分　GQOLI－74 包括躯体功能、心理功能、社会功能、物质生活 4 个维度。每个维度包含的因子如下：

躯体功能维度包括因子 5～9，为：睡眠与精力，躯体不适感，进食量，性功能，运动与感觉功能 5 个因子。

心理功能维度包括因子 10～14，为：精神紧张度，负性情感，正性情感，认知功能，自尊 5 个因子。

社会功能维度包括因子 15～19，为：社会支持，人际交往能力，工作与学习，业余娱乐，婚姻与家庭 5 个因子。

物质生活维度包括因子 1～4，为：住房，社区服务，生活环境及经济状况 4 个因子。

躯体功能、心理功能、社会功能维度的计分方法均为各维度的 5 个因子粗分相加，计分范围为 20～100 分。按下述公式换算成 0～100 分范围：（维度粗分－20)×100÷80

物质生活维度为该维度的 4 个因子粗分相加，计分范围为 16～80 分。按下述公式换算成 0～100 分范围：（维度粗分－16)×100÷64

4. 总分　20 个因子的粗分相加，等于总粗分。计分范围为 80～400 分，按下述公式转换成 0～100 分范围：（维度粗分－80)×100÷320

【评定注意事项】

1. 该问卷包括客观生活质量评估与主观生活满意度 4 个方面的自评问卷，主要使用于社区普通人群生活质量的评估。作为特定人群（如老年人，慢性躯体疾病患者，精神障碍患者等）生活质量综合评估工具时，最好附加一个简短的特异附卷，以更深入和全面地评估该群体生活质量的特点。4 个维度分量表中，物质生活维度随时间变化不明显，尤其是用于评估慢性患者某些治疗方法的优劣时，因此可以把该维度作为基线水平处理。前后对照主要观察躯体功能、心理功能、社会功能 3 个维度的变化。

2. 该问卷作为一自评问卷，其客观生活质量的评定条目部分仍带有主观性，尤其是与心理功能维度有关的条目，如情绪、自尊等，很难抹去主观的因素。因此，分析其客观生活质量与主观生活满意度的条目时对此应加以注意。同时，如受试在病理性情绪状态下，可能出现所有主观满意度条目评分均偏低（如抑郁）或偏高（如躁狂），此时可将客观状态的条目与主观满意度的条目分开统计分析。因子粗分中，客观状态条目占 10 分，主观满意度条目占 10 分。另外，作为自评量表，对于有认知损害（如痴呆）的患者，则宜采用定式他评方式收集资料。

3. 生活质量受多种因素影响，研究中采用对照组或研究群体自身前后对照的方法来评估生活质量的特点与变化最为适宜。

【量表表格】

量表 15 - 4 　　　　　生活质量综合评定问卷 - 74（成人用）
〈generic Quality of Life Inventory-74，GQOLI-74〉

说明：为了全面了解您的生活质量，促进您的心身健康，特设计了该表。请根据最近 1 周来您的实际情况，逐项回答下列问题（按要求打"√"或填空）。此表不计名，不外传。谢谢合作。

F1. 人均住房面积（　　　）平方米

F2. 您的住房有下列附加设施吗？（请打√）
厨房（　　），厕所（　　），煤气（　　），供水好（　　），供电好（　　）

F3. 您对目前的住房条件：（选一项）
非常满意（　　），比较满意（　　），过得去（　　），不大满意（　　），很不满意（　　）

F4. 生活便利性（逐条选择打√）
4.1 上班：很方便（　　），方便（　　），不方便（　　）；
4.2 子女上学或上班：很方便（　　），方便（　　），不方便（　　）；
4.3 购日常生活用品：很方便（　　），方便（　　），不方便（　　）；
4.4 上娱乐场所：很方便（　　），方便（　　），不方便（　　）；
4.5 求医：很方便（　　），方便（　　），不方便（　　）；

F5. 您对目前的社区服务条件（如生活是否方便，医学服务条件等）：
非常满意（　　），比较满意（　　），过得去（　　），不大满意（　　），很不满意（　　）

F6. 住房周围环境（逐条选择）：
6.1 安全性：不安全（　　），安全（　　），很安全（　　）
6.2 绿化：几无树木（　　），有些树木（　　），树木成荫（　　）
6.3 卫生：很脏（　　），尚可（　　），清洁（　　）
6.4 噪声：噪声大，难耐受（　　），有噪音，能耐受（　　），环境安静（　　）

F7. 您对目前的居住环境：（选一项）
非常满意（　　），比较满意（　　），过得去（　　），不大满意（　　），很不满意（　　）

F8. 食物消费占收入比例约为＿＿＿＿％。

F9. 医药费用自费承担的部分占的比例为＿＿＿＿％。

F10. 您对目前的经济收入与社会福利（包括劳保等）：（选一项）
非常满意（　　），比较满意（　　），过得去（　　），不大满意（　　），很不满意（　　）

F11. 近周来您的睡眠状态如何？（选一项）

从无失眠（　　），偶有失眠（　　），有时失眠（　　），经常失眠（　　），每晚失眠（　　）

F12. 近周清晨醒来，您感到头脑清晰，心情轻松，睡得很好吗？（选一项）

天天如此（　　），多数时候如此（　　），有时如此（　　），很少如此（　　），从无（　　）

F13. 近周来您的精力如何？（选一项）

总是精力充沛（　　），多数时候精力充沛（　　），精力一般（　　），常有疲劳感（　　），总是非常疲劳（　　）

F14. 您对近周来的睡眠状况：（选一项）

非常满意（　　），比较满意（　　），过得去（　　），不大满意（　　），很不满意（　　）

F15. 您对近周来的精力状况：（选一项）

非常满意（　　），比较满意（　　），过得去（　　），不大满意（　　），很不满意（　　）

F16. 近1周来您有下述躯体症状吗？（如头痛、头昏、躯体某部位疼痛、胃肠不适，消化不良，呼吸困难，心慌，发冷发热，发麻，手脚沉重等）（选一项）

无（　　），偶有（　　），有时有（　　），经常有（　　），总是有（　　）

F17. 您上述症状严重程度如何？（选一项）

无（　　），很轻（　　），较轻（　　），较重（　　），极重（　　）

F18. 近1周来您是否因躯体疾病或躯体不适服用某种药物（如去痛片，安定及其他各种药物)？（选一项）

依赖于药物（　　），经常服药（　　），有时服药（　　），极少服药（　　），从未服药（　　）

F19. 您对目前的躯体健康状况：（选一项）

非常满意（　　），比较满意（　　），过得去（　　），不大满意（　　），很不满意（　　）

F20. 与常人比较，近1周来您的进食状况是：（选一项）

完全正常（　　），基本正常（　　），食量减少或有些食物因病不能吃（　　），食量减少或多数食物不能吃（　　），极少进食（　　）

F21. 近1周来您的食欲如何：（选一项）

完全无食欲（　　），较差（　　），尚可（　　），较好（　　），很好（　　）

F22. 您对最近1周来的进食情况：（选一项）

很不满意（　　），不大满意（　　），过得去（　　），比较满意（　　），非常满意（　　）

F23. 近1周来您的性生活次数：（选一项）

几乎无（　　），很少或过多（　　），偏少或偏多（　　），基本正常（　　），完全正常（　　）

F24. 据统计许多人在一生中不同时期均出现过各种性功能障碍（如性欲下降、无性快感、阳痿、早泄等）。您近1周来的情况是：（选一项）

从无（ ），偶有（ ），有时出现（ ），比较严重（ ），很严重（ ）

F25. 您对最近1周来的性生活状况：（选一项）

很不满意（ ），不大满意（ ），过得去（ ），比较满意（ ），非常满意（ ）

F26. 近1周来您的听力与视力如何？（选一项）

耳聪目明（ ），与一般人差不多（ ），有些减退（ ），严重减退（ ），听力或视力丧失（ ）

F27. 近1周来您的生活自理能力如何（包括上厕所、进食、洗澡、梳洗、行走）？（选一项）

完全不能自理（ ），部分自理，需人帮助（ ），基本自理，偶有困难（ ），均可自理（ ），行动敏捷，自如（ ）

F28. 近1周来您处理日常事务能力（包括家务、服药、乘、骑车、与人交往、管理钱财、购物等）如何？（选一项）

应付轻松自如（ ），自理，无任何问题（ ），偶有困难，如不能自如用交通工具，如不能骑车或晕汽车等（ ），部分自理，需人帮助（ ），几乎完全不能做（ ）

F29. 您对目前自己的听力、视觉等器官的功能满意程度如何？（选一项）

非常满意（ ），比较满意（ ），过得去（ ），不大满意（ ），很不满意（ ）

F30. 您对目前自己的躯体活动能力感觉如何？

很不满意（ ），不大满意（ ），过得去（ ），比较满意（ ），非常满意（ ）

F31. 近1周来您的生活中遇到下述事情吗？（如工作不顺心，夫妻不和，自己或家人生病或亲人亡故，子女问题，人际关系紧张，收入突然减少或开支过大，失窃，交通事故，人际纠纷等等）（选一项）

没有（ ），很少（ ），较少（ ），较多（ ），很多（ ）

F32. 近1周来，您觉得精神负担重，总有一种紧张感，或沉重的压力感吗？（选一项）

无（ ），很轻（ ），较轻（ ），较重（ ），极重（ ）

F33. 您对近1周来的精神紧张程度：（选一项）

很不满意（ ），不大满意（ ），过得去（ ），比较满意（ ），非常满意（ ）

F34. 近1周来，您经常觉得忧郁吗？程度如何？（如表现为：高兴不起来，无愉快感，精力下降，易疲劳，对工作、娱乐、夫妻生活等兴趣下降或丧失，觉得生活没意思，孤独感，易哭，觉得自己无用、经常自责等）（选一项）

没有（ ），很轻（ ），较轻（ ），较重（ ），极重（ ）

F35. 近1周来，您经常觉得焦虑吗？程度如何？（如表现为：无故或为一些小事担心，紧张不安，心里不踏实，坐立不安，害怕，或心慌气促，出汗，肌肉跳痛等）（选一项）

极重（　　），较重（　　），较轻（　　），很轻（　　），没有（　　）

F36. 近1周来，您是否觉得情绪易波动，如急躁，易发脾气，易伤感等（选一项）

没有（　　），很轻（　　），较轻（　　），较重（　　），极重（　　）

F37. 近1周来，您是否心情很平淡，对喜、怒、哀、乐的事情没有什么情绪反应，觉得无所谓？（选一项）

总是这样（　　），多数时候如此（　　），有时如此（　　），很少如此（　　），从不这样（　　）

F38. 最近1周，您对生活是否充满希望与信心，觉得活着很有意义、有价值吗？（选一项）

总是这样（　　），多数时候如此（　　），有时如此（　　），很少如此（　　），从不这样（　　）

F39. 最近1周，您觉得生活轻松愉快吗？（选一项）

总是这样（　　），多数时候如此（　　），有时如此（　　），很少如此（　　），从不这样（　　）

F40. 您对自己近1周来的情绪状态：（选一项）

很不满意（　　），不大满意（　　），过得去（　　），比较满意（　　），非常满意（　　）

F41. 近1周来您思考问题或用脑时，思维的清晰度、反应的敏捷性如何？（选一项）

很好（　　），较好（　　），一般（　　），较差（　　），很差（　　）

F42. 近1周来您集中注意力的能力如何？（选一项）

很差（　　），较差（　　），一般（　　），较好（　　），很好（　　）

F43. 近1周对当天发生的事情，如果有意去记忆，您能：（选一项）

完全记得住（　　），大多记得住（　　），有些记不住（　　），大多记不住（　　），完全记不住（　　）

F44. 近1周来，遇事需要您作出决定时：（选一项）

完全作不出决定（　　），难于作出决定（　　），作重大决定有困难（　　），作决定无困难（　　），可迅速、正确作出决定（　　）

F45. 您对自己近1周来的思维、注意力、记忆力、作决定能力的满意程度如何？（选一项）

很不满意（　　），不大满意（　　），过得去（　　），比较满意（　　），非常满意（　　）

F46. 近1周来您觉得周围的人（包括社会、家庭）对您如何？（选一项）

非常尊重（　　），大多比较尊重（　　），一般（　　），不大尊重（　　），歧视您（　　）

F47. 您近1周来对自己的才华、能力、外貌、身体状况等综合评价是：（选一项）

很自豪（　　），比较自豪（　　），与一般人差不多（　　），有些方面不如他人（　　），事事不如人（　　）

F48. 您对目前自己在社会、家庭中的地位与人们对您的看法：（选一项）

很不满意（　　），不大满意（　　），过得去（　　），比较满意（　　），非常满意（　　）

F49. 您对目前自己的才能与外貌等：（选一项）

非常满意（　　），比较满意（　　），过得去（　　），不大满意（　　），很不满意（　　）

F50. 近1周来您是否为了调整您的心理状态（如烦恼、紧张、抑郁等等）而使用某些物质（如吸烟、饮酒、服药等）？

绝无（　　），偶有（　　），有时有（　　），常有（　　），天天如此（　　）

F51. 近1周来，当您在精神或物质上需要别人帮助时，您从下列人员中得到的支持是（请逐项回答，打√）

	总是能得到 (2)	部分能得到 (1)	极少或没有 (0)
51.1 配偶（1）			
51.2 子女或父母（0.8）			
51.3 亲戚（0.4）			
51.4 朋友（0.4）			
51.5 同事或邻居等（0.4）			

F52. 近1周来，当下列人员需要您帮助时，您给予他的支持是：（请逐项回答，打√）

	全力帮助 (2)	能给予部分帮助 (1)	很少或不能提供帮助 (0)
52.1 对配偶（1）			
52.2 对子女或父母（0.8）			
52.3 对亲戚（0.4）			
52.4 对朋友（0.4）			
52.5 对同事或邻居等（0.4）			

F53. 您对近1周来从社会、家庭获得的帮助与支持：（选一项）

非常满意（　　），比较满意（　　），过得去（　　），不大满意（　　），很不满意（　　）

F54. 您对近1周来自己帮助别人的状况：（选一项）

很不满意（　　），不大满意（　　），过得去（　　），比较满意（　　），非常满意（　　）

F55. 近1周来，您与下列人员的关系如何？（请逐项回答，打√）

	很好无矛盾 (2)	有些矛盾 (1)	关系紧张 (0)

55.1 与子女或父母（1）

55.2 与亲戚（0.8）

55.3 与朋友（0.4）

55.4 与同事或邻居（0.4）

55.5 与领导（0.4）

F56. 近1周来，您与下列人员的交往频率（包括相处、通信、电话等联系）（逐项回答，打√）

	经常来往 (2)	无事不来往 (1)	极少或从不来往 (0)

56.1 与子女或父母（1）

56.2 与亲戚（0.8）

56.3 与朋友（0.4）

56.4 与同事或邻居（0.4）

56.5 与领导（0.4）

F57. 您对自己近1周来的人际关系处理：（选一项）

非常满意（ ），比较满意（ ），过得去（ ），不大满意（ ），很不满意（ ）

F58. 近1周来您对单位，当地和全国的重要信息、新闻等（选一项）

非常关心（ ），比较关心（ ），不大关心（ ），很少关心（ ），完全不关心（ ）

F59. 近1周来，您对自己生活、工作等有关的知识（请选一项）

经常学习（ ），有时学习（ ），督促下学习（ ），很少学习（ ），完全不学习（ ）

F60. 近1周来，您的业余娱乐活动时间为：（请选择并填写具体时间）

欣赏性：如看电视、报纸、小说、球赛等 ＿＿＿＿＿＿＿小时/周

智力性：如打麻将、扑克、下棋、玩电子游戏等 ＿＿＿＿＿＿＿小时/周

保健性：跑步、练气功、太极拳、打球等 ＿＿＿＿＿＿＿小时/周

社交性：跳舞、会友、参加社区活动等 ＿＿＿＿＿＿＿小时/周

休闲性：散步、养花、钓鱼、书画、集邮等 ＿＿＿＿＿＿＿小时/周

创造性：如业余小说创作、摄影等 ＿＿＿＿＿＿＿小时/周

F61. 您对1周来，您的业余娱乐活动与1周前比较：（选一项）

增加很多（ ），稍有增加（ ），差不多（ ），有些减少（ ），几乎无（ ）

F62. 您对近 1 周来的业余娱乐活动：（选一项）

非常满意（　　），比较满意（　　），过得去（　　），不大满意（　　），很不满意（　　）

F63. 近 1 周来您的工作或劳动的能力（选一项）

高于一般人（　　），与一般人差不多（　　），稍差于常人（　　），很差（　　），丧失工作或劳动能力（　　）

F64. 近 1 周来，您的工作或劳动效率如何？（选一项）

总是超额（　　），有时超额（　　），按额（　　），改做轻工作或完成部分工作或退休在家（　　），在家病休或需人照顾（　　）

F65. 您对自己目前的工作能力工作效率学习等能力：（选一项）

很不满意（　　），不大满意（　　），过得去（　　），比较满意（　　），非常满意（　　）

F66. 近 1 周来您与配偶之间的感情：（如无配偶，请评价与共同生活的亲人的关系，如父母、子女等）（选一项）

亲密无间（　　），比较亲密（　　），一般（　　），较冷淡（　　），濒于破裂（　　）

F67. 近 1 周来，夫妻一方或双方心中有苦恼时，相互间常常：（如无配偶，请评价与共同生活的亲人的关系，如父母、子女等）（选一项）

从不交流（　　），偶尔交流（　　），较少交流（　　），有些保留（　　），相互交流（　　）

F68. 您对目前的婚姻状态：（如无配偶，请评价与家人的关系）（选一项）

很不满意（　　），不大满意（　　），过得去（　　），比较满意（　　），非常满意（　　）

F69. 您目前承担的家务量（包括家务劳动、教育抚养子女、照顾父母等）大约为＿＿＿％。

F70. 您对自己目前承担家庭责任：（选一项）

非常满意（　　），比较满意（　　），过得去（　　），不大满意（　　），很不满意（　　）

G1. 您对自身健康总的满意程度是：（选一项）

非常满意（　　），比较满意（　　），过得去（　　），不大满意（　　），很不满意（　　）

G2. 您对自己生活总的满意程度是：（选一项）

很不满意（　　），不大满意（　　），过得去（　　），比较满意（　　），非常满意（　　）

G3. 您怎样评价近周来您的健康状况：（选一项）

极差（　　），比较差（　　），一般（　　），比较好（　　），很好（　　）

G4. 您对您的生活质量总体评价是：（选一项）

质量很高（　　），质量较高（　　），中等（　　），质量较低（　　），质量很低（　　）

（李春波）

参考文献

[1] 方积乾. 生存质量测定方法及应用. 北京：北京医科大学出版社，2000

[2] 李凌江，杨德森，郝伟，等. 医学领域生活质量研究的几个问题. 中国临床心理学杂志，1995，3（1）：59-62

[3] 李春波，张明园，吴文源，等. SF-36 在社区老年人群认知功能与生命质量研究上的应用. 中华全科医师杂志，2004，3（1）：25-28

[4] 姜林娣. 生命质量. 见：王吉耀主编. 循证医学与临床实践. 北京：科学出版社，2002

[5] McDowell I，Newell C，eds：Measuring health：a guide to rating scales and question-naires. 2nd ed. New York：Oxford University Press，Inc.，1996

[6] 郑若瑟，高家常. 精神疾病患者生活品质及其测量. 台湾精神医学，2005，19：179-191

[7] 骆宏，罗南，王义强，等. 精神分裂症患者生活质量量表信效度检验与应用. 中国心理卫生杂志，2003，17：172-174

[8] 李春波，何燕玲. 健康状况调查问卷（SF-36）的介绍. 国外医学. 精神病学分册，2002，29（2）：116-119

[9] Ware JE，Gandek B. Overview of the SF-36 health survey and the International Qual-ity of Life Association（IQOLA）Project. J Clin Epidemiol，1998，51（11）：903-912

[10] Ren XS，Amick B，Zhou L，et al. Translation and psychometric evaluation of a Chi-nese version of the SF-36 health survey in the United States. J Clin Epidemiol，1998，51（11）：1129-1138

[11] 李春波，张明园，吴文源，等. SF-36 在社区老年人群认知功能与生命质量研究上的应用. 中华全科医师杂志，2004，3（1）：25-28

[12] 方积乾，郝元涛. 健康状况问卷. 张作记主编. 行为医学量表手册（特刊）. 中国行为医学科学，2001. 10：19-24

[13] 陈洁. 临床经济学. 上海：上海医科大学出版社，1999

[14] 林果为，沈福民. 现代临床流行病学. 上海：上海医科大学出版社，2000

[15] Ware，J. E.，& Dewey，J. E. Health Status and Outcomes Assessment Tools. The International Electronic Journal of Health Education，2000，3：138-148

[16] 李永超，安孝群，王军，等. 社区正常人群生活质量及影响因素调查. 临床精神医学杂志，2004，14：147-148

[17] 张曙映，李春波，姚军，等. SF-36 在神经症患者中应用的信度及效度研究. 上海精神医学，2003，15（增）：23-25

[18] 郝元涛，方积乾. 世界卫生组织生存质量测量量表中文版介绍及其使用说明. 现代康复，2000，4（8）：1127-1129，1145

[19] 李凌江，杨德森，周亮，等. 世界卫生组织生活质量问卷在中国应用的信度及效度研究. 中华精神科杂志，2003，36（3）：143-147

[20] 李凌江，杨德森，周亮，等. 世界卫生组织生活质量问卷在慢性疾病患者及家庭照料者中的应用. 中华精神科杂志，2003，36：148-152

[21] World Health Organization. WHOQOL user manual. Geneva：WHO，1998

[22] Programme On Mental Health（WHO）. WHOQOL-BREF Introduction, administration, scoring and generic version of the assessment. Field trial version. Geneva：WHO，1996

[23] 张曙映，李春波，吴文源. WHOQOL-BREF 在广泛性焦虑症患者中应用的信度和效度研究. 中国临床心理学杂志，2005，13（1）：37-39

[24] 姚军，张曙映，李春波，等. 神经症患者生命质量初步研究. 上海精神医学，2003，15：28-30

[25] 郝元涛，方积乾，Power MJ，等. WHO 生存质量评估简表的等价性评价. 中国心理卫生杂志，2006，20：71-75

[26] 李凌江，郝伟，杨德森，等. 社区人群生活质量研究：Ⅲ. 生活质量问卷的编制. 中国心理卫生杂志，1995，9：227-231

[27] 李凌江，杨德森. 生活质量综合评定问卷. 张作记主编. 行为医学量表手册（特刊）. 中国行为医学科学，2001. 10：74-81

[28] 李凌江. 精神疾病与生存质量研究. 现代康复，2000，4（9）：1304-1306

第十六章　生活事件量表

第一节　概　　述

　　现代疾病模式是生物—心理—社会，其根本在于强调人的心、身和所处的环境之间是相互影响，不可分割的。其中，包括生活事件在内的心理社会因素在疾病发生、发展和转归中的作用。所谓生活事件，是指人们在日常生活中遇到的各种各样的社会生活的变动，结婚，升学，亲人亡故等。不同的生活事件对不同个体的心理影响都是不同的，而且与所处的社会文化背景密切相关。在精神医学、医学心理学和精神卫生服务和研究中，经常需要评估生活事件对人体心理和躯体的影响。

　　在研究生活事件评定的初级阶段，人们只注重那些较重大的生活事件，因而只统计某一段时期内较大事件发生的次数。次数越多。表示遭受的精神刺激越强。这种评定方法非常简单，不足之处是显而易见的，即把所有的生活事件都等量化了。而生活事件有大有小，发生频率有高有低，对人的影响有正有负，有强有弱，并受到特定社会、经济和文化的影响。于是，人们相信，每种生活事件理应具有其"客观"的刺激强度。从 20 世纪 60 年代起，人们对各种生活事件的"客观定量"有了较多的研究兴趣。其中最有代表性的人物是美国的 Holmes TH。他和 Rahe 于 1967 年编制了著名的"社会重新适应量表"（Sociai Readjustment Rcale，简称 SRRS）。印度的 Aggarwal 等人（2007）和香港的 Cheng 分别研制了用于青少年生活事件的评估量表。

　　目前国内常用的生活事件量表（Life Events Scale，LES）有杨德森编制的和由量表协作研究组张明园等编制的两种版本，也是本章所要介绍的主要内容。前者重点在于询问事件对个体的心理影响及影响持续的时间，即对事件的反应；后者则强调事件本身的刺激强度，较少考虑事件对个体的特殊意义。

第二节 生活事件量表（LES，协作组版）

量表协作研究组张明园等编制于 1987 年的生活事件量表（Life Events Scale，LES），参考了国外 Holmes 和 Dorenwend 及国内郑延平和杨德森等编制的同类量表和调查表，在 10 个省市的 1364 名普通人中进行了测试，取得了普通人群及不同年龄组的常模，已在国内临床和研究中应用。

该量表主要调查生活中可能发生的事件，因而适用范围极广，从青年至老年的各年龄阶段的成年人均可应用，无特殊要求。评定应由调查者询问后填写，也可由被调查者自行填写。

【项目和评定标准】

LES 共 65 个条目，包括职业、学习、婚姻和恋爱、家庭和子女、经济、司法、人际关系等方面常见的生活事件（量表 16-1）。每个条目的评分以我国正常人（常模）的调查均值计，详见表 16-1。鉴于年龄是影响生活事件的估价和反应的最重要因素，因此常模分成若干年龄阶段：青年（18～29岁），中年（30～49岁），更年（50～59岁）和老年（60岁以上）。根据受检者的年龄组别，取相应的生活事件单位（Life Event Unit，LEU）。

表 16-1 中国正常人生活事件评定常模表

序号	生活事件	合计	青年	中年	更年	老年	序号	生活事件	合计	青年	中年	更年	老年
1.	丧偶	110	113	112	100	104	12.	政治性冲击	51	47	52	51	71
2.	子女死亡	102	102	106	97	84	13.	子女行为不端	50	51	52	47	46
3.	父母死亡	96	110	95	81	60	14.	结婚	50	50	50	50	50
4.	离婚	65	65	67	61	60	15.	家属刑事处分	50	43	53	54	53
5.	父母离婚	62	73	58	53	54	16.	失恋	48	55	45	44	42
6.	夫妻感情破裂	60	64	60	53	56	17.	婚外两性关系	48	48	52	41	39
7.	子女出生	58	62	60	49	48	18.	大量借贷	48	43	50	49	53
8.	开除	57	61	52	54	74	19.	突出成就荣誉	47	43	49	47	47
9.	刑事处分	57	49	59	62	80	20.	恢复政治名誉	45	41	46	51	47
10.	家属亡故	53	60	50	44	32	21.	重病外伤	43	42	43	46	46
11.	家属重病	52	56	53	46	37	22.	严重差错事故	42	42	41	47	40

序号	生活事件	合计	青年	中年	更年	老年	序号	生活事件	合计	青年	中年	更年	老年
23.	开始恋爱	41	45	36	38	57	45.	夫妻严重争执	32	30	34	29	28
24.	行政纪律处分	40	36	43	42	43	46.	搬家	31	22	36	39	25
25.	复婚	40	42	40	36	35	47.	领养义子	31	32	32	29	16
26.	子女学习困难	40	34	44	44	29	48.	好友决裂	30	36	28	25	23
27.	子女就业	40	29	44	52	39	49.	工作显著增加	30	25	31	35	38
28.	怀孕	39	44	38	33	27	50.	小量借贷	27	23	30	32	20
29.	升学就业受挫	39	41	39	41	26	51.	退休	26	18	28	35	59
30.	晋升	39	28	44	47	40	52.	工种变动	26	25	27	26	25
31.	入党入团	39	29	41	53	59	53.	学习困难	25	26	25	23	17
32.	子女结婚	38	34	41	39	33	54.	流产	25	25	26	25	23
33.	免去职务	37	36	38	36	34	55.	家庭成员纠纷	25	23	25	29	19
34.	性生活障碍	37	42	36	32	19	56.	和上级冲突	24	21	27	23	30
35.	家属行政处分	36	31	40	42	36	57.	入学或就业	24	26	25	23	14
36.	名誉受损	36	37	37	35	33	58.	参军复员	23	20	23	32	25
37.	中额借贷	36	32	38	40	33	59.	受惊	20	20	21	25	14
38.	财产损失	36	29	40	43	34	60.	业余培训	20	20	21	22	16
39.	退学	35	44	30	33	33	61.	家庭成员外迁	19	17	20	20	19
40.	好友去世	34	40	33	28	26	62.	邻居纠纷	18	16	21	21	17
41.	法律纠纷	34	32	35	34	37	63.	同事纠纷	18	16	20	19	16
42.	收入显著增减	34	28	38	42	23	64.	睡眠重大改变	17	12	19	21	25
43.	遗失重要物品	33	31	34	39	31	65.	暂去外地	16	12	18	18	22
44.	留级	32	38	29	30	26							

【评定注意事项】

首先应按研究或调查要求规定调查的时间范围，只计所规定的时限，如3月、或6月或一年内发生的生活事件。由调查者按指导语向被调查者说明调查内容和方法，尤其是强调时间范围，即某年某月某日至某年某月某日间，曾否发生下列事件。然后逐条询问在该时间范围内有无此事件发生。根据被调查者的回答记录是"√"或否"×"后，再进一步追问回答"是"的事件的具体发生时间。询问完成后，由评定员将调查时限内发生的生活事件，按条目序号在常模表中查出相应年龄的生活事件单位（LEU）填入评定员栏，最后计算总分。

使用中需要注意两点，一是必须注意被调查者的年龄，以便查表换算时取相应的 LEU。二是注意调查的时间范围。只计研究所规定的时限内发生的生活事件，在指导语中加以说明和强调。对每项作肯定回答（即曾发生）的生活事件，追问具体发生时间的目的便是核查该生活事件确实发生在评定要求的时限内。这样做的另一优点在于还可将一次收集的资料（例如一年内），作多种时限的处理（如 3 月内、6 月内和一年内）。但调查时间不宜过长，以免因记忆不可靠影响资料的准确性。

一般应由调查员向被调查者本人进行调查，如果让被调查者自行填写，应在备注中说明；如果从知情者那里获得资料，应说明资料来源、知情者和受检者的关系，资料的可信度。评定中应取询问法，如果是让受检者自行填写，需要在备注中说明。

LES 只包括急性生活事件，持续的刺激并不包括在内。如受检者所述为表中未能列出的事件，依次填入第 66～68 项，写明具体事件内容，并参照表中严重程度相近的条目给予评分。

评定表中的序号，即是常模表中的顺序，以便查表相应的 LEU 值。

【统计指标和结果分析】

LES 量表的主要统计指标是 LEU 总值，由最右侧栏中各事件的 LEU 值相加而得。

目前应用的常模是对 10 个省市的 1364 名正常人进行测试，取每项评分的调查均值而获得的。鉴于年龄是影响对生活事件估价和反应的最重要因素，因此常模分成若干年龄段：青年（18～29 岁），中年（30～49 岁），更年（50～59 岁），老年（60 岁以上），根据受检者的年龄组别取相应的生活事件单位（LEU）。

【应用评价】

本量表未分正性/负性事件（可以加工处理），未包括持续事件，较少考虑事件的个体特殊意义。

该生活事件量表的研制主要基于汉族人群，张智在土家族青年中应用该量表，发现量表 LEU 总值与中国青年常模整体具有高度相关，单个生活事件存在民族差异，女性高分事件明显多于男性，具有性别差异。在精神疾病患者中应用该量表，要注意因信息来源的不同而产生的偏移。陆峥等人的研究发现，分别询问患者和家属，两者报告的生活事件有出入。虽然两者呈极显著相关，但根据家属提供信息完成的生活事件量表，LEU 总值远高于患者自己提供信息的 LEU 总值，在精神分裂症、情感性精神障碍和神经症 3 组患者和家属中的情况都是如此。

【量表表格】

量表 16‑1   生活事件量表（LES）

指导语：生活中会遇到各种各样的事件或问题，这些事件和问题对精神或心身健康可能会有影响。请您告诉我，您在最近_____月（年）中，即_____年_____月至_____年_____月间，曾经遇到过下列事件或问题吗？如果有，请说明是什么时候发生的。

序号	事件内容	曾否发生 是√ 否×	发生日期 （年月日）		评定员栏 LEU
57.	入学或就业	□	(	)	
58.	参军复员	□	(	)	
52.	工种更动	□	(	)	
51.	退休	□	(	)	
49.	工作显著增加	□	(	)	
36.	名誉受损	□	(	)	
33.	免去职务	□	(	)	
31.	入党入团	□	(	)	
30.	晋升	□	(	)	
29.	升学就业受挫	□	(	)	
22.	严重差错事故	□	(	)	
19.	突出成就荣誉	□	(	)	
60.	业余培训	□	(	)	
53.	学习困难	□	(	)	
44.	留级	□	(	)	
39.	退学	□	(	)	
41.	法律纠纷	□	(	)	
24.	行政纪律处分	□	(	)	
12.	政治性冲击	□	(	)	
20.	恢复政治名誉	□	(	)	
21.	重病外伤	□	(	)	
11.	家属重病	□	(	)	
54.	流产	□	(	)	
45.	夫妻严重争执	□	(	)	
9.	刑事处分	□	(	)	

续表1

序号	事件内容	曾否发生 是√ 否×	发生日期 （年月日）	评定员栏 LEU
8.	开除	☐	（	）
34.	性生活障碍	☐	（	）
28.	怀孕（本人或配偶）	☐	（	）
23.	开始恋爱	☐	（	）
16.	失恋	☐	（	）
14.	结婚	☐	（	）
6.	夫妻感情破裂	☐	（	）
17.	婚外两性关系	☐	（	）
4.	离婚	☐	（	）
25.	复婚	☐	（	）
47.	领养寄子	☐	（	）
32.	子女结婚	☐	（	）
27.	子女就业	☐	（	）
26.	子女学习困难	☐	（	）
13.	子女行为不端	☐	（	）
7.	子女出生	☐	（	）
61.	家庭成员外迁	☐	（	）
55.	家庭成员纠纷	☐	（	）
46.	搬家	☐	（	）
35.	家属行政处分	☐	（	）
15.	家属刑事处分	☐	（	）
5.	父母离婚	☐	（	）
50.	小量借贷	☐	（	）
43.	遗失重要物品	☐	（	）
42.	收入显著增减	☐	（	）
38.	财产损失	☐	（	）
37.	中额借贷	☐	（	）
18.	大量借贷	☐	（	）
63.	同事纠纷	☐	（	）
62.	邻居纠纷	☐	（	）
59.	受惊	☐	（	）

序号	事件内容	曾否发生 是√ 否×	发生日期 （年月日）		评定员栏 LEU
56.	和上级冲突	☐	（	）	
48.	好友决裂	☐	（	）	
1.	配偶死亡	☐	（	）	
2.	子女死亡	☐	（	）	
3.	父母死亡	☐	（	）	
10.	家属亡故	☐	（	）	
40.	好友去世	☐	（	）	
64.	睡眠重大改变	☐	（	）	
65.	暂去外地	☐	（	）	
66.	其他（＿＿＿＿＿）	☐	（	）	
67.	其他（＿＿＿＿＿）	☐	（	）	
68.	其他（＿＿＿＿＿）	☐	（	）	

LEU 总值：

年龄：

备注：

第三节　生活事件量表（LES，湖南版）

湖南版的生活事件量表（LES）由杨德森和张亚林研制于 1990 年，用于评估个体对生活事件的感受性，分别观察评估正性（积极性质的）、负性（消极性质的）生活事件的影响作用。可用于：①神经症、心身疾病、各种躯体疾病及重性精神疾病的病因学研究，可确定心理因素在这些疾病发生、发展和转归中的作用分量。②指导心理的治疗、危机干预，使心理治疗和医疗干预更具针对性。③甄别高危人群、预防精神障碍和心身疾病，对 LES 分值较高者加强预防工作。④指导正常人了解自己的精神负荷、维护心身健康，提高生活质量。

【项目和评定标准】

LES 含有 48 条我国较常见的生活事件，包括 3 个方面的问题（量表 16 - 2）。一是家庭生活方面（有 28 条），二是工作学习方面（有 13 条），三是社交及其他方面（7 条），另设有 2 条空白项目，供填写当事者已经经历而表中并未列出的某些事件。对每个所经历的生活事件分别询问：①是否发生和事件发生的时间，分为未发生、一年前、一年内、长期性 4 个选项。一过性的事件如流产、失窃要记录发生次数，长期性事件如住房拥挤、夫妻分居等不到半年记为 1 次，超过半年记为 2 次。②事件的性质，是好事还是坏事。③事件对精神影响程度，分为无影响、轻度、中度、重度、极重度 5 级，分别记 0、1、2、3、4 分。④影响持续事件，是 3 月内、半年内、1 年内、1 年以上 4 个时间段，分别记 1、2、3、4 分。

【评定注意事项】

LES 适用于 16 岁以上的正常人、神经症、心身疾病、各种躯体疾病患者以及自知力恢复的重性精神病患者。

这是一个自评量表，填写者须仔细阅读和领会指导语，然后逐条一一过目。根据调查者的要求，将某一时间范围内（通常为一年内）的事件记录下来。有的事件虽然发生在该时间范围之前，如果影响深远并延续至今，可作为长期性事件记录。对于表上已列出但并未经历的事件应一一注明"未经历"，不留空白，以防遗漏。然后，由填写者根据自身的实际感受而不是按常理或伦理道德观念去判断那些经历过的事件对本人来说是好事或是坏事，影响程度如何，以及影响持续的时间有多久。

【统计指标和结果分析】

生活事件刺激量的计算方法：

某事件刺激量＝该事件影响程度分×该事件持续时间分×该事件发生次数

正性事件刺激量＝全部好事刺激量之和

负性事件刺激量＝全部坏事刺激量之和

生活事件总刺激量＝正性事件刺激量＋负性事件刺激量

另外，还可以根据研究需要，按家庭问题、工作学习问题和社交问题进行分类统计。

LES 总分越高反映个体承受的精神压力越大。95％的人一年内的 LES 总分不超过 20 分，99％的人不超过 32 分。负性事件的分值越高对心身健康的影响越大；正性事件分值的意义尚待进一步研究。

【应用评价】

1. 信度　对 153 名正常人、107 名神经症患者、165 名慢性疼痛患者、44 名缓解期的精神分裂症患者在间隔 2～3 周后重测，相关系数在 0.742～0.611 之间，P 值均小于 0.01。

2. 效度

（1）100 名离婚诉讼者的精神紧张总值、负性事件高于按年龄、性别、民族、学历、职业及婚龄配对的五好家庭成员（$P<0.01$），而正性事件评分两组无差异。

（2）十二指肠溃疡者精神紧张总值、负性事件值均高于无症状的乙肝病毒携带者（$P<0.01$），而正性事件差异不显著。

（3）恶性肿瘤患者生活事件的发生频度、强度及总值高于结核病患者，差异具有显著性。

（4）72 名癌症患者生活事件总值与反映其社会功能状况的大体评定量表分（Global Assessment Scale）呈负相关（$r=-0.3003$，$P<0.05$）。

在 1160 名工厂职工的调查中发现，该人群的男性生活事件综合加权分明显高于女性，中青年人群组生活事件得分最高。多元回归分析显示婚姻和疾病状况与生活事件的关系密切。

【量表表格】

量表 16 - 2　　　　　　　　**中国正常人生活事件评定常模表**

性别：　　年龄：　　职业：　　婚姻状况：　　填表日期：　　年　月　日

指导语：下面是每个人都有可能遇到的一些日常生活事件，究竟是好事还是坏事，可根据个人情况自行判断。这些事件可能对个人有精神上的影响（体验为紧张、压力、兴奋或苦恼等），影响的轻重程度是各不相同的。影响持续的事件也不一样。请您根据自己的情况，实事求是地回答下列问题，填表不记姓名，完全保密，请在最合适的答案上打钩。

生活事件名称	事件发生时间			性质		精神影响程度				影响持续事件				备注
	未发生	一年前	一年内	长期性	好事	坏事	无影响	轻度	中度	重度	极重	三月内	半年内	一年内	一年以上

生活事件名称	未发生	一年前	一年内	长期性	好事	坏事	无影响	轻度	中度	重度	极重	三月内	半年内	一年内	一年以上	备注
举例：房屋拆迁			✓			✓		✓				✓				
家庭有关问题																
1. 恋爱或订婚																
2. 恋爱失败、破裂																
3. 结婚																
4. 自己（爱人）怀孕																
5. 自己（爱人）流产																
6. 家庭增添新成员																
7. 与爱人父母不和																

续表1

生活事件名称	事件发生时间				性质		精神影响程度					影响持续事件				备注
	未发生	一年前	一年内	长期性	好事	坏事	无影响	轻度	中度	重度	极重	三月内	半年内	一年内	一年以上	
8. 夫妻感情不好																
9. 夫妻分居（因不和）																
10. 夫妻两地分居（工作需要）																
11. 性生活不满意或独身																
12. 配偶一方有外遇																
13. 夫妻重归于好																
14. 超指标生育																
15. 本人（爱人）做绝育手术																
16. 配偶死亡																
17. 离婚																
18. 子女升学（就业）失败																
19. 子女管教困难																
20. 子女长期离家																
21. 父母不和																
22. 家庭经济困难																
23. 欠债 500 元以上																
24. 经济情况显著改善																
25. 家庭成员重病、重伤																
26. 家庭成员死亡																
27. 本人重病或重伤																
28. 住房紧张																
工作学习中的问题 29. 待业																
30. 开始就业																
31. 高考失败																
32. 扣发资金或罚款																
33. 突出的个人成就																
34. 晋升、提级																

续表2

生活事件名称	事件发生时间				性质		精神影响程度					影响持续事件				备注
	未发生	一年前	一年内	长期性	好事	坏事	无影响	轻度	中度	重度	极重	三月内	半年内	一年内	一年以上	
35. 对现职工作不满意																
36. 工作学习中压力大（如成绩不好）																
37. 与上级关系紧张																
38. 与同事邻居不和																
39. 第一次远走他乡异国																
40. 生活规律重大变动（饮食睡眠规律改变）																
41. 本人退休离休或未安排具体工作																
社交与其他问题 42. 好友重病或重伤																
43. 好友死亡																
44. 被人误会、错怪、诬告、议论																
45. 介入民事法律纠纷																
46. 被拘留、受审																
47. 失窃、财产损失																
48. 意外惊吓、发生事故、自然灾害																
如果您还经历过其他的生活事件，请依次填写																
49.																
50.																

正性事件值：	家庭有关问题：
负性事件值：	工作学习中的问题：
总值：	社交及其他问题：

（何燕玲　吴文源）

参考文献

[1] 张明园，樊彬，蔡国钧，等. 生活事件量表常模研究. 中国神经精神疾病杂志，1987，13：70-73

[2] 张智，黄晓春. 生活事件量表在湘西土家族青年中的应用评价. 临床心身疾病杂志，2010，16（4）：300-302

[3] 陆峥，张明园，李柔冰. 精神疾病患者及家属提供的生活时间资料比较. 临床精神医学杂志，1997，7（3）：131-133

[4] 张亚林，杨德森. 生活事件量表. 中国行为医学科学，行为医学量表手册. 2001，10：31-33

[5] 栾荣生，罗小辉，奚祖庆，等. 生活事件及其影响因素的人群研究. 中国行为医学科学 1999，8（1）：15-17

第十七章　社会支持量表

第一节　概　　述

  精神病学文献中引入社会支持（social support）的概念是在 20 世纪 70 年代初期。社会学和医学用定量评定的方法，对社会支持与健康的关系进行大量的研究表明，良好的社会支持有利于健康，不良的社会关系则有害于健康。社会支持能对应激状态下的个体提供保护，即对应激起缓冲作用，也对维持一般良好情绪体验具有重要意义。当然，社会心理刺激与健康的关系复杂，受许多因素的调节和影响。在同样性质、同样大小的刺激作用下，有些人产生严重的健康损害，但有些人仅产生较轻的适应困难，还有一些人则安然无恙。在对社会心理刺激致病的调节因素中，最受重视的是社会支持、应付方式和个体素质（包括体质和个性等）。

  1. 社会支持的概念　多年来，社会支持作为一个科学研究对象，其概念在各研究者之间并未达到统一。研究社会支持的学者从各自的研究目的出发，提出了相似的术语，如社会纽带（social bonds）、社会网络（social networks）、有意义的社会接触（meanful social contact）、密友的可获得性（availability of confidants）、社会联系（social ties）及人的友谊关系（human companionship）等。文献中对社会支持的理解大致可以分为两类：其一是客观的、实际的或可见的支持，包括物质上的直接援助和社会网络、团体关系的存在与参与；后者是指稳定的（如家庭、婚姻、朋友、同事等）或不稳定的（非正式团体、暂时性的交际等）社会联系的大小和获得程度，这类支持独立于个体的感受，是客观存在的现实。其二是主观的、体验到的或情绪上的支持，指个体感受到在社会中被尊重、被支持、被理解的情绪体验和/或满意程度，与个体主观感受密切相关，有人甚至指出，社会支持的效果只与被感知到支持的程度相一致。Pearlin 等（1981）将社会支持定义为"在坎坷的人生中接近和利用其他个体、团体及较大社团的可能性"。还有人联系社会心理刺激和身心健康来定义社会支持是，"个体与个体之间，或个体与团体之间的依存关系，这种依存关系能改善应对短期挑战，应激和（社会关系）剥夺的能力。"

2. 社会支持的评定　人们对社会支持定义的分歧必然导致人们对社会支持评定内容的不一致，故而评定社会支持的方法就有从简单地对某种态度的支持的评定量表到应用颇为复杂的社会支持评定系统，目前应用的社会支持量表多采用多轴评价法，通常包括客观的支持和主观的体验。例如，Sarason等（1981）的社会支持问卷（social support questionnaire，SSQ）有两个维度：社会支持的数量，即在需要的时候能够依靠别人的程度，主要涉及客观支持；对所获得的支持的满意程度，评定的是对支持的主观体验。该量表共有 27 个条目，每个条目均描述一个特殊的情况，要求被试者回答在此情况下有多少人支持和对支持的满意程度。Andrews 等（1978）应用的社会支持问卷共有 16 个项目，分为 3 个部分：危机情况下的支持（crisis support），邻居关系（neighbor relationship）及社区参与（community participation）。Henderson 等（1980）开发的"社会相互关系调查表（Interview schedule for social interaction，ISSI）"，可以说是最系统的社会支持测量工具，其中的社会关系包括 6 个方面：

（1）通常是由婚姻关系或其他异性关系提供的依赖或相属关系。

（2）从朋友同事联络网中得到的社会结合（social integration）的体验。

（3）抚养别人，主要是抚养小孩的机会，产生一种被别人需要的感受。

（4）从家庭、朋友和同事处获得的有价值、被器重的体验。

（5）主要来自家庭成员的参与同盟的体验。

（6）获得有价值的指导的体验。据此 ISSI 共设计了 52 个条目，分社会支持的可获得程度（availability）和自觉的社会关系的适合程度（adequency）两个维度进行评分。

本章拟简介在我国用得较多的是肖水源编制的社会支持评定量表（SPRS），以及 Zimet 等的领悟社会支持量表（PSSR）。

第二节　社会支持评定量表（SSRS）

社会支持评定量表（Social support rating scale，SSRS），由肖水源等编制于 1986 年；经应用后，于 1990 年作了修订。量表作者在复习和应用国外社会支持量表后，认为有必要自编评定工具，以更加适合国内应用。本量表的特点为简短，只有 10 项；包括 3 个维度：客观支持、主观支持、支持的利用度。在同类量表中，本量表属国内用得最多者。

【项目和评定标准】

本量表共包括 10 个大项，由被试者自行评定（量表 17 - 1）。多数项目为 A～D 4 级选 1 的 1～4 分 4 级评分。项目 5 家庭支持，分成 5 个亚项，亦为 1～4 分的 4 级评分。项目 6（实际支持）和项目 7（情感支持），可多选，也可以获得的支持源数计分。

量表包括客观支持 3 项：项目 2，6，7；主观支持 4 项：项目 1，3，4，5；支持利用 3 项：项目 8，9，10。详见评定量表 17 - 1。

【适用范围】

14 岁以上的各类人群。

【结果分析】

本量表可归纳成 4 个统计指标：

1. 客观支持分　项目 2、6、7 之和。其中项目 6 和 7，无任何来源计 0 分；有支持来源者每款计 1 分（最高 9 分）。因子分范围 2～22 分。

2. 主观支持分　项目 1，3，4，5 之和。其中项目 5，分 5 个亚项，由无到全力支持，分别计 1～4。因子分范围 8～32 分。

3. 支持利用分　项目 8～10 之和。因子分范围 3～12 分。

4. 总分　项目 1～10 得分和。范围 13～66 分。

各项分值均为得分愈高，得到的社会支持愈多。

【应用评价】

肖水源等（1987）对 128 名二年级大学生进行测试，量表总分为 34.56±3.73 分，两个月重测总分一致性 0.92（$P < 0.01$），各条目一致性 0 在 0.89±0.94 之间，表明该问卷具有较好的重测信度。

汪向东等（1988）将该量表应用于对深圳移民的心理健康研究，发现本地组社会支持总分高于迁居组，两组比较 $P < 0.01$，SCL - 90 代表的心理健康水平与迁居组社会支持总分呈显著负相关，多元回归分析发现迁居组的心理健康水平主要与在深圳居住时间、迁居态度和社会支持状态有关。解亚林等（1993）分析社会和心理因素与少数民族大学生心理健康水平的关系，发现 SSRS 的 3 个维度都与 SCL - 90 症状呈负相关，其中主观支持和支持利用度与症状显著相关。肖水源等（1991）应用病例配对方法研究应激、社会支持等社会心理因素对消化性溃疡的影响，发现患者的社会支持总分低于配对的正常组（$P < 0.01$），表明社会支持水平与消化性溃疡的发生与复发可能有一定的关系。

【量表表格】

量表 17-1   **社会支持评定量表**

指导语：下面的问题用于反映您在社会中所获得的支持，请按各个问题的具体要求，根据您的实际情况写。谢谢你的合作。

1. 您有多少关系密切、可以得到支持和帮助的朋友？   （只选 1 项）

  A. 一个没有   B. 1~2 个   C. 3~5 个   D. 6 个或 6 个以上

2. 近一年来您：   （只选 1 项）

  A. 远离家人，且独居一室

  B. 住处经常变动，多数时间和陌生人住在一起

  C. 和同学、同事或朋友住在一起

  D. 和家人住在一起

3. 你与邻居：   （只选 1 项）

  A. 相互之间从不关心，只是点头之交   B. 遇到困难可能稍微关心

  C. 有些邻居都很关心您   D. 大多数邻居都很关心您

4. 您与同事：   （只选 1 项）

  A. 相互之间从不关心，只是点头之交   B. 遇到困难可能稍微关心

  C. 有些同事都很关心您   D. 大多数同事都很关心您

5. 从家庭成员得到的支持和照顾   （在合适的框内划 "√"）

	无	极少	一般	全力支持
A. 夫妻（恋人）				
B. 父母				
C. 儿女				
D. 兄弟姊妹				
E. 其他成员（如嫂子）				

6. 过去，您遇到急难情况时，曾经得到的经济支持和解决实际问题的帮助的来源有：

（1）无任何来源

（2）有下列来源   （可选多项）

  A. 配偶 B. 其他家人 C. 朋友 D. 亲戚 E. 同事 F. 工作单位

  G. 党团工会等官方或半官方组织 H. 宗教、社会团体等非官方组织

  I. 其他（请列出）

7. 过去，您遇到急难情况时，曾经得到的安慰和关心的来源有：

（1）无任何来源

（2）有下列来源 （可选多项）

  A. 配偶 B. 其他家人 C. 朋友 D. 亲戚 E. 同事 F. 工作单位

  G. 党团工会等官方或半官方组织 H. 宗教、社会团体等非官方组织

  I. 其他（请列出）

8. 您遇到烦恼时的倾诉方式： （只选1项）

  A. 从不向任何人诉述

  B. 只向关系极为密切的1～2个人诉述

  C. 如果朋友主动询问您会说出来

  D. 主动诉述自己的烦恼，以获得支持和理解

9. 您遇到烦恼的求助方式： （只选1项）

  A. 只靠自己，不接受别人的帮助

  B. 很少请求别人帮助

  C. 有时请求别人帮助

  D. 有困难时经常向家人、亲友、组织求援

10. 对于团体（如党团组织、宗教组织、工会、学生会）组织活动，您：（只选1项）

  A. 从不参加   B. 偶尔参加

  C. 经常参加   D. 主动参加并积极活动

总分：＿＿＿＿＿＿＿＿

第三节　领悟社会支持量表（PSSS）

由 Zimet 等编制的领悟社会支持量表（Perceived social support scale, PSSS），是一种强调个体对社会支持的自我理解和感受的量表，测定个体领悟到来自各种社会支持源，如家庭、朋友和其他人的支持程度。国内有姜乾金翻译的中文版。

【项目和评定标准】

PSSS 为自评量表，由 12 个条短句组成，每条为 1 项（量表 17 - 2）。每条均有极不同意、很不同意、稍不同意、中立、稍同意、很同意和极同意，共 7 种选择（1～7），由被试者从中选择 1 种与他的实际情况最符合的答案。条目内容详见量表 17 - 2。

均为正向计分，分值愈高，说明感受到的社会支持高。

【结果分析】

1. 家庭支持分　项目 3，4，8，11 得分和。
2. 家庭外支持分　项目 1，2，5～7，9，10，12 的得分和。
3. 总分　项目 1～10 的合计。

【应用评价】

1. 量表作者将 PSSS 条目分为家庭支持、朋友支持和其他支持，在 275 例样本中测试，它们与全量表总分的 α 系数分别为 0.85%，0.91% 和 0.88%；重测信度分别为 0.85，0.75 和 0.72；全量表的重测信度为 0.85，性能相当好。

2. 国内应用，因子分析显示，以归纳为家庭支持和家庭外支持两种因子为宜。

3. 国外应用 PSSS 研究发现，社会支持能降低 A 型性格的冠心病患者的临床症状；国内研究者则发现，PSSS 总分及家庭外支持分与癌症患者的抑郁、偏执和精神病性等心身症状量表分呈显著负相关，PSSS 总分和上腹部手术患者的术前焦虑呈负相关。

【量表表格】

量表 17 - 2　　　　　　　　　　　　　　**领悟社会支持量表**

指导语：以下有 12 个句子，每一个句子后面各有 7 个答案。请您根据自己的实际情况在每句后面选择一个答案。例如，选择 1 表示您极不同意，即说明您的实际情况与这一句子极不相符；选择 7 表示您极同意，即说明您的实际情况与这一句子极相符；选择 4 表示中间状态。余类推。

项　　　目	极不同意	很不同意	稍不同意	中立	稍同意	很同意	极同意
1. 在我遇到问题时有些人（领导、亲戚、同事）会出现在我的身旁	1	2	3	4	5	6	7
2. 我能够与有些人（领导、亲戚、同事）共享快乐与忧伤	1	2	3	4	5	6	7
3. 我的家庭能够切实具体地给我帮助	1	2	3	4	5	6	7
4. 在需要时我能够从家庭获得感情上的帮助和支持	1	2	3	4	5	6	7
5. 当我有困难时，有些人（领导、亲戚、同事）是安慰我的真正源泉	1	2	3	4	5	6	7

续表

项　　　　目	极不同意	很不同意	稍不同意	中立	稍同意	很同意	极同意
6. 我的朋友们能真正地帮助我	1	2	3	4	5	6	7
7. 在发生困难时我可以依靠我的朋友们	1	2	3	4	5	6	7
8. 我能与自己家庭谈论我的难题	1	2	3	4	5	6	7
9. 我的朋友们能与我分享快乐与忧伤	1	2	3	4	5	6	7
10. 在我的生活中有某些人（领导、亲戚、同事）关心着我的感情	1	2	3	4	5	6	7
11. 我的家庭能心甘情愿协助我做出各种决定	1	2	3	4	5	6	7
12. 我能与朋友们讨论自己的难题	1	2	3	4	5	6	7

（张新凯）

参考文献

[1] 肖水源. 社会支持评定量表的理论基础与研究应用. 临床精神医学杂志，1994，4 (2)：98-100

[2] 汪向东，王希林，马弘. 心理卫生评定量表手册（增订版）. 中国心理卫生杂志社，1999，127-131

[3] 赵世伟，阎春生，王庆林. 社会支持评定量表评定离退休干部身心健康的研究. 中国老年学杂志，1999，19 (5)：261-262

[4] 崔红，胡军生，郎森阳，等. 社会支持评定量表中国军人版的修订. 中国临床心理学杂志，2010，18 (5)：565-567

第十八章 儿童用量表

第一节 概　述

儿童的心理卫生问题越来越受到专业人员的重视，但是，由于不同人员对儿童的心理问题的认识、掌握标准的不同，而使诊断结果、资料的可靠性和可比性存在比较大的差距。近 30 年来，大量的儿童用心理卫生评估量表被引进并得到应用，用于儿童心理卫生问题的症状评估、确定诊断、确立治疗方案和临床研究。

儿童是一个特殊的年龄群体，就心理评估方面与成人相比，儿童有如下的特点：第一，儿童的心理和行为表现是他们在成长过程中的重要组成部分，成长因素在其中占有非常重要的位置，所以，评定或者看待评定结果都要用发育的眼光来看待。他们的心理和行为要由他人来观察，这个"他人"观察的结果会需要对儿童的评估。第二，儿童尤其年龄小的儿童，在谈及自己的内心感受时，很难用适当的语言来描述。因此，儿童用自评量表很难真正了解儿童的内心感受。儿童所受教育程度也会影响着对测试题目的理解。

在儿童诊断用量表方面，曾经有影响的定式问卷不少。1984 年，Costello 等在诊断用检查提纲（DIS）基础上发展的儿童诊断用检查提纲（DISC），可以据此做出 DSM-Ⅲ的诊断，主要用于流行病学调查。1987 年，Puig-Antich 和 Chamber 将情感性障碍和精神分裂症检查提纲（SADS）的儿童版（K-SADS）（学龄儿童情感性障碍和精神分裂症检查提纲）用于研究用诊断标准（RDC）中的儿童精神疾病的诊断研究。1987 年，Angold 等以 K-SADS 和精神现状检查（PSE）为基础编制的儿童少年精神科评估方法（CAPA），被广泛应用于 DSM-Ⅲ、DSM-Ⅲ-R 和 ICD-10 的诊断。这些诊断用量表多数用于研究目的，用于临床评估目的似乎显得烦琐。

20 世纪 70 年代以来，对于儿童心理和行为评估的症状量表明显增多，多数以家长用或教师用的形式出现，其中具有代表性的量表是：Conners 儿童行为量表、Achenbach 儿童行为量表和 Rutter 儿童行为问卷。最近几年，就儿童和青少年情绪状态评估方面的量表，也越来越受到重视。鉴于本书不是儿童量表的专著，本章选择介绍最常用的行为评估量表和情绪评估量表。

第二节　Achenbach 儿童行为量表（CBCL）

Achenbach 儿童行为量表（Achenbach Child Behavior Checklist，CBCL）是由 Achenbach T M 和 Edelbrock C 于 20 世纪 70 年代编制而成，在此后几十年的应用过程中，不断得到完善和修订。目前已经成为国际上应用最广泛的儿童行为评定工具。

Achenbach 儿童行为量表于 1980 年引入我国，由上海的徐韬园和忻仁娥牵头全国协作组进行了研究，制订了家长用量表的中国常模。适用于 4～16 岁的儿童和青少年社交能力和行为问题的评估。

【项目和评定标准】

1983 年的版本中，调查表共分 2～3 岁儿童家长用表，4～16 岁儿童家长用表（CBCL）、教师报告表（TRF），青少年自评用表（YSR）和直接观察者用表（DOF）4 种。2～3 岁儿童家长用表，有 100 条问卷，在国内没有标准化修订，所以在此不做介绍，主要介绍 4～16 岁儿童家长问卷的应用。1991 年，原作者又对 CBCL、YSR、和 TRF 进行了修订，在 3 个量表中采用了同样的划分年龄组标准，使用相同的分量表，使家长、教师和儿童自评统一。湖南苏林雁等对 1991 年版本进行了湖南常模的制订。YSR 和 TRF 目前在国内已经有学者在使用，并积累了一定的经验。

Achenbach 儿童行为量表家长用表（CBCL）共分 3 个部分：一般项目、社会能力和行为问题。

第一部分：一般项目

包括姓名、性别、年龄、出生日期、种族、填表日期、年级、父亲职业、母亲职业、填表人。该部分的内容不记分。

第二部分：社会能力

除个别条目外，均需记分。记分方法如下：

Ⅰ（1）："0" 表示无爱好或一种爱好；"1" 表示两种爱好；"2" 表示 3 种或 3 种以上爱好

Ⅰ（2）及Ⅰ（3）表示 "不知道"：不记分；"0" 表示低于一般；"1" 表示一般；"2" 表示高于一般

Ⅰ（2）和Ⅰ（3）的分数相加求出平均数为该项的得分。

Ⅱ（1）："0"表示无爱好或一种爱好；"1"表示两种爱好；"2"表示 3 种或 3 种以上爱好

Ⅱ（2）及Ⅱ（3）表示"不知道"：不记分；"0"表示低于一般；"1"表示一般；"2"表示高于一般

Ⅱ（2）和Ⅱ（3）的分数相加求出平均数为该项的得分。

Ⅲ（1）："0"表示无爱好或一种爱好；"1"表示两种爱好；"2"表示 3 种或 3 种以上爱好

Ⅲ（2）："不知道"表示不记分；"0"表示低于一般；"1"表示一般；"2"表示高于一般

Ⅳ（1）："0"表示无爱好或一种爱好；"1"表示两种爱好；"2"表示 3 种或 3 种以上爱好

Ⅳ（2）："不知道"表示不记分；"0"表示低于一般；"1"表示一般；"2"表示高于一般

Ⅴ（1）："0"表示无或 1 个；"1"表示 2～3 个；"2"表示 4 个或 4 个以上

Ⅴ（2）："0"表示不到 1 次；"1"表示 1～2 次；"2"表示 3 次或 3 次以上

Ⅵ："0"表示较差；"1"表示差不多；"2"表示较好

把 a，b，c 的 3 个数相加取平均数，为一个数据。而 d 单独记分，记分同上。因此，Ⅵ条目可得两个分数。

Ⅶ（1）："0"表示不及格；"1"表示中等以下；"2"表示中等；"3"表示中等以上

各项目分数相加求平均数为该项目所得分数。

Ⅶ（2）："0"表示是；"1"表示不是

Ⅶ（3）："0"表示留过；"1"表示没有

Ⅶ（4）："0"表示有问题；"1"表示没有。问题开始和解决情况不记分。

第Ⅰ、Ⅱ、Ⅳ条组成活动情况因子；第Ⅲ、Ⅴ、Ⅵ条组成社交情况因子；第Ⅶ条则组成学校情况因子。儿童的社会能力多数处在 2 百分位到 69 百分位之间，即 T 分在 30～55 之间，社会能力得分越高越好，低于 2 百分位（T 分小于 30）被认为可疑异常。

第三部分：行为问题

共由 113 个条目组成，每个条目的任意排列组成整个量表，按照某一行为的英文第一个字母顺序排列，而不是按内容性质排列。

每一个条目按"0"、"1"、"2"三级评分，每一条目的粗分相加为量表总粗分，总分越高，行为问题越大。根据统计分析，计算出粗分的上限（没有下限），4～5 岁、6～11 岁和 12～16 岁男孩总粗分上限为 42、40～42 和 38；4～5 岁、6～11 岁和 12～16 岁女孩总粗分上限为 42～45、37～41 和 37。超过上限需要进一步检查。

113 个条目经过统计后，归纳为 8～9 个因子，根据不同性别和不同年龄，因子的性质和划界分也不一样。每个因子的粗分经过转换换算为标准分（T 分），正常值范围在 69 到 98 百分位之间，即 T 分在 55 到 70 之间。因子分超过 98 百分位即被认为可能异常，应该进一步检查。因子分低于 69 百分位则视为正常。

【评定注意事项】

儿童行为量表自开始编制到现在，在不断修订和完善，目前美国正在使用的是第三版，国内尚未对该版本进行全国样本的修订。

该量表的优点是条目多、包含面广、容易理解，同样因为条目多、烦琐容易引起家长在填表时的不耐心，在填表时要注意，否则很难反映儿童行为的真实性。

在编制量表时，为了防止填表人的随意填写，编写了性质相似的条目，例如第 42 条和第 112 条，目的在于检验调查表的真实性。

【结果分析】

1. 社会能力正常值范围　4～16 岁的儿童被分为 3 个年龄组，即 4～5 岁、6～11 岁和 12～16 岁进行分析。以下列出 6～16 岁儿童社交能力的美国正常值范围，仅供参考。

表 18-1　　　　　　　　　6～11 岁男孩社会能力因子分正常范围

因子名称	活动能力	社交情况	学校情况
2 百分位平均分	3～3.5	3～3.5	2～2.5
68 百分位平均分	8.5～9	7.5～8	5～5.5

表 18-2　　　　　　　　　12～16 岁男孩社会能力因子分正常范围

因子名称	活动能力	社交情况	学校情况
2 百分位平均分	3.5	3.5～4	2～2.5
68 百分位平均分	8.5～9	8.5	5～5.5

表 18-3　　　　　　　　　6～11 岁女孩社会能力因子分正常范围

因子名称	活动能力	社交情况	学校情况
2 百分位平均分	2.5～3	3.5	3～3.5
68 百分位平均分	8.5～9	7.5～8	5.5～6

表 18 - 4　　　　　　　　　12～16 岁女孩社会能力因子分正常范围

因子名称	活动能力	社交情况	学校情况
2 百分位平均分	3	3	3
68 百分位平均分	8.5～9	8～8.5	5.6～6

如果将活动情况因子、社交情况因子和学校情况因子从左到右排列在横轴上，把各因子的得分从少到多、百分位数或 T 分大小从下向上排列在纵轴上，就可以得到儿童社会能力轮廓图。

2. 行为问题正常值范围　　4～16 岁的儿童被分为 3 个年龄组，即 4～5 岁、6～11 岁和 12～16 岁进行分析。以下列出 6～16 岁儿童行为问题的我国常模的正常值范围。

表 18 - 5　　　　　　　6～11 岁男孩行为问题因子分正常范围 ($n=4653$)

因子名称	分裂样	抑郁	交往不良	强迫性	体诉	社交退缩	多动	攻击性	违纪
分界值	5～6	9～10	5～6	8～9	6～7	5～6	10～11	19～20	7～8
所含条目	11 29	12 14	13 65	9 13	49 51	25 34	1 8 10	3 7 16	20 21
	30 40	18 31	69 71	17 46	54 56a	38 42	13 17	19 22	23 39
	47 50	32 33	75 80	47 50	56b 56c	48 64	20 41	23 25	43 67
	59 70	34 35	86 103	54 66	56f 56g	102 111	61 62	27 37	72 81
	75	45 50		76 80	77		64 79	43 48	82 90
		52 71		83 84				57 68	101 106
		88 89		85 92				74 86	
		91 103		93 100				87 88	
		112						90 93	
								94 95	
								97 104	

如果将各因子的分数从左到右排列在横轴上，把各因子的得分的百分位数或 T 分大小从下向上排列在纵轴上，就可以得到儿童行为问题轮廓图，横轴的左端排列的是内化行为，左边几个因子的总分为内向分；右端排列的是外化行为，右边几个因子的总分为外向分；中间的一个因子既不是内向分也不是外向分。当分数超过 90 百分位（或相应的 T 分）时，并且内向和外向的 T 分相差至少 10 分时，才可以称为内向或外向。

原作者把 113 个条目的分数总加起来，求得均数和标准差，以此来作为筛查儿童行为问题的标准，见表 18 - 9，此法较分析因子方便，但常模尚需进一步摸索。

表 18 - 6 　　　　12～16 岁男孩行为问题因子分正常范围（$n=4653$）

因子名称	体诉	分裂样	交往不良	不成熟	强迫性	敌意性	违纪	攻击性	多动
分界值	10～11	7～8	14～15	5～6	5～6	10～11	8～9	18～19	9～10
所含条目	36 49	5 11	13 42	1 11	7 9	1 12	20 21	3 10	1 8
	50 51	30 31	65 69	14 19	17 31	20 21	23 39	16 19	10 23
	54	32 40	71 75	64 108	63 66	25 33	43 61	22 27	41 44
	56a～g	51 52	80 86	109	84 85	34 35	67 72	34 37	45 61
	80 102	99 102	87 88		104	37 38	81 82	41 45	62 74
	112		89 102			49 62	101 105	57 68	
			103 111			64 111	106	86 87	
			112					88 89	
								90 93	
								94 95	
								97 104	

表 18 - 7 　　　　6～11 岁女孩行为问题因子分正常范围（$n=4685$）

因子名称	抑郁	社交退缩	体诉	分裂强迫	多动	性问题	违纪	攻击性	残忍
分界值	3～4	8～9	8～9	3～4	10～11	3～4	2～3	18～19	3～4
所含条目	11 12	13 42	2 47	9 18	1 8	52 60	39 43	3 7	5 15
	30 31	65 69	51 54	40 66	10 13	63 73	67 81	14 16	16 20
	32 33	75 80	56a～g	67 70	17 23	93 96	82 90	19 21	21 37
	34 35	87 88	77 92	76 84	38 41			22 23	57
	38 45	102 103		85 91	48 61			25 27	
	50 52	111		100	62 64			33 37	
	71 75				79 80			41 48	
	88 103							68 74	
	111 112							86 93	
								94 95	
								97 104	
								109	

395

表 18-8　　　　　　12～16 岁女孩行为问题因子分正常范围 ($n=3962$)

因子名称	焦虑强迫	体诉	分裂样	抑郁退缩	不成熟	违纪	攻击性	残忍
分界值	17～18	7～8	3～4	12～13	11～12	11～12	17～18	4～5
所含条目	9 12	30 51	17 29	42 54	1 8	8 22	3 7	15 16
	14 27	56a 56b	40 47	65 69	10 11	23 26	16 19	20 21
	29 30	56c 56d	70 80	71 75	13 17	39 41	22 27	25 34
	31 32	56f 56g	84 85	77 80	25 38	43 61	33 34	37 48
	33 34		96	86 88	48 58	63 67	37 57	57 81
	35 45			102 103	62 64	69 81	68 74	97 106
	47 50			111	80 83	82 90	86 87	
	52 71				98	101 105	88 89	
	76 100						90 93	
	112						94 95	
							97 104	

表 18-9　　　　　　部分国家 6～11 岁儿童行为问题总分均数表 (1987)

	美国		荷兰		加拿大		智利	
	例数	均数	例数	均数	例数	均数	例数	均数
男孩	300	21.7	454	23.2	107	30.9	197	29.4
女孩	300	19.9	486	20.5	85	27.5	212	28.0
总数	600	20.8	940	21.9	192	29.2	409	28.7

【应用评价】

　　该量表自编制以来，在荷兰、泰国、英国、加拿大、波多黎各、澳大利亚以及我国等几十个国家和地区使用，进行了一系列的跨文化研究，一致认为其信度和效度较好，当然，受文化因素的影响，各个国家在使用中也存在一些差异。

　　在我国，上海徐韬园、忻仁娥对 CBCL 进行了标准化后，已经被应用于儿童心理卫生研究的广泛领域，对儿童社会能力和行为问题进行评估。

【量表表格】

量表 18-1   **Achenbach 儿童行为量表**

（家长用，适用于 4～16 岁儿童）

第一部分：一般项目（略）

第二部分：社会能力

Ⅰ.（1）请列出你孩子最爱好的体育运动项目（例如游泳，棒球等）：

      无爱好 □

      爱好：a.

           b.

           c.

  （2）与同龄儿童相比，他（她）在这些项目上花去多少时间？

      不知道 □   较少 □   一般 □   较多 □

  （3）与同龄儿童相比，他（她）的运动水平如何？

      不知道 □   较低 □   一般 □   较高 □

Ⅱ.（1）请列出你孩子在体育运动以外的爱好（例如集邮、看书、弹琴等，不包括看电视）

      无爱好 □

      爱好：a.

           b.

           c.

  （2）与同龄儿童相比，他（她）花在这些爱好上的时间多少？

      不知道 □   较少 □   一般 □   较多 □

  （3）与同龄儿童相比，他（她）的爱好的水平如何？

      不知道 □   较低 □   一般 □   较高 □

Ⅲ.（1）请列出你孩子参加的组织、俱乐部、团队或小组的名称

      未参加 □

      参加：a.

           b.

           c.

  （2）与同龄的参加者相比，他（她）在这些组织中的活跃程度如何？

      不知道 □   较差 □   一般 □   较多 □

Ⅳ.（1）请列出你孩子有无干活或打零工的情况（例如送报、帮人照顾小孩、帮人搞卫生等）

      没有 □

      有：a.

           b.

           c.

(2) 与同龄儿童相比，他（她）工作质量如何？

不知道 □ 　　　　较差 □ 　　　　一般 □ 　　　　较好 □

Ⅴ.（1）你孩子有几个要好的朋友？

无 □ 　　　　1个 □ 　　　　2～3个 □ 　　　　4个及以上 □

（2）你孩子与这些朋友每星期大概在一起几次？

不到1次 □ 　　　　1～2次 □ 　　　　3次及以上 □

Ⅵ. 与同龄儿童相比，你孩子在下列方面表现如何？

	较差	差不多	较好
a. 与兄弟姐妹相处	□	□	□
b. 与其他儿童相处	□	□	□
c. 对父母的行为	□	□	□
d. 自己工作和游戏	□	□	□

Ⅶ.（1）当前学习成绩（对6岁以上儿童而言）

未上学 □

	不及格	中等以下	中等	中等以上
a. 阅读课	□	□	□	□
b. 写作课	□	□	□	□
c. 算术课	□	□	□	□
d. 拼音课	□	□	□	□

其他课（如历史、地理、常识、外语等）

	不及格	中等以下	中等	中等以上
e.	□	□	□	□
f.	□	□	□	□
g.	□	□	□	□

（2）你孩子是否在特殊班级？

不是 　　　□

是 　　　□，什么性质？

（3）你孩子是否留级？

没有 　　　□

留过 　　　□，几年级留级？　　　　留级的理由：

（4）你孩子在学校里有无学习或其他问题（不包括上面三个问题）？

没有 　　　□

有问题 □，问题内容：

问题何时开始：

问题是否已经解决？

未解决 □

已解决 □，何时解决：

第三部分：行为问题

以下是描述你孩子的项目，只根据最近半年内的情况描述。每 1 项目后面都有 3 个数字，"0"表示无此项表现，"1"表示轻度或有时有，"2"表示明显或经常有。

	无	轻度或有时有	明显或经常有
1. 行为幼稚与其年龄不符	0	1	2
2. 过敏性症状	0	1	2
3. 喜欢争论	0	1	2
4. 哮喘病	0	1	2
5. 举动像异性	0	1	2
6. 随地大便	0	1	2
7. 喜欢吹牛或自夸	0	1	2
8. 精神不能集中，注意力不能持久	0	1	2
9. 老是要想某些事情不能摆脱，强迫观念（说明内容）	0	1	2
10. 坐立不安或活动过多	0	1	2
11. 喜欢缠着大人或过分依赖	0	1	2
12. 常说感到寂寞	0	1	2
13. 糊里糊涂，如在云里雾里	0	1	2
14. 常常哭叫	0	1	2
15. 虐待动物	0	1	2
16. 虐待、欺负别人或吝啬	0	1	2
17. 好做白日梦或呆想	0	1	2
18. 故意伤害自己或企图自杀	0	1	2
19. 需要别人经常注意自己	0	1	2
20. 破坏自己的东西	0	1	2
21. 破坏家里或其他儿童的东西	0	1	2
22. 在家不听话	0	1	2
23. 在学校不听话	0	1	2
24. 不肯好好吃饭	0	1	2
25. 不与其他儿童相处	0	1	2
26. 有不良行为后不感到内疚	0	1	2
27. 易嫉妒	0	1	2
28. 吃喝不是食物的东西（说明内容）	0	1	2
29. 除怕上学外，还害怕某些动物、处境或地方（说明内容）	0	1	2

	无	轻度或有时有	明显或经常有
30. 怕上学	0	1	2
31. 怕自己想坏念头或坏事	0	1	2
32. 觉得自己必须十全十美	0	1	2
33. 觉得或抱怨没有人喜欢自己	0	1	2
34. 觉得别人存心作弄自己	0	1	2
35. 觉得自己无用或有自卑感	0	1	2
36. 身体经常弄伤，容易出事故	0	1	2
37. 经常打架	0	1	2
38. 常被人戏弄	0	1	2
39. 爱和出麻烦的儿童在一起	0	1	2
40. 听到某些实际上没有的声音（说明内容）	0	1	2
41. 冲动或行为粗鲁	0	1	2
42. 喜欢孤独	0	1	2
43. 撒谎或欺骗	0	1	2
44. 咬指甲	0	1	2
45. 神经过敏，容易激动或紧张	0	1	2
46. 动作紧张或带有抽动性（说明内容）	0	1	2
47. 做噩梦	0	1	2
48. 不被其他儿童喜欢	0	1	2
49. 便秘	0	1	2
50. 过度恐惧或担心	0	1	2
51. 感到头昏	0	1	2
52. 过分内疚	0	1	2
53. 吃得过多	0	1	2
54. 过分疲劳	0	1	2
55. 身体过重	0	1	2

56. 找不出原因的躯体症状：
     a. 疼痛
     b. 头痛
     c. 恶心想吐
     d. 眼睛有问题（说明内容。不包括近视和器
        质性眼病）
     e. 发疹或其他皮肤病
     f. 腹部疼痛或绞痛
     g. 呕吐
     h. 其他（说明内容）
	0	1	2

	无	轻度或有时有	明显或经常有
57. 对别人的身体进行攻击	0	1	2
58. 挖鼻孔、皮肤或身体其他部分（说明内容）	0	1	2
59. 公开玩弄自己的生殖器	0	1	2
60. 过多地玩弄自己的生殖器	0	1	2
61. 功课差	0	1	2
62. 动作不灵活	0	1	2
63. 喜欢和年龄较大的儿童在一起	0	1	2
64. 喜欢和年龄较小的儿童在一起	0	1	2
65. 不肯说话	0	1	2
66. 不断重复某些动作，强迫行为（说明内容）	0	1	2
67. 离家出走	0	1	2
68. 经常尖叫	0	1	2
69. 守口如瓶，有事不说出来	0	1	2
70. 看到某些实际上没有的东西（说明内容）	0	1	2
71. 感到不自然或容易发窘	0	1	2
72. 玩火（包括玩火柴或打火机等）	0	1	2
73. 性方面的问题（说明内容）	0	1	2
74. 夸耀自己或胡闹	0	1	2
75. 害羞或胆小	0	1	2
76. 比大多数孩子睡得少	0	1	2
77. 比大多数孩子睡得多（说明多多少）	0	1	2
78. 玩弄粪便	0	1	2
79. 言语问题（说明内容）	0	1	2
80. 茫然凝视	0	1	2
81. 在家偷东西	0	1	2
82. 在外偷东西	0	1	2
83. 收藏自己不需要的东西（说明内容）	0	1	2
84. 怪异行为（说明内容）	0	1	2
85. 怪异想法（说明内容）	0	1	2
86. 固执、绷着脸或容易激怒	0	1	2
87. 情绪突然变化	0	1	2
88. 常常生气	0	1	2
89. 多疑	0	1	2
90. 咒骂或讲粗话	0	1	2
91. 扬言要自杀	0	1	2

	无	轻度或有时有	明显或经常有
92. 说梦话或有梦游（说明内容）	0	1	2
93. 话太多	0	1	2
94. 常戏弄他人	0	1	2
95. 乱发脾气或脾气暴躁	0	1	2
96. 对性的问题想得太多	0	1	2
97. 威胁他人	0	1	2
98. 吸吮大拇指	0	1	2
99. 过分要求整齐清洁	0	1	2
100. 睡眠不好（说明内容）	0	1	2
101. 逃学	0	1	2
102. 不够活跃、动作迟钝或精力不足	0	1	2
103. 闷闷不乐、悲伤或抑郁	0	1	2
104. 说话声音特别大	0	1	2
105. 喝酒或使用成瘾药（说明内容）	0	1	2
106. 损坏公物	0	1	2
107. 白天遗尿	0	1	2
108. 夜间遗尿	0	1	2
109. 爱哭诉	0	1	2
110. 希望成为异性	0	1	2
111. 孤独、不合群	0	1	2
112. 忧虑重重	0	1	2
113. 其他问题（说明内容）	0	1	2

第三节　Conners 儿童行为问卷

Conners 儿童行为问卷是 20 世纪 60 年代末由美国儿童精神病学家 C. K. Conners 编制并修改而成的，主要用于儿童行为问题，特别是儿童多动症（注意缺陷多动障碍）的筛选和评估。它有 3 种问卷，分别是父母用症状问卷（Conners parent symptom questionnaire，PSQ）、Conners 教师评定量表（teacher rating scale）和 Conners 简明症状问卷（abbreviated symptom questionnaire，ASQ）。

Conners 父母用症状问卷（PSQ）

【项目和评定标准】

父母用症状问卷（PSQ）主要用于父母亲对子女行为问题尤其是多动行为的评估。原作者（1970）设计的条目有 93 条，1978 年修订为 48 条。每个条目分"0"、"1"、"2"和"3"的四级评分，最终得出品行问题、学习问题、心身障碍、冲动-多动、焦虑和多动指数 6 个因子。

6 个因子的条目组成是：

品行问题因子：2，8，14，19，20，21，22，23，27，33，34 和 39

学习问题因子：10，25，31 和 37

心身障碍因子：32，41，43，44 和 48

冲动-多动因子：4，5，11 和 13

焦虑因子：12，16，24 和 47

多动指数：4，7，11，13，14，25，31，33，37 和 38

该量表在国内外均进行过信度和效度的研究，能反映儿童多动症的基本特征。

【评定注意事项】

PSQ 的使用者主要是父母亲，因为父母亲尤其是母亲对孩子行为的观察从幼年就开始了，他们对孩子的评估也是从小就开始的，实际上是一种纵向观察的结果，而与其他孩子缺乏相应的比较，孩子的既往行为对评定结果会产生影响。

像其他评定量表一样，在进行 PSQ 评定时，不必认真思考，只是根据一般的印象评估就行了。也没有必要一定在父母双方商量或讨论后进行评定。

【结果分析】

PSQ 评定的是儿童的行为问题，是对儿童行为问题的初步筛选，或者是对多动行为的量化。可以根据一些因子来判断儿童是否有多动行为，例如多动指数，但是不能根据该量表的结果进行临床诊断，最终的诊断要依据相应的诊断标准。

在 PSQ 使用后，各学者的结论有较大的差别，主要表现在焦虑因子上，这与使用者所处的文化背景有密切的关系。

【应用评价】

PSQ 的多数因子对评估儿童的多动行为比较敏感，可以用于多动症（注意缺陷多动障碍）儿童药物治疗、行为矫正、家庭治疗、家长干预和综合治疗后行为的评估，这是 PSQ 的主要应用范围之一。

在普通儿童人群中筛选有多动行为的儿童，然后根据诊断标准对筛选出的有行为问题的儿童再进行诊断，用于儿童行为问题的流行病学研究。

【量表表格】

量表 18-2	Conners 父母用症状问卷

以下有一些有关您的孩子平时或一贯表现情况的描述，请您仔细阅读，并对适合您小孩情况的答案进行选择。（0. 无　1. 稍有　2. 相当多　3. 很多）

	无	稍有	相当多	很多
1. 某种小动作（咬指甲、吸手指拉头发、拉衣服上的布毛）	0	1	2	3
2. 对大人粗鲁无礼	0	1	2	3
3. 在交朋友或保持友谊上存在问题	0	1	2	3
4. 易兴奋、易冲动	0	1	2	3
5. 爱指手画脚	0	1	2	3
6. 吸吮或咬嚼（拇指、衣服、毯子）	0	1	2	3
7. 容易或经常哭叫	0	1	2	3
8. 脾气很大	0	1	2	3
9. 白日梦	0	1	2	3
10. 学习困难	0	1	2	3
11. 扭动不安	0	1	2	3
12. 惧怕（新环境、陌生人、陌生地方、上学）	0	1	2	3
13. 坐立不安、经常"忙碌"	0	1	2	3
14. 破坏性	0	1	2	3
15. 撒谎或捏造情节	0	1	2	3
16. 怕羞	0	1	2	3
17. 造成的麻烦比同龄孩子多	0	1	2	3
18. 说话与同龄儿童不同（像婴儿，口吃、别人不易听懂）	0	1	2	3
19. 抵赖错误或归罪他人	0	1	2	3
20. 好争吵	0	1	2	3
21. 噘嘴和生气	0	1	2	3

	无	稍有	相当多	很多
22. 偷窃	0	1	2	3
23. 不服从或勉强服从	0	1	2	3
24. 忧虑比别人多（忧虑孤独、疾病、死亡）	0	1	2	3
25. 做事有始无终	0	1	2	3
26. 感情易受损害	0	1	2	3
27. 欺凌别人	0	1	2	3
28. 不能停止重复性活动	0	1	2	3
29. 残忍	0	1	2	3
30. 稚气或不成熟（自己会的事要人帮忙、依缠别人、常需别人鼓励、支持）	0	1	2	3
31. 容易分心或注意力不集中	0	1	2	3
32. 头痛	0	1	2	3
33. 情绪变化迅速剧烈	0	1	2	3
34. 不喜欢或不遵从纪律或约束	0	1	2	3
35. 经常打架	0	1	2	3
36. 与兄弟姊妹不能很好相处	0	1	2	3
37. 在努力中容易泄气	0	1	2	3
38. 妨碍其他儿童	0	1	2	3
39. 基本上是一个不愉快的小孩	0	1	2	3
40. 有饮食问题（食欲不佳、进食中常跑开）	0	1	2	3
41. 胃痛	0	1	2	3
42. 有睡眠问题（不能入睡、早醒或夜间起床）	0	1	2	3
43. 其他疼痛	0	1	2	3
44. 呕吐或恶心	0	1	2	3
45. 感到在家庭圈子中被欺骗	0	1	2	3
46. 自夸或吹牛	0	1	2	3
47. 让自己受别人欺骗	0	1	2	3
48. 有大便问题（腹泻、排便不规则、便秘）	0	1	2	3

Conners 教师评定量表（TRS）

【项目和评定标准】

Conners 教师评定量表（teacher rating scale，TRS）主要用于老师对自

己所教的学生的行为问题进行评估的工具。原作者（1969，1973）设计的条目有39条，1978年修订为28条。与PSQ一样，每个条目分"0"、"1"、"2"和"3"的四级评分，最终得出品行问题、多动、不集中-被动和多动指数4个因子。

四个因子的条目组成是：

品行问题因子：4，5，6，10，11，12，23和27

多动因子：1，2，3，8，14，15和16

不集中-被动因子：7，9，18，20，21，22，26和28

多动指数：1，5，7，8，10，11，14，15，21和26

【评定注意事项】

TRS的使用者主要是儿童的任教老师，老师对儿童行为的评估是建立在对儿童行为横向比较的基础上的，所以在评估时，老师对儿童或学生要有比较长时间的了解。一般来说，老师要与学生有至少2个月的接触时间，否则评估结果会有误差。

由于TRS的评估是横向比较的结果，如果评估者认真按照量表要求去填写的话，评估结果对反映儿童行为问题会更客观、准确。

同样，不能就评估出的因子分数对儿童下诊断性结论，一定要经过诊断标准才能确定诊断。

【结果分析】

TRS的应用对儿童行为问题的初步筛选，它评估的结果是反映儿童在学校环境下的行为表现，在实际工作时，要结合PSQ的评估结果一并考虑，因为有些儿童表现为广泛性多动，有些则为境遇性多动，两者在PSQ和TRS的结果会差别很大。

【应用评价】

TRS各因子对所评估儿童的多动行为比较敏感，可以用于多动症（注意缺陷多动障碍）儿童药物治疗、行为矫正、家庭治疗、家长干预和综合治疗后行为的评估。

【量表表格】

量表 18－3　　Conners 教师用量表

以下有一些关于你的学生（小朋友）平时表现情况的描述，请你仔细阅读，并对符合该学生（小朋友）情况的答案进行选择。(0：无　1：稍有　2：相当多　3：很多)

	无	稍有	相当多	很多
1. 扭动不停	0	1	2	3
2. 在不应出声的场合制造噪音	0	1	2	3
3. 提出要求必须立即得到满足	0	1	2	3
4. 动作粗鲁（唐突无礼）	0	1	2	3
5. 暴怒及不能预料的行为	0	1	2	3
6. 对批评过分敏感	0	1	2	3
7. 容易分心或注意力不集中成为问题	0	1	2	3
8. 妨碍其他儿童	0	1	2	3
9. 白日梦	0	1	2	3
10. 噘嘴和生气	0	1	2	3
11. 情绪变化迅速和激烈	0	1	2	3
12. 好争吵	0	1	2	3
13. 不能顺从权威	0	1	2	3
14. 坐立不定，经常“忙碌”	0	1	2	3
15. 易兴奋，易冲动	0	1	2	3
16. 过分要求教师的注意	0	1	2	3
17. 好像不为集件所接受	0	1	2	3
18. 好像容易被其他小孩领导	0	1	2	3
19. 缺少公平合理竞赛的意识	0	1	2	3
20. 好像缺乏领导能力	0	1	2	3
21. 做事有始无终	0	1	2	3
22. 稚气和不成熟	0	1	2	3
23. 抵赖错误或归罪他人	0	1	2	3
24. 不能与其他儿童相处	0	1	2	3
25. 与同学不合作	0	1	2	3
26. 在努力中容易泄气（灰心丧气）	0	1	2	3
27. 与教师不合作	0	1	2	3
28. 学习困难	0	1	2	3

Conners 简明症状问卷（ASQ）

Conners 简明症状问卷（abbreviated symptom questionnaire，ASQ）是从 TRS 中筛选出 9 个条目再加上"容易哭泣、喊叫"条目而构成。具有条目简单、评估方便、省时、随时可以评估等优点，可用于医师、老师或其他研究者对儿童行为的快速评估，也可以用于治疗或干预前后行为的评估。

【量表表格】

量表 18 - 4   **Conners 简明症状问卷**

以下有一些有关您的孩子或学生平时或一贯表现情况的描述，请您仔细阅读，并对适合您小孩情况的答案进行选择。（0：无　1：稍有　2：相当多　3：很多）

	无	稍有	相当多	很多
1. 活动过多，一刻不停	0	1	2	3
2. 兴奋激动，容易冲动	0	1	2	3
3. 惹恼其他儿童	0	1	2	3
4. 做事不能有始有终	0	1	2	3
5. 坐立不安	0	1	2	3
6. 注意不易集中，容易分心	0	1	2	3
7. 必须立即满足其要求，否则容易灰心丧气	0	1	2	3
8. 容易哭泣、喊叫	0	1	2	3
9. 情绪变化迅速剧烈	0	1	2	3
10. 勃然大怒，或出现意料不到的行为	0	1	2	3

第四节　Rutter 儿童行为量表

Rutter 儿童行为量表是目前广泛用于儿童行为问题评估的工具之一，由英国儿童精神病学家 M. Rutter 编制而成。

【项目和评定标准】

儿童行为量表分教师问卷和父母问卷两种，分别由老师和家长用于对儿童在学校和在家里的行为进行评定。量表的内容包括一般健康问题和行为问题两方面。而行为问题分为 A 行为（antisocial behavior，反社会行为）和 N 行为（neurotic behavior，神经症行为）两大类。

1. A 行为

1 分表示经常破坏自己和别人的东西。

2 分表示经常不听管教。

3 分表示时常说谎。

4 分表示欺负别的孩子。

5 分表示偷东西。

2. N 行为

1 分表示肚子疼和呕吐。

2 分表示经常烦恼，对许多事情都烦。

3 分表示害怕新事物和新环境。

4 分表示到学校就哭，或拒绝上学。

5 分表示睡眠障碍。

【评定注意事项】

在应用 Rutter 儿童行为量表时，要注意以下事项：

1. 要知道它仅仅使用于学龄期的儿童，目前还没有关于学前儿童和青少年的应用研究报告。

2. 它仅是一种行为问题的筛查工具，不能以它的结果来对所调查的儿童进行诊断。使用者可以根据它的结果提示，结合临床资料才能对儿童进行诊断。

3. 在应用该问卷进行研究时，可以设立对照组或进行研究前后的比较。

【结果分析】

两种问卷评分均为三级："0"分：指从来没有这种情况；"1"分指有时有或每周不到一次或症状轻微；"2"为症状严重或经常出现或至少每周 1 次。

根据原作者和北京王玉凤的研究，Rutter 儿童行为量表父母问卷总分的最高分为 62 分，教师问卷总分的最高分为 52 分；父母问卷以 13 分为临界分，教师问卷以 9 分为临界分。凡大于或等于此值者，被评为有行为问题。如果"A 行为"总分大于"N 行为"总分，则归为"A 行为"。如果"N 行为"总分大于"A 行为"总分，则归为"N 行为"。"A 行为"总分和"N 行为"总分相等，则归为"M 行为"（混合行为）。

【应用评价】

儿童行为问卷适用范围有：学龄儿童的年龄范围；区别儿童的情绪和行

为问题；区别儿童有无精神障碍。

Rutter 儿童行为问卷在国际上已被广泛使用，其结果得到普遍认可。国内张维熙等对该问卷进行过测试，灵敏性82.3%，特异性为98.2%，总效度为91.2%。王玉凤也有类似的应用结果：灵敏性90.2%，特异性为100%，总效度为91.4%。该问卷的重测信度为0.74，父母评定之间的一致性为0.64，有较好的信度和效度。主要是能够区别正常儿童和有行为问题的儿童，也能区别儿童的反社会（违纪）行为和神经症（情绪）问题。

问卷条目少，简单、明了、易于掌握，灵敏性、特异性和总效率都很高，所以它可较好地适用于学龄儿童儿童行为问题的流行病学调查研究。可以较好地适用于区别儿童的情绪障碍和违纪行为，也适用于区别儿童有无精神障碍。

该问卷仅能用于儿童精神障碍的筛查，用于诊断似乎简单了些，还需要有其他资料的进一步补充但对儿童情绪问题和行为问题的资料提供了很好的很重要的线索。主要用途是通过教师和父母不同的知情人，了解儿童在不同情景下情绪和行为问题的分布特点。

【量表表格】

量表 18-5 　　　　　　　　　Rutter 儿童行为量表（父母问卷）

请根据您孩子最近 1 年的情况进行选择，将所选择填入括号内。

项目	评分
（一）有关健康问题（1~8 项）"0"：从来没有；"1"：有时出现，每周不到 1 次；"2"：至少每周 1 次。	0　1　2
1. 头痛	
N 2. 肚子痛或呕吐	
3. 支气管哮喘或哮喘发作	
4. 尿床或尿裤子	
5. 大便在床上或裤子里	
6. 发脾气（伴随叫喊或发怒动作）	
N 7. 到学校就哭或拒绝上学	
8. 逃学	
（二）其他行为问题（9~26 项）"0"：从来没有；"1"：轻微或有时有；"2"：严重或经常出现。	0　1　2
9. 非常不安，难于长期静坐	
10. 动作多，乱动，坐立不安	
A 11. 经常破坏自己或别人的东西	

12. 经常与别的儿童打架或争吵

13. 别的孩子不喜欢他

N　14. 经常烦恼，对许多事都心烦

15. 经常一个人待着

16. 易激惹或勃然大怒

17. 经常表现出痛苦，不愉快，流泪或忧伤

18. 面部或肢体抽动和做态

19. 经常吸吮拇指或其他手指

20. 经常咬指甲或手指

A　21. 经常不听管教

22. 做事拿不定主意

N　23. 害怕新事物和新环境

24. 神经质或过分特殊

A　25. 时常说谎

A　26. 欺负别的孩子

（三）日常生活中的某些习惯问题（27～31项）　　　　　　　　　0　1　2

　　"0"：从来没有；"1"：轻微或有时有；"2"：严重或经常出现。

27. 有没有口吃（说话结巴）

28. 有没有言语困难，而不是口吃（如表达自己，转述别人的话有困
　　难）如有，请描述其困难程度_____

A　29. 是否偷过东西

（1）不严重，偷小东西如钢笔、糖、玩具

（2）偷大东西

（3）上述两类全偷

（1）在家里偷

（2）在外边偷

（3）在家里及外边偷

（1）自己一个人偷

（2）与别人一起偷

（3）有时自己，有时与别人一起偷

30. 有没有进食的不正常

　　如果有，是：①偏食　②进食少　③进食过多

　　其他，请具体描述_____

N　31. 有没有睡眠困难

　　如果有，是：①入睡困难　②早晨早醒　③夜间惊醒

　　其他，请具体描述_____

　　注：29，30，31三项各有①②③，请在"是"的项目前划"√"

　　　　A分：　　　　N分：　　　　总分：　　　　调查日期：

项　目	评　分

有关健康和行为问题

"0"：从来没有；"1"：有时出现，每周不到 1 次，或症状轻微；"2"：　　0　　1　　2
至少每周 1 次，症状严重或经常出现

N　1. 头痛或腹痛

2. 尿裤子或大便在裤子里

3. 口吃

4. 言语困难

5. 因微不足道的理由就不上学

N　6. 到学校就哭，或拒绝上学

7. 逃学

8. 注意力不集中或短暂集中

9. 非常不安，难于长时间静坐

10. 动作多，乱动，坐立不安

A　11. 经常破坏自己或别人的东西

12. 经常与别的儿童打架或争吵

13. 别的孩子不喜欢他

N　14. 经常引起烦恼，对许多事都心烦

15. 经常一个人待着

16. 易激惹或勃然大怒

N　17. 经常表现出痛苦，不愉快，流泪或忧伤

18. 面部或肢体抽动和做态

19. 经常吸吮拇指或其他手指

20. 经常咬指甲或手指

A　21. 经常不听管教

A　22. 偷东西

N　23. 害怕新事物和新环境

24. 神经质或过分特殊

A　25. 时常说谎

A　26. 欺负别的孩子

A 分：　　　　N 分：　　　　总分：　　　　　调查日期：

第五节 儿童焦虑性情绪障碍筛查表（SCARED）

儿童焦虑性情绪障碍筛查表（The Screen for Child Anxiety Related Emotional Disorders，SCARED）是由 B. Birmaher 于 1977 年编制并修订的用于筛查儿童焦虑症状的一个量表。

【项目和评定标准】

SCARED 由 38 个条目组成，1999 年修订为 41 个条目（其中 5 个条目为简明条目），每个条目按 "0"、"1"、"2" 三级评分，"0" 表示 "没有此问题"，"1" 表示 "有时有"，"2" 表示 "经常有"。SCARED 共分为：躯体化/惊恐、广泛性焦虑、分离性焦虑、社交恐怖和学校恐怖 5 个因子。最终评估得出量表总分和各因子分。

量表的信度和效度检验均达到了统计学的要求。

【评定注意事项】

和其他自评量表一样，在评定时一定要使填表人对条目理解的基础上进行填写，以确保量表评估的准确性。

【结果分析】

以常模总分第 80 百分位（总分≥23 分）作为划界分，得分大于此值即有焦虑障碍的可能。以该 80 百分位为划界分，以 ICD - 10 诊断标准为效标，对焦虑障碍儿童进行诊断，灵敏度为 74%，特异度为 79%。

不同性别，不同年龄儿童的得分见表 18 - 10。

表 18 - 10   不同性别和年龄 SCARED 总分及因子分

	男		女		F	组间比较
	7～12 岁[1] (n-677)	13～16 岁[2] (n-335)	7～12 岁[3] (n-692)	13～16 岁[4] (n-315)		
躯体化/惊恐	3.22±2.94	3.27±3.10	2.97±2.73	3.52±2.74	2.85*	4>1, 2>3
广泛性焦虑	3.17±2.89	3.84±3.24	3.11±2.71	4.43±3.18	18.58***	4>2>1, 3

续表

	男		女		F	组间比较
	7～12 岁[1] (n-677)	13～16 岁[2] (n-335)	7～12 岁[3] (n-692)	13～16 岁[4] (n-315)		
分离性焦虑	3.52±2.72	2.54±2.46	3.66±2.63	3.25±2.65	14.79***	1，3＞4＞2
社交恐怖	3.26±2.58	3.72±2.94	3.57±2.76	4.17±3.13	7.87**	4＞2，3＞1
学校恐怖	0.82±1.06	0.87±1.23	0.79±1.02	0.85±1.11	0.46	
总分	13.99±9.34	14.23±10.01	14.11±9.01	16.23±9.53	4.67**	4＞1，2，3

注：$*P<0.05$；$**P<0.01$；$***P<0.001$

【应用评价】

本量表是一种儿童焦虑症状筛选工具，可以作为辅助临床诊断、科研、流行病学调查的筛查，结合诊断标准用于评估儿童焦虑性障碍，具有良好的信度、效度。

项目数量适中，容易理解，便于选择，用时较短是其优点。

【量表表格】

量表 18-7　　　　　　　　　儿童焦虑性情绪障碍筛选量表（SCARED）

请根据您自己或者您孩子过去 3 个月的情况进行评估。0：没有或几乎没有；1：部分存在；2：有或经常有。

1. 当害怕时会感到呼吸困难	0	1	2
2. 在学校里感到头疼	0	1	2
3. 不喜欢与自己不太熟悉的人在一起	0	1	2
4. 不敢在外面过夜	0	1	2
5. 害怕喜欢自己的人	0	1	2
6. 受惊吓时有一种昏厥感	0	1	2
7. 易紧张	0	1	2
8. 爸爸妈妈走到哪儿会跟到哪儿	0	1	2
9. 别人说我看上去紧张	0	1	2

10. 与自己不太熟悉的人在一起感到紧张	0	1	2
11. 在学校里胃疼	0	1	2
12. 受惊吓时觉得自己要发疯	0	1	2
13. 害怕独自睡觉	0	1	2
14. 为成为一个好孩子而担心	0	1	2
15. 受惊吓时觉得周围事物不真实	0	1	2
16. 做关于父母碰到不幸的噩梦	0	1	2
17. 担心去上学	0	1	2
18. 受惊吓时心跳厉害	0	1	2
19. 经常发抖	0	1	2
20. 做关于自己碰到不幸的噩梦	0	1	2
21. 担心某些事情会使自己筋疲力尽	0	1	2
22. 受惊吓时大汗淋漓	0	1	2
23. 是个"担心虫"	0	1	2
24. 无缘无故地害怕	0	1	2
25. 害怕自己单独待在家里	0	1	2
26. 很难与自己不太熟悉的人交谈	0	1	2
27. 害怕时会有喉咙塞住感	0	1	2
28. 别人说我担心太多	0	1	2
29. 不喜欢离开家	0	1	2
30. 害怕出现焦虑或惊恐发作	0	1	2
31. 担心不幸的事情会发生在父母身上	0	1	2
32. 与不太熟悉的人在一起会感到害羞	0	1	2
33. 对即将发生的事情担心	0	1	2
34. 受惊吓时有一种被上抛的感觉	0	1	2
35. 对自己做事的能力担心	0	1	2
36. 害怕上学	0	1	2
37. 对已经发生的事情担心	0	1	2
38. 受惊吓时觉得头晕目眩	0	1	2
39. 跟别的儿童或成人在一起时感到紧张，当他们看我时我必须做点什么（如：大声朗读、讲话、游戏或体育活动）	0	1	2
40. 对参加有许多不熟悉的人在场的聚会、舞会或其他场合感到紧张	0	1	2
41. 害羞	0	1	2

第六节　儿童社交焦虑量表（SASC）

儿童社交焦虑量表（social anxiety scale for children，SASC）是由 La Greca 等于 1988 年编制，主要用于儿童社交焦虑症状的评估。

【项目和评定标准】

量表共有 10 个条目，每一个条目按"0"、"1"和"2"三级评分，由儿童自己评价自己的焦虑体验。

评定标准为："0"表示从无，"1"表示有时有，"2"表示一直有。量表总分为各条目得分之和，在 0～20 之间。量表总分得分越高，表明社交焦虑情绪越明显。

该量表分为两个因子：害怕否定因子和社交回避及苦恼因子。害怕否定因子主要评估儿童焦虑的主观感受，包括的条目是第 1，2，5，6，8 和 10 条。社交回避及苦恼因子主要评估儿童焦虑的回避行为，包括的条目有第 3，4，7 和 9 条。

【评定注意事项】

原作者把社交焦虑定义得非常广泛，不仅包括了主观上的焦虑情绪，而且还包括了社交回避和害怕否定的情绪。

该量表主要用于学龄期儿童对自己社交焦虑情绪的自评，如果评估其他年龄段的儿童，则要有充分的样本量或者设立对照组。

SASC 还不能将社交焦虑和其他个人及人际关系的问题区别开来，也是该量表的局限之一。

【结果分析】

通过量表总分来评价儿童的社交焦虑程度，总分得分越高，表明儿童的社交焦虑情绪越明显。

【应用评价】

SASC 的 Cronbachα 系数为 0.76，重测信度为 0.67。两个因子之间相关达中度程度。

该量表在国内还没有进行标准化修订，所以没有相应的国内资料可供借鉴。原作者的资料显示，低年级儿童（二、三年级）的得分高于高年级儿童

（四、五、六年级）；不分年级的测查中，女生得分高于男生；不合群儿童的得分低于合群儿童。

【量表表格】

量表 18 - 8　　　　　　　　　　儿童社交焦虑量表

指导语：请选出每句话对你的适用程度。"0"：从无，"1"：有时有，"2"：一直有。

项　目	评　分		
1. 我害怕在别的孩子面前做没做过的事	0	1	2
2. 我担心被人取笑	0	1	2
3. 我周围都是我不认识的小朋友时，我觉得害羞	0	1	2
4. 我和小伙伴一起时很少说话	0	1	2
5. 我担心其他孩子会怎样看待我	0	1	2
6. 我觉得小朋友们取笑我	0	1	2
7. 我和陌生的小朋友说话时感到紧张	0	1	2
8. 我担心其他孩子会怎样说我	0	1	2
9. 我只同我很熟悉的小朋友说话	0	1	2
10. 我担心别的小朋友会不喜欢我	0	1	2

第七节　儿童抑郁障碍自评量表（DSRSC）

儿童抑郁障碍自评量表（Depression Self-rating Scale for Children，DSRSC）是由 P. Birleson 于 1981 年根据 Feighner 制定的成人抑郁症诊断标准编制而成，主要用于儿童抑郁症的临床评估，为儿童抑郁症的诊断提供帮助。本量表的介绍主要参考苏林雁的中译本及其制定的中国城市常模。

【项目和评定标准】

DSRSC 共包含 18 个条目，条目数量少，内容简单容易评估，对儿童来说容易理解。适用于 8～13 岁的儿童对自己抑郁症状的自评。

DSRSC 的每一个条目均按"没有"评"0"分、"有时有"评"1"分和"经常有"评"2"分的三级评分进行评估，量表为负性评分，得分越高表示抑郁症状越明显。其中第 1、2、4、7、8、9、11、12、13 和 16 共 10 项为反向记分，即"没有"评"2"分、"有时有"评"1"、"经常有"评"0"分。

【评定注意事项】

本量表由儿童自己填写，填写前要让儿童把填写说明、填写方法尤其是反向记分的条目看清楚，以免因为不理解或理解错误而填写错误。

由于量表条目少而且简单，条目描述中没有生僻和烦琐的词句，一般 8 岁（三年级）的儿童完成量表的填写应该没有问题。个别条目例如"做噩梦"，看上去生僻，但是意思比较明确，也不会在评估时产生异议。

需要特别注意的是反向记分的条目，在填写时一定要向儿童讲清楚，或者在量表项目的左端打上"※"号。另外的方法是，在每个条目的评分格中直接印上相应的分值，让儿童直接对分值做出选择。

【结果分析】

因为 DSRSC 的条目比较少，因此对其结果分析也比较简单，主要统计指标就是 DSRSC 总分，即 18 个条目的单项分之和。

通过 ROC 分析，选择灵敏度和特异度最合适的点为划界分，得出常模总分第 85 百分位（总分 ≥ 15 分）为划界分，即得分大于此分提示有抑郁障碍的可能性。

【应用评价】

1. 划界分　量表原作者 P. Birleson 曾对一组抑郁症儿童和一组在校儿童进行比较，发现以 15 分为划界分时的灵敏度为 66.7%，特异度为 76.7%。

2. 中国常模　量表中国城市常模制定者苏林雁对全国 1943 名 8～13 岁的儿童评估发现，不同年龄、性别的量表总分为 9.55～9.99，均值 9.77，差别无显著统计学意义。

3. 信度　本量表的重测信度、劈半信度、因子内部一致性、项目与总分一致性均达到了心理测量学的要求。

4. 效度　从内容效度上看，除个别条目外，绝大多数条目在常模组与抑郁症组的得分差异存在显著统计学意义。DSRSC 与 Piers-Harris 儿童自我意识量表的焦虑、幸福与满足因子呈负相关，提示 DSRSC 能够反映儿童的情绪问题。

5. 鉴别能力　以临床诊断和 CCMD-3 诊断标准作为效标，检验 DSRSC 总分第 85 百分位作为划界分时对抑郁障碍儿童的诊断灵敏度 86%，特异度 82%，诊断一致性为 0.69。

【量表表格】

量表 18 - 9 　　　　　　　　　　儿童抑郁障碍自评量表

	没有（0）　　有时有（1）　　经常有（2）
＊1. 盼望美好事物	
＊2. 睡得很香	
3. 总是想哭	
＊4. 喜欢出去玩	
5. 想离家出走	
6. 肚子痛	
＊7. 精力充沛	
＊8. 吃东西香	
＊9. 对自己有信心	
10. 生活没意思	
＊11. 做事令人满意	
＊12. 喜欢各种事物	
＊13. 爱与家人交谈	
14. 做噩梦	
15. 感到孤独	
＊16. 容易高兴起来	
17. 感到悲哀	
18. 感到烦恼	

（杜亚松）

参考文献

[1] Achenbach TM. The Child Behavior Profile：I. Boys aged 6 - 11. Journal of Consulting and Clinical Psychology，1978，46：478 - 488

[2] Achenbach TM，Edelbrock C. The Child Behavior Profile：II. Boys aged 12 - 16 and girls aged 6 - 11 and 12 - 16. Ibid，1979，47：223 - 233

[3] 徐韬园. Achenbach 儿童行为量表（CBCL），见：中国心理卫生杂志社，心理卫生评定量表手册. 1999

[4] 忻仁娥，等. 全国 24013 名城市少年儿童行为问题调查. 上海精神医学，1992，新

(4)：47 - 169

[5] 苏林雁，李雪荣，万国斌，等．Achenbach 儿童行为量表的湖南常模．中国心理卫生杂志，1996，4（1）：24 - 28

[6] 杜亚松，王运调，唐慧琴，等．寄宿制重点中学行为问题综合干预效果的研究．中国临床心理学杂志，2001，9（2）：110 - 112

[7] Goyette CK，Conners CK，Ulrich RF. Normative Data on Revised Conners Parent and Teacher Rating Scales. Journal of Abnormal Child Psychology，1978，46：211 - 236

[8] 徐韬园．Conners 儿童行为问卷．见：中国心理卫生杂志，心理卫生评定量表手册．1999，52 - 55

[9] 于得澧，杜亚松．Conners 教师评定量表的临床效度研究．上海精神医学，2004，16（1）：20 - 23

[10] 范娟，杜亚松．Conners 教师评定量表中国城市常模信度研究．上海精神医学，2004，16（2）：69 - 71

[11] Rutter M. A Children's Behavior Questionnaire for Completion by Teacher：Preliminary Finding. Journal of Child Psychology and Psychiatry，1967，8：1 - 11

[12] 王玉凤．学龄儿童行为问题综合研究之一流行病学调查报告．中国心理卫生杂志，1989，3（3）：104 - 110

[13] 王玉凤．Rutter 儿童行为问卷．汪向东．心理卫生评定量表手册（增订版）．1999

[14] Birmaher B，Khetarpal S，Brent D，et al. The Screen for Child Anxiety Related Emotional Disorders（SCARED）：scale construction and psychometric characteristics．J Am Acad Child Adolesc Psychiatry，1997，36（4）：545 - 553

[15] 王凯，苏林雁，朱焱，等．儿童焦虑性情绪障碍筛查表的中国城市常模．中国临床心理学杂志，2002，10（4）：270 - 272

[16] Greca L，Dandes AM，Wick SK，et al. Development of the social anxiety scale for children：reliability and concurrent validity. Journal of Clinical Child Psychology，1988，17：84 - 91

[17] 马弘．儿童社交焦虑量表．见中国心理卫生杂志：心理卫生评定量表手册，1999，248 - 249

[18] Birleson P. The validity of depressive disorder in childhood and the development of a self-rating scale：a research report. J Child Psychol Psychiat，1981，22（1）：73 - 88

[19] 苏林雁，王凯，朱焱，等．儿童抑郁障碍自评量表的中国城市常模．中国心理卫生杂志，2003，17（8）：547 - 549

第十九章　不良事件评定量表

精神药物是治疗精神疾病最主要的治疗措施之一，药物的种类及数量日益增加。在临床应用的过程中，除了对药物的临床疗效作评价外，甚至可能比疗效评价更为重要的是评价药物的不良事件（adverse event），以说明药物的安全性和应用者对药物的耐受性。记录药物不良事件，加以量化和规范化，便形成了不良事件评定量表。

在临床上应用的不良事件评定量表并不少，有的全面评价不良事件，例如 TESS 和 UKU 量表；有的则评价某些特定的不良事件，例如 Simpson 锥体外系副作用量表、AIMS 量表、Barnes 量表；另外有的评价某种精神药物不良事件，例如抗抑郁药副作用量表等。本章将重点介绍上述量表。

第一节　治疗时出现的症状量表（TESS）

治疗时出现的症状量表（Treatment Emergent Symptom Scale，TESS），国内一般简称为"不良事件量表"。1973 年由美国精神卫生研究所（NIMH）编制，在同类量表中，TESS 项目最全，覆盖面最广，既包括常见的症状和体征，又包括若干实验室检查结果。

【项目和评定标准】

要求对每项症状作三方面的评定：严重度、症状与药物的关系以及采取的措施。

"症状与药物关系"栏用于评定症状与药物的相关性，分为无关、基本无关、可能有关、很可能有关和肯定有关等 5 个等级。其中"无关"即症状与药物相关性为 0；"基本无关"即症状与药物相关性为 10%；"可能有关"即症状与药物相关性为 10%～50%；"很可能有关"即相关性为 50%～80%；"肯定有关"即药物与症状相关性为＞90%。

"采取措施"栏，评定针对不良事件所做的处理，分成 0～6 分 7 个等级：0 分表示不需任何处理。

1分表示加强观察。

2分表示予以拮抗药。

3分表示改变剂量。

4分表示改变剂量并予以拮抗药。

5分表示暂停治疗。

"严重度"栏,评定症状的严重程度,分成0~4分5个等级:

0分表示无该项症状。

1分表示极轻或可疑。

2分表示轻度,指不影响功能活动,患者因之稍有烦恼,只有模棱两可的证据证明症状存在,或完全基于患者的报告。

3分表示中度,一定程度的功能影响,但对生活无严重影响,患者因之感到不舒服或不安,可直接观察到症状的存在。

4分表示重度,严重影响患者的活动和生活。

就具体症状而言,有些症状只要肯定存在,其严重度至少达到中度。原版本提出了一份用于成人的严重度评定指南,简介于下(有些项目的评定标准,原版中缺如,由量表协作组补定,以 * 号标出)。

1. 中毒性意识障碍

3分表示仅见于晚上,短暂。

4分表示持续至白天。

2. 兴奋或激越

2分表示有焦虑或恐惧。

3分表示有非持续性的激越性运动行为。

4分表示持续激越,如捶首,顿足和搓手等。

3. 情绪抑郁

2分表示经询问后表达的心境抑郁。

3分表示主动诉述抑郁和/或绝望,易哭。

4分表示伴阻滞的符合诊断标准的重症抑郁发作。

4. 活动增加

2分表示非持续性,能自行控制。

3分表示持续性,不需外力控制。

4分表示持续,需他人干涉。

5. *活动减退

2分表示主动活动减少。

3分表示需外力推动才活动。

4分表示木僵或亚木僵。

6. 失眠

2分表示比平时睡眠减少2小时。

3分表示减少3~6小时。

4分表示减少6小时以上。

7. 嗜睡

2分表示白天嗜睡或睡觉2小时。

3分表示白天睡眠3~8小时。

4分表示白天睡8小时以上。

8. *血常规异常

3分表示血常规化验异常，如白细胞减少。

4分表示严重异常，如白细胞缺乏。

9. 肝功能异常

3分表示化验异常。

4分表示黄疸。

10. *尿液异常

3分表示化验结果为肯定异常。

4分表示严重异常。

11. 肌强直

2分表示肌张力轻度增高，不影响活动。

3分表示肌张力明显增高（未用拮抗药）。

4分表示肌张力极高，即使使用拮抗药亦不能逆转。

12. 震颤

2分表示自觉有震颤感，或闭目平伸双手有轻度震颤。

3分表示明显可见的震颤，影响精细活动。

4分表示震颤严重，影响生活，如无法进食。

13. 扭转性痉挛

2分表示有，但不影响活动。

3分表示影响活动但不影响生活。

4分表示影响生活。

14. 静坐不能

2分表示自觉心烦，缺乏耐心，能自控。

3分表示因缺乏耐心，会谈时或工作中起立行走。

4分表示无法静坐，无法完成任务，不能自控。

15. 口干

2分表示主诉口腔黏膜干燥。

3分或4分表示可明显查出的口腔黏膜干燥。

16. 鼻塞

2 分表示自感鼻塞。

3 分或 4 分表示可见或可证实的鼻塞（如说话的声音）。

17. 视力模糊

2 分表示只是主诉。

3 分表示影响视力的清晰度。

4 分表示累及日常活动，如绊倒东西等。

18. 便秘

2 分表示便秘 36 小时以上。

3 分表示 4 天以上的便秘。

4 分表示需手通大便。

19. 唾液增多

3 分表示唾液增多。

4 分表示满口水。

20. 出汗

2 分或 3 分表示汗比平时多，或阵阵出汗。

4 分表示面部大汗淋漓。

21. 恶心呕吐

3 分表示恶心。

4 分表示呕吐。

22. 腹泻

2 分表示 1 天 2 次。

3 分表示 1 天 3～5 次。

4 分表示 1 天 5 次以上。

23. 血压降低

2 分表示比平时低 10％以上。

3 分表示降低 20％以上。

4 分表示低至难以测出。

24. 头昏和昏厥

2 分表示有头昏头晕感。

3 分表示伴有失平衡感的头昏和头晕。

4 分表示晕厥，失去知觉。

25. 心动过速

2 分表示心率 90～100 次/分。

3 分表示 100～120 次/分。

4 分表示 120 次/分以上（清晨起床前的测量结果）。

26. 高血压

2分表示18.7/12.0kPa（140/90mmHg）以上。

3分表示21.3/13.3kPa（160/100mmHg）以上。

4分表示26.7/16.0kPa（200/120mmHg）以上。 （指治疗前无高血压者）

27. *心电图（ECG）异常

2分表示有异常，但无临床意义。

3分表示具有临床意义的异常。

4分表示伴严重后果的异常。

28. 皮肤症状

2分表示日光过敏。

3分表示暂时性的发痒或红斑。

4分表示过敏性皮炎。

29. 体重增加

2分表示1月内增加2.27kg。

3分表示1月内增加2.72～4.54kg。

4分表示1月内增加4.54kg以上。

30. 体重减轻

2分表示1月内减轻2.27kg。

3分表示1月内减轻2.72～4.54kg。

4分表示1月内减轻4.54kg以上。

31. 食欲减退或厌食

2分表示每天食量仅相当于两餐的数量。

3分表示相当于一餐的数量。

4分表示不进食。

32. *头痛

2分表示仅为主诉。

3分表示有痛苦感。

4分表示因此丧失功能或无法活动。

33. *迟发性运动障碍（TD）

2分表示由检查引出的TD症状。

3分表示自发的TD症状。

4分表示明显影响功能或活动。

第34～36项，供填入未能包括在以上项目中的症状，其严重度按前述基本原则评定。

最后两项为总评。A为严重程度总评，B为痛苦程度总评。均为和同一研究的其他患者比较的结果，分0～3分4个等级：0分表示无；1分表示轻；

2分表示中；3分表示重。

【评定注意事项】

1. 评定员应为经量表训练的精神科医师。

2. 评定员应根据患者报告，体格检查结果以及实验室报告做出评定，有些项目，还应向患者家属或病房工作人员询问。

3. 有些项目无具体评定标准，可按前述严重度的评定原则评定。

4. 评定时间　可在治疗前及治疗后2周、4周和6周各评定1次。

5. 一般用于评定各种精神药物引起副作用的成年患者。

6. 应评定所有药物治疗时出现的症状，并在记录严重度、治疗措施的同时，判定与药物的关系。

【结果分析】

TESS结果，可得到严重度、治疗措施和与药物的关系的单项分和总分，以及总评的单项分，最常见的统计指标A栏（严重度）的单项分和总分。这些症状可以按系统分为：行为毒性，化验异常，神经系统症状，自主神经症状，心血管症状和其他症状等6类（见附表），分别予以统计。

【应用评价】

1. 本量表的优点是包括各系统的症状，可以全面反映不良事件，此外注明该症状与药物的关系，可避免与疾病症状的混淆。

2. 在各种评定精神科治疗不良事件的评定量表中，TESS是较为详细而又实用的一种。

3. 此量表是临床药物试验中经常使用的一种不良事件评定量表。

4. 缺点为内容过于庞杂，缺乏针对性，故有些研究者在一些具体研究中采用更加专用的量表。

【量表表格】

量表 19 - 1　　　　　　　　治疗时出现的症状量表（TESS）

序号	项　目	严重程度*	与药物的关系**	处理***
	行为毒性			
1	中毒性意识障碍			
2	兴奋或激越			
3	情绪抑郁			
4	活动增加			

序号	项　目	严重程度*	与药物的关系**	处理***
5	活动减退			
6	失眠			
7	嗜睡			
	化验异常			
8	血常规异常			
9	肝功能异常			
10	尿液异常			
	神经系统			
11	肌强直			
12	震颤			
13	扭转性痉挛			
14	静坐不能			
	自主神经系统			
15	口干			
16	鼻塞			
17	视力模糊			
18	便秘			
19	唾液增多			
20	出汗			
21	恶心呕吐			
22	腹泻			
	心血管系统			
23	血压降低			
24	头昏和昏厥			
25	心动过速			
26	高血压			
27	ECG异常			
	其他			
28	皮肤症状			
29	体重增加			
30	体重减轻			
31	食欲减退或厌食			
32	头痛			
33	迟发性运动障碍			
34	其他			

序号	项　目	严重程度*	与药物的关系**	处理***
35	其他			
36	其他			

总评定

A：与本项研究的其他患者相比，该患者的治疗所致的不良反应严重程度

0-无，1-轻，2-中，3-重

B：与本项研究的其他患者相比，患者叙述的不良反应所引起的痛苦

0-无，1-轻，2-中，3-重

注：* 严重程度：0＝无；1＝可疑或极轻；2＝轻度；3＝中度；4＝重度；

　　** 与药物的关系：0＝无；1＝很少；2＝可能；3＝很可能；4＝肯定；

　　*** 处理：0＝无；1＝加强观察；2＝给拮抗药；3＝改变剂量；4＝改变剂量＋拮抗药；

　　　　5＝暂停治疗；6＝终止治疗

第二节　UKU 副作用量表（UKU-SERS）

UKU（udvalg for kliniske undersogelser）副作用量表（the uku side effects rating scale）于 1986 年编制，主要用于全面评定精神药物副作用。量表包括 3 个部分：①48 个单项条目，内容覆盖精神、神经、自主神经和其他方面的症状。②副作用对患者日常生活的影响的总体评价，包括患者本人和医师两方面评价。③采取的措施。

【项目和评定标准】

对每项症状进行严重程度、与药物关系的评定。

严重程度分为 0～3 分 4 级评分，与药物的关系分为无关、可能有关和有关。每一条目分为 4 级评分，即 0～3 分。0 分表示无或可疑；1 分表示轻度；2 分表示中度；3 分表示重度。

与药物的关系分为：不可能、可能和很可能 3 种。

总体评价根据副作用对患者日常活动的影响进行评定，分 0～3 分为 4 级评分。

0 分表示无副作用。

1 分表示轻度副作用，不影响患者的日常活动。

2分表示中度影响患者的日常活动。

3分表示显著影响患者的日常活动。

采取措施一栏分0～3分4级评分为：

0分表示未处理。

1分表示更频繁评价副作用，但未减少药物剂量和/或偶尔用拮抗药物。

2分表示减少药物剂量和/或持续用拮抗药物。

3分表示停用药物或改用其他药物。

1. 精神性副作用

（1）注意力集中困难：指集中或保持注意力困难。

0分表示无或症状可疑。

1分表示轻度，比平时集中注意力稍困难，但不至于影响患者的日常活动。

2分表示中度，明显的注意力集中困难，足以影响患者的日常生活。

3分表示重度，注意力难以集中，明显影响检查过程中会谈。

（2）衰弱/疲乏/易疲劳：患者感到疲乏并缺乏耐力。根据患者的主诉进行评定。

0分表示无或症状可疑。

1分表示轻度，比平时更易感到疲乏，但患者并非比平时更需要休息。

2分表示中度，因疲乏白天偶尔需要休息。

3分表示重度，因疲乏白天大部分时间需要休息。

（3）思睡/镇静：白天保持清醒的能力下降。根据检查过程中患者的临床表现评定。

0分表示无或症状可疑。

1分表示轻度，从面部表情和言语表达显示思睡状。

2分表示中度，明显的思睡/昏昏欲睡。当对话中断时，患者打哈欠并有入睡的趋势。

3分表示重度，患者难以保持清醒状态，需要时需叫醒患者。

（4）记忆下降：记忆受损。

0分表示无或症状可疑。

1分表示轻度，患者主观感到记忆力下降，但不影响日常功能。

2分表示中度，记忆下降影响患者/或检查过程中观察到轻度症状。

3分表示重度，检查过程中患者表现出明显的记忆下降。

（5）抑郁：包括言语性和非言语性表达的悲伤、抑郁、心境恶劣、失望、无助感，可能伴自杀冲动。

0分表示无或症状可疑。

1分表示轻度，患者比平时稍感抑郁和悲伤，然而患者仍感生活有意义。

2分表示中度，患者的情绪明显抑郁，可能包括非言语表达的失望和/或无望，但患者无直接的自杀计划。

3分表示重度，患者言语和非言语表达的失望和悲伤非常明显和/或很有可能有明显的自杀计划。

（6）紧张/内心不安：即神经紧张，不能放松。该项目根据患者的体验而评定，必须与静坐不能区分开来。

0分表示无或症状可疑。

1分表示轻度，患者陈述轻度的紧张和不安，然而不影响日常功能。

2分表示中度，相当明显的紧张和内心不安，轻度影响日常功能。

3分表示重度，患者的紧张或不安明显影响患者的日常生活。

（7）睡眠时间增加：根据过去3天平均睡眠时间进行评定。依据患者病前平时睡眠时间并与之比较进行评定。

0分表示无或症状可疑。

1分表示轻度，睡眠时间比平时增加2小时。

2分表示中度，睡眠时间比平时增加2～3小时。

3分表示重度，睡眠时间比平时增加3小时以上。

（8）睡眠时间减少：根据过去3天平均睡眠时间进行评定。依据患者病前平均睡眠时间并与之比较进行评定。

0分表示无或症状可疑。

1分表示轻度，睡眠时间比平时减少2小时。

2分表示中度，睡眠时间比平时减少2～3小时。

3分表示重度，睡眠时间比平时减少3小时以上。

（9）梦增加：根据过去3天做梦的多少独立评定，与病前做梦情况比较。

0分表示无或症状可疑。

1分表示轻度，梦轻度增加，不影响夜间睡眠。

2分表示中度，梦明显增加。

3分表示重度，梦非常显著增加。

（10）情感淡漠：患者的情感投入减少，趋于平淡。

0分表示无或症状可疑。

1分表示轻度，情感投入轻度减少。

2分表示中度，明显情感淡漠。

3分表示重度，情感淡漠十分严重，以至于患者对周围环境无动于衷。

2. 神经性副作用

（1）肌张力障碍：急性肌张力障碍，局限于单一或数个肌肉群，尤其是口、舌和/或颈部肌肉。根据过去3天的情况进行评定。

0分表示无症状或症状可疑。

1分表示轻微的肌张力障碍或短暂痉挛发作。

2分表示更明显、持续时间更长或涉及肌肉数量更多的肌肉收缩。

3分表示非常明显的肌张力障碍，例如动眼危象和角弓反张。

(2) 强直：肌肉持续性张力增强，对被动运动有稳定的抵抗。多见于肘关节和肩关节周围的肌肉群。

0分表示无或症状可疑。

1分表示轻度，颈部、肩部、四肢末端轻微的强直；可能观察到肘关节被动运动的抵抗作用。

2分表示中度，中度强直，根据关节被动运动时抵抗作用确定。

3分表示非常明显的强直。

(3) 运动减少/运动不能：运动徐缓，面部表情减少、手臂摆动减少、跨步距离缩短、可能导致运动不能。

0分表示无或症状可疑。

1分表示轻度，运动轻微减少。

2分表示中度，运动明显减少，例如走路明显减慢。

3分表示重度，运动非常明显减少，包括运动不能，例如面具脸和/或跨步间距非常短。

(4) 运动增加：不自主运动，最常见于口、唇、颊区的肌肉，也见于四肢末端的肌肉，肢体的不自主运动较少见。包括原发的和继发的不自主运动。

0分表示无或症状可疑。

1分表示轻度，轻微运动增加，间断出现。

2分表示中度，中等程度的运动增加，大部分时间出现。

3分表示重度，严重的运动增加，大部分时间出现。例如，明显的伸舌、张嘴、面部活动增加，同时可能有四肢末端运动增加。

(5) 震颤：包括各种类型的震颤。

0分表示无或症状可疑。

1分表示轻度，轻微的震颤，对患者无影响。

2分表示中度，明显的震颤，对患者有影响，手指震颤的幅度小于3cm。

3分表示重度，非常明显的震颤，震颤幅度大于3cm，患者不能控制。

(6) 静坐不能：一种主观的和客观的不安，使患者很难保持坐位。根据临床表现和患者的主诉评定。

0分表示无或症状可疑。

1分表示轻度，轻微的静坐不能，在检查过程中患者能保持静止状态。

2分表示中度，中等程度的静坐不能，须努力才能在检查过程中保持静止状态。

3分表示重度，严重明显的静坐不能，在检查过程中患者不得不数次因静坐不能而站立。

（7）抽搐发作：只包括痉挛性发作。

0分表示无，过去6个月内无抽搐发作。

1分表示轻度，过去6个月内有一次发作。

2分表示中度，过去6个月内有2或3次发作。

3分表示重度，过去6个月内超过3次发作。

（8）感觉异常：包括皮肤刺痛感、虫爬感、烧灼感等。

0分表示无或症状可疑。

1分表示轻度，轻微感觉异常，基本不影响患者。

2分表示中度，中等程度感觉异常，明显影响患者。

3分表示重度，严重感觉异常，非常明显影响患者。

3. 自主神经性副作用

（1）眼适应性调节障碍：近距离视物困难，而远距离视物无困难。

0分表示无或症状可疑。

1分表示轻度，能阅读报纸，但眼睛易疲劳。

2分表示中度，不能阅读常规字体的报纸，但尚能阅读大字体的文字。

3分表示重度，借助放大镜，能阅读大字体的文字。

（2）唾液分泌增加：非刺激性的唾液分泌增加。

0分表示无或症状可疑。

1分表示轻度，唾液增加，但无影响。

2分表示中度，唾液分泌增加，影响患者，需要唾口水或不停吞咽口水。

3分表示重度，频繁地或持续地淌口水，可能影响讲话。

（3）唾液分泌减少（口干）：因唾液减少而口干，可能造成饮水增加（需与口渴区别）。

0分表示无或症状可疑。

1分表示轻度，轻微口干，但不影响患者。

2分表示中度，中等程度的口干，轻微影响患者。

3分表示重度，严重口干，明显影响患者。

（4）恶心/呕吐：记录过去3天内的情况。

0分表示无或症状可疑。

1分表示轻度，轻度恶心。

2分表示中度，明显恶心，对患者有影响，无呕吐。

3分表示重度，恶心伴有呕吐。

（5）腹泻：排便次数增加和/或大便稀薄。

0分表示无或症状可疑。

1分表示轻度，存在腹泻，但不影响患者的工作或其他活动。

2分表示中度，腹泻明显，并对患者有影响。

3分表示重度，严重腹泻，患者难以控制或失禁，对患者造成明显的影响。

（6）便秘：排便次数减少和/或大便干硬。

0分表示无或症状可疑。

1分表示轻度，轻度便秘，但可以忍受。

2分表示中度，明显便秘，对患者有影响。

3分表示重度，非常明显的便秘。

（7）排尿障碍：感觉排尿困难和/或排尿时间延长。根据过去3天内的情况评定。

0分表示无或症状可疑。

1分表示轻度，症状存在，但可以忍受。

2分表示中度，中度排尿困难，排尿时间延长，排尿不净感。

3分表示重度，尿潴留。

（8）多尿/烦渴：多尿伴有排尿次数增加，引起继发性的饮水量增加。

0分表示无或症状可疑。

1分表示轻度，症状轻微，对患者无影响，夜尿最多1次（年轻人）。

2分表示中度，中等程度多尿，引起烦渴，每夜排尿2或3次，或排尿次数增加，多于2小时1次。

3分表示重度，多尿非常明显，患者几乎一直感到烦渴，每夜排尿至少4次，或排尿次数至少达每小时1次。

（9）直立性头昏：当体位改变时感到虚弱、两眼发黑、耳鸣及头昏。

0分表示无或症状可疑。

1分表示轻度，症状存在，但无须干预。

2分表示中度，对患者有影响，但可通过缓慢改变体位而缓解。

3分表示重度，严重头昏，不能通过缓慢改变体位缓解症状，只要患者直立时都会出现头昏。

（10）心悸/心动过速：心悸，感到心跳快而有力和/或不规则的心跳。

0分表示无或症状可疑。

1分表示轻度，症状轻微，对患者无影响。

2分表示中度，持续的心悸，使患者担心或影响其夜间睡眠。

3分表示重度，可能存在真正的心动过速，例如，由于伴随虚弱而需要躺下、呼吸困难、易疲劳或心前区疼痛。

（11）出汗增加：指全身出汗的增加。

0分表示无或症状可疑。

1分表示轻度，症状轻微，较强活动时大量出汗。

2分表示中度，需经常换衣服，中度活动（例如爬楼梯）时大量出汗。

3分表示重度，轻微活动或休息时就大量出汗，每天需多次更换衣服，而且必须更换睡衣。

4. 其他副作用

（1）皮疹：皮疹分为5类。①麻疹样。②瘀斑样。③荨麻疹样。④牛皮癣样。⑤未能分类的皮疹。

0分表示无或症状可疑。

1分表示轻度，皮疹局限于小于5％的皮肤。

2分表示中度，皮疹全身散在分布，但覆盖面小于1/3的皮肤。

3分表示重度，全身分布，覆盖面超过皮肤的1/3。

（2）瘙痒：

0分表示无或症状可疑。

1分表示轻度，轻微感瘙痒。

2分表示中度，明显瘙痒，患者受到影响，可能有抓痕。

3分表示重度，严重瘙痒，明显影响患者，皮肤有明显抓痕。

（3）光敏反应：对太阳光的敏感性增加。

0分表示无或症状可疑。

1分表示轻度，但对患者无影响。

2分表示中度，对患者有影响。

3分表示症状严重，需撤药。

（4）色素沉着：皮肤色素沉着，常局限于暴露在外面的皮肤。

0分表示无或症状可疑。

1分表示轻度。

2分表示中度，使患者担心，但他人看起来不明显。

3分表示重度，他人很容易发现。

（5）体重增加：观察过去1个月内的变化。

0分表示无或症状可疑。

1分表示轻度，前1月内体重增加1～2千克。

2分表示中度，前1月内体重增加3～4千克。

3分表示重度，前1月内体重增加4千克以上。

（6）体重减少：观察过去1个月内的变化。

0分表示无或症状可疑。

1分表示轻度，前1月内体重减少1～2千克。

2分表示中度，前1月内体重减少3～4千克。

3分表示重度，前1月内体重减少4千克以上。

（7）月经过多：评定过去3个月内月经量过多、月经次数增加或子宫出血。

0分表示无或症状可疑。

1分表示轻度，月经量增加，月经周期正常。

2分表示中度，月经次数增加。

3分表示重度，子宫出血，月经周期不规则，月经量增加。

（8）闭经：在过去3个月内月经量减少、月经次数减少或闭经。

0分表示无或症状可疑。

1分表示轻度，月经量减少，但周期尚正常。

2分表示中度，月经次数减少，月经量也减少。

3分表示重度，闭经，至少3个月停经。

（9）泌乳：在非哺乳期泌乳。

0分表示无。

1分表示轻度。

2分表示中度，对患者有影响。

3分表示重度，明显影响患者。

（10）男性乳房发育：男性乳房过分发育。

0分表示无。

1分表示轻度。

2分表示中度，只有当患者未穿衣服时有影响。

3分表示重度，明显影响患者的外观。

（11）性欲增强：

0分表示无或症状可疑。

1分表示轻度，对患者无影响。

2分表示中度，对患者有影响。

3分表示重度，明显影响患者。

（12）性欲减退：

0分表示无或症状可疑。

1分表示轻度，对患者无影响。

2分表示中度，对患者有影响。

3分表示重度，明显影响患者。

（13）勃起障碍：勃起或维持勃起困难。

0分表示无或症状可疑。

1分表示轻度。

2分表示中度，患者明显感到勃起和维持勃起的能力下降。

3分表示重度，患者几乎没有或不能维持勃起。

（14）射精障碍：控制射精的功能障碍，包括早泄和射精延迟。

0分表示无或症状可疑。

1分表示轻度，对患者无影响。

2分表示中度，明显影响患者。

3分表示重度，非常明显地影响患者，成为性活动中的主要问题，并影响其对性高潮的体验。

（15）性高潮障碍：获得和体验性高潮困难。

0分表示无或症状可疑。

1分表示轻度，获得性高潮比平时稍微困难一些。

2分表示中度，患者性高潮的能力明确下降，对患者有影响。

3分表示重度，患者很少获得性高潮和/或性高潮的体验非常明显地减少。

（16）阴道干燥：性刺激时阴道干燥。

0分表示无或症状可疑。

1分表示轻度。

2分表示中度。

3分表示重度，造成性交困难。

（17）头痛：包括紧张性头痛、偏头痛和其他类型的头痛。

0分表示无或症状可疑。

1分表示轻度。

2分表示中度，对患者日常生活无明显影响。

3分表示重度，明显影响患者的日常生活。

（18）躯体依赖：停药后出现自主神经和/或其他躯体症状，评定过去3个月的情况。

0分表示无。

1分表示轻度，停药后出现轻度自主神经症状，例如心动过速、多汗等。

2分表示中度，停药后出现明显的自主神经症状和焦虑或不安。

3分表示重度，停药后出现严重的自主神经症状、焦虑、不安和/或抽搐。

（19）精神依赖：指患者强烈希望继续服用药物，而医师则认为这种要求继续服用药物的愿望是不必要的。评定过去3个月的情况。

0分表示无或症状可疑。

1分表示轻度。

2分表示中度，症状明显，但无明显医学并发症或社会问题。

3分表示重度，严重的精神依赖，非常强烈地要求继续服用药物，不管什么价格，可引起医学并发症或社会问题。

【评定注意事项】

1. 评定者为经过培训的医护人员。

2. 一般每次评定需要 20～30 分钟。

3. 评定时最好采用半定式的检查，逐条进行。检查的同时以临床观察、病历记录和病房工作人员提供的信息作补充。

4. 一般评定过去 3 天内的症状，有些条目的评定需观察更长的时间（例如体重的改变、月经紊乱、抽搐、躯体和心理依赖等）。

5. 一般来说，优先记录临床观察。如果症状不能被评定，就注为无法评价。

6. 评定时，需独立询问症状，不管症状是否为药物所致。与药物的关系在其他条目中进行评价。

7. 对副作用的总体评价应考虑检查者和被检查者的判断。评定时主要考虑副作用对被检查者日常工作和生活的影响程度。

【结果分析】

单项评分和因子分，较少应用总分。

【应用评价】

用于精神药物副作用的全面评价，同时评价药物治疗与副作用的关系。

【量表表格】

量表 19－2   **UKU 副作用量表**

副作用分类	编号	症状	未评价	严重程度评分				与药物关系		
			9	0	1	2	3	不可能	可能	很可能
精神性	1.1	注意力集中困难								
	1.2	衰弱/疲乏/易疲劳								
	1.3	思睡/镇静								
	1.4	记忆下降								
	1.5	抑郁								

续表1

副作用分类	编号	症状	未评价	严重程度评分				与药物关系		
			9	0	1	2	3	不可能	可能	很可能
精神性	1.6	紧张/内心不安								
	1.7	睡眠时间增加								
	1.8	睡眠时间减少								
	1.9	梦增加								
	1.10	情感淡漠								
神经性	2.1	肌张力障碍								
	2.2	强直								
	2.3	运动减少/运动不能								
	2.4	运动增加								
	2.5	震颤								
	2.6	静坐不能								
	2.7	抽搐发作								
	2.8	感觉异常								
植物神经性	3.1	眼适应性调节障碍								
	3.2	唾液分泌增加								
	3.3	唾液分泌减少（口干）								
	3.4	恶心/呕吐								
	3.5	腹泻								
	3.6	便秘								

副作用分类	编号	症　　状	未评价	严重程度评分				与药物关系		
			9	0	1	2	3	不可能	可能	很可能
植物神经性	3.7	排尿障碍								
	3.8	多尿/烦渴								
	3.9	直立性头昏								
	3.10	心悸/心动过速								
	3.11	出汗增加								
其他	4.1	皮疹								
	4.2	瘙痒								
	4.3	光敏反应								
	4.4	色素沉着								
	4.5	体重增加								
	4.6	体重减少								
	4.7	月经过多								
	4.8	闭经								
	4.9	泌乳								
	4.10	男性乳房发育								
	4.11	性欲增强								
	4.12	性欲减退								
	4.13	勃起障碍								
	4.14	射精障碍								
	4.15	性高潮障碍								
	4.16	阴道干燥								
	4.17	头痛								
	4.18	躯体依赖								
	4.19	精神依赖								

总体评价

评　分		患者	医生
0	无副作用		
1	轻度副作用，不影响患者的日常活动		
2	中度影响患者的日常活动		
3	显著影响患者的日常活动		

处理措施

评　分	处　理	
0	未处理	
1	更频繁评价副作用，但未减少药物剂量和/或偶尔用拮抗药物	
2	减少药物剂量和/或持续用拮抗药物	
3	停用药物或改用其他药物	

第三节　Simpson 锥体外系副作用评定量表（RSESE）

锥体外系副作用量表（rating scale for extrapyramidal side effects，RSE-SE）。由 G. M. Simpson 等人提出，用于评定抗精神病药物治疗时出现的锥体外系副作用，本量表共 10 个项目。

【项目和评定标准】

量表的每一项目评分采用 0～4 分 5 级评分，各级的标准为：

0 分表示无或正常。

1 分表示轻度。

2 分表示中度。

3 分表示重度。

4 分表示极重度。

1. 步态　当患者走进诊室时进行检查。患者的步态，双臂的摆动，一般姿势，所有这些构成了对该条目整体评分的基础。

0分表示正常。

1分表示步行时双臂摆动减少。

2分表示双臂摆动明显减少，伴有明显的手臂僵直。

3分表示僵直的步态，伴有双臂强直地放在腹部前面。

4分表示弯腰驼背，拖足而行的步态，伴有前冲或后倾。

2. 落臂　检查者与患者一起举起双臂与肩同高，然后同时放下双臂落到身体两侧。在正常人，当双臂碰到身体两侧时，可以听到拍击声。有严重帕金森综合征的患者，双臂落下非常缓慢。

0分表示正常，双臂自由落下时具有粗重的拍击声及回跳。

1分表示落下稍缓慢，可听到较轻的拍击声，有轻微的回跳。

2分表示落下缓慢，没有回跳。

3分表示明显缓慢，完全没有拍击声。

4分表示双臂落下好像有抵抗一样，好像胶着了一样。

3. 摇肩　将患者的双臂在肘部弯曲成一直角，每次检查一侧，检查者一只手抓住受试者的手，同时将另一手紧握其同侧的肘部，把受试者的上臂前后来回推动，并且将肱骨外旋，此时的抵抗性从正常到极端僵直。

0分表示正常。

1分表示轻度发挺和抵抗。

2分表示中度发挺和抵抗。

3分表示明显的僵直，伴被动运动困难。

4分表示极端的发挺和强直，几乎像冻僵了一样。

4. 肘强直　分别将受试者的肘关节弯曲成直角，同时被动地伸展和弯曲关节以观察并触摸肱二头肌。评定对此操作的抵抗程度（分辨齿轮状强直是否存在）。

0分表示正常。

1分表示轻度发挺和抵抗。

2分表示中度发挺和抵抗。

3分表示明显的僵直，伴被动运动困难。

4分表示极端的发挺和强直，几乎像冻僵了一样。

5. 固定姿势或腕强直　检查者用一只手举起患者的手腕，同时用另一只手握住其手指，屈伸手腕，并将手腕向尺侧和桡侧活动。评定对此操作的抵抗程度。

0分表示正常。

1分表示轻度发挺和抵抗。

2分表示中度发挺和抵抗。

3分表示明显的僵直，伴被动运动困难。

4分表示极端的发挺和强直，几乎像冻僵了一样。

6. 腿的摆动　让患者坐在桌上，双腿垂下，并且自由摆动。检查者握住踝部，同时将其抬高直到膝部，部分地伸展。将依据落下时的抵抗感和缺乏摆动的程度评分。

0分表示双腿自由摆动。

1分表示双腿摆动轻度减少。

2分表示双腿摆动中度减少。

3分表示明显的抵抗或摆动的减幅。

4分表示摆动完全消失。

7. 头颈部运动　患者躺在一张有良好褥垫的台上，检查者用手抬起他的头，然后撒手让头落下。正常人的头自然落在诊查床上；有锥体外系障碍的患者此种动作迟缓；而严重帕金森综合征患者缺乏这种活动，颈肌强直，而且头部不能达到诊查床上。

0分表示头自然落在诊查床上。

1分表示头落下稍缓慢，主要注意头落在诊查床上有没有扑通声。

2分表示用眼睛可以观察到头部降落时中度缓慢。

3分表示头落在诊查床上非常缓慢和僵硬。

4分表示头达不到诊查床上。

8. 眉间轻敲　告诉患者睁大眼睛，不要眨眼，持续地、迅速地轻敲其眉间。注意连续眨眼的次数。

0分表示眨眼0～5次。

1分表示眨眼6～10次。

2分表示眨眼11～15次。

3分表示眨眼16～20次。

4分表示眨眼21次以上。

9. 震颤　患者走进诊室时进行观察，然后重新检查这个项目。

0分表示正常。

1分表示轻度的手指震颤，看起来或触起来是明显的。

2分表示间歇地发生手或臂的震颤。

3分表示一个肢体或一个以上肢体持续性震颤。

4分表示全身震颤。

10. 流涎　当与受试者谈话时进行观察，然后要求其张开嘴并且抬高舌头。

0分表示正常。

1分表示患者张口抬舌，有口涎积聚。

2分表示口涎过多，偶有可能造成说话困难。

3分表示因为口涎过多而说话困难。

4分表示口涎外流无法控制。

【评定注意事项】

1. 评定员应为经量表训练的精神科医师。

2. 在按程序进行检查的前后，有些项目通过患者的动作和交谈观察评定，有些项目需直接检查评定。

3. 评定时间　一般在治疗前及治疗后2、4、6周进行评定。每次评定需15～20分钟。

4. 主要用于评定抗精神病药物治疗中所引起的锥体外系副作用的门诊或住院患者。

5. 锥体外系副作用量表的第4和第5两个项目，依据检查者在检查患者的过程中，对操作的抵抗程度进行评分，记分标准同第3项。

【结果分析】

总分：以上各项评分的累加总分，反映锥体外系副作用的严重程度，总分越低，锥体外系副作用越轻；总分越高，则锥体外系副作用越严重。

【应用评价】

用于评价抗精神病药物治疗时引起的锥体外系副作用。

【量表表格】

量表 19-3　　　　　　　　　　锥体外系副作用量表

	正常	轻度	中度	重度	极重度
1. 步态	0	1	2	3	4
2. 落臂	0	1	2	3	4
3. 摇肩	0	1	2	3	4
4. 肘强直	0	1	2	3	4
5. 固定姿势或腕强直	0	1	2	3	4
6. 腿的摆动	0	1	2	3	4
7. 头颈部运动	0	1	2	3	4
8. 眉间轻敲	0	1	2	3	4
9. 震颤	0	1	2	3	4
10. 流涎	0	1	2	3	4

第四节　Barnes 静坐不能量表（BARS）

Barnes 静坐不能量表（Barnes akathisia rating scale，BARS）于 1989 年由 Barnes 制定，主要用于评价抗精神病药物所致的静坐不能。该量表已在全球范围内被广泛地用于临床研究。

【项目和评定标准】

量表共有 5 个项目，分为客观项目、主观项目和总体评价。客观项目和主观项目评分为 0～3 分 4 级评分，总体评价为 0～5 分的 6 级评分。

评定要求：应在患者取坐位时进行观察，然后一边与其自然交谈，一边让其站立（每个姿势保持至少 2 分钟）。在其他情况下（如病房活动中）观察到的症状也可以评定。主观现象应采用直接提问的方式获得。

1. 客观的静坐不能

0 分表示正常，偶尔有肢体活动的僵硬。

1 分表示存在特征性的不安性运动：在坐位时腿的曳行或踏步运动或一条腿摆动，在站立时两脚来回摆动或原地踏步，但这些运动存在的时间少于观察时间的一半。

2 分表示如上述 1 分条所述的现象存在的时间至少占观察时间的一半。

3 分表示患者持续存在特征性的不安性运动，和/或患者在被观察期间不能保持坐位或站立而不走动或踏步。

2. 主观——对多动不安的感觉

0 分表示不存在内在的不安感。

1 分表示非特异性的内在不安感。

2 分表示患者感觉到不能保持腿的静止，或感到对腿部活动的渴求，和/或诉说若要求其静止站立，则会特定地出现内心不安感的增强。

3 分表示感到大多数时间有一种强烈地要求活动的冲动，和/或诉说在多数时间里有强烈地想走动或踏步的要求。

3. 主观——与不安相关的痛苦

0 分表示无。

1 分表示轻度。

2 分表示中度。

3 分表示重度。

4. 对静坐不能的总体临床评价

0分表示无。无感觉到的不安的证据。观察到的特征性的静坐不能运动，若没有主观报告的内心不安感或活动腿部的冲动性渴求，应归为假性静坐不能。

1分表示可疑。非特异性内在紧张感和运动僵硬。

2分表示轻度静坐不能。感觉到腿部的不能静止以及内心的不安感在被要求静止站立时会加重。存在僵硬的运动，但不一定能观察到特征性的不能静止的静坐不能性运动。

3分表示中度静坐不能。感觉到上述出现于轻度静坐不能的不安感，伴有特征性的不安运动，如在站立时两脚来回摆动。患者因这种情况感到痛苦。

4分表示显著静坐不能。主观感到不安，包括对走动或踏步的冲动性渴求。但患者能够保持坐位至少5分钟。此状态显然是痛苦的。

5分表示严重静坐不能。患者报告绝大多数时间存在强烈地想要上下踏步的冲动。不能坐下或躺下数分钟。持续性不能静止并伴有强烈的痛苦和失眠。

【评定注意事项】

1. 注意区别静坐不能与迟发性运动障碍。
2. 注意区别药物所致静坐不能和精神疾病静坐不能的症状。
3. 注意区别主观性静坐不能和焦虑症状。

【结果分析】

量表的主要指标是总分。

【应用评价】

BARS用于评定抗精神病药物所致静坐不能。量表的信度和效度较好。4个项目的评定一致性Cohen's x值为0.738~0.955。

【量表表格】

量表 19-4   **Barnes 静坐不能量表**

项　　目	评　分				
1. 客观的静坐不能	0	1	2	3	
2. 主观——对多动不安的知觉	0	1	2	3	
3. 主观——与不安相关的痛苦	0	1	2	3	
4. 对静坐不能的总体临床评价	0	1	2	3	4	5

第五节　不自主运动量表（AIMS）

不自主运动量表（Abnormal Involuntary Movement Scale，AIMS）是由美国国立精神卫生研究所（NIMH）设计，用于评定药源性不自主运动，量表共 12 个项目。

【项目和评定标准】

在 AIMS 12 个项目中，1～9 项按 0～4 分 5 级评分法：

0 分表示无或正常。

1 分表示极轻，可能接近正常。

2 分表示轻度。

3 分表示中度。

4 分表示重度。

第 10、第 11 和第 12 等 3 项按各项说明评分。

1. 面部表情肌肉　如前额、眉毛、眼周和面颊运动，包括皱眉、眨眼、微笑和做鬼脸。

2. 唇部和口周部　如蹙嘴、噘嘴和咂嘴。

3. 颌部　如空咬、咀嚼、张口或向一侧运动。

4. 舌部　按舌头在口内和口外的运动增加记分，即患者舌的伸缩、卷曲等运动的程度，但不包括舌的伸缩不能或运动不能。

5. 上肢　如手臂、手腕及手指等部位。包括舞蹈样动作（即快速、无目的、不规则和不自主的运动）和指划动作（即缓慢、不规则、固定而呈曲线的运动）。不包括震颤（即重复、规则和有节奏的运动）。

6. 下肢　如腿、膝、踝及足趾等。包括膝部运动。足尖轻击，足跟轻击，足扭动，足内翻和外翻。

7. 颈、肩和臀　如摇动、扭动、转动和骨盆旋转。

8. 异常运动的严重度。

9. 因异常运动而影响正常活动。

10. 患者对异常运动的察觉　仅按患者的叙述记分表示。

0 分表示未察觉到。

1 分表示能察觉到，但不感到痛苦。

2 分表示能察觉到，感到轻度痛苦。

3分表示能察觉到，并有中度痛苦。

4分表示能察觉到，有严重痛苦。

11. 目前有牙齿/或义齿问题

0分表示无。

1分表示有。

12. 患者是否常戴义齿

0分表示不是。

2分表示是。

【评定注意事项】

1. 主要应用于迟发性障碍的患者。

2. 在评定前后，需观察患者处于安静时的状况。让患者坐在一个牢固、平衡而没有扶手的椅子上，按下列顺序进行检查和评定：

（1）询问患者嘴里是否含有东西，如有的话，请患者吐出口中的东西。

（2）询问患者目前牙齿情况，是否装有义齿，目前牙齿或义齿对患者是否有影响。

（3）询问患者是否注意到自己的脸、口、手或足的运动，如是的话，请患者描述目前干扰自己或影响日常生活到何种程度。

（4）让患者取坐位，双手放在膝盖上，双腿稍稍分开，双足平放在地上，注意观察患者坐位时整个身体的运动状况。

（5）让患者无支撑地伸出双手，如果是男患者，请他们将双手垂于两腿之间，如是穿裙子的女患者，可将双手伸于膝盖上方，观察患者的双手和身体的其他部分。

（6）请患者张开嘴，观察舌头静置于口中的情况，连做两次。

（7）请患者伸出舌头，观察舌头的异常运动，连做两次。

（8）要求患者尽可能快地用拇指做轮流对指动作，10～15秒，先做右手，再做左手，观察脸部和腿部运动。

（9）弯曲和伸展患者的双臂，每次一侧，观察肌强直程度。

（10）请患者站起，从侧面观察患者，再观察整个身体的姿势，包括臀部。

（11）要求患者向前平伸双臂，手心向下，观察患者的躯干、双腿及口部。

（12）要求患者走几步，转一圈后再回到座椅上，观察双手和步态，连做两次。

3. AIMS中，第8、第11和第12项是要求患者作自主运动时观察其异常不自主运动的，自主运动的记分要比自发的不自主运动低一级。

4. 评分时，应按照症状的最严重程度记分。

【结果分析】

1. 累计总分（1～7）项　一般认为，总分在 2 分以上为阳性，可能有迟发性运动障碍存在。
2. 第 8～10 分计单项分。

【应用评价】

AIMS 有助于对迟发性运动障碍评定的标准化。应用 AIMS 的几项跨国研究，迟发性运动障碍的流行病学数据比较接近。

AIMS 阳性，不等于迟发性运动障碍，后者为一临床诊断，应结合病史及其他有关资料，必要时需进行诊断性试验，如注射东莨菪碱以排除帕金森氏症等，方能确诊。

【量表表格】

量表 19-5　　　　　　　　　　　不自主运动评定量表（AIMS）

		无	极轻	轻	中	重
面部运动	1. 面部表情和肌肉	0	1	2	3	4
	2. 唇部和口周部	0	1	2	3	4
	3. 颌部	0	1	2	3	4
	4. 舌部	0	1	2	3	4
四肢运动	5. 上肢（手臂、手腕、手和手指）	0	1	2	3	4
	6. 下肢（腿、膝、踝和足趾）	0	1	2	3	4
	7. 颈、肩、臀	0	1	2	3	4
累计总分（1～7）		0	1	2	3	4
总体评定	8. 异常运动的严重度	0	1	2	3	4
	9. 因异常运动而影响正常运动	0	1	2	3	4
	10. 患者对异常运动察觉	0	1	2	3	4
牙齿状况	11. 目前有否义齿问题				否 0	是 1
	12. 患者是否常常戴义齿				无 0	有 1

第六节 迟发性运动障碍评定量表（TDRS）

迟发性运动障碍评定量表（Tardive Dyskinesia Rating Scale，TDRS），是由 Simpson 于 1989 年制定并正式推出，以协助迟发性运动性障碍的筛选诊断。本量表共 43 个项目。国内有肖泽萍、颜文伟译本。

【项目和评分标准】

（一）面部

1. 眨眼 重复的、持续长或短时间的，或者是突发性的。应与阵发性的习惯性抽搐相区别。

2. 眼睑震颤 多为双侧亦可单侧。常在闭眼时出现，特点是细微震颤。

3. 上唇颤（兔唇症状群） 局限于上唇的细微、快速震颤。

4. 下唇前噘 在严肃场合，下唇突然前噘。

5. 嘴唇皱起。

6. 吮吸动作。

7. 咀嚼动作。

8. 咂嘴 摆弄双唇，发出"咂咂"的声音。

9. 含糖样体征 舌头在口腔内移动，使所在颊部凸起，看上去好像在嘴里含了一块硬糖。有时舌头沿着口腔向前移动，偶尔伸出口外。

10. 伸舌 阵挛性（舌头有节律的伸缩）；强直的（舌头持续地伸出）；捕虫样（有时舌头从口腔突然外伸一下）。

11. 舌的震颤 在张口或舌头在口腔内时，都可见到舌的细微震颤。

12. 舌的舞蹈样动作 舌呈现卷曲或蠕动，但不离开口腔。舌头可沿纵轴旋转，在张嘴时可以看到。

13. 面部习惯性抽搐 短颤的、反复发作的、刻板的动作。仅涉及脸部相对的一小部分。

14. 扮鬼脸 一种反复、不规则地出现的面部扭曲，是涉及面部大部分肌肉的复杂动作。

15 和 16. 其他 可描写为不寻常的颊-舌运动，脸痉挛，反复出声等。

（二）颈部和躯干

17. 点头 比震颤慢，可有节律或无节律，可为水平或垂直方向。

18. 颈后仰 头颈过度后仰，可伴有或不伴有颈部和肩部肌强直。

19. 痉挛性斜颈 一侧胸锁乳突肌长久的强直性挛缩，结果下巴向下并转向一侧固定，头部也弯向一侧。

20. 扭转运动　身体的上部或下部（肩膀或髋部）扭转、起伏的动作。

21. 轴性动作过多　是一种髋部的前后摇摆动作，而不是躯体上部的前后来回摇摆。

22. 摇摆运动，躯体上部有节律的来回摇摆，为腰部脊柱反复弯曲所致。与轴性动作过多不同，后者是髋部的前后摆动。

23 和 24. 其他　可另行具体描写。

（三）上肢

25. 投掷动作　突然、快速、大幅度的摆动，最常见于手臂。偶见于腿部。为单侧或双侧。

26 和 27. 指划样动作　在手指、手腕、手臂处出现持续的、慢而节律的、蠕动样扭动。几乎常与舞蹈样运动一起出现。

28. 手指"数数"　大拇指与中指和食指有一定节律性的相互触摸。

29. 抚摸脸和头发　给人心不在焉或神经质的印象，似乎有某种目的。

30. 揉摸大腿　手揉摸大腿的外面或上部，偶发且无节律。

31 和 32. 其他　可另行具体描写。

（四）下肢

33. 踝部旋转或弯曲。

34. 足尖动作　慢而节律的跖屈动作。常见于大拇趾，亦可出现于其他足趾。

35. 踩脚（站姿）　患者站立时重心从一只脚移到另一只脚上。

36. 踩脚（坐姿）　患者坐着时整个脚在地板上拍打或轻踏，或者是脚跟或脚尖交替着踏地。

37. 双腿不能静止　腿部不住的动作，表现为双腿轻轻摇晃，脚交叉后便用脚轻晃。亦可表现为双膝一开一合。

38. 双脚交叉或不交叉。

39 和 40　其他可另行具体描写。

（五）全身

41. 周身运动　整个身体的大部分广泛、急促、快而突然、笨拙、粗大的运动。这些运动看来似乎有一定目的，且有一定程度的协调，可以是自发的，也可以是对于刺激的反应。

42. 静坐不能　无法安静的坐着或站着（不管有无内心不安的言语表达）。

43. 其他　或另行具体描写。

【评定注意事项】

1. 评定员应为经量表训练的，较为丰富临床经验的精神科医师。

2. 应按检查顺序进行，避免检查项目的遗漏。

3. 通过对患者的动作和行为观察评定。

4. 每次评定，需 20～30 分钟。

5. 主要应用于有迟发性运动障碍（TD）的患者。

6. TD 是一种较为严重的锥体外系副作用，表现为各种形式的不自主运动，但不包括静止性震颤，因此，一般的不自主动作评定量表并不合适。

7. 条目较多，描述具体。但有些条目尚值得斟酌，如（2）眼睑震颤、（3）上唇震颤和（11）舌的震颤，是否为 TD 与类帕金森症的合并表现；（42）静坐不能是否应该算 TD 的表现，也值得推敲。有些条目均描述为"节律性"，是否妥当，尚待明确。

【结果分析】

可以用因子分和总分表示。

【应用评价】

本量表是全面而又实用的检查诊断 TD 的评定工具，值得推广试用。

【量表表格】

量表 19 - 6　　　　　　迟发性运动障碍评定量表（TDRS）评分表

编号	项　　目	评　　分					
		无	可疑	轻度	中度	中重度	重度
	面部						
1	眨眼	1	2	3	4	5	6
2	眼睑震颤	1	2	3	4	5	6
3	上唇颤（兔辰症状群）	1	2	3	4	5	6
4	下唇前撅	1	2	3	4	5	6
5	嘴唇皱起	1	2	3	4	5	6
6	吮吸动作	1	2	3	4	5	6
7	咀嚼动作	1	2	3	4	5	6
8	咂嘴，摆弄双唇，发出"咂咂"的声音	1	2	3	4	5	6
9	含糖样体征	1	2	3	4	5	6

编号	项 目	评 分					
		无	可疑	轻度	中度	中重度	重度
10	伸舌	1	2	3	4	5	6
11	舌的震颤	1	2	3	4	5	6
12	舌的舞蹈样动作	1	2	3	4	5	6
13	面部习惯性抽搐	1	2	3	4	5	6
14	扮鬼脸	1	2	3	4	5	6
15	其他	1	2	3	4	5	6
16	其他	1	2	3	4	5	6
	颈部和躯干						
17	点头	1	2	3	4	5	6
18	颈后仰	1	2	3	4	5	6
19	痉挛性斜颈	1	2	3	4	5	6
20	扭转运动	1	2	3	4	5	6
21	轴性动作	1	2	3	4	5	6
22	摇摆动作	1	2	3	4	5	6
23	其他	1	2	3	4	5	6
24	其他	1	2	3	4	5	6
	上肢						
25	投掷动作	1	2	3	4	5	6
26	指划样动作：手指	1	2	3	4	5	6
27	指划样动作：手腕	1	2	3	4	5	6
28	手指"数数"	1	2	3	4	5	6
29	抚摸脸和头发	1	2	3	4	5	6
30	揉摸大腿	1	2	3	4	5	6
31	其他	1	2	3	4	5	6
32	其他	1	2	3	4	5	6
	下肢						
33	踝部旋转或弯曲	1	2	3	4	5	6
34	足尖动作	1	2	3	4	5	6
35	跺脚——站着	1	2	3	4	5	6
36	跺脚——坐着	1	2	3	4	5	6
37	双腿不能静止	1	2	3	4	5	6
38	双脚交叉或不交叉	1	2	3	4	5	6
39	其他	1	2	3	4	5	6
40	其他	1	2	3	4	5	6

编号	项目	评 分					
		无	可疑	轻度	中度	中重度	重度
	全身						
41	周身运动	1	2	3	4	5	6
42	静坐不能	1	2	3	4	5	6
43	其他	1	2	3	4	5	6
44	其他	1	2	3	4	5	6

第七节 抗抑郁药副作用量表（SERS）

Asberg 氏抗抑郁药副作用量表（Rating Scale for Side Effects，SERS）由 Asberg 编制，用于评定三环类抗抑郁药的副作用。本量表共 14 项目。

【项目和评定标准】

SERS 中所有项目均采用 0～3 分的 4 级评分法，各项的标准为：

0 分表示无。

1 分表示轻度。

2 分表示中度。

3 分表示重度。

1. 躯体疲倦

0 分表示无。

1 分表示轻度疲劳，但不需要额外的休息。

2 分表示有时或非常疲劳而不得不卧床和休息。

3 分表示整天卧床。

2. 头痛（不管是否用了解痛药）

0 分表示无。

1 分表示偶尔。

2 分表示持续性中度头痛或偶尔严重头痛。

3 分表示持续的严重头痛。

3. 睡眠障碍（不管是否用安眠药）

0 分表示正常睡眠。

1 分表示轻度睡眠障碍。

2 分表示只睡 3 小时。

3 分表示睡眠少于 3 小时。

4. 头晕

0 分表示无。

1 分表示偶尔轻度头晕。

2 分表示持续性轻度头晕。

3 分表示持续性的头晕而不得不躺下。

5. 直立性虚脱

0 分表示无。

1 分表示轻度。

2 分表示中度。

3 分表示重度。

6. 心悸

0 分表示无。

1 分表示稍有些心悸。

2 分表示有时心悸。

3 分表示经常心悸。

7. 震颤

0 分表示无。

1 分表示轻度震颤，活动不受影响。

2 分表示震颤明显，活动受到影响。

3 分表示严重的震颤。

8. 出汗

0 分表示正常。

1 分表示轻度出汗（手心湿）。

2 分表示明显出汗（衣服湿）。

3 分表示出汗甚多（多次换衣服）。

9. 口干

0 分表示无。

1 分表示有些，但没有主观的不适感。

2 分表示明显，但不严重或不觉痛苦。

3 分表示严重，说话困难。

10. 便秘

0 分表示无。

1 分表示有些便秘。

2 分表示确实有便秘问题。

3 分表示 4 天或 4 天以上没有排便运动。

11. 排尿障碍

0 分表示无。

1分表示排尿有些困难。

2分表示在排空膀胱时确有困难，需要治疗。

3分表示尿潴留。

12. 嗜睡

0分表示无。

1分表示轻度。

2分表示中度，对日常生活有些妨碍。

3分表示严重，影响每日的常规工作。

13. 性功能障碍

0分表示无。

1分表示轻度障碍。

2分表示中度障碍。

3分表示严重障碍。

【评定注意事项】

对于每一个症状需要2个评定尺度，第一为患者在回答问话时自发的报告；第二为评定者观察所见。

评定者需要系统地询问每一个症状。

【结果分析】

统计指标为单项分和总分。

【应用评价】

本量表国外应用甚多。它集中于三环抗抑郁药的副作用，项目不多，评分简便。对于非三环类药物，未必合适，国内尚无具体应用的系统报告。

【量表表格】

量表 19-7　　　　　　　　　抗抑郁药副作用评定量表（SERS）

项　目	无	轻度	中度	重度
1. 躯体疲倦	0	1	2	3
2. 头痛	0	1	2	3
3. 睡眠障碍	0	1	2	3
4. 头晕	0	1	2	3
5. 直立性虚脱	0	1	2	3
6. 心悸	0	1	2	3

续表

项　目	无	轻度	中度	重度
7. 震颤	0	1	2	3
8. 出汗	0	1	2	3
9. 口干	0	1	2	3
10. 便秘	0	1	2	3
11. 排尿困难	0	1	2	3
12. 嗜睡	0	1	2	3
13. 性功能障碍	0	1	2	3
14. 其他症状	0	1	2	3

（李华芳）

参考文献

[1] Guy W. ECDEU Assessment Manual for Psychopharmacology. Revised. USA：Rockville, DEW, 1976, 341~350

[2] 张明园. 副反应量表. 上海精神医学, 1984, 2：77~80

[3] Lingjarde O, Ahlfors UG, Bech P, et al. The UKU side effect rating scale. Acta Psychiatrica Scandinavica, 1987, 76（supple. 334）：1-100

[4] Simpson GM, Angus JWS. A rating scale for extrapyramidal side effects. Acta Psychiatr Scand, 1970, 212：11-19

[5] Barnes TRE. A rating scale for drug-induced akathisia. Br J Psychiatry, 1989, 156：672-676

[6] 樊彬. 不自主运动评定量表（AIMS）. 上海精神医学, 1984, 2：80-81

[7] 肖泽萍, 颜文伟. 迟发性运动障碍评定量表. 上海精神医学, 1990, 新2（增）：66-67

[8] Simpson GM, Lee JH, Zoubok B, et al. A rating scale for tardive dyskinesia. Psychopharmarcology. 1979, 64：171-179

[9] 张明园. 精神科评定量表手册. 长沙：湖南科学技术出版社, 1998

第二十章　护士用量表

虽然多数精神科量表，特别是检查量表，要求由精神科医师操作。但前述不少量表，也可以由经训练的精神科护士实施；而且从实践经验看，即使 BPRS、HAMD 之类的医师用量表，实际上常由经良好训练的有经验的护士任评定员，结果不见得逊于医师。但本章要介绍的是专门的护士用量表。

第一节　概　　述

精神科护士，也是专业人员，其绝对数超过精神科医师。近年精神病护理学发展甚快，护士队伍的素质大大提高，许多护士参加了研究工作，甚至是护理学的专门研究。与之相应，护士量表发展迅速，以往的行为观察量表进一步细致化，而且还出现了护士用症状量表等。

与医师相比，护士和患者的接触时间要长得多，他们观察到的患者情况也比较细致，对患者的了解并不比医师少，特别是患者行为方面的改变，他们的人际交往、日常生活、病室内的活动能力等，可能护理部的成员更具发言权。而且，患者往往对护士较少戒心，较少隐瞒，因而观察到的情况更真实。所以，护士用量表的结果有重要参考价值。

当然，护士用量表也有它的局限性，一般而言，它们的评定员间一致性不及医师用检查量表的结果。可能是不同的护士观察到不同的情况，或者是对波动性的行为症状的评分规定还不够明确，也有可能是护理部还不习惯于量表评定，认为这是额外负担。另一常见问题是护士常偏重于从管理困难的程度来评估其严重性，特别是总体评定时尤为突出。

在各类护士量表中，最常用的还是住院患者的行为观察量表。除了历史较长影响最大的 NOSIE，又有了 Burdock 和 Hardesty 的 WBI（病室行为询问表），它包括 140 项，可以归纳为社会参与、敌对、自罪、生活自理、疑病、迟钝、焦虑抑郁、自杀意念、外向、失眠、兴奋、幻觉/奇特行为、偏执、孤独性思维和自知力等因子，已在美国 NIMH 应用多年。Brawley 等（1978）发展了 NOBS（护士用行为观察量表）共 172 项，可归纳成精神病性抑郁、神经症性抑郁、躁狂、愤怒行为、焦虑、分裂症和偏执等 7 个因子。目前已在加拿大的 30 所医院中应用，并尝试以 NOBS 代替常规的护理记录，能否成功，得看他们的实验结果。可惜 WBI 和 NOBS 的篇幅太长，本书无法详细介绍。

在护士用的症状量表中，评价最高的是以下要介绍的 NBPRS。此外还有美国 NIMH 的 NAGS-D（护士用大体症状评定量表——抑郁部分）、Black-burn 等 MMSR（改良躁狂状态评定量表）、美国 NIMH 的 NAGS-E（护士用大体症状评定量表——老年部分）、伦敦的 LPRS（伦敦老年精神科评定量表）和 Ellsworth 等的 CAS（社区适应能力量表）。有兴趣的读者可进一步查阅有关专著。

第二节 护士用住院患者观察量表 (NOSIE)

护士用住院患者观察量表（Nurses' Observation Scale for Inpatient Evaluation NOSIE)，由 Honigteld G 等于 1965 年编制。本量表有 30 项和 80 项两种版本，现介绍的是 30 项版本。

【项目和评定标准】

NOSIE 中，每项为一描述性短语，如肮脏，对周围活动感兴趣，自觉一无是处等。本量表为频度量表，按照具体现象或症状的出现频度，分为 0～4 分的 5 级评分法：

0 分表示无。

1 分表示有时是或有时有。

2 分表示较常发生。

3 分表示经常发生。

4 分表示几乎总是如此。

1. 肮脏。

2. 不耐烦。

3. 哭泣。

4. 对周围的活动表示有兴趣。

5. 不引导他活动便坐着。

6. 容易生气。

7. 听到一些不存在的声音。

8. 衣着保持整洁。

9. 对人友好。

10. 不如意便心烦。

11. 拒绝做希望他做的日常事情。

12. 易激动和爱发牢骚。

13. 有忘事的情况。

14. 问而不答。

15. 在听到笑话或见到好笑的事时便笑。

16. 饮食时弄得很肮脏。

17. 与人攀谈。

18. 说他感到沮丧和抑郁。

19. 谈论他的爱好。

20. 看到不存在的东西。

21. 要提醒才能做应做的事。

22. 如不引导他活动便睡觉。

23. 说自己什么都不好。

24. 不大遵守医院规则。

25. 生活不能自理。

26. 自言自语。

27. 行动缓慢。

28. 无故发笑。

29. 容易冒火。

30. 整洁。

【适应范围】

用于住院的成年精神病患者，特别是慢性精神病患者，包括老年期的痴呆症患者。

【评定注意事项】

1. 应由经量表评定训练的，最好是患者所在病室的护士任评定员。

2. 每一患者由两名评定者（护士）观察评分，记分时，两名评定者分数相加。如只有一名评定者，则将评分乘 2。

3. 根据患者近 3 天（或 1 周）的情况，对 30 项进行评分。评定时间一般为治疗前及治疗后第 3 和第 6 周各 1 次。

4. NOSIE 主要通过护士的观察与交谈进行评定。

5. 应根据患者症状存在与否及存在的频度与强度进行评定。

6. 除 30 项各项计分为 0～4 分外，第 31 项，系病情严重程度，按评定者经验，计分为 1～7 分。第 32 项，与治疗前比较，即与刚入院或开始治疗时比较，同样按 1～7 分评定。第 31 项和 32 项不计入总分（病情总估计）。

【结果分析】

1. NOSIE 的结果可以归纳成因子分、总积极因素分、总消极因素分和病情总估计（总分）。

2. NOSIE 的因子分有 6 因子法，也有 7 因子法。以下介绍 7 因子法的计算方法：

(1) 社会能力 [20－（13、14、21、24、25 项目分和)]×2。

(2) 社会兴趣（4、9、15、17、19 项目分和)×2。

(3) 个人整洁 [8＋（8、30 项目分和）－（1、16 项目分和)]×2。

(4) 激惹（2、6、10、11、12、29 项目分和)×2。

(5) 精神病表现（7、20 项目分和)×2。

(6) 迟缓（5、22、27 项目分和)×2。

(7) 抑郁（3、18、23 项目分和)×2。

3. 总消极因素（4）（5）（6）（7）项因子分之和；总积极因素（1）（2）（3）项因子分之和；病情总估计：128＋总积极因素－总消极因素，相当于总分，总分愈低，病情愈重。

以上结果分析方法，根据量表作者 1975 年对 2415 名精神分裂症住院患者的 NOSIE 评定因子分析结果，并稍加修正。其中，常数项主要是为了避免负分的出现：“×2”是为了便于一名评定员时的评定结果和规定的 2 名评定员的结果类比，如为 2 名评定员，在因子分计算时只需将二者的评分相加便可。

【应用评价】

1. NOSIE 是由护士依据对患者病情纵向观察进行评定，弥补了仅据交谈进行评定的某些量表的不足。

2. 据不同时间 NOSIE 评定结果所绘制的轮廓图，能够反映研究治疗中病情的演变及治疗效果。

3. NOSIE 所评定的主要是患者的行为障碍，若要全面地判定疗效，还需配合 BPRS 等量表进行全面的分析。

4. NOSIE 作为精神药理学研究的工具还是可靠的、理想的。国内研究，经良好训练的有经验的护士，评定员间的一致性可达 0.98，信度相当高。

量表 20-1　　　　　　护士用住院患者观察量表（NOSIE）

评分：0分表示无；1分表示有时有；2分表示常常；3分表示经常；3分表示一直是。

1. 肮脏	0	1	2	3	4
2. 不耐烦	0	1	2	3	4
3. 哭泣	0	1	2	3	4
4. 对周围活动兴趣	0	1	2	3	4
5. 不督促就一直坐	0	1	2	3	4
6. 容易生气	0	1	2	3	4
7. 听到不存在的声音	0	1	2	3	4
8. 衣着保持整洁	0	1	2	3	4
9. 对人友好	0	1	2	3	4
10. 不如意便心烦	0	1	2	3	4
11. 拒绝做日常事务	0	1	2	3	4
12. 易激动发牢骚	0	1	2	3	4
13. 忘记事情	0	1	2	3	4
14. 问而不答	0	1	2	3	4
15. 对好笑的事发笑	0	1	2	3	4
16. 进食狼藉	0	1	2	3	4
17. 与人攀谈	0	1	2	3	4
18. 自觉抑郁沮丧	0	1	2	3	4
19. 谈论个人爱好	0	1	2	3	4
20. 看到不存在的东西	0	1	2	3	4
21. 提醒后才做事	0	1	2	3	4
22. 不督促便一直睡着	0	1	2	3	4
23. 自觉一无是处	0	1	2	3	4
24. 不大遵守医院规则	0	1	2	3	4
25. 难以完成简单任务	0	1	2	3	4
26. 自言自语	0	1	2	3	4
27. 行动缓慢	0	1	2	3	4

28. 无故发笑	0	1	2	3	4	
29. 容易冒火	0	1	2	3	4	
30. 保持自身整洁	0	1	2	3	4	
31. 病情严重程度	1	2	3	4	5	6	7
32. 与治疗前比较	1	2	3	4	5	6	7

社会能力	社会兴趣	个人卫生
激动	精神病表现	退缩
抑郁	总消极因素	总积极因素
病情总估计		
备注		

第三节　护士用简明精神病量表（N-BPRS）

护士用简明精神病量表（The Nurse's BPRS，N-BPRS），1978 年由美国 NIMH 的 Bigelow 和 Murphy 编制。它是从 BPRS 发展而来，为适合护理工作的特征，进行了补充和修改，将 18 项的 BPRS 增加为 26 项，评定范围扩大至病房中各类精神患者的各类行为。

【项目和评定标准】

共包括 26 项，采用 1～7 评分：

0 分表示为未评。

1 分表示无。

2 分表示很轻/可疑。

3 分表示轻。

4 分表示中。

5 分表示较重。

6 分表示重。

7 分表示严重。

各项的定义及 2～7 分的评分标准如下：

1. 关心身体健康　指对目前自身健康的关心程度，根据躯体诉述的多少制定。

2分表示询问时偶有（有躯体）诉述。

3分表示询问时有些诉述。

4分表示询问时诉述较多。

5分表示不加询问，主动诉述。

6分表示大部分时间主动诉述。

7分表示几乎整天诉述不停。

2. 焦虑诉述　指对目前或将来的忧虑，担心和害怕，根据这类诉述的多少判定。评分同项1。

3. 情绪退缩　指与评定员间缺乏情感交流，主要根据和患者接触时的情况制定。

2分表示接触时偶尔眼神交流较差。

3分表示眼神交流差。

4分表示很少眼神接触。

5分表示无眼神接触。

6分表示不面对接触者或两眼看着地板。

7分表示无任何情感交流，如两眼凝视不动，甚至完全不参加交谈。

4. 言语零乱　指思维和言语散漫。

2分表示似有些散漫和含糊。

3分表示有时肯定有联想散漫。

4分表示常有联想散漫。

5分表示有时联想如此散漫以致无法理解。

6分表示大部分时间其言语思维零乱而难以进行有效交谈。

⑦言语不连贯，根本无法交谈。

5. 罪恶观念　指对以往言行的内疚或悔恨。

2分表示偶有内疚诉述。

3分表示有时有内疚诉述。

4分表示经常诉述内疚。

5分表示大部分时间感到内疚。

6分表示已形成自罪妄想。

7分表示广泛或严重的自罪妄想。

6. 紧张　指焦虑性运动表现，按其坐立不安程度评分。

2分表示似有手脚不停或小动作增多。

3分表示肯定小动作增多。

4分表示常有小动作增多。

5分表示一直有小动作增多，或有拧手、拉扯衣服情况。

6分表示不能静坐。

7分表示一直不停地来回行走。

7. 装相和作态　指不自然或不寻常的姿势和行为。

2分表示有可疑的不寻常动作。

3分表示有时有不寻常动作。

4分表示有时有怪异动作或姿势。

5分表示常有怪异动作或姿势。

6分表示几乎一直有怪异动作或姿势。

7分表示持续的怪异动作或姿势。

8. 夸大诉述　指对自身能力、知识和重要性等的过高估价。

2分表示自我评价偏高。

3分表示自我估价高，多少与实际情况不符。

4分表示与实际情况肯定不相称的自我估价过高。

5分表示片断有限的夸大妄想。

6分表示夸大妄想泛化。

7分表示系统的夸大妄想。

9. 抑郁情绪　指情绪低落、悲伤或沮丧，按患者诉述的主观体验判定。

2分表示偶有抑郁情绪。

3分表示有时有抑郁情绪。

4分表示有达中等程度的抑郁。

5分表示常有中等或重度抑郁。

6分表示大部分时间感到抑郁。

7分表示几乎所有时间均感抑郁。

10. 敌对性　指对他人（不包括检查者）的憎恨和敌对，按其诉述和行为判定。

2分表示偶有生气表现。

3分表示有时有些生气。

4分表示经常感到生气或愤怒。

5分表示很愤怒，有言语性攻击。

6分表示有攻击行为。

7分表示有多次攻击行为。

11. 猜疑　指目前认为他人现在或以往对他有恶意或歧视。

2分表示有时有事出有因的猜疑。

3分表示有时有无事实根据的猜疑。

4分表示常有无事实根据的猜疑。

5分表示片断或有限的关系或被害妄想。

6分表示肯定的关系或被害妄想。

464

7分表示系统化或泛化的被害妄想。

12. 幻觉诉述 指无客观刺激的知觉体验。按其诉述判定。

2分表示幻觉可疑。

3分表示片断或短暂幻觉。

4分表示有肯定意义的幻觉。

5分表示几乎每天都有幻觉。

6分表示大部分时间有幻觉。

7分表示几乎一直有幻觉。

13. 运动迟缓 指言语和动作的缓慢和减少，按观察评定。

2分表示似有言行迟缓或减少。

3分表示有肯定的言语减少或动作迟缓。

4分表示明显的言语减少或动作迟缓。

5分表示运动迟缓至可能影响交谈或生活。

6分表示运动迟缓至明显影响交谈或生活。

7分表示几乎不讲话，几乎不动。

14. 不合作 指对检查者的不合作、不友好和敌对，按接触时的情况评定。

2分表示似有不合作。

3分表示有时不太合作。

4分表示经常不合作。

5分表示有时拒绝回答。

6分表示多数问题拒绝回答。

7分表示几乎不作回答。

15. 不寻常思维内容 指思维内容（包括妄想）的怪诞和离奇。

2分表示思维内容有些特别。

3分表示有时有肯定的不寻常思维。

4分表示常有奇特思维。

5分表示几乎一直有奇特思维。

6分表示奇特思维对行为有影响。

7分表示奇特思维对行为有极大影响。

16. 情感平淡 指缺乏情感反应，即绝对性情感淡漠。

2分表示有时似有情感反应减退。

3分表示有时有情感淡漠表现，如表情减少、声调单调、手势减少等。

4分表示常有上述表现。

5分表示严重地缺乏情感表现，如无表情、无手势。

6分表示对切身相关的事也无情感反应。

7分表示几乎丧失全部情感反应。

17. 兴奋　指容易因外界刺激而激惹。

2分表示似显得易激惹。

3分表示有时容易激惹。

4分表示时常容易激惹。

5分表示一直容易激惹。

6分表示致激惹后，不易控制。

7分表示持续的易激惹，无法控制。

18. 定向障碍　对时间、地点、人物、自我的辨认困难。

2分表示有可疑的定向障碍。

3分表示时间定向轻度障碍。

4分表示时间定向明显障碍。

5分表示地点定向有障碍。

6分表示人物定向明显障碍。

7分表示自我定向有障碍或环境定向能力阙如。

19. 情绪高涨　指情绪基调高，包括轻躁狂和躁狂情绪。

2分表示有时情绪似偏高。

3分表示肯定的情绪偏高。

4分表示常有情绪高涨。

5分表示几乎一直情绪高涨。

6分表示因情绪高涨而导致行为问题。

7分表示因情绪高涨导致危险或违纪行为。

20. 运动增多　指言语、行为动作的增加。

2分表示言语动作似较常人多一些。

3分表示言语动作肯定增多。

4分表示运动明显增多，如言语滔滔或明显忙碌。

5分表示言语多至不易打断，或运动多至不听劝阻。

6分表示持续地讲话或忙碌不停。

7分表示运动增多至声嘶力竭。

21. 注意涣散　指注意力不能集中。

2分表示似有注意力不集中情况。

3分表示有时有注意力不集中，如答非所问，忘记话题，或不能专注于活动或作业。

4分表示注意力经常不集中。

5分表示注意力几乎一直不能集中。

6分表示因注意力涣散而影响交谈和生活。

7分表示严重而持久的注意不能，致无法交谈或严重影响生活。

22. 无助和绝望 指丧失信心和无能为力的主观体验。

2分表示偶有这类体验。

3分表示有时有无助和绝望感。

4分表示常有上述体验，经劝说能好转。

5分表示常有上述体验劝解无效。

6分表示几乎一直有上述体验。

7分表示一直有上述体验，且程度严重。

23. 社交无能 指社会交往或参加活动的能力减退或丧失。

2分表示似较少参加集体活动或参加活动但较被动。

3分表示较少参加集体活动，在活动中明显被动。

4分表示经常不参加集体活动，或在活动中似局外人。

5分表示一直不参与集体活动，较少与他人交往。

6分表示很少与他人交谈。

7分表示几乎不与他人交谈。

24. 功能丧失 指患者在病室中的社会功能及个人生活自理功能的减退和丧失。

2分表示督促下能完成病室任务。

3分表示勉强能完成病室任务。

4分表示基本上不能完成病室任务，但生活能自理。

5分表示生活自理能力较差。

6分表示生活料理有时需他人帮助。

7分表示生活完全不能自理。

25. 性先占 指性想象，性冲动和性行为。

2分表示自述有较多的性想象。

3分表示有较多的手淫，有时对异性有些不轨想法。

4分表示经常手淫，或有时对异性有挑逗或猥亵言语。

5分表示常有猥亵行为。

6分表示当众手淫，阴部暴露，或几乎一直有猥亵行为。

7分表示持续的不可抑制的性冲动。

26. 幻觉性行为 指由幻觉支配的行为。

2分表示有可疑的幻觉性行为。

3分表示有时有肯定的幻觉性行为，如侧耳倾听，与人对答等。

4分表示经常有上述行为。

5分表示几乎一直有上述行为。

6分表示幻觉性行为，影响了日常生活或活动。

7 分表示发生因幻觉而导致严重后果的行为，或因之严重影响生活。

【评定注意事项】

1. 本量表的评定需利用一切可能的资料和信息，包括观察、记录及病室和家属的反映等。
2. 按评定期限内最严重的情况评分。
3. 需由经训练的病室护士评定。
4. 评定期限，一般为 1～2 周。

【适用对象】

住院的成年精神病患者。

【统计指标】

总分和单项分。本量表尚无因子分析报告。前 18 项分析，可参照 BPRS。

【应用评价】

国内尚无本量表的应用结果报告。量表编制者认为，它具较好的信度和效度。与精神科医师评定的 BPRS 结果，具较高一致性。用以作治疗效果评估，结果满意。在英国（Downing AR 和 Brockintong IF，1978）的应用评价认为系最佳的 2 种护士用量表之一。经训练的熟悉患者情况的精神科护士，仅需 5～10 分钟，便可完成一次评定。

【量表表格】

量表 20‐2　　　　　　　护士用简明精神病量表（N-BPRS）

项　目	未测	无	很轻	轻度	中度	较重	重度	极重
1. 关心身体健康	0	1	2	3	4	5	6	7
2. 焦虑诉述	0	1	2	3	4	5	6	7
3. 情感退缩	0	1	2	3	4	5	6	7
4. 言语零乱	0	1	2	3	4	5	6	7
5. 罪恶观念	0	1	2	3	4	5	6	7
6. 紧张	0	1	2	3	4	5	6	7
7. 装相和作态	0	1	2	3	4	5	6	7
8. 夸大诉述	0	1	2	3	4	5	6	7
9. 抑郁情绪	0	1	2	3	4	5	6	7
10. 敌对性	0	1	2	3	4	5	6	7

续表

项　目	未测	无	很轻	轻度	中度	较重	重度	极重
11. 猜疑	0	1	2	3	4	5	6	7
12. 幻觉诉述	0	1	2	3	4	5	6	7
13. 运动迟缓	0	1	2	3	4	5	6	7
14. 不合作	0	1	2	3	4	5	6	7
15. 不寻常思维内容	0	1	2	3	4	5	6	7
16. 情感平淡	0	1	2	3	4	5	6	7
17. 兴奋	0	1	2	3	4	5	6	7
18. 定向障碍	0	1	2	3	4	5	6	7
19. 情绪高涨	0	1	2	3	4	5	6	7
20. 运动增多	0	1	2	3	4	5	6	7
21. 注意涣散	0	1	2	3	4	5	6	7
22. 无助和绝望	0	1	2	3	4	5	6	7
23. 社交无能	0	1	2	3	4	5	6	7
24. 功能丧失	0	1	2	3	4	5	6	7
25. 性先占	0	1	2	3	4	5	6	7
26. 幻觉性行为	0	1	2	3	4	5	6	7
总分	备注							

（朱昌明　张明园）

参考文献

［1］Honigfeld G，Klette. The Nurses' Observation Scale for inpatient Evaluation (NOSIE): a new scale for measuring improvment in chronic schizophrenia. J Clin Psychol，1965，21；65－71

［2］李芸，张玉河，刘国钧，等. 护士观察评定量表在精神药物疗效研究中的应用. 中华神经精神科杂志，1987，20：325－327

［3］李留萍，曾会群，黄义. 护士用住院患者观察量表临床应用状况调查. 临床身心疾病杂志，2011，17：9－11

［4］Bigelow LB，Murphy DL. Guidelines and Anchor Points for the NBPRS. Washington DC. St Elisabeth Hospital，1978

第二十一章 其他常用量表

第一节 人格障碍诊断问卷（PDQ-4＋）

PDQ-4＋的前身PDQ（Personality Diagnostic Questionnaire）是美国纽约州精神病研究所Steven E. Hyler博士及其同事于1984年根据DSM-Ⅲ-R中轴Ⅱ人格障碍的诊断标准而编制的自评问卷。1988年Hyler博士对其进行修订，形成了PDQ-R（Personality Diagnostic Questionnaire-Revised）。1995年根据DSM-Ⅳ修订的PDQ-4（Personality Diagnostic Questionnaire-4）问世，此问卷包括了DSM-Ⅳ中10种人格障碍的类型，包括A组的偏执型、分裂型、分裂样型，B组的反社会型、边缘型、表演型及自恋型，C组的回避型、强迫型、依赖型。PDQ-4＋是在此基础上又增加了抑郁型和被动攻击型这两个"建议用"分型。1996年湖南医科大学（现更名为中南大学湘雅医学院）杨坚博士将其翻译成中文，并就中国文化背景对其中的7个条目做了修改，又增加了8个新的条目，形成了PDQ-4＋的中文版本。

杨蕴萍于1999年至2002年，组织了国内10个城市和地区的13家单位协作组，将PDQ-4＋中文版首次应用于正常人群。取样按照4个年龄阶段组进行，共收集有效样本628例，由此制定出我国正常人群常模。同时对367例不同诊断的精神障碍患者实施了该量表，检验了量表的信度和效度。

【项目和评定标准】

中文版PDQ-4＋共由107个条目组成，其中第106条目包括了6项内容，第107条目包括了14项内容。这107个条目包含了DSM-Ⅳ中12种类型的人格障碍（我们称其为12个因子或12个分量表），分别是：偏执型（PAR）、分裂样型（SCH）、分裂型（SCHT）、表演型（HIS）、自恋型（NAR）、边缘型（BOR）、反社会型（ANT）、回避型（AVO）、依赖型（DEP）、强迫型（OBC）、抑郁型（DPS）、被动攻击型（PAG）。PDQ-4＋还包括了三个效度分量表，分别是"装好"、"掩饰"和"矛盾题"。每个临床

470

分量表包含了 7 个至 9 个条目，每个条目只允许是或否的选择。

PDQ－4＋部分条目示例：

1. 我尽量避免与可能批评我的人一块工作。

2. 没有得到别人的建议或再三宽心，我难以作出决定。

3. 我常常将功夫花在细节上而忽略了大目标。

……

41. 我比别人有更强的道德观念。

……

56. 我有很多的忧虑。

……

92. 别人觉得我傲慢。

……

【评定注意事项】

1. 适用于 18 岁以上的成年人。

2. 评定的时间范围为"过去的几年"。

3. 具有中等文化程度的受试者可在 20～30 分钟内完成问卷。

4. 将本问卷应用于精神疾病患者时，应在疾病明显缓解后或疾病恢复期实施测试。

仅依靠 PDQ－4＋来做出人格障碍的诊断是不恰当的，就像使用其他的心理测评工具一样，临床上要结合患者的病史和临床表现做出综合评估。

【结果分析】

结果分析时，首先要考虑使用 PDQ－4＋的目的，如果是用于某一样本的调查和评估，则要按照统计学的方法进行统计分析，可参考本手册提供的各参考值加以分析。如果是用于临床个案，结果的可靠性需建立在良好的施测者与被测者的工作联盟基础上，确保受试者能充分理解题目的内容，并根据自己的真实情况回答问题。得出的结果按照以下步骤分析：

1. 掩饰和装好倾向　通过掩饰分、怀疑分及矛盾题数判断受试者在回答问卷时是否存在掩饰和装好的倾向。

2. 总分　能反映受试者具有人格障碍特点的可能性，即总分越高，越可能具有某种或某几种类型的人格障碍的特点。

3. 分量表分　PDQ－4＋包含 12 个分量表，对应 12 种类型的人格障碍。分量表分反映受试者具有某一类型人格障碍的可能性。

目前我们已经将 PDQ－4＋常模编制成计算机软件，被试者可直接上机操作进行"是"与"否"的回答，之后计算机自动生成分数与评估报告。如需使用，请直接与作者联系。

【应用评价】

1. 信度、效度 PDQ-4+的各分量表分和总分的重测相关为 0.50 至 0.80，说明该量表重复使用的稳定性较好；各分量表分半信度系数经 Spearman-Brown 公式矫正所得的结果为 0.50～0.77，总分为 0.93；量表内部项目间相关分析的克伦巴赫 α 系数为 0.56～0.78，都达到了中等程度以上的相关，说明 PDQ-4+在中国人群中应用有较好的稳定性。

2. 特异度和灵敏度：以 PDQ-4+的总分做筛查人格障碍的灵敏度和特异度分析，发现总分在 19～28 时，灵敏度在 89%～93%，特异度可达到 47%～65%。当 28≤PDQ-4+≤30 时，正确指数为 54.31%。

3. PDQ-4+具有较高的灵敏度和中等水平的特异度，因此更适宜于人格障碍的筛查。在临床上对筛查出的可疑患者若能配合半定式或定式的人格障碍访谈工具，则诊断的准确率更高。

第二节　改进版外显攻击行为量表（MOAS）

长期以来，临床上对精神疾病患者攻击事件的记录和描述往往过于简单或存在疏漏，而且缺乏可比性，信度与效度较差。美国哥伦比亚大学的 Yud-ofsky 等人于 1984 年编制的"外显攻击行为量表（overt aggression scale，OAS）"较好地解决了这些问题。该量表的全部行为评定项目均使用描述性句子，并有若干例句，通过客观观察评分，内容较详细和全面，也易于掌握，是研究精神疾病患者暴力攻击行为的一个较实用的工具，发表后在患者攻击行为研究领域得到了广泛的应用。

OAS 的不足之处在于，首先它对各种类型的攻击行为采用的是代数累加式的计分方法，因此导致言语攻击和针对他人的体力攻击行为在严重性上无法得到区别，有人批评这种评分方式是：把人一只眼圈打成青紫等于骂人三句加上向他吐一次口水。其实，这些行为之间的严重程度是完全不同的。其次，某些项目上的区分标准也显得模棱两可，如"对他人或自己有节制的威胁"与"对他人或自己做明白的威胁"之间的分寸就难以掌握。鉴于此，Kay 等人用更为科学的设计和大样本测试资料对 OAS 进行了更为全面和合理的修订，形成了 MOAS，该量表一经问世，便普遍得到临床工作者和研究人员的好评。在我国，目前对于攻击行为的研究也大多使用该量表进行行为描述与评定。

【项目和评定标准】

MOAS 作为 OAS 的改进版，采用的项目基本与原量表保持一致，但删去了干预分量表，同时将四类攻击行为分别命名为"言语攻击"、"对财物的攻击"、"自身攻击"和"体力攻击"，对每类行为增加了详细的定义，且均按照 0～4 共 5 级评分，各项目的描述更符合日常临床上对危险行为的记录。更重要的是，MOAS 对不同攻击行为设置了加权分，使其评估结果更加合理。以下对具体评分标准作一介绍。

1. 言语攻击　言语敌对，即用平时讲话或辱骂的方式，试图通过贬低某人的话或脏话来使人遭受心理伤害，或者是体力袭击的威胁。

0 分表示无言语攻击。

1 分表示愤怒地喊叫，适度的咒骂或人格侮辱。

2 分表示恶毒地咒骂，带有严重的侮辱性，可以有情绪的爆发。

3 分表示对他人或自己带一时冲动性质的暴力威胁。

4 分表示对他人或自己反复的或蓄意的暴力威胁（如，要抢钱或发生性关系）。

2. 对财物的攻击　盲目地或不顾后果地毁坏病房的设备或他人的财物。

0 分表示无对财物的攻击。

1 分表示愤怒地冲门、撕衣物、在地板上小便。

2 分表示摔东西、踢家具、毁损墙壁。

3 分表示击打房间内的东西、打碎玻璃。

4 分表示放火、危险地扔东西（如将贵重或易碎品扔出窗外，或将其砸碎）。

3. 自身攻击　对自己的体力伤害，如自残或自杀企图。

0 分表示无自身攻击。

1 分表示挖或抓皮肤、拔头发、击打自己（未造成损伤）。

2 分表示撞头、用拳击墙、自己跌倒于地上。

3 分表示使自身遭受轻度的切割伤、烫伤、烧伤或殴打伤。

4 分表示使自身遭受重伤或企图自杀。

4. 体力攻击　故意的暴力行为致人疼痛、身体损伤或死亡。

0 分表示无体力攻击。

1 分表示做出恐吓的姿态、对人挥拳、抓住别人的衣服。

2 分表示拳击、踢、推、抓他人或抓住别人的头发（未造成损伤）。

3 分表示袭击他人，造成轻度损伤（水泡、扭伤、皮肤伤痕等）。

4 分表示袭击他人，造成严重损伤（骨折、牙齿脱落、深度倒伤、意识丧失等）。

473

【评定注意事项】

1. 适用于评定精神疾病患者在机构（如病房、康复机构等）内发生的，或入院前短时期内发生过的暴力攻击、自伤自杀等危险行为。

2. 对各类攻击行为的描述是指描述在特定观察周期（如入院后 3 天）中发生的该类行为中最严重的一次。

【结果分析】

1. 该量表对各类行为分别设置了加权分，即言语攻击分×1、对财物的攻击分×2、自身攻击分×3、体力攻击分×4。总分为全部加权分之和，以表示在观察期内攻击行为的总体严重程度。

2. 量表总分的最大值为 40。如果仅用于研究"外向性"攻击行为，则不评定"自身攻击"分量表，这时总分最大值相应减少为 28。

3. 在作为研究组入组标准时，国内多数研究采用加权总分 4 分以上作为"有明显攻击行为"组的入组标准。

【应用评价】

Kay 等人已经对该量表进行过效度和信度测试，发现其具有优良的品质，是研究精神病患者危险行为及其预测的一个很有用的工具。

中文版的 MOAS 由谢斌、郑瞻培于 1991 年首先翻译使用。使用前曾作过评分者一致性检验，多名评分者间的一致性较好，组内相关系数（ICC）达到 0.842（$P < 0.01$）。

【量表表格】

量表 21－1　　　　　　　　　**修改版外显攻击行为量表**
（Modified overt aggression scale，MOAS）

（指导语：从下列每一类攻击行为中，选择一个最适合的评分，该评分能准确地描述特定观察周期内患者最严重的攻击行为）。

1. 言语攻击：言语敌对，即用平时讲话或辱骂的方式，试图通过贬低某人的话或脏话来使人遭受心理伤害，或者是体力袭击的威胁。

（0）无言语攻击

（1）愤怒地喊叫，适度的咒骂或人格侮辱

（2）恶毒地咒骂，带有严重的侮辱性，可以有情绪的爆发

（3）对他人或自己的带一时冲动性质的暴力威胁

（4）对他人或自己反复的或蓄意的暴力威胁（如，要抢钱或发生性关系）

2. 对财物的攻击：盲目地或不顾后果地毁坏病房的设备或他人的财物。

（0）无对财物的攻击

（1）愤怒地冲门、撕衣物、在地板上小便

（2）摔东西、踢家具、毁损墙壁

（3）击打房间内的东西、打碎玻璃

（4）放火、危险地扔东西（如将贵重或易碎品扔出窗外，或砸碎）

3. 自身攻击：对自己的体力伤害，如自残或自杀企图。

（0）无自身攻击

（1）挖或抓皮肤、拔头发、击打自己（未造成损伤）

（2）撞头、用拳击墙、自己跌倒在地上

（3）使自身遭受轻度的切割伤、烫伤、烧伤或殴打伤

（4）使自身遭受重伤或企图自杀

4. 体力攻击：故意的暴力行为致人疼痛、身体损伤或死亡。

（0）无体力攻击

（1）作出恐吓的姿态、对人挥拳、抓住别人的衣服

（2）拳击、踢、推、抓他人或抓住别人的头发（未造成损伤）

（3）袭击他人，造成轻度损伤（水泡、扭伤、皮肤伤痕等）

（4）袭击他人，造成严重损伤（骨折、牙齿脱落、深度倒伤、意识丧失等）

5. 总评

量 表	量表分	加权分
言语攻击		×1＝
对财物的攻击		×2＝
自身攻击		×3＝
体力攻击		×4＝
总加权分		

第三节 自知力与治疗态度问卷（ITAQ）

自知力是精神科临床工作中非常重要的一个概念。过去，自知力并未引起临床医生和学者的重视，通常将自知力定义为"患者对自身精神状态的认

识能力"。20世纪90年代以来，各国学者对自知力进行了广泛而深入的研究，自知力被赋予了新的内涵和临床意义。David 在总结前人的文献和自己的临床观察基础上提出了自知力的"三维学说"，即"对疾病的认识、对精神病理体验的正确分辨和描述以及对治疗的依从性"。该学说已成为自知力量化评定的理论基础。

自知力与治疗态度问卷（Insight and Treatment Attitudes Questionnaires，ITAQ）是 McEvoy 等（1989）根据 David 提出的自知力"三维学说"而编制的自知力量化评定工具。张敬悬、刘华清等（1994）译制了 ITAQ 中文版本，临床应用结果显示，该问卷简洁、方便，具有较好的信度和效度。现已在有关精神疾病自知力的研究中被广泛应用。

【项目和评定标准】

ITAQ 为一半定式问卷，共 11 项，检查内容包括患者对疾病的认识和对治疗的态度。所有项目均为 0～2 分的 3 级评分，0 分表示无自知力，1 分表示具有部分自知力，2 分表示自知力完整，问卷总分最高为 22，最低为 0，总分越高表示患者的自知力越充分。

【应用评价】

1. 信度　国内外的临床应用研究显示，该量表具有较好的信度。国内张敬悬、高华等报道，ITAQ 重测信度分别为 0.93 和 0.869，P 值均小于 0.001。McEvoy 报告，对 83 例精神分裂症患者的评定结果，评定者间的一致性信度（ICC）为 0.82（$P < 0.001$）；国内报道为 0.80。表明 ITAQ 具有较好的内部一致性和稳定性。

2. 效度　研究显示，ITAQ 与 CGI 高度相关，与 BPRS、SAPS 和 SANS 均有明显的相关性，表明 ITAQ 能较准确地反映出患者的病情，特别是临床疗效，因此，用 ITAQ 评定患者的自知力具有较好的效度。潘忠德和谢斌等曾应用 ITAQ 作为评定工具，研究了自知力与患者对医疗行为的知情同意能力（或"决策能力"）的关系，结果显示患者的自知力与其知情同意能力高度相关，表明自知力是评估知情同意能力的一个重要参考指标。

3. 实用性　ITAQ 操作简单，整个检查需 10～20 分钟，定式要求不高，易于为临床医生掌握和使用，因此，该量表在有关自知力的研究中被广为应用。本量表主要适用于住院精神分裂症及其他精神障碍的患者。

量表 21 - 2 　　　　　自知力与治疗态度问卷（ITAQ）

指导语：本问卷用于检查患者的自知力，评定者可将每一问题读给患者听，对患者不明白的地方可反复详细地解释，尽量给患者提供较多的表达自知力的机会，然后根据患者对每一问题的回答进行评分。评分方法：2—完整自知力，1—部分自知力，0-无自知力。（评定时将相应的分数圈出）

问　　题	评　分		
1. 您现在认为，在您刚住本院时有不同于大多数人的精神卫生问题吗？	0	1	2
2. 您现在认为，在您住本院时自己确实需要住院治疗吗？	0	1	2
3. 您现在还有精神问题吗？	0	1	2
4. 您现在是否还需要住在本院？	0	1	2
5. 出院后，您是否有再次患这种精神问题的可能？	0	1	2
6. 出院后，您是否继续需要精神科医生的帮助？	0	1	2
7. 您现在认为，在您住本院前是否确实需要用药物治疗您的精神问题？	0	1	2
8. 您目前还需要用药物治疗您的精神问题吗？	0	1	2
9. 出院后，您还因您的精神问题而继续服药吗？	0	1	2
10. 您愿意服药吗？	0	1	2
11. 药物是否真的对您有益？	0	1	2

第四节　自知力评定量表（SAUMD）

Amador 等认为自知力是一个具有多维度和特定组成的精神病理现象，它由认识（awareness）和归因（attribution）两部分组成。认识是指患者对于所患精神疾病和症状的识别，归因是指患者对精神疾病和症状原因的解释，而且应当包括患者对过去和现在精神疾病及症状的认识和归因。Amador 等根据以上理论于 1993 年编制了自知力评定量表（Scale to Assess Unawareness of Mental Disorder，SAUMD），该量表在国外应用较为广泛，国内也有应用性研究报道。

【项目和评定标准】

SAMUD 共有 20 项问题，所有项目均为 0～5 分的 6 级评分法，高分提示有较差的认识和归因。各级的标准为：

0 分表示无法评估。

1 分表示完全正确。

2 分表示基本正确。

3 分表示部分正确。

4 分表示基本不正确。

5 分表示完全不正确。

前 3 项是对精神障碍的认识、对药物治疗的认识及对精神障碍所致社会后果的认识。其中对精神障碍的认识指患者是否相信自己患有某种精神障碍、精神问题或情感障碍等；对药物治疗的认识指患者对药物的看法及是否认为药物有效；对精神障碍所致社会后果的认识指患者对目前因病住院或失业等社会后果的看法。包括目前和过去两方面。其余 17 项分别评估患者对目前和过去症状的认识及归因，并由此组成 4 个分量表。

【评定注意事项】

1. 在进行量表检查以前须先检查一下患者有哪些精神症状，其症状严重性不一定必须评估，但必须明确存在有症状。

2. 每个患者都必须评估量表的前 3 个项目，这 3 个是属于"概括性"的项目。

3. "目前"这一栏是评定在会谈期间患者对目前精神症状的最大认识程度，而"过去"这一栏则是评定会谈期间患者对过去曾出现此项症状的认识水平。

4. 量表 4～20 项要求检查者评定患者对症状原因的认识（例如：对该症状是如何解释的）。只有当症状认识评分为 1～3 分时，才可作此项症状的归因评定。

【应用评价】

1. 信度 评定者经过训练后，可取得较高的一致性。Amador 本人报告，对 43 例精神分裂症患者的评定结果，评定者间的一致性信度为 0.52～0.90，重测信度为 0.52～0.99，P 值均小于 0.01。国内资料报道前 3 个一般性条目的重测信度为 0.81，4 个分量表的重测信度为 0.77～0.89，P 值均小于 0.01。

2. 效度　SAUMD 目前总项目评分与 HAMD、BPRS 的自知力评估的相关系数分别为 0.77、0.75，表明此量表有较好的效度。

3. 实用性　虽然 SAUMD 评定的项目只有 20 项，但 17 项有关症状的项目要评定患者对现在和过去的认识及归因，与 ITAQ 相比较为繁琐，不过，作者指出评定时可以根据评定的目的来选择评定项目。需要指出的是，由于目前自知力尚无统一和明确的定义，且也无公认的测量工具，本量表的科学性和客观性有待进一步论证。

【量表表格】

量表 21 - 3　　　　　　　　　　　　**自知力评定量表（SAUMD）**

指导语：本量表适用于伴有下列清单中所列症状的精神障碍者。量表中的每一项症状都必须检查核实，明确患者在检查期间所存在的症状，症状的严重程度并不重要，但必须是明确存在的。在做量表检查以前须先检查一下患者患有症状清单中的哪些症状。对每个患者来说，量表的前 3 个项目都应该评估，虽然这 3 个项目不是评定症状的，却是"概括性"的项目。

"目前"这一栏是评定在会谈期间患者对目前精神症状的最大认识程度，而"过去"这一栏则是评定会谈期间患者目前对过去曾出现此项症状的认识水平。例如，当问及过去的病史发作情况时，患者现在会承认他有妄想、思维障碍或精神病吗？

与患者会谈的时间可长可短，主要是根据检查的目的。内容包括对目前和过去疾病的认识和归因。

对量表 4～20 项各有关症状的检查，要求检查者评定患者对症状原因的认识（例如：如何解释的）。注意：症状认识评分为 1～3 分者才可作此项症状的归因评定。

评分：

0	未检查（不需要）	0	未检查（不需要）
1	认识	1	解释正确
2		2	
3	部分认识	3	解释部分正确
4		4	
5	没有认识	5	解释不正确

项　　目	目　前	过　去
1. 对精神障碍的认识	0　1　2　3　4　5	0　1　2　3　4　5
2. 对药物的认识	0　1　2　3　4　5	0　1　2　3　4　5
3. 对精神障碍所致社会后果的认识	0　1　2　3　4　5	0　1　2　3　4　5
4. 对幻觉的认识（归因）	0　1　2　3　4　5	0　1　2　3　4　5
5. 对妄想的认识（归因）	0　1　2　3　4　5	0　1　2　3　4　5

续表

项　目	目　前	过　去
6. 对思维障碍的认识（归因）	0　1　2　3　4　5	0　1　2　3　4　5
7. 对情感不协调的认识（归因）	0　1　2　3　4　5	0　1　2　3　4　5
8. 对衣着打扮怪异的认识（归因）	0　1　2　3　4　5	0　1　2　3　4　5
9. 对刻板或仪式性的行为的认识（归因）	0　1　2　3　4　5	0　1　2　3　4　5
10. 对牵连观念的认识（归因）	0　1　2　3　4　5	0　1　2　3　4　5
11. 对攻击性冲动的认识（归因）	0　1　2　3　4　5	0　1　2　3　4　5
12. 对难以克制的性冲动认识（归因）	0　1　2　3　4　5	0　1　2　3　4　5
13. 对言语贫乏或缄默的认识（归因）	0　1　2　3　4　5	0　1　2　3　4　5
14. 对情感平淡或迟钝的认识（归因）	0　1　2　3　4　5	0　1　2　3　4　5
15. 对意志减退的认识（归因）	0　1　2　3　4　5	0　1　2　3　4　5
16. 对兴趣减退的认识（归因）	0　1　2　3　4　5	0　1　2　3　4　5
17. 对注意力难以集中的认识（归因）	0　1　2　3　4　5	0　1　2　3　4　5
18. 对混乱-定向障碍的认识（归因）	0　1　2　3　4　5	0　1　2　3　4　5
19. 对目光呆滞的认识（归因）	0　1　2　3　4　5	0　1　2　3　4　5
20. 对社交能力差的认识（归因）	0　1　2　3　4　5	0　1　2　3　4　5

目前症状认识评分：

过去症状认识评分：

目前症状归因：

过去症状归因：

第五节　进食问题调查量表（EDI）

进食问题调查量表（Eating Disorders Inventory，EDI）是美国的 David. Garner 等人编制的。该量表主要从认知行为以及心理方面对进食障碍患者的厌食和暴食行为进行评定。EDI 的最初版本产生于 1980 年，在经过数年的临床使用后，1983 年 Garner 等对其进行调整和修订，编制了 EDI - 1 量表。EDI - 1 量表 是一个较为成熟的版本，在临床使用中得到许多国家的专家的认可，是目前的进食障碍治疗和科研观察中应用较为广泛的量表。1990 年，

Garner 又将 EDI－1 量表增加了禁欲主义（Asceticism）、冲动调节（Impulse Regulation）、社交不安全感（Social Insecurity）3 个分量表（共 27 个条目），形成 EDI－2 量表，但后者并不如前者应用广泛。下面将 EDI－1 简作介绍。

在中国大陆和香港，很多学者已经在临床中应用 EDI－1 量表，积累了较为丰富的经验。并且，我国学者已经对 EDI－1 量表（中文版）进行了严格的信度和效度的检验，肯定了该量表在中国人群中使用的可靠性和实用性。

【项目和评定标准】

EDI－1 量表为自评问卷，共有 64 项条目，填写该量表一般需 5～10 分钟。量表中的每个条目均为六级：总是、经常、时常、有时、很少、从不。有两种对这些级别的赋值方法：一种是采用 6、5、4、3、2、1 方法；一种是 3、2、1、0、0、0，即将"有时""很少""从不"均赋值为 0 分。多数的研究采用 6－1 分赋值法。另外，在 64 项条目中，带有"＃"的条目为反序计分（1、2、3、4、5、6 或 0、0、0、1、2、3），共 16 项：第 12，15，17，19，22，23，26，30，31，37，42，50，55，57，58 和 62 条目。量表的分数计算分为总分累加和每个因子得分，量表的得分越高，表示患者该方面的心理问题越严重。

【评定注意事项】

此量表适用于已经明确诊断的进食障碍患者，了解对于进食态度和心理问题的调查。不能作为诊断使用。在填写量表之前，需要向患者介绍量表测查的目的，避免因患者对于量表使用目的不理解、抵触情绪或不合作影响量表结果的判定。另外填写量表时强调患者的直接感受，不能用社会的是非标准作判断。

【结果分析】

EDI－1 量表由 8 个分量表（8 个因子）组成，分别反映患者不同方面的问题，即：

1. 对瘦的追求（Drive for Thinners，DT）。

2. 贪食（Bulimia，B）。

3. 对身体不满意（Body Dissatisfaction，BD）。

4. 无效感（Ineffectiveness，I）。

5. 完美主义（Perfection，P）。

6. 对他人不信任（Interpersonal Distrust，ID）。

7. 内省（Interoceptive Awareness，IA）。

8. 成熟恐惧（Maturity Fears，MF）。

EDI-1的8个分量表中，对瘦的追求、贪食、对身体不满意，这3个分量表是对有关进食、体重和身材的态度和行为进行评定；另外5个分量表评定与进食障碍有关的临床心理问题。8个分量表的所含条目如下：

1. 对瘦的追求（DT）　包括：1，7，11，16，25，32，49，评价患者对体重的优势观念，对减少体重的渴望和对于体重增加的担心。

2. 贪食（B）包括：4，5，28，38，46，53，61，评价患者对于进食的欲望和自我控制能力减弱的程度。

3. 对身体不满意（BD）　包括：2，9，12，19，31，45，55，59，62，评价患者对于自身体形的评价和态度，这些条目与因子1和8有重叠和交叉。

4. 无效感（I）　包括：10，18，20，24，27，37，41，42，50，56，评价患者对于自己的满意度，这些条目与患者的自我评价能力和抑郁情绪相关。

5. 完美主义（P）　包括：13，29，36，43，52，63，评价患者人格特性，这与患者的生活环境和经历有关，也与自身压力的产生有关。

6. 对他人不信任（ID）　包括：15，17，23，30，34，54，57，评价患者的社交问题，不安全感等。

7. 内省（IA）　包括：8，21，26，33，40，44，47，51，60，64，评价患者对于自己的行为和情绪的感知认识能力，这与自我的克制压抑有关。

8. 成熟恐惧（MF）　包括：3，6，14，22，35，39，48，58，评价患者的心理发育的程度，与其生理发育的同步如何。

【应用评价】

1. 应用信度　EDI-1量表中国版具有较好的内部一致性。8个因子分量表中除了成熟恐惧分量表的Cronbach's系数为0.51外，其余7个分量表均在0.80以上。除成熟恐惧量表以外的其他分量表分半信度也较好，Pearson相关系数≥0.6。量表的重测信度好，两次测查各分量表的Pearson相关系数为0.76～0.97。

2. 应用效度　8个因子分量表的累积贡献率为70.65%，结构效度较好。判别效度好，除成熟恐惧量表外，神经性厌食症患者其他七个分量表的分数均明显高于正常对照组，差异有显著性（$P<0.05$）。

3. 实用性　操作方便，容易掌握。能够很好地反映进食障碍患者的心理行为问题，同时患者的不被理解感明显减轻，对于医生的信任感增加，促进医患关系的改善。

量表 21 – 4   **进食问题调查问卷**

这是一份有关态度、感受及行为方面的问卷。有部分题目是关于进食问题的，而其他题目是询问你的感受。这里的答案无对错之分，所以请尽力如实回答。答案是完全保密的。请仔细阅读每个题目，然后在最适合的空格中填上（X）。多谢合作。

总是	通常	时常	有时	很少	从不	
( )	( )	( )	( )	( )	( )	1. 我吃甜食或粮食时感到紧张。
( )	( )	( )	( )	( )	( )	2. 我觉得我的肚子太大。
( )	( )	( )	( )	( )	( )	3. 我希望再回到童年时的安全感。
( )	( )	( )	( )	( )	( )	4. 我心烦时就吃东西。
( )	( )	( )	( )	( )	( )	5. 我拼命地吃东西。
( )	( )	( )	( )	( )	( )	6. 我希望自己年轻一些。
( )	( )	( )	( )	( )	( )	7. 我想节食。
( )	( )	( )	( )	( )	( )	8. 当我的情绪起伏太大时，我很害怕。
( )	( )	( )	( )	( )	( )	9. 我觉得我的腿太粗。
( )	( )	( )	( )	( )	( )	10. 我觉得自己是个没有能力的人。
( )	( )	( )	( )	( )	( )	11. 吃得过多后我觉得极为内疚。
( )	( )	( )	( )	( )	( )	12. #我的腰围恰到好处。
( )	( )	( )	( )	( )	( )	13. 在家中只有极为杰出的表现才会得到赞扬。
( )	( )	( )	( )	( )	( )	14. 童年是人生最快乐的时期。
( )	( )	( )	( )	( )	( )	15. #我能坦率地表达自己的内心感受。
( )	( )	( )	( )	( )	( )	16. 体重增加令我感到恐惧。
( )	( )	( )	( )	( )	( )	17. #我信任他人。
( )	( )	( )	( )	( )	( )	18. 在这个世界上我感到孤独。
( )	( )	( )	( )	( )	( )	19. #我对自己的体形感到满意。
( )	( )	( )	( )	( )	( )	20. 一般来说，我能处理好生活中所遇到的事。
( )	( )	( )	( )	( )	( )	21. 我弄不清自己的情绪是怎样的。
( )	( )	( )	( )	( )	( )	22. #我宁愿做成人而不做儿童。
( )	( )	( )	( )	( )	( )	23. #我很容易与其他人沟通。
( )	( )	( )	( )	( )	( )	24. 我希望自己是另外一个人。
( )	( )	( )	( )	( )	( )	25. 我夸大了体重的重要性。
( )	( )	( )	( )	( )	( )	26. #我能清楚了解自己的情绪。
( )	( )	( )	( )	( )	( )	27. 我感到自己有不足之处。

( ) ( ) ( ) ( ) ( ) ( ) 28. 我有时暴食到自己无法控制的地步。

( ) ( ) ( ) ( ) ( ) ( ) 29. 在童年时代，我尽力避免父母和老师对我失望。

( ) ( ) ( ) ( ) ( ) ( ) 30. #我有知心朋友。

( ) ( ) ( ) ( ) ( ) ( ) 31. #我喜欢我臀部的线条。

( ) ( ) ( ) ( ) ( ) ( ) 32. 我时常希望自己再瘦一些。

( ) ( ) ( ) ( ) ( ) ( ) 33. 我不知道自己处于什么状态。

( ) ( ) ( ) ( ) ( ) ( ) 34. 向他人表达自己的感受时，我感到有困难。

( ) ( ) ( ) ( ) ( ) ( ) 35. 做成人的责任太大。

( ) ( ) ( ) ( ) ( ) ( ) 36. 我讨厌没有把事情做得尽善尽美。

( ) ( ) ( ) ( ) ( ) ( ) 37. #我有安全感。

( ) ( ) ( ) ( ) ( ) ( ) 38. 我想狂吃。

( ) ( ) ( ) ( ) ( ) ( ) 39. 我高兴自己不再是小孩。

( ) ( ) ( ) ( ) ( ) ( ) 40. 我不清楚自己饿不饿。

( ) ( ) ( ) ( ) ( ) ( ) 41. 我对自己评价低。

( ) ( ) ( ) ( ) ( ) ( ) 42. #我觉得能达到自己要求的标准。

( ) ( ) ( ) ( ) ( ) ( ) 43. 父母期望我是优秀的。

( ) ( ) ( ) ( ) ( ) ( ) 44. 我担心不能够控制自己的情绪。

( ) ( ) ( ) ( ) ( ) ( ) 45. 我认为自己的臀部太肥。

( ) ( ) ( ) ( ) ( ) ( ) 46. 在别人面前我能适量进食，但他们离开后，我就开始大吃起来。

( ) ( ) ( ) ( ) ( ) ( ) 47. 吃很少量食物我就感到肚子胀。

( ) ( ) ( ) ( ) ( ) ( ) 48. 我觉得人们的童年时代是最快乐的。

( ) ( ) ( ) ( ) ( ) ( ) 49. 如果体重增加 1 斤，我便担心会再胖下去。

( ) ( ) ( ) ( ) ( ) ( ) 50. #我觉得自己是个有价值的人。

( ) ( ) ( ) ( ) ( ) ( ) 51. 在心烦时，我不知自己是伤心、害怕还是愤怒。

( ) ( ) ( ) ( ) ( ) ( ) 52. 我做事必需十全十美。

( ) ( ) ( ) ( ) ( ) ( ) 53. 我想用呕吐的方法减轻体重。

( ) ( ) ( ) ( ) ( ) ( ) 54. 我需要与别人保持一定距离（不能太亲近）。

( ) ( ) ( ) ( ) ( ) ( ) 55. #我认为我的大腿不粗不细。

( ) ( ) ( ) ( ) ( ) ( ) 56. 我感到空虚。

( ) ( ) ( ) ( ) ( ) ( ) 57. #我可以讲出个人的想法和感受。

( ) ( ) ( ) ( ) ( ) ( ) 58. #成年是一生中最美好的时光。

（　）	（　）	（　）	（　）	（　）	（　）	59. 我认为我的臀部太大。
（　）	（　）	（　）	（　）	（　）	（　）	60. 我有一种说不出的感觉。
（　）	（　）	（　）	（　）	（　）	（　）	61. 我秘密地进食。
（　）	（　）	（　）	（　）	（　）	（　）	62. ♯我认为我的臀部大小很标准。
（　）	（　）	（　）	（　）	（　）	（　）	63. 我有极高的做人目标。
（　）	（　）	（　）	（　）	（　）	（　）	64. 心烦时，我担心自己会开始吃东西。

第六节　家庭疾病负担量表（FBS）

家庭疾病负担量表（family burden scale of diseases，FBS），又名家庭负担会谈量表（FIS），由 S. Pai 于 1981 年编制，从家庭经济、家庭日常活动和娱乐活动、家庭关系、家庭成员躯体健康和心理健康等多个维度对家庭负担进行评价。

【项目和评定标准】

FBS 系半定式会谈，采用 0～2 分的 3 级评分法。各级的评分标准为：

0 分表示没有影响。

1 分表示中等负担。

2 分表示严重负担。

（一）经济负担

1. 患者的收入是否影响　是否失去工作？是否停止以前从事的工作？这些状况对家庭收入造成多大的影响？

2. 家庭成员的收入是否受影响　是否有人为了照顾患者而停止工作？或失去工作？这些状况对家庭收入造成多大的影响？

3. 家庭经济是否影响　患者用于治疗、交通等花费，这些状况对家庭收入造成多大的影响？

4. 额外安排使开支是否增加　安排其他亲属或雇用保姆照管患者，这些状况对家庭收入造成多大的影响。

5. 发生借款或使用储蓄。

6. 其他计划因经济拮据被推迟　家庭成员推迟了婚期或外出旅行，这些状况对家庭收入造成多大的影响？

（二）家庭日常活动

1. 患者不能去工作、上学，对家庭造成多少不便？

2. 患者不能帮助料理家务，对家庭造成多大的影响？

3. 对其他家庭成员活动的干扰，如为了照顾患者而放弃其他日常活动，这些状况带来了多少不便？

4. 患者不合理要求对家庭活动的干扰，如患者坚持让某成员留在家里陪伴，不许外出，这些状况对家庭造成多大的影响？

5. 其他成员延误上学、就餐等。

（三）家庭娱乐活动

1. 完全或部分停止正常的娱乐活动，成员的反应如何？

2. 占用其他成员的节假日和空闲时间，成员的反应如何？

3. 患者在娱乐中缺乏参与，成员的反应如何？

4. 娱乐活动计划被放弃，如外出旅行或家庭聚会，成员的反应如何？

（四）家庭关系

1. 疾病对家庭气氛的影响，如产生较多的隔阂或误解，成员如何看待这些状况？

2. 其他成员因患者而争吵，如患者应该如何治疗、谁应该受到责备等，这些状况对家庭产生多少影响？

3. 减少或终止与亲属或邻居交往，因为患者的行为或家庭病耻感造成的这些状况对家庭产生多少影响？

4. 家庭变得疏远、回避与外界交往，成员的反应如何？

5. 家庭成员之间或与邻居的关系影响，如配偶分居，成员间的争吵等。成员的反应如何？

（五）家庭成员躯体健康

1. 因患者的异常行为等因素而患躯体疾病，对他们有多少影响？

2. 对躯体健康的其他影响，如体重减轻或原有的疾病加重。严重程度如何？

（六）家庭成员心理健康

1. 因患者的异常行为等因素而患心理障碍，并且寻求帮助（如患者的自杀行为或紊乱行为）。

2. 成员出现失眠、抑郁、表露出消极观念或变得焦躁不安，严重程度如何？

（七）主观家庭负担

通过询问给予评价：你为了患者的疾病而承受了多大的痛苦？

【评定注意事项】

1. 评定时间范围为近 4 周。

2. 通过对患者的家庭主要照料者的询问及检查结果进行评定。

3. 主要适用于重性精神障碍者的家庭照料者的评定。

【结果分析】

FBS 只有两项统计指标：总分和个分量表分。

【应用评价】

原作者没有给出具体的信度和效度分析结果。国内已有多项有关精神分裂症的研究，应用了本量表，实践表明，本量表简单实用。

【量表表格】

量表 21 - 5 　　　　　　　　　　　家庭疾病负担量表

评分：0——无，1—— 中度，2——重度

经济负担

1. 患者失去收入	0	1	2
2. 其他成员失去收入	0	1	2
3. 患者的疾病费用	0	1	2
4. 其他的必要开支	0	1	2
5. 借款和支用存款	0	1	2
6. 推迟原定的家庭活动	0	1	2

对家庭日常生活的影响

7. 患者不参加工作学习等	0	1	2
8. 患者不能帮助照料家务	0	1	2
9. 家庭成员的活动被扰乱（因照料患者）	0	1	2
10. 家庭成员的活动被扰乱（因患者的无理要求）	0	1	2
11. 家庭成员其他活动被忽视	0	1	2

对家庭娱乐活动的影响

12. 停止正常的娱乐活动	0	1	2
13. 占用其他成员的假日和空闲时间	0	1	2
14. 患者不参与娱乐活动	0	1	2
15. 取消原定的娱乐活动	0	1	2

对家庭关系的影响

16. 对家庭气氛的不良影响	0	1	2
17. 其他成员对患者的争论	0	1	2
18. 减少或停止与朋友或邻居的交往	0	1	2
19. 家庭闭守	0	1	2
20. 其他影响（家庭内部，家庭与亲属或邻居的关系）	0	1	2

续表

对其他成员躯体健康的影响			
21. 任何家庭成员的躯体疾患	0	1	2
22. 其他影响（体重，原有疾病）对其他成员心理健康的影响	0	1	2
23. 就诊（因患者疾病造成的心理障碍）	0	1	2
24. 其他（失眠、抑郁、自杀企图、易激惹等）			
（请说出你为了患者的疾病而承受了多大的痛苦?）	0	1	2
主观负担			

（杨蕴萍　谢　斌　张大荣　宋立升　沈东郁）

参考文献

［1］Yudofsky SC, Silver JM, Jackson W, et al. The Overt Aggression Scale for the objective rating of verbal and physical aggression. Am J Psychiatry, 1986, 143: 35 - 39

［2］Kay SR, Wolkenfeld F, Murrill LM. Profiles of aggression among psychiatric patients. I. Nature and prevalence. J Nerv Ment Dis, 1988, 176: 539 - 546

［3］Kay SR, Wolkenfeld F, Murrill LM. Profiles of aggression among psychiatric patients. II. Covariates and predictors. J Nerv Ment Dis, 1988, 176: 547 - 557

［4］谢斌. 住院精神分裂症患者危险行为的预测. 上海精神医学, 1993, 5: 130 - 133

［5］McEvoy JP, Apperson J, Appelbaum PS, et al. Insight in schizophrenia. Its acute psychopathology. J Nerv Ment Dis, 1989, 177: 43 - 47

［6］张敬悬, 李星宝, 翁正, 等. 自知力与治疗态度问卷的临床试用. 山东精神医学, 1994, 4: 10

［7］高华, 余西金, 吕锋. 自知力与治疗态度问卷的信效度测定. 中国心理卫生杂志, 1998, 12 (2): 72 - 73

［8］Amador XF, Strauses DH. Assessment of insight in psychiatry. Am J Psychiatry 1993, 150: 873 - 879

［9］李一云, 季建林, 翁史旻. SAUMD 在精神分裂症中的应用. 上海精神医学, 1996, 8 (2): 71 - 74

［10］Garner DM. Eating disorder inventory, professional manual. Western Psychological Services, 1991

［11］Crowther JH, Lilly RS, Crawford PA, et al. The stability of the Eating Disorder Inventory. Paper presented at the Annual Meeting of the American Psychological Association, 1990

［12］Lee S, Lee AM, Leung T, Yu H. Psychometric properties of the eating disorders inventory (EDI - 1) in a nonclinical Chinese population in Hong Kong. Int J Eating Dis, 1997, 21 (2): 187 - 194

[13] Lee S, Lee AM, Leung T. Cross-cultural validity of the eating disorder inventory: a study of Chinese patients with eating disorders in Hong Kong. Int J Eating Dis, 1998, 23 (2): 177 - 188

[14] 张大荣, 孔庆梅. EDI - 1 量表对神经性厌食症患者的初步测试. 中国心理卫生杂志, 2004, 18 (1): 48 - 50

[15] 关丹丹, 王建平. 北京女大学生进食障碍调查分析. 中国心理卫生杂志, 2003, 17 (10): 672

[16] Pai S, Kapur RL. The burden on the family of a psychiatric patient: development of an interview schedule. Br J Psychiatry, 1981, 138: 332 - 335

[17] 陈辉, 杜玉开, 贾桂珍. 因子分析在家庭负担量表结构效度检验中的应用. 中国卫生统计, 2003, 20 (2): 93 - 94

[18] 吴文源, 张明园, 何燕玲, 等. 老年性痴呆患者照料者的负担及其影响因素研究. 中国心理卫生杂志, 1995, 9: 49 - 50

[19] 郭珍, 张明园, 李柔冰. 神经症和情感障碍患者的家庭照料负担. 上海精神医学, 1997, 9: 169 - 171

[20] 郭珍, 李春波, 吴文源, 等. 抑郁症和躁狂症患者的家庭照料者负担调查. 上海精神医学, 2003, 15 (增): 45 - 47

第二十二章 量表的引进和编制

精神科的服务和研究范围如此广泛，而且还在不断地扩展。本书及其他中文书刊介绍的量表已经自然不可能适合所有的需求，换言之，临床或研究工作需要新的或更好的评定工具，这便涉及量表的引进、修订和编制。本章拟就量表的引进、修订和编制的基本原则简作介绍。

第一节 国外量表的引进

迄今为止，国内绝大多数应用的精神科量表是国外版本的中译本，都是"舶来品"。这主要是因为，既然世界上已经有了较成熟的评定工具，引进和借鉴便是最简捷最经济的方法。而编制一种新量表，得花相当的人力、时间和经费，国外有些量表专家以毕生的精力，甚至是一组研究者的毕生精力，用以创制和完善一种较为复杂的量表。量表的重要功能是使评定更为标准化，资料更具可比性。有些国外编制的量表，已经是国际通用的评定工具，成为精神科工作者的"共同语言"。那就完全没有必要另树新帜和标新立异。

目前在世界各国应用的精神科量表为数甚多，已经译成中文并在国内应用的只是其中的小部分。随着我们工作的开展和需要，一定会陆续不断地引进新的国外量表，事实上量表的引进一直在继续。

量表的引进，要注意以下基本原则：

1. 引进量表的选择　要引进，当然要引入同类量表中佼佼者。要了解行情、掌握信息，找出同类量表中品质最优最适合我们实际需要者。而且，最好是在国际上较有影响，应用得较广泛的那一种。量表不一定是最新者最好，新编量表的作者总是对他的新产品情有独钟，总是说他的量表与其他量表相比有哪些优越性。然而，实践检验的结果才是真正的回答。如果一种量表真的好，一定会有愈来愈多的人应用。许多量表自编制以来，除作者本人外很少有人问津，甚至就此消声匿迹，说明它本来就不具备生命力。所以，在量表引进时不必赶时髦。

2. 要注意量表的版权问题　量表的版权，在我国是新近才遇到的问题。

多数精神科量表，不涉及版权，作者将量表全文公布，希望他人应用。但有些量表则有版权，如 WHO 推荐的 GHQ 等，其翻译和应用都有限制。不了解这一点，草率从事，很可能卷入版权纠纷。在量表翻译以前，最好是向量表作者发封信，征求意见，取得同意。

3. 要引进和量表有关的全套工具　一般在书刊上发表的只是量表的内容或项目，或者是附有一张记分单。单纯将之译出是不够的，因为我们不知道如何评分、有何注意事项、如何解释结果、有没有因子分等。要取得全套工作文件，如应用指南、工作手册和基本文献，方能对该量表有较全面的了解。如果手头没有，应向量表作者索取。

4. 量表的翻译　应该将量表及其工作手册全文译出。翻译务须准确。有时，会遇到一些困难。量表的条文用词简练，又没有上下文，无从猜测；有些词或短语是多义的，即使借助于词典也难以抉择。要向外语较精通的同行或非同行请教，和他们一起商榷。有时甚至需要向讲该种语言的外国人或量表作者本人请教。量表是一种评定工具，翻译一定要严谨，以免以讹传讹。

5. 译本的检验　要检验中译本是否与原文本相符。常用的检验方法有两种。一是回译法，即将量表的中译本，请精通该国文字者，最好是以该种文字为母语的外国人，重新译成原文。译者应该是不知道量表原文者。比较量表原文及回译的文本，如果发现两文本中有些条目有出入，则应重译。重译部分再进行回译。有时这样的重复要进行多次，直至回译文与原本意义相同为止。回译校对法，在跨国的合作研究中是必不可少的步骤。另一检验方法是找几名精通两国语言者作为检查对象，用原文本和中译本各检查一次，比较两次量表检查的结果，相当于量表信度检验中的常用的重测法（检查-再检查法），只是在译本检验时，一次用外文版，一次用中文版。

6. 译本的预初应用　译成的并经过检验的中文版本，要推广应用之前，还需在小样本中进行预初试验。一方面，通过预初试验了解量表中译本实际应用中的问题，要从检查者和被检查者那里征集意见。另一方面，则通过预初研究，取得中译本的信度和效度的初步资料，特别是信度资料。有时，在预初试验以后，还需对译本的文字进行修改。

7. 译本的临床应用　即将量表的中译本在一定数量的目标人群中应用。以期得到有关量表品质和性能的全部有关指标。量表原文本的品质和性能指标，只适用于原文在该地区应用的情况，中译本则应建立自己的参数，真正反映它在我国应用的结果。

以上介绍的是量表引进，相当于一项研究课题，即"引进某某量表的研究"。如果在其他研究工作中，需要使用一种新工具，其研究目的并非量表及其性能，那么，相对可以简便些，重点是以上（四）、（五）、（六）部分。如果涉及多个评定员，则还要报告评定员间的一致性。

第二节　量表的修改和修订

　　量表作为一种评定工具，从诞生到完善有一个提高的过程。即使是国外的著名量表，也是经常在修改和完善。

　　引进的量表，有时也需修改。目的是使量表与当地文化更为适合，或者是提高量表的实用效能。

　　具体而言，量表的修改和修订。可能涉及以下方面：

　　1. 项目的替代　量表的编制者，总是以所在国家的具体情况为依据，有些项目或条文并不适合于我国。特别是当项目或条文和具体的社会文化背景相联系时，更为突出。如在美国检测个体的常识水平，常询问"现任总统是谁？""前任总统是谁？"而我国未设"总统"，照本宣科便成了没有意义的问题，我们便将之改为"现总理"和"前总理"。项目的替代，应注意意义相近，难度相仿，以保持两者的可比性。以"总理"代"总统"，基本上是合适的。但有时项目的替代有一定难度，如20世纪80年代我们引进用以评定老人社会功能的FAQ，其首项"银行平衡"确实是一项重要的社会能力，实际上也是检测老人社会功能缺陷的敏感指标；然而照搬至我国，显然就不适用，当时又有多少中国老人有自己的银行账户呢？但要选择一项替代项目，煞费苦心。经反复商议后，以"票证使用"替代"银行平衡"。在当时，我国每个人都与"票证"发生关系，而票证的正确使用，不过期、不搞错，也相当复杂，和美国的"银行平衡"的难度应该相近。但时至今日，"票证"已经取消，还得另觅一"相当"项目。

　　2. 项目的增删　这属于较大的手术，除非确有需要，不宜做大的改造。量表协作组在应用躁狂量表BRMS时发现，该量表仅包括精神运动性兴奋的精神病理学项目，而未包括传统的精神病性症状。而不少躁狂患者确有精神病性症状，从理论上说，这些精神病性症状，也是他们临床相的一部分，同样是构成躁狂严重程度的重要组成部分，也是治疗中重要的"靶症状"。因此，我们增加了妄想和幻觉两项，为谨慎计，将之作为附加项目。需要删除的情况也是有的，有些量表项目数较多，其中少数项目对多数受检者不适用，删除以后既不影响量表的结构，又不损害它的性能，删繁就简便属可取。另外，有些量表的简本，则是为了特殊应用的目的而进行精简。例如，一般健康问卷（GHQ）临床用版本为60项（GHQ）- 60，而28项甚至12项的GHQ-28、GHQ-12，则是筛查用版本，主要用于大样本的流行病学调查，以期节省人力、财力和时间。简本项目的选择，以及它是否有原文本的性能

492

和品质，均需另加验证。

3. 评定和评分方法的修改　有许多自评量表中设计了许多反向评定题，特别是用以评定情绪和态度的量表，如 CES-D、SAS、SDS 等。反向评定题的设置，借鉴于心理测验，目的是避免被试者的主观偏性。然而，我们在应用时发现，尽管在评定前对两类问题的评定方法做了说明，结果仍然是反向评分题与总分的相关程度远低于正向评分题；若将反向题改为正向，则它们的评分结果便与其他正向题一致。说明事实上有许多人并未真正了解反向题的正确评定方法。换言之，这一部分的结果并非被试者的实际情况。为了避免一种偏性，却造成了另一类更大的偏性；为了理论上的科学性，反而牺牲了真实性，显然得不偿失。因此，我们在某些研究中将这些反向题改成正向题，或者是保留反向问题再加入相应的正向题，总分累计时分别予以处理。

评定方法的修改，还包括将自评改成他评，或他评改成自评。自评量表要求被试者有一定的教育程度，如果被试者是文盲或教育程度甚低，便无法完成。而我国人口的教育程度偏低，有时不得不将自评量表改成检查量表。另外，评定等级的划分，也可根据具体情况和需要，加以调整。例如某量表原先为 7 级评分，由非专业人员任评定员，在训练时发现评定员不能掌握过细的评定标准，一致性不甚理想；而改成 5 级评分后，一致性明显改进，则可考虑修改评定标准和分级。

4. 修改本的检验　量表经修改后，应进行性能和品质的检验。除了一般的信效度检验外，最重要的是与修改前的版本进行比较，至少其性能应与原版本相仿，最好是优于原版本。假如修改本并无优越性，那就没有修改的必要，至少是一次失败的尝试，应该重作考虑，或者干脆用原版本。

应该指出，在写文章时，如果是应用修订的量表，应予说明，并写清楚对量表做过哪些修改。

第三节　量表的编制

国外或现在在国内应用的量表并不尽善尽美。如引进的量表并不适合国情，或者是现有量表的应用结果很不理想，或者是因为某项研究或服务需要新工具，这便涉及量表的编制。由于知识产权法的实施，量表的引进有了许多新的限制，编制自己的量表更有其实际需要。这一方面，心理测验比临床量表遇到更多的问题。如新版的韦氏成人智力量表（WAIS），因版权故，我们不能用。类似的例子很多。在许多情况下，我们只能在获得使用许可和自编量表间，做出选择。

精神科评定量表的理论和方法，均借鉴心理测验。因此，新量表的编制也同心理测验的编制相仿。以下简述其基本原则，在有关章节中提到的尽量精简，以免重复。

1. 编制目的　应视量表编制为一项研究课题，研究目的必须明确。新编量表的目标应有针对性，宜小不宜大。一般而言，"精神卫生量表"、"心身健康量表"之类的大题目不甚适宜。一则范围太大，涉及范围过广；再则，工程庞大，没有相当的人力和财力无法完成。

2. 编制准备　立题者要了解国内外有关现状。国内外从事量表编制者为数众多，现有的量表可能数以千计，多数未介绍至国内。在开始工作以前，应该进行详细的文献检索。既可避免"撞车"，又可吸取前人的经验和教训。

在多数情况下，总是能找到我们正想编制的同类量表。应该设法取得量表文本及有关文献资料，仔细阅读及分析，甚至应该在小样本上加以应用，以取得感性认识。有时会发现其实已经有了很好的量表，不必另起炉灶，那就可以尝试引进。如果现有量表确实不理想，不符需要，那么，他们的设计思想和项目设置等也可作重要参考。这样至少要比闭门造车强。

3. 草案编制　量表的编制不可能一蹴而就，总是先有草稿，经过反复讨论、实践和修改，才能成为正式文本。草案的形成，有两种方式，或者是两者结合。一是专家讨论，组织一批专家，根据他们的知识和经验，编出初稿。另一是借鉴法，利用若干现有量表重新确定设计原则，进行选择或组合。

4. 草案测试和修订　量表的编制不能停留在书面上，必须经过实践的检验。应在小样本中进行预初研究，过细地分析具体项目及全文本的适用性。要听取调查员和被试者两方面的反馈信息。通常最初的草案项目要多一些，预初测试后，根据各项的适用率、通过率、阳性预测值、阴性预测值等指标和综合分析，去粗存精，综合平衡。然后，组成新的草案，再作测试。

5. 文本形成　经过多次的测试和修改，形成正式文本。正式文本应包括量表全文、评分指南、应用手册和记录单等有关文件。

6. 文本考核　新量表正式发表前，必须在较大的样本中进行考核。对新编量表的性能和品质考核，要比引进量表的要求高，一般应包括以下内容。

（1）项目分析：包括①项目的适合率。②项目的通过率。③项目的内部一致性检验。后者指组成量表的各项目是否同源，一般以单项分和剩余总分（总分和该单项分之差）的相关系数表示，或者可以做 Cronbach α 检验。有人将项目内部一致性归类于结构分析。

（2）信度分析：包括联合检查法和重测法。如果是由多名评定员做联合检查，统计分析拟取组内法（ICC）。若量表的项目较多，还应作劈半相关，即奇偶数条目总分的相关检验。

（3）效度检验：从实用的角度分析，效度是量表品质中最重要的指标。包括和经典量表比较的平行效度，以及与临床判断比较的经验效度。如果是诊断量表，则应与"金标准"比较，检验其一致性、敏感性、特异性和有效性，称为"校标效度"。

（4）因子分析：有人将之称为结构效度。一般取极大方差正交旋转法，将量表的各项，组合成若干因子。应评估因子组成的合理性，以及因子方差的总贡献值。这种多元统计方法，以往以手工计算几乎不可能，现在有了计算机的统计软件包，操作并不困难。

（5）分界值分析：有些量表目的是为了判别正常或异常，或者是判断疾病的轻、中、重，则需要确定量表的分界值。分界值的确定，有多种方法，有些是以正常人的均值加上或减去 2 个、1.5 个或 1 个标准差，有些则为正常人的第 90 个或第 95 个百分位数，有的则是根据敏感性和特异性确定。许多筛查或诊断量表，最重要的是区分有病或无病，理论上希望敏感性和特异性两者都高，换言之，假阳性或假阴性的比例应愈低愈好。敏感性和特异性随分界值的调整一升必有一降，实际上两者均能达到 80% 便不错了。如果某量表报告敏感性为 100%，那一定是以牺牲特异性为代价，反之亦然，100%的特异性则必然牺牲了敏感性。在决定分界值时，还应考虑量表的用途。筛查量表要求高敏感度，以期尽少遗漏可能病例；诊断量表则要求高特异性，以免将正常误判为有病。

（6）和原有量表的比较：设计新量表的目的就是要发展更好的量表。平行效度只说明新量表与原量表可比，并不能说明孰优孰劣。还应该与原量表的各项性能品质逐一进行比较，这就包括上述的各项统计指标的对比和统计分析。

至于上述检验的样本是否具有代表性，如疾病样本是否包括轻重不等的各类疾病；研究是不是"盲"式，评定者在评定前是否知道被试者是正常还是有病；以及其他研究设计的方法学问题，自然也直接影响结论的科学性。这些属于科研设计的最基本的原则，编制量表者理应熟悉。

以下，以我们编者的简易痴呆筛查量表（BSSD）的编制作为实例，作为上述文字描述的补充，目的是介绍量表编制的基本方法和过程。作者无意推荐该量表，也并不认为所取的方法便是"标准"，只是想提供一个实例，以加深对本章内容的理解。

附：一种认知功能评定工具——BSSD 的研制和应用

痴呆是一症状群，其定义的核心为：全面的智力减退，严重至影响生活和社会适应。在筛查中，首要的任务是肯定智力缺损的存在，本文报告的痴呆简易量表（BSSD）即以检测智力状态为目标。1987 年我们对国外较有影响的用以检出痴呆的智力状态筛查工具——简易智力状态检查（MMSE），Blessed 痴呆量表（BDS）和长谷川痴呆量表（HDS）进行了应用和分析。结果表明，上述工具的基本设计思想是正确的，确实有助于痴呆的筛查和检出，但是在应用中也发现有若干方面不太适用。主要是它们的检测项目的设置基于英美和日本的文化环境，因而有明显的和我国不相适应的文化特征；它们的常模人群教育水平较高，而我国的老年人群以低教育者为多。另外，还有一些项目的筛查鉴别效度较低，通过率太高/太低，无助于痴呆的检出。

根据量表编制原则及实际应用结果，对上述工具逐项进行筛选，以剔除、修改、择优和增补的方法，组成痴呆简易筛查量表（草案）。

一、剔除

剔除的原因主要有以下方面：①不符合我国文化者，如 MMSE 的"倒述一星期中每天的名称"，BDS 的"倒述一年中每月的名称"等，因为在英美星期名及月名各不相同，我国则为简单的序数词。②直接依赖于教育程度者：如 MMSE 中的"阅读理解"、"书写"和"描图"等。③不易或无法核查者：如 HDS 的"出生地点"和"最近发生的事情"等，BDS 的"出生年月"和"以往职业"等，这些必须向知情人核查才能确定回答正确与否，不易在社区中进行调查的当时由评定员判定。

二、修改

如三个工具中均有有关地点定向问题，则按我国的行政体制，改成相应的省（市）、县（区）、镇（乡、街道）；BDS 和 HDS 中的"现总统名"和"第二次世界大战日期"，则改成和我国情况相应的"现总理名"和"新中国诞生年份"；MMSE 中的"物体命名"为铅笔和手表，过于简单，通过率太高，常模中几乎为 100%，痴呆组亦达 97%，改为难度相对较高的"钢笔套，钥匙圈和五分硬币"；又如 HDS 和 MMSE 中的"100－7"的连续递减题，原以做算术的方式提问，为适合教育程度偏低的群体特征，改为日常具体和生活计算问题："一元钱用去七分还剩多少？再用七分还剩多少？"

三、择优

3 个工具中，有许多项目的检查内容是重复的，根据实测结果，挑选容易理解和接受且鉴别强度较高者，如 MMSE 中有近事记忆，工具为"词汇"；HDS 中也有，工具为"物体"，后者更易理解，检查更方便，无应答率低，正常和痴呆的比率比（odd's Ratio）高，因而被选入。时间定向、地点定向及常识检查的项目，均以上述原则选择。

四、增补

由于部分项目因种种原因被剔除，有必要增加某些项目，以保证测验能覆盖主要的智力领域。如远事记忆的项目，因多数无法核实而剔除，因而增加了孙中山和毛泽东两幅图片，以评定其远事记忆能力。又如删除不适合于未受教育者的"（语词）阅读理解"，参考 Binet-Simon 智力测验，增补了"送伞"和"买油"的图片理解。

BSSD（草案）在 190 例老人中进行测试，又对个别项目进行了调整和修改，成为正

496

式文本，用于现场测试的 BSSD 包括 30 个项目，每项答对为 1 分，总分范围为 0～30 分。其来源及其项目内容见表 22-1。

五、现场测试的样本和方法

BSSD 的现场测试，于 1988 年 3 月至 9 月，调查对象为系统整群抽样法抽取的静安区 1/9 居民小组中全部 75 岁以上老人。结果完成调查者共 1130 例：其中男性 487 例，女性 643 例；年龄为 75～95 岁，平均 79.17 ± 3.97 岁，其中符合 DSM-Ⅲ-R 痴呆诊断标准者 110 例，男性 28 例，女性 82 例，平均年龄为 80.79 ± 4.81 岁。他们的临床诊断分别为：Alzheimer 病 75 例，血管性痴呆 24 例，其他痴呆 11 例。全部对象接受了 BSSD、MMSE、BDS 和 HDS，以检查其智力状态。为避免调查时的主观偏性，将上述工具的具体项目按其内容混合编排。此外，还应用痴呆病例确诊的全套检查，包括病史、体检、日常生活和社会功能、一组神经心理测验以及抑郁情绪（CES-D）检查等，用以确定目前有无痴呆及评定 BSSD 的效度。

调查员由曾参加前期研究的 15 名精神科工作人员担任，其中医师 10 名，护士 5 名，平均精神科工作年限为 13 年。调查前进行了为期 7 天的培训，重点为 BSSD 的评定和应用，统一测试方法和评定标准。在培训的最后阶段，由 10 名评定员对 6 名老人，进行联合评定，应用借助方差分析的组内相关法（ICC via ANOVA），结果 ICC=0.96，$F=255.56$，$P<0.01$，一致性良好。在现场测试中，由 2 名评定员对 30 名老人进行联合检查；在相隔 48 小时后（即第 3 天），又由其中 1 名评定员对他们进行再检查（重测法），以上方法的检验结果，均表明评定员间及检查-再检查间的结果相当一致，等级相关（r_s）分别为 0.99 和 0.97，P 值均小于 0.01。

现场调查，取面试法，多数在受访者家中进行，要求家属尽量不要干扰。结果当场记录，并于当天交现场测试质控员，发现资料不完整或不符合要求者，退回原调查员，补充或重新调查。调查结果输入计算机，并应用本研究编制的数据库管理软件，再次校对，统计分析应用 SPSS 软件包。

六、结果

1. 单项分析　BSSD 的 30 个单项，它们在痴呆组及非痴呆组中的检测结果，详见表 22-1。对正常老人而言，多数项目难度不大，其正答率（通过率）为 46.1%～99.3%，平均为 81.5%，其中通过率在 90% 以上的易答项目占 36.7%，主要是物体命名和定向；通过率在 75% 以下的较难项目仅占 30.0%，主要是短时和远事记忆及计算。痴呆老人的检查结果，通过率为 12.7%～90.0%，平均为 44.4%，而达 75% 以上者仅 3 项，占 10.0%：2 项物体命名，另一为图片辨认；而在 25% 以下者为 20.0%，包括短时记忆、计算和常识。

它们在痴呆和非痴呆的鉴别中的强度，以两组错答率之比，即阳性似然比（PLR）表示，为 1.7～15.9，半数以上项目在 3.0 以上，平均 4.6。

2. 结构分析　以单项与剩余总分（即总分减去单项分）的相关系数，显示各项目的内部一致性，结果 r_s 为 0.16～0.63，$P_{均}<0.01$，提示本量表内部一致性良好，其中 $r_s>0.4$ 者，占 85%（表 22-1）。

表 22-1

BSSD 的单项分析*

项 目	来源 *	通过率（%）痴呆（110 例）	非痴呆（1020 例）	阳性似然比	内部一致性（r_s）
年	M. B. H	27.2	80.0	3.6	0.60
月	M. B. H	56.4	94.7	8.2	0.52
日	M. B. H	50.0	83.2	3.0	0.50
星期	M. B. H	60.9	90.9	4.3	0.43
市（省）	(M) (B)	59.1	91.3	4.7	0.48
区（县）	(M) (B)	59.1	92.7	5.6	0.53
街委（乡，镇）	(M) (B)	50.0	81.5	2.7	0.55
路	B	71.8	97.4	11.0	0.46
命名：五分分币	(M)	89.1	99.3	15.9	0.16
钥匙圈	(M)	74.4	97.9	11.5	0.33
钢笔套	(M)	61.8	90.3	3.9	0.45
即刻记忆：					
五分分币	(M) (H)	44.6	71.3	1.9	0.38
钥匙圈	(M) (H)	40.9	77.7	2.7	0.39
钢笔套	(M) (H)	52.7	81.1	2.5	0.40
1 元用去 7 分	(M) (H)	51.8	94.8	9.3	0.44
再用 7 分	(M) (H)	24.5	70.5	2.6	0.59
再用 7 分	(M) (H)	15.5	70.6	2.9	0.63
命令理解：取	M	36.3	86.9	4.8	0.46
折	M	38.2	85.9	4.4	0.47
放	M	32.7	82.3	3.8	0.47
图片：孙中山	N	35.5	72.1	2.3	0.57
毛泽东	N	90.0	98.1	5.4	0.31
短时记忆：五分分币	N	43.7	77.3	2.5	0.41
钥匙圈	N	11.8	67.7	2.6	0.43
钢笔套	N	12.7	46.1	1.8	0.37
图片理解：送伞	N	31.8	78.1	3.1	0.60
买油	N	30.1	71.0	2.4	0.56
现总理名	(B) (H)	10.0	67.0	2.7	0.65
一年有几天	H	68.2	94.3	5.6	0.44
新中国成立	(B) (H)	16.4	51.7	1.7	0.61

* M: MMSE;　B: BDS;　H: HDS;　N: 新编;　（ ）：修改

表 22-2　　　　　**BSSD 的因子分析——极大方差正交旋转法**

因子名	方差贡献（%）	项目数	具体项目
1. 常识/图片理解	25.3	4	送伞（图），买油（图），新中国成立，孙中山（图）
2. 短时记忆	10.4	3	钥匙圈，钢笔套，分币
3. 语言（命令）理解	6.0	3	折，接，放
4. 计算/注意	4.7	3	1 元用去 7 分，再用 7 分，再用 7 分
5. 地点定向	4.5	5	市，区，街委，路，毛泽东（图）
6. 时间定向	4.2	4	月，日，星期，年
7. 即刻记忆	3.5	3	钥匙圈，钢笔套，分币
8. 物体命名	3.5	3	分币，钢笔套，钥匙圈

应用另一计算内部一致性的统计方法——Cronbach α 系数，结果为 0.88（$P < 0.01$），亦得出同样结论。

经多元统计的因子分析法，BSSD 各项可归纳为 8 个因子。按其方差贡献的大小依次为：①常识/图片理解；②短时记忆；③语言理解；④计算；⑤地点定向；⑥时间定向；⑦即刻记忆；⑧物体命名，各因子包括的具体项目见表 22-2。由统计分析所得因子和量表设计相符，项目的归类基本合理，说明 BSSD 具较好的结构效度。

3. 分界值的确定　BSSD 和其他用以检查智力状态或认知功能的工具相仿，其结果与被试者的教育程度有关，因此需要规定各教育程度组的分界值。

将被试者分成三组：文盲、小学（教育年限≤6 年）和中学或以上（教育年限>6 年），取各组正常老人 90% 能通过的 BSSD 总分值作为分界值：文盲组 16/17、小学 19/20、中学 22/23。低于分界值者为 BSSD 阳性。

4. 校标效度　本组中有 110 例符合 DSM-Ⅲ-R 标准的痴呆患者。应用上述按教育程度的分界组比较 BSSD 成绩和 DSM-Ⅲ-R 诊断结果，统计 BSSD 在检测痴呆时的敏感性、特异性和有效性等校标效度，结果见表 22-3。全组敏感性达 90.0%，特异性为 85.1%，有效性为 85.6%，效度相当高。按教育程度分组统计，结果大致相仿，相对而言，中学组结果最佳，特异性为 89.8%，高于文盲组的 81.3%（x^2 检验，$P < 0.01$）。其余在各组间的差异均不具显著性。

5. 平行效度　比较 BSSD 和 MMSE、BDS、HDS 等国际上较通用的智力缺损检测工具所得结果间的相关性，可以反映 BSSD 的平行效度，它们间的相关性良好，r_s 均在 0.9 左右，$P < 0.001$，具极显著的统计学意义。说明 BSSD 和"标准"的智力状态检查具可比性。

6. 与 MMSE、BDS 和 HDS 的比较

（1）构成项目的比较：BSSD 的组成项目，包括记忆/常识，定向，计算/注意，语言/理解等。与 MMSE、BDS 和 HDS 相比，它的覆盖面广，比例分配也更为合理

(表 22-4)。前述因子分析的结果也优于其他工具。

表 22-3　　　　BSSD 在不同教育程度组中检测痴呆的敏感性和特异性

组别	分界值	总例数	痴呆例数	敏感性（%）	特异性（%）	有效性（%）
文盲	16/17	461	70	88.6	81.3	82.4
小学	19/20	389	26	92.3	85.7	86.1
中学	22/23	280	14	92.9	89.8	90.0
合计		1130	110	90.0	85.1	85.6

表 22-4　　　　　　BSSD、MMSE、BDS 和 HDS 的构成比较　　　　　　%

项　　目	BSSD	MMSE	BDS	HDS
记忆/常识	(36.7)	(20.0)	(47.2)	(58.5)
即刻记忆	10.0	10.0	13.9	10.8
短时记忆	10.0	10.0	13.9	7.7
远事/常识	16.7	—	19.4	27.7
定向	(26.7)	(33.3)	(36.1)	(16.9)
时间	13.3	16.7	19.4	9.2
地点	13.3	16.7	16.7	7.7
计算/注意	(10.0)	(16.7)	(16.7)	(24.6)
计算+注意	10.0	16.7	—	12.3
注意	—	—	16.7	12.3
语言/理解	(16.7)	(30.0)	(—)	(—)
命名	10.0	6.7	—	—
理解	6.7	10.0	—	—
其他	—	13.3	—	—

（2）项目困难度的比较：量表中应包含各种困难程度的项目，而且较易、一般及较难的项目应占一定比例。由于 BSSD 主要用于老人，因此就总体而言，难度不能太高，以免影响老年被试者的信心。BSSD 中，较易（正常老人通过率＞90%）项目占 36.7%；一般难度（通过率为 75%～90%），占 33.3%；较难项目（通过率＜75%），占 30.0%；三者比例相近，较 MMSE、BDS 和 HDS 项目困难度的比例分布更为合适（表 22-5）。

表 22-5　　　　　　BSSD、MMSE、BDS 和 HDS 的项目困难比较　　　　　　%

困难度（通过率）	BSSD	MMSE	BDS	HDS
易（＞90%）	36.7	53.4	41.7	44.6
中（75%～90%）	33.3	23.3	16.6	15.4
难（＜75%）	30.0	23.3	41.7	40.0

（3）敏感性和特异性：作为检验工具，要求有较高的敏感性，而作为理想的筛查工具，则要求有更高的敏感性，以免遗漏可能的病例。本组样本选择 75 岁以上的老人，一则因为他们是痴呆的高危人群，二则以往应用的筛查工具在检测痴呆时，在"老老人"中的效度相对较差。

比较 BSSD、MMSE、BDS 及 HDS 在本组痴呆检测中的敏感性和特异性，相对而言，BSSD 和 MMSE 最符合筛查工具的要求。两者相比，敏感性相仿（90.0% 和 91.8%），而特异性则为 BSSD（85.1%），高于 MMSE（81.3%），$P<0.05$。说明 BSSD 比 MMSE 更好些。

按教育程度组进行分析，结果与全组结论大致相仿。不论是何种检查工具，教育程度较高组，其敏感性和特异性亦高；文盲组的敏感性和特异性最低。即使是在文盲组中，BSSD 和 MMSE 也显示了相对较好的敏感性（均为 88.6%），而特异性也是 BSSD（81.3%）高于 MMSE（75.2%）。

（张明园）

参考文献

［1］Anastasl A. Psychological Testing New York：Mac Millan Pub Sed，1982：65－226

［2］Dunham PJ. Research Methods in Psychology，New York. Harper and Row Pub，1988：47－99

［3］Dane FC. Research Methods. Pacific Grove（USA）：Brooks/Cole，1990

［4］王家良. 临床医学研究设计指南. 成都：四川科学技术出版社，1986

［5］张明园，瞿光亚，严和骎，等. 简易痴呆筛查量表（BSSD）的编制和应用. 上海精神医学，1992，新 4：3－9